高 等 院 校 教 材

临床药理学教程

（第三版）

主 编　陈　忠　汤慧芳

副主编　张世红　戴海斌

U0211112

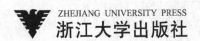

ZHEJIANG UNIVERSITY PRESS
浙江大学出版社

《临床药理学教程》

（第三版）

编委会名单

主　编　陈　忠　汤慧芳
副主编　张世红　戴海斌
主　审　魏尔清（浙江大学）
编　者　（以姓氏拼音为序）

陈　忠（浙江大学药学院、浙江中医药大学）

戴海斌（浙江大学医学院附属第二医院）

胡薇薇（浙江大学基础医学院）

江　波（浙江大学医学院附属第二医院）

蒋　晞（浙江大学基础医学院）

来利华（浙江大学基础医学院）

卢韵碧（浙江大学基础医学院）

申屠建中（浙江大学医学院附属第一医院）

汤慧芳（浙江大学基础医学院）

汪　仪（浙江大学基础医学院）

王梦令（浙江大学基础医学院）

吴佳莹（浙江大学医学院附属第一医院）

徐慧敏（浙江大学医学院附属第二医院）

应颂敏（浙江大学基础医学院）

张世红（浙江大学基础医学院）

张纬萍（浙江大学基础医学院）

张翔南（浙江大学药学院）

朱　虹（浙江大学药学院）

序

随着全社会对健康问题越来越关注,新的治疗药物及其治疗方案越来越多地涌现,因而,为这些治疗药物及治疗方案提供理论研究指导的需求也越来越迫切。临床药理学是以人体为研究对象,指导临床合理用药的学科,可为药物治疗学提供理论支撑。

陈忠、汤慧芳教授主编的《临床药理学教程》(第三版),集中了一批优秀的药理学及临床药理学专家,以他们广博的学识和丰富的经验,以全新面貌更新了本教材原版本,为临床医生、研究生以及其他相关人员提供了一部兼具先进性和实用性的教材。有临床药理学教学经历的我,作为第一批读者欣喜地体会到本版教材的几个突出的优势。一是实用性。各章节内容均按照最新国家法规、药物治疗指南来编写,对临床实践中的药物治疗有较强的指导性;对临床医生关心的各种主要疾病如何选药及制定用药方案时需要注意什么,如何选择及合理应用抗菌药、抗肿瘤药,均给出相应药理学依据;更有特色的是,每一章开始均设有案例,结束时给出参考答案,对促进学员思考和提高阅读意愿很有帮助。二是系统性。在总论10章中,不仅介绍临床用药、药物临床研究的共同问题,尤其是对药物危害性的一面及其监控、特殊人群用药、药物成瘾等方面做了较为详尽而特色鲜明的介绍,还介绍了新药研制过程中临床药理需要承担哪些重要研究任务;在各论中,对常见且危害性大的疾病,介绍了药物治疗原则及其药理学依据,涵盖了大多数疾病药物治疗的临床药理学。三是前瞻性。未来医学的目标将是精准化、个体化治疗,包括针对性选择治疗药物、个体化用药方案及剂量,这些都离不开对人类基因的认识,在第7章遗传药理学和药物基因组学中,对此做了现状介绍以及前景展望;在各系统疾病药物治疗中,也指出了今后的发展方向及途径。

本教材适合用于临床药理学教学,帮助临床医生和医学生掌握临床药理研究及合理用药的基础知识和技能。本教材并不是药物手册或大型参考书,不可能包含所有信息和知识,这也是本教材定位准确之处。此外,治疗药物还在不断发展,临床药理学研究还在不断进步,但愿今后的新版本将不断更新和提高。我相信本教材将帮助读者进入临床药理学领域,并热爱临床药理学研究,它将受到读者和教师的欢迎!

中国药理学会原常务理事

浙江省药理学会原理事长

浙江大学医学院教授

2020 年 9 月

第三版前言

临床药理学以人体为对象,研究药物与机体的相互作用,是指导临床合理用药的学科。随着科学技术的发展,新的治疗药物大量涌现,相关临床研究越来越频繁,药物基因组学的研究也越来越深入,这些对临床药理学的教学工作提出了更高的要求。魏尔清教授于 2001 年编写并出版了《临床药理学教程》(第一版),2007 年在第一版的基础上,进行了大幅度修订和补充,形成了第二版,在临床药理学教学上发挥了积极作用。近年来,随着临床药理学研究的高速发展,以及治疗药物的不断上市,许多内容需要更新。因此,在魏尔清教授的支持下,按照"5+3"为主体的临床医学教育综合改革要求,在第二版的基础上,进行了修订和补充。本版具有如下特点:

1. 更注重理论联系实践,引入案例,强化理论与实践的联系。

本教材更强调理论联系实践,在总论及各论各章中引入了具体的临床药理学研究案例,为学生毕业后接受继续教育和规范化培训奠定良好的基础,也为从事临床研究工作奠定基础。

2. 编写团队集中了浙江大学医学院附属医院临床药理学专家的专业优势。

本教材编写团队汇集了浙江大学医学院附属医院一线的临床药理学专家,保障了教材的一线专业视野,同时也保障了实践技能和实际案例作为教材内容。

3. 提供最新的临床药理学研究规范和相关指南。

本教材提供最新的临床药理学研究规范和相关指南,方便在临床工作中应用。

4. 教学资源多样化、数字化,方便老师和学生自主学习。

为配合教学改革的需要,减轻学生负担,满足教学资源的多样化需求,实现教材数字化建设,教材配有数字教学资料,实现教材的网络增值服务,方便老师教学和学生自主学习,实现数字化资源共享。

本教材的编写和出版工作得到了浙江大学本科教材建设基金的资助,浙江大学出版社为本书的出版提供了悉心指导和帮助,在此谨表衷心的感谢!

由于编者学术水平有限,知识面也不完美,书中疏漏及不足之处在所难免,敬请各位读者批评指正。

编 者

2020 年 10 月

第二版前言

临床药理学以人体为对象,研究药物与机体的相互作用,是指导临床合理用药的学科。近年来,随着科学技术的迅猛发展,出现了大量新的治疗药物和治疗方法,同时,社会对健康保障工作提出了更高的要求,因此切实做好临床药理学教学工作显得非常重要。

我们于 2001 年编写并出版了《临床药理学教程》(第一版),在临床药理学教学上发挥了积极作用。但是,随着临床药理研究以及治疗药物的快速发展,许多内容需要更新,为此我们在本教材第一版的基础上,做了大幅度修订和补充。在总论部分,增加了治疗药物监测、循证医学与 Meta 分析、遗传药理学和药物基因组学等内容,大幅度修改了原有内容,并将肝肾功能障碍患者的内容合并到特殊人群药理学,对一些重要的临床药理理论及实践做了更详尽的叙述。在各论部分,按照系统做了大幅度调整,根据临床重要疾病对主要治疗药物做了取舍,对治疗药物的介绍更加符合最新的进展,使本教材有更大的实用价值。

本教材注重介绍临床药理学的基本理论、基本规律和基本药物治疗原则,以便学员掌握后对临床用药原则有明确的概念。同时,临床药理学教材主要用于普及现代临床药理学基本规律和药物治疗学基本知识,有别于各种临床药理学参考书或用药指导性专著。因此,对于各种治疗药物及其用法无法一一详细介绍,覆盖面也不能包含所有临床领域,需要了解更深入的理论知识或具体用药细节的读者,还应参考有关专著和工具书。

为了适应读者在短时间内完成临床药理学的学习任务,本教材第二版继续配套编写了《临床药理学教程学习指导手册》,提出教与学的纲要,并附有重要问题的答案要点以及复习思考题,可以帮助读者提纲挈领地学习好临床药理学课程。

本书的编写和出版工作得到浙江大学医学院以及"浙江大学国家理科基础科学研究和教学人才培养基础医学基地"的专项基金(国家自然科学基金项目,No J0530183)的资助,科学出版社胡治国老师为本书出版做了悉心指导和帮助,在此谨表衷心的感谢!

由于编者学术水平和知识面都不完美,教材中的不足甚至错误在所难免,希望读者能及时指出,以便再版时予以订正。

编　者
2007 年 5 月

目　录

上编　总　论

上　编

总　论

第一章 概 论

　　临床药理学(clinical pharmacology)是一门以人体为对象,研究药物与机体(包括人体和病原体)相互作用及其规律的新兴学科。药物对机体的作用包括治疗作用和不良反应;机体对药物的作用表现为机体对药物的处置,包括药物的体内过程、体内药物浓度动态变化规律、机体对药物的耐药性等方面。临床药理学的主要研究内容包括人体(正常、患者)的药动学、药效学和遗传药理学、临床药物评价和Ⅰ、Ⅱ、Ⅲ、Ⅳ期临床试验、治疗药物检测、药物利用、药物流行病学、药物经济学、新药发现与开发等,是指导临床合理用药、药物临床安全性有效性评价、新药发现与开发、评价和上市后再评价、不良反应监督和调研、开展临床药理服务等的科学基础。临床药理学涉及药理学、医学、药物学、生物学、护理学、毒理学、流行病学、遗传学、数学、统计学、经济学、社会和个体行为学等多学科,是一门具有广泛交叉和综合特点的桥梁学科。在学习和应用临床药理学知识时,应当注重多学科的融会贯通,这样才能真正掌握这门学科的知识和技能。

第一节 临床药理学的形成和发展

　　临床药理学概念出现于20世纪30年代,但真正兴起则始于50年代,其后相继出现了诸如医用药理学、应用药理学、人体药理学等类同名称。1980年第一届国际临床药理学和治疗学会议在英国伦敦成功召开,标志着临床药理学作为一门独立学科已得到普遍承认。中国临床药理学起步较晚,但自改革开放以来,中国临床药理学研究已经历了知识普及与人才队伍培育、规范研究与不断提高的阶段,目前正处于蓬勃发展与着力创新的新阶段。这受益于学科的自身优势以及与其他学科的交叉渗透,亦受益于药政部门、制药企业和临床医生的实际需求和推动。临床药理学作为一门学科,对于指导临床合理用药,尤其对于药政管理以及新药研究与开发,有其存在和发展的必然性。

1. 药政管理的需要

　　20世纪60年代发生于德国的沙利度胺(thalidomide,反应停)事件,促使世界各国加强了对药品安全性的评价研究和监督;20世纪70年代在日本发生的SMON事件说明药物的动物安全性评价远不能满足药物安全性评价的要求。1968年,世界卫生组织(World Health Organization,WHO)提出《药物临床评价原则》,1975年又提出了《人用药物评价的指导原则》。各国医药管理部门将临床药理研究列为新药评审的重要内容,并先后制订了各国的药品临床试验管理规范(good clinical practice,GCP)。国际人用药品注册技术协调会(The International Council for Harmonisation of Technical Requirements for Pharmaceuticals for Human Use,ICH)是1990年成立的一个国际性非营利组织,每两年举行一次会议,为保护受试者的权益和研究结果的科学性制定相关标准,促进研究结果在各国之间相互认可并在全球推广。我国卫生部和国家食品药品监督管理总局先后颁布了《药物临床试验质量管理规范》、《新药评审办法》、《药品注册管理办法》,使临床药理研究有法可依、有章可循。我国的GCP于

1999 年 9 月 1 日颁布并正式开始实施,对规范新药临床试验研究,促进制药工业的发展,加速与国际接轨的进程,同时带动临床药理学等相关学科的发展都产生了重大影响。

2. 新药研究与开发(research and development)的需要

生物医药产业迅速发展,研制和上市的新药数量不断增加,迫切需要对新药的有效性和安全性进行临床药理学研究。临床药理研究对发现新药的作用特点有指导性作用,制药企业和新药研究机构已充分认识到这一点,并联合临床药理研究单位共同研究与开发新药,谋求双赢。

3. 临床医生提高医疗水平的需要

药物的临床试验和药品上市后再评价,及保证临床医生合理用药,都迫切需要临床医生掌握必要的临床药理学知识和合理用药的基本原则,熟悉所选药物是否需要做基因筛查,了解药物的主要药动学参数及其临床意义,能准确判断疗效与不良反应,恰当调整用药剂量和制订给药方案,并有基本的医学统计学知识,掌握常用的统计处理方法。

4. 生命科学和技术迅猛发展的推动

许多先进药物分析测试方法,如高效液相色谱技术(HPLC)和质谱检测技术等,促进了临床药代动力学研究的发展。分子生物学、基因测序、基因芯片理论和技术的应用,促进了遗传药理学(pharmacogenetics)、药物基因组学(pharmacogenomics)和药物蛋白质组学(pharmacoproteomics)的发展,促进了对药物疗效和毒性个体差异的遗传特性的认识,对实现个体化给药产生了深远的影响。此外,先进科研技术的发展,比如人源化小鼠、类器官的发展和应用,增加了药物筛选的精准性,节省了人力、物力,在加速新药研发进程的同时,也必将最终加速精准治疗的发展。

第二节　临床药理学研究内容

1. 药效学研究

药物的有效性是评价药物的最重要依据,临床研究主要内容之一是评价药物的疗效。与动物实验不同,临床评价药物有效性是在人体进行,因此,应当采用对人体安全的方法。评价药效的指标大致有:①客观指标,如血压、心率、尿量、呼吸动力学参数、各种血液生化指标、影像学指标等,这类指标较为可靠,应尽可能采用。②临床观察,包括医生诊察和患者主诉。因有些症状和体征还难以客观定量,故药效的研究离不开这类指标;但是,临床观察指标往往受医生或患者主观因素的影响,因此需要采用盲法或按标准分等级等方法,保证疗效判定的客观、准确。

许多因素会影响药物临床疗效,因此临床药物试验必须控制试验条件,尽可能使受试者年龄、病情严重程度、病程长短、有无合并症,以及试验药物的剂量、疗程、给药间隔、合用其他药物等条件一致,以免造成疗效参差不齐而难以得出结论。此外,对受试者的依从性也应有足够的重视,以保证临床试验顺利进行。

现在,对有些疗效判定有了进一步的要求,例如,对一些终末性疾病(心力衰竭、恶性肿瘤等)的疗效判断标准,主要根据患者生存时间长短及生活质量,而不是短期的症状改善。对于预防性用药(如预防心肌梗死、脑梗死),则需要开展大规模跨区域(或跨国)长期对比研究,只有这样才能得到一个较为客观的疗效判断标准。另外,随着药物基因组学的发展,在药效学研究中,也开展了药效与基因相关性研究,取得了较好的成果,提示基因筛查对临床个体化给药具有重要指导价值。

2. 安全性研究

临床药理学的另一重要任务是药物安全性研究,即观察药物的不良反应,寻找避免或减少不良反应的途径和方法。对于药物临床试验中出现的不良事件,要仔细分析,辨析其与用药的关系,避免非药物因素对结果判断的影响。新药Ⅰ期临床试验的主要目的之一就是在健康受试者中观察药物不良反应(耐受性);其他各期临床试验均将安全性研究作为一项主要内容。

对于用药时出现的常见不良反应,相对比较容易研究。但是有两种情况则相当困难,一是罕见不良反应,如发生率在1/10000或更低时,在一般的临床试验很难观察到,需要在Ⅳ期临床试验或上市后药物不良反应监测中才可能发现;二是潜伏期很长的不良反应,如药物引起子代生长发育的异常,这种情况往往难以从极为复杂的影响因素中确定是药物所致的不良反应。为了做好药物安全性研究,不仅需要临床医生在日常医疗活动中随时注意药物不良反应,并按规定及时上报,还要收集文献资料,了解各种药物不良反应的报道,便于发现或避免一些较易忽略的或罕见的不良反应。

药物基因组学揭示出一些药物的不良反应与某些基因有明确的相关性,因此临床研究中,需要更加重视发现临床不良反应个体差异背后的基因层面的原因,同时通过基因筛查,保护可能出现严重不良反应的患者。

3. 药动学研究

药动学利用体内药物浓度分析技术以及数学模型,定量观察药物体内过程特点,并可根据药物浓度变化规律,预测用药后体内浓度及疗效,指导用药方案的制订和调整。药动学的发展很大程度上依靠仪器分析技术的进步、高效灵敏的新仪器的推广普及、计算机技术以及数学模型的应用,现在已有越来越多的医疗单位能够进行临床药动学研究。

药动学研究在临床的应用主要有以下方面:①研究新化学药品的体内过程特点,Ⅰ期临床试验中在健康受试者中测定药动学参数;②研究生物等效性,对改变剂型、仿制药品等,可用相对生物利用度试验代替临床试验;③进行治疗药物监测(therapeutic drug monitoring, TDM),对于毒性大、血浆药物浓度个体差异大、疗效与血浆药物浓度依赖程度高等情况,通过监测药物血浆浓度并结合临床药效观察,指导临床制订或调整用药方案;④研究疾病对药物体内过程的影响;⑤研究药物相互作用、药物效应的个体差异等;⑥研究药物代谢酶或与药动学行为相关分子的基因筛查,并结合药效学进行相关性分析,研究药物的个体差异。

第三节　临床药理学的任务

1. 指导临床医生合理用药

药物治疗学的目标是合理应用药物来治疗疾病。一方面,随着制药工业的迅速发展,越来越多的治疗药物用于临床,而一般的药理学教科书很难及时全面反映这一现状;另一方面,多数临床医生仅接受很有限的药理学训练,而且忙于临床医疗工作而很少系统学习临床药理学知识。这种现状非常不利于提高药物治疗的水平和质量。为了改变这种现状,临床医生应当努力做到:①掌握必要的临床药理学知识和合理用药的基本原则;熟悉本专业新老药物的药理作用及其作用特点。②了解所选药物的主要药动学参数及其临床意义;掌握基本的生物药剂学知识并能利用这方面知识选择恰当的剂型和给药途径。③掌握必要的药物基因筛查知识和筛查的基本原则;熟悉本专业新老药物的药代、药效相关基因知识。④细心观察病情变化,并能根据病情变化恰当地调整剂量和给药方案。⑤建立能准确判断疗效与不良反应的观察与检测指标;掌握与本专业关系密切的各项指标的原理与检测方法,并能对检测结果做出正确的分析判断。⑥有基本的医学统计学知识并掌握常用的统计处理方法。

在学习临床药理学的同时应逐步形成独立思考的能力,学会如何将书本知识和文献资料与自己的医疗实践结合起来,特别是国外或不同区域的资料可能与本地情况有不同程度的差异。

2. 新药研究与评价

新药研究与评价(new drug research and evaluation)是临床药理学的重要任务之一。新药临床研究应当根据两个主要原则:伦理学准则和客观科学性要求,以保证受试者权益不受侵犯,临床研究过程规范,试验数据真实、可靠。许多国家规定申请新药上市必须呈报临床前药理、毒理和临床研究方面的资料。新药临床药理研究的主要内容为新药的临床试验,最终目的是对新药的有效性与安全性做出评价,这要求临床药理研究工作者必须对新药临床研究的理论和方法有足够的了解,必须制订切实可行的试验设计方案,并按照 GCP 的原则予以实施。2013 年 1 月,美国食品药品管理局(FDA)发布了《临床药物基因组学指导原则:早期临床研究的上市前评价和对说明书的建议》,提出评价人体基因组的变异(尤其是 DNA 序列变异)对药物的药动学、药效学、有效性或安全性方面产生的影响,并将药物基因组学资料纳入药品说明书中。

3. 药品上市后再评价

药品上市前的研究存在一定的时效性、局限性,有效性、安全性及给药方案合理性难以完全界定。因此,药品上市后再评价(reevaluation of marketing drugs)非常有必要,特别是一些应用时间很长的药物,仍需要继续对其进行临床药理学研究。从药理学、药剂学、临床医学、药物流行病学、药物经济学及药物政策等主要方面,对已经正式批准上市的药品在社会人群中的疗效(有效性)、不良反应(安全性)、用药方案、稳定性及经济学等是否符合安全、有效、经济的合理用药原则做出科学的评估。重视上市药物的再评价研究,对新药研究开发起指导作用,有时对发现新药、确定研究方向也有积极的意义。关于上市后再评价,特别重要的情况有:①药物存在疗效不佳或毒性较大的问题,对此可设计临床对比试验,或先做对比实验研究然后进行临床对比试验,以确定继续使用、有选择地使用或予以淘汰。②进行药物流行病学(pharmacoepidemiology)调查,在一定范围内有计划前瞻性地调研某一药物的疗效和不良反应,根据调研结果进行评审,决定是否淘汰或限制使用。③进行药物经济学(pharmacoeconomics)评价,药物的应用不再只是考虑有效性和安全性,而且还要考虑经济性,为提高药物资源的配置效率,促进临床合理用药,控制药品费用的增长,为药品的市场营销,政府制定药品政策等提供依据。国外的新药上市后再评价偏重于安全性评价,而我国的新药除了要做安全性评价外,还要进行有效性及经济学的风险效益评价,尤其是一些过去缺乏充分临床研究论证或药品说明书笼统、不全面、可操作性差的中药。上市后再评价目前的主要依据是2019 年出台的《中华人民共和国药品管理法》以及《药品上市后临床试验指导原则》。

4. 药物不良反应监测及药物警戒

药物不良反应所引起的药源性疾病是一个严重的社会问题,WHO 的报告认为患者死亡的原因中有 1/3 是药物的不合理应用。住院患者中药物不良反应发生率在 0.5%~5%,所以受害人数是极其巨大的。由于药物不良反应延长疗程,增加用药量,延长住院时间,造成患者的痛苦甚至死亡,其经济损失更难以估量。药物不良反应监测(adverse drug reaction surveillance)也是一项重要的社会服务工作。由于现有药物品种多,对药物使用的控制难度大,监测任务艰巨,从事这方面工作的研究人员应具有较好的临床药理学、临床治疗学、统计学和流行病学知识。WHO 的药物不良反应国际监测中心为各国的监测工作进行技术性指导,许多发达国家已建立了比较完善的监测制度,国际医学科学委员会(CIOMS)提供的监测与评价要求及其报告为开展这一工作起指导作用。我国国家食品药品监督管理局和卫生部(现国家卫生健康委员会)先后发布了《药品不良反应监测管理办法(试行)》(1999 年)、《药品不良反应报告和监测管理办法》(2011 年),不断完善现有的管理理念,增强可操作性,为药品不良反应监测工作的开展提供更好的保障和指导。

1974 年,药物警戒(pharmacovigilance)概念的提出赋予了药物安全新的内涵。药物警戒可以理解为监视、守卫,时刻准备应付可能来自药物的危害。中国作为国际药物监测合作计划的成员国已引进这一理念和方式,加强国际交流,增强开展药物警戒的积极性和主动性,对于促进我国药品风险管理体系的逐步形成,从而确保公众用药安全、有效具有积极意义。

5. 教学、培训与社会服务

临床药理学研究单位还负有教学责任,对各类医学生和临床医生开设临床药理学课程,普及临床药理学知识。为了规范开展临床药理学研究,还应当对从事临床药理学研究的人员进行技术培训,使其掌握规范化试验程序,提高临床药理学研究质量。临床药理学还具有社会服务职能,主要包括向药政管理部门、新药研制单位、临床医生和护理人员提供技术咨询服务。同时,社会的需求也促使临床药理学不断发展。

(陈忠、汤慧芳)

第二章 临床药动学

案例：

　　女性,51 岁。有癫痫病史 22 年,呈强直-阵挛性发作,长期口服苯妥英钠抗癫痫治疗,1 个月前出现频繁发作,自行将苯妥英钠增至 500 mg qd 后,出现眩晕、牙龈肿痛、步态不稳、双下肢活动时无力,且有语言含糊不清、头晕、失眠、上肢静止性震颤等症状而入院。入院时查体:体温、脉搏、心跳、血压均正常,神清、言语欠流畅,颅神经检查未见明显异常,四肢肌力、肌张力尚正常,腱反射活跃,无感觉障碍。辅助检查:脑电图示轻度异常脑电图,头部 MRI 示双侧脑室透明隔增宽,苯妥英钠血药浓度达 42.8 mg/L,诊断为癫痫,苯妥英钠中毒。停用苯妥英钠,改用丙戊酸钠控制癫痫。经治疗 2 周后,症状好转,再查苯妥英钠血药浓度,降为 18.6 mg/L。患者要求出院,嘱其继续用药。半个月后,电话回访,上述症状明显减轻。请分析患者苯妥英钠中毒的原因。

　　药物代谢动力学(pharmacokinetics,PK),简称药动学,是应用动力学原理研究药物在体内的吸收、分布、代谢、排泄过程的量变规律和影响因素的一门学科。临床药动学是将药物代谢动力学原理应用于临床患者疾病的治疗控制,使药物治疗个体化,达到指导临床合理用药的目的。临床药动学是临床药理学的重要内容,主要研究内容包括制订合理的临床用药方案,提高药物疗效或减少药物不良反应等。肝功能损伤、肾功能损伤、老人、儿童等特殊人群将对药动学产生影响,应对给药方案进行相应调整。

第一节 药物的体内过程

　　药物完整的体内过程,一般包括吸收、分布、代谢和排泄,简称 ADME 系统,也称为人体对药物的处置(disposition)过程。

一、吸收

　　吸收(absorption)是指药物从用药部位进入血液循环的过程。给药途径对药物的吸收程度和速率影响很大,可分为血管外给药和血管内给药两种方式。在血管内给药途径中,药物直接进入血液,没有吸收过程。

　　血管外给药常见的吸收途径有:

1. 消化道内吸收

　　如口服给药、舌下给药、直肠给药等。

　　(1)口服(oral)给药　口服给药的吸收部位是胃肠道,影响其吸收的因素主要有:

　　1)药物本身的理化性质:药物的理化性质,如脂溶性、解离度等均能影响药物的吸收。一般认为药物脂溶性越高,越易被吸收;小分子水溶性药物易吸收,水和脂肪均不溶的药物,则难吸收。解离度高的药物口服很难吸收。另外,药物剂型,如药物粒径的大小、赋形剂种类等因素对药物吸收影响也很大。溶液剂较片剂或胶囊剂等固体制剂吸收快,因为后两者需有崩解和溶解的过程。此外,药物的相互作用也可影响药物的吸收,如硫酸亚铁和四环素同时口服,两药在肠道内可形成难溶性络合物,吸收都减少。

2)胃肠内 pH:胃内 pH 为 1.0~3.0,肠内 pH 为 4.8~8.2,胃肠 pH 决定胃肠道中非解离型的药量。当弱酸性药物的 pK_a 值大于消化道体液 pH 时(pK_a>pH),分子型药物所占比例高,通常弱酸性药物在 pH 低的胃中或弱碱性药物在 pH 高的小肠中的未解离型药物量增加,吸收也增加,反之都减少。例如,水杨酸在胃液中呈分子型,几乎不解离,所以易在胃中吸收;而弱碱性药物如奎宁等在胃中几乎全部解离,所以很难在胃内吸收,而在肠道中几乎不解离,易被吸收。碱性极弱的咖啡因和茶碱,在酸性介质中解离也很少,在胃中易被吸收。强碱性药物如胍乙啶在整个胃肠道中多是离子化的,以及完全离子化的季铵盐类和磺酸类药物,消化道吸收很差。需要注意的是改变胃肠道 pH 对药物的胃肠道吸收影响很大,如口服抗酸药可碱化胃内容物,使弱酸性药物在胃吸收减少。

3)食物:胃肠中食物可能会稀释、吸附药物或延缓胃排空等,使药物吸收减少。如牛奶和红霉素等药物同服时,牛奶中的钙离子与药物结合,可使药物吸收明显减少。

4)胃排空速率和肠蠕动:药物口服后首先到达胃,而后通过十二指肠进入小肠。单位时间内胃内容物向小肠排出的量为胃排空速率。小肠是人体最大、最主要的吸收器官,药物的吸收也同样以小肠为主,胃排空速率决定了药物进入小肠的速率,故对药物起效的快慢、作用的强弱及持续时间的长短有明显的影响。胃排空速率增加时,多数药物吸收加速,这对酸不稳定的药物或希望速效的药物比较有利,但对于主要靠胃黏膜吸收的药物(如某些弱酸性药物,如维生素 B_2)反而减少其吸收。肠蠕动增加能促进固体制剂的崩解与溶解,使溶解的药物与肠黏膜接触,使药物吸收增加;但是肠蠕动又会使一些溶解度小的药物在肠内停留时间缩短,使药物吸收减少。

5)首过消除(first-pass elimination):从胃肠道吸收的药物在到达全身血循环前必先通过肠壁或肝脏,如被其中的酶所代谢,则使进入全身血循环内的有效药量明显减少的现象称为首过消除。首过消除明显的药物不宜口服给药,如硝酸甘油,首过灭活约 95%。首过消除是剂量依赖性的,小剂量药物因首过消除可使进入体循环的原形药物明显减少;但当加大药物的剂量超过酶的催化能力时,进入体循环的原形药物会明显增加。增加剂量克服首过消除仅适合于治疗指数高的药物,治疗指数低的药物增加剂量常致毒性反应的发生。此外,舌下、直肠给药等可不同程度克服首过消除。

(2)舌下(sublingual)给药　舌下有丰富的毛细血管,舌下给药可经舌下静脉直接进入体循环,吸收迅速且可避免首过消除。经胃肠吸收时易被破坏或首过消除明显的药物,如硝酸甘油、异丙肾上腺素等,可选舌下给药途径。但舌下吸收面积小,吸收量有限,不能成为常用的给药途径。

(3)直肠(perrectum)给药　直肠给药可以避免药物对上消化道的刺激性,另外部分药物可通过直肠给药避开首过消除,提高药物的生物利用度。直肠内给药后,若药物经肠管静脉和直肠下静脉吸收后进入下腔静脉,可避开首过消除;但若药物吸收进入直肠上静脉,则经过门静脉入肝不能避开首过消除。直肠给药时,因吸收表面积小,肠腔液体量少,pH 为 8.0 左右,对许多药物溶解不利,与口服相比吸收缓慢且较难控制,因此也不作为首选的给药途径。

2. 消化道外吸收

（1）从皮肤、黏膜吸收 完整皮肤吸收能力较差,少量脂溶性较大的药物可以通过皮肤的角质层,但对亲水性物质则因皮脂腺的分泌物覆盖而阻止其进入皮肤。皮肤、黏膜等局部给药可使局部的药物浓度很高,所以主要发挥局部的治疗作用。

（2）从注射部位吸收 肌内或皮下注射时,药物先沿结缔组织扩散,再经毛细血管和淋巴内皮细胞进入血液循环。由于注射部位的毛细血管孔道较大,吸收速率远比胃肠道黏膜快。药物在皮下或肌内注射的吸收速率受药物的水溶性及注射部位血流量的影响。油剂、混悬剂或胶体制剂比水溶液吸收慢。在外周循环衰竭时皮下注射吸收速率极其缓慢。每单位重量的肌肉与皮下组织相比,前者血流较丰富,因此肌内注射的吸收速率较皮下注射快。

（3）从呼吸道吸收 气体、挥发性液体以及气雾剂中的药物被吸入后,可从鼻黏膜、支气管或肺泡吸收。人的肺泡大约 3 亿多个,总面积达 200 m^2,与小肠的有效吸收面积接近,可供药物在血气间迅速交换。肺泡壁与毛细血管相连,血流非常丰富,药物可直接进入血液循环,避免了首过消除,如吸入性全身麻醉药经呼吸道迅速进入体内而发挥麻醉作用。

二、分布

分布（distribution）指药物吸收后随血液循环到各组织器官的过程。在各组织器官中药量分布并不均匀,并且是动态变化的。药物进入靶器官速率越快,作用越迅速;靶器官中药物浓度越高,作用越强。而药物进入代谢和排泄器官（肝、肾）的速率则决定了药物消除的快慢。影响药物分布速率的主要因素如下:

1. 血浆蛋白结合率

药物在血浆中都可不同程度地与血浆蛋白结合,弱酸性药物主要与血浆中白蛋白结合,弱碱性药物主要与血浆中酸性糖蛋白结合。药物与血浆蛋白结合的程度常用血浆中结合型药物浓度与药物总浓度的比值来表示,比值越大表示药物与血浆蛋白结合率越高。结合型药物无药理活性,且不能通过细胞膜。游离型药物有药理活性,且能通过细胞膜而分布至体内组织。药物与血浆蛋白结合通常是可逆的,游离型药物与结合型药物经常处在平衡状态之中。当一个药物结合达到饱和以后,再继续增加药物剂量,游离型药物可迅速增加,导致药物作用增强或发生不良反应。在血浆蛋白结合部位上药物之间可能发生相互竞争,使其中某些药物游离型增加,药理作用或不良反应明显增强。当血液中血浆蛋白过少（如慢性肾炎、肝硬化）或变质（如尿毒症）时,可与药物结合的血浆蛋白下降,也容易发生药物作用的增强和中毒。药物与内源性化合物也可在血浆蛋白结合部位发生竞争性置换作用,如磺胺类药物容易与血浆蛋白结合将胆红素替换出来导致新生儿黄疸。

2. 细胞膜屏障

主要有两种屏障影响药物的分布。

（1）血-脑屏障（blood-brain barrier） 是指血管壁与神经胶质细胞形成的血浆与脑细胞外液间的屏障和由脉络丛形成的血浆与脑脊液间的屏障。血-脑屏障能阻止许多大分子、水溶性或解离型药物进入脑组织,但脂溶性较高的药物仍能以简单扩散的方式穿过血-脑屏障。当药物与血浆蛋白结合后分子变大也不能穿过血-脑屏障,因此治疗中枢神经系统疾病应选用与血浆蛋白结合率低、进入脑脊液较多的脂溶性药物。临床用药时应注意,急性高血压、静脉注射高渗溶液或者炎症均可影响血-脑屏障的功能,改变其通透性。

（2）胎盘屏障（placental barrier）　是指胎盘绒毛与子宫血窦间的屏障。胎盘屏障能够阻止水溶性或解离型药物进入胎儿体内，但脂溶性较高的药物仍能通过胎盘屏障。由于有些通过胎盘的药物对胎儿有毒性甚至可以导致畸胎，因此孕妇用药应特别谨慎。

其他生理屏障还有血-眼屏障、血-关节囊液屏障等，使药物在眼和关节囊中难以达到有效浓度。对此必须采用局部直接注射给药的方式才能达到治疗的目的。

3. 器官血流量

肝、肾、脑、肺等高血流量器官，药物分布快且含量较多，皮肤、肌肉等低血流量器官，药物分布慢且含量较少。药物首先分布到血流量大的组织器官，然后再向肌肉、皮肤或脂肪等血流量少的组织器官转移，这种现象称为再分布（redistribution）。例如静脉注射高脂溶性的麻醉药硫喷妥钠首先大量进入血流量大的脑组织而发挥麻醉作用，然后再向血流量少的脂肪组织转移，使患者迅速苏醒。

4. 体液 pH 和药物的解离度

在生理情况下，细胞内液 pH 为 7.0 左右，细胞外液 pH 为 7.4 左右。由于弱酸性药物在弱碱性环境下解离型多，故细胞外液的弱酸性药物不易进入细胞内。因此，弱酸性药物在细胞外液浓度高于细胞内，弱碱性药物则相反。改变血液的 pH，可相应改变其原有的分布特点。

5. 药物与组织的亲和力

药物与组织的亲和力不同可导致药物在体内选择性分布，常可导致某些组织中的药物浓度高于血浆药物浓度。如碘对甲状腺组织有高度亲和力，使碘在甲状腺中的浓度超过在其他组织中 1 万倍左右，所以放射性碘可用于甲状腺功能的测定和对甲状腺功能亢进的治疗。

6. 药物转运体

药物转运体是指器官组织细胞膜表面上以药物为底物的特殊转运蛋白质的统称，可介导药物的跨膜转运，影响药物的分布。药物转运体可分为摄入型转运体（如有机阴离子转运体等）和外排型转运体（如乳腺癌耐药蛋白等）。转运体不仅在药物的吸收、分布、代谢、排泄等过程中发挥重要作用，在研究药物相互作用或者创新药物药动学评价方面也具有重大意义。

三、代谢

代谢（metabolism）也被称为生物转化（biotransformation），是指药物在体内通过代谢酶等各种途径发生化学结构的改变，使药物的分子极性加大、脂溶性降低，从而加速药物排泄的过程。代谢过程一般可分为第一相反应和第二相反应。第一相反应（phase Ⅰ reactions）包括氧化（oxidation）、还原（reduction）、水解（hydrolysis）过程。主要由肝微粒体混合功能氧化酶（细胞色素 P_{450}）以及存在于细胞质、线粒体、血浆、肠道菌群中的非微粒体酶催化，产物一般极性增强、易于代谢。第二相反应（phase Ⅱ reactions）为结合（conjugation）反应，在该过程中药物分子结构暴露出的极性基团与体内的化学成分如葡萄糖醛酸、硫酸、甘氨酸、谷胱甘肽等通过共价键结合失去活性，生成极性高的代谢产物，有利于排出体外。

四、排泄

药物及其代谢产物通过排泄器官排出体外的过程称为排泄（excretion）。大多数药物及其代谢产物的排泄为被动转运，少数以主动转运方式排泄，如青霉素。肾是最主要的排泄器官，非挥发性药物主要由肾随尿排出。药物及其代谢产物经肾排泄有三种方式：肾小球滤过、肾小管分泌和肾小管重吸收。前两个过程是血中药物进入肾小管腔内,后一个过程是将肾小管腔内的药物再转运至血液中。当肾功能不良、少尿或无尿时,肾排泄药物的能力显著减弱,必须酌减药物用量和给药次数。一般而言,弱酸性药物在碱性尿中排泄较多,弱碱性药物在酸性尿中易于排出。弱酸性药物(如巴比妥类)中毒时,给予碳酸氢钠使尿液碱化,可加速其排泄进行解毒。

气体及挥发性药物则主要由肺随呼气排出;某些药物还可从胆汁排出体外。药物从胆汁排泄是一个复杂的过程,包括肝细胞对药物的摄取、贮存、转化及向胆汁的主动转运过程。对于从胆汁排泄的药物,除需要具有一定的化学基团及极性外,对其相对分子质量(简称分子量)有一定的要求。由胆汁排入十二指肠的药物可从粪便排出体外,但也有的药物再经肠黏膜上皮细胞吸收,经门静脉、肝重新进入体循环的反复循环过程称为肝肠循环(hepatoenteral circulation)。肝肠循环的临床意义视药物经胆汁的排出量而定。药物从胆汁排出量多,肝肠循环能延迟药物的排泄,使药物作用时间延长。未被吸收的口服药物、随胆汁排泄到肠道的药物以及由肠黏膜主动分泌排泄到肠道的药物可经肠道排泄。许多药物,主要是非离子型药物还可通过唾液、乳汁、汗液、泪液等排泄。乳汁 pH 略低于血浆,因此弱碱性药物在乳汁中的浓度可能高于血浆,弱酸性药物则相反。

第二节　药动学的基本原理

一、动力学过程

动力学过程又称速率过程。按药物转运速率与药量或浓度之间的关系,药物在体内的消除速率过程可分为线性动力学和非线性动力学,前者包括一级动力学过程,后者包括零级和米曼氏动力学过程。

1. 一级动力学过程(first-order kinetic process)

药物浓度变化的速率依赖于药物浓度,即药物在某房室或某部位的转运速率与该房室或该部位的药量或浓度的一次方成正比;无论药物浓度是高还是低,其消除半衰期恒定。一级动力学过程是被动转运的特点,只要是按浓度梯度控制的简单扩散都符合一级动力学过程。一级动力学过程可用下式描述:

$$\frac{\mathrm{d}C}{\mathrm{d}t}=-KC \tag{2-1}$$

式中,$\mathrm{d}C/\mathrm{d}t$ 为药物转运或消除速率,C 为药物浓度,K 为消除速率常数。

将(2-1)式积分,得

$$C=C_0\mathrm{e}^{-Kt} \tag{2-2}$$

式中,C 为 t 时间的药物浓度,C_0 为药物起始浓度,t 为用药后时间。

将(2-2)式改为常用对数式,则:

$$\lg C=\lg C_0-\frac{K}{2.303}t \tag{2-3}$$

如将血药浓度对时间作图,可得一指数曲线;将血药浓度的对数($\lg C$)对时间作图则得一直线,其中 $\lg C_0$ 为截距,$-K/2.303$ 为斜率,故一级动力学又称线性动力学,大多数药物在体内的转运或消除属于一级动力学过程。一级动力学过程中药物转运呈指数衰减,每单位时间内转运的百分比不变,但单位时间内药物的转运量随时间推移而下降。所作血药浓度与时间关系曲线(简称药-时曲线)下的面积与所给予的单一剂量成正比。若按相同剂量、相同时间间隔给药,约经 5 个半衰期达到稳态浓度,停药后约经 5 个半衰期药物在体内完全消除。

2. 零级动力学过程(zero-order kinetic process)

药物自某房室或某部位的转运速率与该房室或该部位的药量或浓度无关,即按恒定速率进行转运。这种转运形式称定量转运。半衰期不恒定,与初始给药剂量有关,剂量越大或浓度越高,半衰期越长。描述零级动力学过程的公式是:

$$\frac{dC}{dt} = -K \tag{2-4}$$

将其积分,得:

$$C = C_0 - Kt \tag{2-5}$$

式中,K 为零级速率常数。可见,将 t 时的药物浓度与时间在普通坐标纸上作图可得一条直线,其斜率为 $-K$。

零级动力学过程是主动转运的特点,任何耗能的逆浓度梯度转运的药物,因剂量过大,均可超负荷而出现饱和限速,故称为零级动力学过程。药-时曲线下的面积与给药剂量不成正比,剂量增加,其面积可以成比例地增加。

3. 米-曼氏动力学过程(Michaeli-Menten kinetic process)

几乎所有药物的生物转化过程都受特殊酶系统的催化,这些酶催化药物的容量是有限的。另外,在药物跨膜的主动转运过程中,载体的容量也是有限的。当存在于载体特定系统中的药物浓度超过容量时,药物浓度变化的速率都可以用米-曼氏动力学公式来描述。该动力学过程包括一级和零级动力学在内的混合动力学过程,当药物低浓度时属一级动力学过程,而高浓度时则属零级动力学过程。描述米-曼氏动力学过程的公式是:

$$\frac{dC}{dt} = -\frac{V_m \cdot C}{K_m + C} \tag{2-6}$$

式中,dC/dt 是指 t 时的药物消除速率,V_m 是该过程的最大速率,K_m 是米氏常数,它表示消除速率达到 V_m 一半时的药物浓度。

当药物浓度明显低于 K_m 时,C 可以忽略不计,(2-6)式可简化为

$$\frac{dC}{dt} = -\frac{V_m}{K_m}C \tag{2-7}$$

该式与描述一级动力学过程的(2-1)式相似,其中 V_m/K_m 相当于 K。

当药物浓度接近或超过 K_m 时,(2-7)式可简化为:

$$\frac{dC}{dt} = -V_m \tag{2-8}$$

该式与描述零级动力学过程的(2-4)式相似,其中 V_m 相当于 K,可见,低浓度时为一级动力学过程,而高浓度时则为零级动力学过程。

临床上有些药物具有米-曼氏动力学的特点,如乙醇、阿司匹林、苯妥英钠、茶碱、苯海拉明等。以阿司匹林为例,当口服小剂量阿司匹林(1 g 以下)时,按一级动力学过程消除;当较大剂量阿司匹林给药(1 g 以上)时,肝代谢水杨酸的能力已达饱和,则按零级动力学过程消除。

零级动力学过程与米-曼氏动力学过程又称非线性动力学过程(nonlinear kinetic process),

由于该过程半衰期等动力学参数随剂量而改变,故又称剂量依赖性动力学过程。认识与掌握非线性动力学过程的特点对于临床安全有效用药具有重要意义。

二、房室模型

房室模型(compartment models)是为了描述药物在机体中复杂的量变过程而引入的一个抽象概念,是药动学研究中按药物在体内转运速率的差异,以实验数据和理论计算相结合而设置的数学模型。该模型将身体视为一个系统,系统内部按动力学特点分为若干"房室"。房室是指药物在一系列的转运过程中,只要体内某些部位的转运速率相同,均可归为同一房室。在大多数动力学模型中,药物既可进入该房室,又可从该房室流出,故称为开放系统(open system)。常见的有一室模型、二室模型和三室模型,分别有相应的数学方程式,求得一系列的药动学参数,用于指导临床合理用药。

一室模型假定机体由一个房室组成,给药后药物瞬间均匀地分布在整个房室,并以一定速率从该室消除,用血药浓度的对数对时间作图可得一条直线,即药-时曲线呈单指数衰减。但是,临床上药物在所有组织中的浓度瞬间达到动态平衡是不可能的,药物在不同组织中的分布速率存在差异,二室模型更能描述其体内转运过程:血流丰富的组织(如心、肝、肺、脾、肾)分布快,能够快速使血药浓度达到动态平衡,将其归属于中央室(central compartment);血流贫乏的组织(如脂肪、皮肤和静止状态下肌肉)分布慢,其血药浓度达到平衡的速率慢,将其归属于周边室(peripheral compartment)。二室模型药-时曲线的初始血药浓度下降很快,称分布相,它主要反映药物自中央室向周边室的分布过程。当分布平衡后,曲线进入衰减相对缓慢的消除相,它主要反映药物从中央室的消除过程。

一般临床上可以采集的完整药物标本为血液和尿液,药物在体内的转运通常用单室和二室模型描述。药物在体内转运的过程非常复杂,房室模型的选择主要取决于药物的性质以及实验设计的精确性。

三、药物代谢动力学参数

1. 半衰期(half-life time, $t_{1/2}$)

半衰期或生物半衰期是指药物在体内分布达到平衡状态后,药量(或血药浓度)降低一半所需的时间,通常指血浆消除半衰期。对于按一级动力学消除的药物,半衰期是一个常数,与血浆药物浓度无关。它可用消除速率常数(K)计算,半衰期 $t_{1/2}=0.693/K$。半衰期因药而异,其长短反映了机体对药物消除能力的强弱,药物消除器官的功能直接影响半衰期。了解半衰期对临床合理用药具有重要意义,它有助于设计最佳给药间隔、预计停药后药物从体内消除的时间以及连续给药后达到稳态血药浓度的时间。

消除速率常数代表体内药物总的消除情况,包括经肾消除、经胆汁消除、肝生物转化及体内其他一切可能途径的消除,因此 K 为各途径的消除速率常数之和:

$$K=K_e+K_b+K_{bi}+K_{lu}+\cdots \tag{2-9}$$

式中,K_e 为经肾消除速率常数;K_b 为生物转化速率常数;K_{bi} 为经胆汁消除速率常数;K_{lu} 为经肺消除速率常数。

2. 表观分布容积(apparent volume of distribution, V_d)

表观分布容积是指体内药量(或给药剂量)与血药浓度间的一个比例常数(以 L 或 L/kg

表示)。它没有直接的生理意义,也与人体体液的真实体积无关,可以用来推测药物在体内的分布程度及组织中摄取程度。若体内总药量为 X_0,血浆与组织间达到平衡时的血浆药物浓度为 C_0,则:

$$V_d = X_0 / C_0 \tag{2-10}$$

不同药物的表观分布容积差异较大。常见的与血浆和组织蛋白结合率很高的亲脂性药物,有 2 L/kg 至 25 L/kg 之多。极性大的药物表观分布容积较小,一般与细胞外液体积相当,即 0.15~3 L/kg。在病理状态下的表观分布容积较正常情况下变化显著,例如血浆蛋白结合率高的药物在患低白蛋白血症患者明显增大。

3. 总清除率(the sum of clearance, Cl_s)

总清除率是指在单位时间内从体内清除的表观分布容积,即单位时间内有多少体积血浆中药量被消除。它是肝、肾以及其他消除途径清除率的总和。其计算式为:

$$Cl_s = K V_d \tag{2-11}$$

药物可通过多种器官清除,肾清除和肝清除是两种主要的机制。总清除率是各清除途径清除率的总和,对于大多数药物,实际上是肾清除率和肝清除率之和:

$$Cl_s = Cl_R + Cl_H \tag{2-12}$$

药物清除率受多种因素的影响,包括:①清除器官的血流供应;②药物与蛋白的结合;③药物在消除器官消除过程的活动能力(如肾小球滤过率和肾小管分泌,或肝脏药物代谢酶活性)。因为清除机制只作用于循环系统中的药物,所以药物清除率不受药物在整个机体分布的影响。

4. 生物利用度(bioavailability, F)

生物利用度是指的给药剂量从给药部位吸收进入全身循环中的比例。生物利用度是从给药部位吸收进入体循环的药量(用 AUC_{po} 表示),除以静脉注射进入体循环的药量(即总药量,用 AUC_{iv} 表示)的值,又称为绝对生物利用度(absolute bioavailability, F_{abs})。在改变药物剂型研究中,试验制剂相当于参比制剂的吸收百分率称为相对生物利用度(relative bioavailability, F_{rel}),即:

$$绝对生物利用度\ F_{abs} = \frac{AUC_{po}}{AUC_{iv}} \times 100\% \tag{2-13}$$

$$相对生物利用度\ F_{rel} = \frac{AUC_{po(试验制剂)}}{AUC_{po(参比制剂)}} \times 100\% \tag{2-14}$$

药物吸收进入体循环的量用血药浓度-时间(C-t)曲线下面积(area under the curve, AUC)表示。

一些常用药物的药动学参数见表 2-1。

表 2-1 一些常用药物的药动学参数

药物	V_d (L/kg)	蛋白结合率 (%)	Cl_s (ml/min)	肾清除率占总清除率百分比	$t_{1/2}$ (h)	治疗范围 (mg/L)
阿米卡星	0.25	<10	100	94~98	2~3	5~20(谷浓度) 20~30(峰浓度)
阿司匹林	0.14~0.18	80~90	575~725	<2	0.2~0.3	20~250
卡马西平	1.2	75~90	50~125	1~3	12~17	4~12

续表

药物	V_d (L/kg)	蛋白结合率 (%)	Cl_s (ml/min)	肾清除率占总清除率百分比	$t_{1/2}$ (h)	治疗范围 (mg/L)
地高辛	5～7.3	20～30	75	50～70	34～44	0.5～2.0
乙琥胺	0.7	<10	3	20	60	40～100
庆大霉素	0.22～0.3	<10	60	>95	1.5～4.0	0.5～2.0(谷浓度) 4～8(峰浓度)
利多卡因	3	60～80	700	<10	1.5～2.0	1～5
碳酸锂	0.7～1.0	0	20～40	95～99	20～270	0.4～1.4*
美西律	5.4	75	500～850	15	8～10	0.7～2.0
青霉素 G	0.5～0.7	45～68		20	0.4～0.9	不定
苯巴比妥	0.6～0.7	20～45	4	25	2～6 d	<10～40*
苯妥英	0.4～0.8	88～93	—	<5	7～26	10～20
扑米酮	0.6	<20	45～100	15～25	10～12	5～12
普鲁卡因胺	2.2	14～23	470～600	40～70	2.5～4.7	4～8
硫酸奎尼丁	2	80	180～300	10～20	6～8	0.3～6.0
茶碱	0.3～0.7	60	36～50	<10	4～16	5～20
妥布霉素	0.25～0.30	<10	70	>95	2～4	0.5～2.0(谷浓度) 4～8(峰浓度)
丙戊酸	0.15	80～95	7	<10	5～20	50～100
万古霉素	0.4～1.0	52～60	65	85	4～6	5～10(谷浓度) 25～35(峰浓度)

* 治疗范围随药物适应证不同而有所不同(例如,碳酸锂 0.4～1.3 mg/L 适合于情感分裂性精神障碍, 1.0～1.4 mg/L 适合于躁狂症;苯巴比妥<10 mg/L 适合于催眠,40 mg/L 适合于抗惊厥)。

第三节 药动学原理的临床应用

药物治疗成败与治疗方案是否合理有密切关系,设计合理的治疗方案是临床药物治疗过程中必须考虑的问题。设计最佳治疗方案以达到治疗目的,必须了解给药后药物作用的两个过程:其一是药动学过程(pharmacokinetic phase),在此过程中,药物剂型、给药途径、给药剂量和给药次数等,均与体内药物浓度-时间变化过程密切相关;其二是药效学过程(pharmacodynamics phase),在此过程中,作用部位的药物浓度与效应强度密切相关。临床药动学的基本思想,就是药物的治疗反应和毒性强度是作用部位药物浓度的结果。药物浓度太低时,不能产生治疗效应;浓度过高时,则会产生难以接受的毒性;在治疗浓度和中毒浓度之间的范围称为"治疗范围"。作用部位的浓度很难直接测得,临床上主要采用便于测定的血浆浓度。设计最佳治疗方案,就是在明确疾病诊断,选用适宜药物后,根据群体药动学参数,应用药动学的基本原理,确定治疗方案(包括给药剂量和给药时间间隔等);然后,根据药物的治疗反应并监测血药浓度,对方案作进一步必要的调整,使血药浓度始终维持在治疗范围内。

一、确定给药剂量

1. 负荷剂量(loading dose, D_L)

在临床药物治疗过程中,有时希望给药后能立即达到有效治疗浓度,很快产生疗效,就需要使用负荷剂量。在确定需要给予的药量时,应考虑药物进入机体的表观分布容积。负荷剂量可按下式计算:

$$D_L = V_d \cdot C_{eff} \tag{2-15}$$

式中,C_{eff} 为预期有效浓度。

一次性给予全部的负荷剂量,可能会产生很高的峰浓度,导致毒性的发生,可以采用负荷剂量分次给予解决,或改变药物进入血液循环的速率,使药物缓慢进入血液循环。

利用计算负荷剂量的公式,也可以计算将低于治疗水平的药物浓度提高到治疗浓度范围所需剂量。实测血药浓度与治疗水平血药浓度的差值乘以表观分布容积即为所需增加的给药剂量。

2. 药物蓄积(drug accumulation)

连续给予一种药物,或者通过间歇性静脉输液、重复口服给药,都可以在体内逐渐蓄积直至达到稳态(steady state)。稳态是指给药量等于消除药量时的一种状态,此时,血浆和组织浓度保持恒定。消除半衰期不仅决定药物消除的时间过程,而且决定药物蓄积的时间过程。一般需要连续给药 3～5 个半衰期后,药物蓄积方可达到稳态。短半衰期药物在体内快速蓄积;而长半衰期药物需要较长时间蓄积,达到治疗有效浓度时间可能延迟。因此,对于长半衰期药物,需要给予一个负荷剂量使得药物在体内快速蓄积,才能快速地产生治疗效应。

当药物剂量或输注速率改变时,稳态也会随之改变,对短半衰期药物的影响可能不明显,但对于长半衰期药物,剂量调整的影响会被延迟,延迟的时间与药物半衰期有着直接的联系。

3. 维持剂量(maintenance dose, D_M)

持续静脉输注或重复给药经 3～5 个半衰期达到稳态后,给药的速率等于机体消除药物的速率。对于静脉给药,给药速率就是输注的速率(I);而通过其他途径(如口服给药)时,给药速率为单位时间内的给药剂量(D_M/τ)。

对于静脉给药,输液速率等于稳态时的消除速率,即:

$$I = Cl_s \cdot C_{eff} \tag{2-16}$$

同样,对于口服给药,单位时间内的给药剂量等于稳态时的消除速率,即:

$$D_M/\tau = Cl_s \cdot C_{eff} \tag{2-17}$$

式中,τ 为给药间隔时间。

上述等式显示给药剂量与稳态血药浓度之间的直接关系,这种关系不受药物分布的影响。利用这些公式可以确定静脉输注的速率,或达到并维持某一特定的血浆药物浓度所需的给药间隔时间和剂量。

当通过间歇方式给药时,药物在经历一段时间多次给药后达到稳态浓度,类似于持续输液的情况。通过这种方式给药,药物浓度在峰、谷浓度之间波动的幅度,因给药间隔时间、药物半衰期、吸收特点和给药部位的不同而不同。当给药间隔时间短于半衰期时,药物浓度波动的幅度减小。口服速释剂型的药物,可以较快地进入血液循环,达到较高的峰浓度,波动幅度较大;

而同样剂量的定时释放(如控释或缓释)剂型的药物,则吸收比较缓慢,在血浆中产生较低的峰浓度但持续时间较长,波动幅度较小。不同途径给予同样剂量的药物,可能会因为吸收特点不同或存在其他因素(如首过效应)的影响而产生不同的血浆药物浓度。

二、维持治疗血药浓度

制订维持治疗血药浓度水平的给药方案需要充分考虑药物的半衰期和治疗指数等因素(表 2-2)。治疗指数(therapeutic index, TI)为药物的安全性指标,通常将半数致死量(LD_{50})与半数有效量(ED_{50})的比值称为治疗指数。

对于半衰期小于 30 min、治疗指数又低的药物,要维持治疗浓度有较大的困难,为减少血药浓度波动,最好采用静脉滴注给药。治疗指数高的药物给药次数可适当减少,但是,给药间隔时间越长,所需要的维持量也越大,才能保证药物在体内的浓度高于最低有效浓度。如青霉素通常的给药间隔时间(4~6 h)比半衰期(约 30 min)长很多,其常用剂量比抗菌和抑菌作用需要的血浆浓度也高得多。

对于半衰期为 0.5~8 h 的药物,主要考虑的是治疗指数和给药是否方便。治疗指数高的药物只需每 1~3 个半衰期给药 1 次,甚至给药次数还可以再减少。治疗指数低的药物,需要每个半衰期给药 1~2 次,或通过静脉滴注给药。

对于半衰期为 8~24 h 的药物,最方便和最理想的给药方案是每个半衰期给药 1 次。如果需要立即达到稳态,可以给予相当两倍维持剂量的初始负荷剂量。对于半衰期大于 24 h 的药物,可以每天给药 1 次,提高患者对治疗的顺从性。如果希望迅速产生治疗作用,也要给予负荷剂量。

表 2-2　维持治疗血药浓度的给药方案

治疗指数[a]	$t_{1/2}$(h)	D_L/D_M	$\tau/t_{1/2}$	评价	药物实例
	<0.5	—	—	适合于恒速给药(如滴注)或短期治疗	硝酸甘油
	0.5~3	1	3~6	$\tau > 3$ 个 $t_{1/2}$,药物需有很高的治疗指数	头孢菌素
中至高	3~8	1~2	1~3		四环素
	8~24	2	1	很常用,受欢迎的方案	磺胺甲基异噁唑
	>24	>2	<1	每日 1 次很实用,有时每周 1 次或频数更低;需要 D_L 比 D_M 大很多	氯喹
	<0.5	—	—	不适合多次给药,除非接近控制输注	硝普钠
	0.5~3	—	—	只可输注	利多卡因
低	3~8	1~2	1	每日 3~6 次,使用缓/控释制剂用药次数可减少	茶碱缓释剂
	8~24	2~4	0.5~1		可乐定[b]
	>24	>2	<1	需要小心控制,一旦出现毒性,药物作用和毒性消失慢	洋地黄毒苷

[a] 常用中毒维持剂量/常用治疗维持剂量;[b] 很多药物属于这一类,一般不用负荷剂量,而是逐步增加剂量到出现所需反应。

三、根据血药浓度设计给药方案

设计合理给药方案的目标是：①维持平均稳态血药浓度（$\bar{C}_{ss}$）；②维持最低或最低-最高稳态血药浓度（C_{ssmin}，C_{ssmax}）。多次给药的血药浓度-时间曲线如图 2-1 所示。

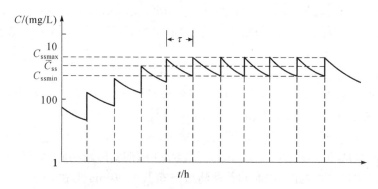

图 2-1　多次给药的血药浓度-时间曲线

1. 维持平均稳态血药浓度

在恒速给药（如静脉滴注或口服缓释制剂）时，给药达稳态后，给药速率与消除速率（R_0）相等：

$$R_0 = D_M/\tau = Cl_s \cdot \bar{C}_{ss} = K \cdot V_d \cdot \bar{C}_{ss} \tag{2-18}$$

上式整理后得：

$$D_M = K \cdot V_d \cdot \bar{C}_{ss} \cdot \tau \tag{2-19}$$

多次给药情况下，对于给药间隔时间 τ 的确定，应考虑药物消除半衰期和血药浓度允许波动的范围，τ 比半衰期越长，血药浓度波动越大。如果药物的治疗指数高，则可允许血药浓度有较大波动幅度，可按较长的间隔时间给药。一般而言，在治疗开始时，可近似地以消除半衰期作为给药间隔时间。多次给药情况下，药物蓄积程度取决于在该给药间隔内药物消除的多少。随着 $\tau/t_{1/2}$ 比值的增加，药物蓄积程度减少。当 $\tau/t_{1/2}$ 比值为 0.5 时，蓄积程度在 3.41；当 $\tau/t_{1/2}$ 比值为 1 时，蓄积程度在 2；当 $\tau/t_{1/2}$ 比值为 2 时，蓄积程度在 1.33；当 $\tau/t_{1/2}$ 比值为 5 时，蓄积程度在 1.03。以恒定速率多次给药后达稳态的时间，与给药间隔时间无关，只由消除半衰期决定，1 个半衰期后可达到稳态的 50%，2 个半衰期后达 75%，3 个半衰期后达 87.5%，4 个半衰期后达 93.75%，经 3~4 个半衰期后，基本可认为已达稳态（此时相当于稳态的 90% 左右）。

半衰期很长的药物达到稳态的时间较长，如果希望很快达到稳态浓度并产生疗效，需要在治疗开始时给予一个负荷剂量（D_L），可用下式计算：

$$D_L = V_d \cdot \bar{C}_{ss} \tag{2-20}$$

2. 维持最低或最低-最高稳态血药浓度

在临床上，通常希望将某些药物血药浓度维持在某一水平之上或某一范围内。例如，在使用某些抗生素时，需要将血药浓度维持在最低抑菌浓度（MIC）以上；在使用一些治疗范围比较窄的药物时，需要通过设计合理的给药方案，将血药浓度维持在治疗范围内。按维持剂量多次给药后，得到的最低稳态血药浓度 C_{ssmin}，由在一个给药间隔内给药量的剩余部分（$F_R = e^{-K\tau}$）、已被消除部分（$F_E = 1 - F_R$）和表现分布容积来确定。根据所希望达到的 C_{ssmin}，可由下式计

算 D_M：

$$D_M = C_{ssmin} \cdot V_d \cdot F_E/F_R \tag{2-21}$$

在确定给药方案维持最低和最高稳态血药浓度时，给药间隔时间 τ 可以根据从 C_{ssmax} 降到 C_{ssmin} 所需时间来定。τ 可按下式计算：

$$\tau = \ln(C_{ssmax}/C_{ssmin})/K = 1.44 \cdot t_{1/2} \cdot \ln(C_{ssmax}/C_{ssmin}) \tag{2-22}$$

当达到稳态所需时间太长而不能满足治疗即时需要时，要在治疗开始时给予负荷剂量，可按下式计算：

$$D_L = C_{ssmin} \cdot V_d/F_R \tag{2-23}$$

假定某药物的清除率 $Cl = 20$ ml/min，表观分布容积 $V_d = 34.6$ L，消除半衰期 $t_{1/2} = 20$ h，如果希望 C_{ssmin} 为 20 mg/L，C_{ssmax} 不超过 50 mg/L，则：

$$\tau = 1.44 \cdot t_{1/2} \cdot \ln(C_{ssmax}/C_{ssmin}) = 1.44 \times 20 \times \ln(50/20) = 26.2 \text{ h}$$

尽管血药浓度从 50 mg/L 降到 20 mg/L 需要 26 h，但实际给药间隔时间为 24 h。为维持 C_{ssmin} 而确定给药方案，则按此间隔时间给药将维持略低于 50 mg/L 的 C_{ssmax}。

$$F_R = e^{-K\tau} = e^{-0.693/t_{1/2} \cdot \tau} = e^{-0.693/20 \times 24} = 0.43$$

$$F_E = 1 - 0.43 = 0.57$$

$$D_M = C_{ssmin} \cdot V_d \cdot F_E/F_R = 20 \text{ mg/L} \times 34.6 \text{ L} \times 0.57/0.43 = 917 \text{ mg}$$

$$D_L = C_{ssmin} \cdot V_d/F_R = 20 \text{ mg/L} \times 34.6 \text{ L}/0.43 = 1609 \text{ mg}$$

以上介绍了一室模型静脉给药后的给药方案。对于血管外给药吸收迅速的药物，只需按生物利用度调整剂量即可，如果吸收并不迅速，则要设计包括吸收因素在内的给药方案。

案例解析：

　　苯妥英钠是常规的抗癫痫药物，其血浆蛋白结合率为 88%～92%，消除半衰期为 7～42 h，个体差异大。该药经肝内羟化酶代谢，主要产物对羟双苯乙酰脲从尿排出，其有效浓度为 10～20 mg/L。血药浓度在 10 mg/L 以下时，苯妥英钠清除代谢为线性关系，当血药浓度达到有效浓度上限时即呈非线性关系，其半衰期可大大延长，此时稍微增加剂量即可导致血药浓度大幅度上升而发生中毒。因此长期服用该药，即便为常规剂量也易发生蓄积中毒。

（申屠建中、戴海斌、陈忠）

第三章　临床药效学

案例：

　　女性,33 岁,体重 83 kg。近两周反复上腹不适。病史:5 年前外院体检时发现血糖异常,诊断为"2 型糖尿病",口服降糖药治疗。孕期注射胰岛素,现产后一年。胰岛素治疗,复诊。体检:BP 125/68 mmHg,心率 87 次/min。辅助检查:2hPG 6.9 mmol/L、FBG 6.0～7.1 mmol/L、HbAcl 6.5%。诊断:"2 型糖尿病"。医嘱:盐酸二甲双胍片 0.5 g 口服 3 次/日,格列美脲分散片 1 mg 口服 1 次/日。请分析医嘱的药效学基础。

　　药效学(pharmacodynamics,PD)是研究药物对机体的作用机制及其规律的科学,是药理学的重要分支,包括药物与机体靶点结合,调节细胞内外环境、生理功能、生化反应或病理学改变,从而影响机体生命活动的相关内容。临床药效学(clinical pharmacodynamics)是研究药物对人体的作用机制和量效规律,以及药物、人体或环境等因素对药效影响的一门学科。为了做到合理用药,应对所选用药物的药效学知识有全面的了解,结合药动学知识和患者的实际情况,确定最佳给药剂量并制订合理的给药方案,发挥药物的最佳疗效,避免或减轻药物的不良反应。

第一节　药物的作用及其机制

一、药物的作用

(一)药物的药理作用与效应

　　药物作用后引起机体生理、生化功能或形态的变化,称为药物效应(drug effect),如肾上腺素与受体结合后引起血管收缩、血压上升等。药物与人体的初始作用称为药物作用(drug action),如肾上腺素与受体结合的过程。对绝大多数药物而言,药理效应是药物与机体大分子作用的结果,即药物的作用是动因,效应是结果。

　　药理效应是在人体原有生理、生化基础上产生的,一般表现为增强或减弱原有功能两种基本类型。功能活动增强,称为兴奋(excitation),如肾上腺素可使血压升高、呋塞米可使尿量增多。功能活动减弱,称为抑制(inhibition),如胰岛素可使血糖降低、对乙酰氨基酚可以退热、地西泮可以催眠等。药理作用也可以表现为相反或双向作用,同种药物对不同组织的影响可有不同,甚至对同类组织也可产生不同效应,如肾上腺素可使血管收缩,血压上升,但使支气管平滑肌松弛,对内脏血管平滑肌又产生收缩效应。

　　药物直接对它所接触的器官、细胞所产生的作用为直接作用,由机体反射性生理调节机制所产生的作用为间接作用。例如,去甲肾上腺素可直接使血管收缩、血压升高,同时又能引起升压反射而使心率减慢等。又如,长期大量应用糖皮质激素,可以改变机体的炎症和免疫功能,同时干扰了肾上腺皮质的生理功能,导致其功能低下。

很多药物在一定剂量下,对特定组织或器官发生作用,而对其他组织或器官很少或几乎不发生作用,这种药理效应的专一性称为选择性(selectivity)。药物选择性决定了药物引起机体产生效应的范围。选择性强的药物作用范围窄,只影响机体的一种或少数几种功能;选择性差的药物作用广泛,可影响机体多种功能。多数情况下,药理效应的选择性与药物作用的特异性(specificity)之间有密切关系。例如,青霉素抑制革兰阳性菌细胞壁合成作用的特异性很强,其杀灭敏感菌的效应也有很强的选择性。但有些药物的特异性与其效应的选择性并不平行,例如阿托品阻断 M 胆碱受体的作用具有很强的特异性,但由于 M 胆碱受体的广泛分布,该药对腺体、内脏、血管、神经系统等可产生多种药理效应。药理效应选择性强的药物,临床应用时针对性强,无关的效应相对较少;但增加剂量时,往往会因生理性反射、生化反应失去平衡等机制,使药理效应变得广泛。药理效应的基本类型和选择性,是药理学中药物分类的主要依据,也是临床用药时指导选药和拟定治疗剂量的依据。

药理效应的选择性,与药物在体内的分布、组织细胞的结构及生化功能等方面的差异有关。首先,药物在作用部位必须达到一定浓度才能产生效应,如碘与甲状腺组织有很强的亲和力,在该组织中可达很高的浓度,故可应用放射性碘治疗甲状腺功能亢进;又如链霉素 90% 以原形通过肾排泄,因而对泌尿系统感染有良好的治疗效果。其次,药物的选择性作用并非完全取决于药物在体内的分布,例如,吗啡及其代谢产物大部分经肾排泄,但其主要作用部位在中枢,在肾却不产生效应。另一方面,机体组织细胞的结构影响药理效应,例如,细菌有细胞壁,而哺乳动物没有细胞壁,青霉素可抑制细胞壁合成,故对细菌有选择性,而对哺乳动物细胞则无明显影响。不同种属之间或同一种属的不同组织之间,在生化功能方面存在明显差异,药理效应的选择性可能与这些差异有关,例如,喹诺酮类抗菌药在治疗剂量可抑制细菌内的 DNA 回旋酶,而对哺乳动物细胞内的拓扑异构酶无明显影响,可用于治疗多种敏感菌株引起的感染。

(二)药物的治疗作用

符合用药目的的、有利于防病和治病的作用即药物的治疗作用(therapeutic effect),分为对因治疗(etiological treatment)和对症治疗(symptomatic treatment)。对因治疗是指消除原发致病因子的治疗,例如,抗生素杀灭体内致病微生物,解毒药促进体内毒物消除等;对症治疗是指改善症状的治疗,例如,高热时应用解热镇痛药对乙酰氨基酚退热。有时对症治疗对维持重要的生命指标,赢得对因治疗的时机非常重要,例如,对休克、心力衰竭、脑水肿、惊厥等临床急症进行分秒必争的抢救,多数属于对症治疗。临床上,对因治疗药种类非常有限,而大多数临床药物是对症治疗药,用药时应根据患者的具体情况按"急则治其标(对症),缓则治其本(对因),标本兼治"的原则,妥善处理对症治疗和对因治疗的关系。

(三)药物的不良反应

药物的不良反应(adverse drug reaction,ADR)是指按正常用法、用量应用药物预防、诊断或治疗疾病过程中,发生与治疗目的无关的有害反应。治疗作用与不良反应是药物本身所固有的两重性作用。临床治疗疾病,必须充分考虑用药安全性和有效性,根据需要权衡利弊,决定取舍。药物的不良反应包括:

(1)副反应(side reaction) 是指药物在治疗剂量时产生的、与治疗目的无关的作用,给患者带来轻微的不舒适或痛苦,多半是可以恢复的功能性变化。如抗胆碱药阿托品,其作用涉及许多器官和系统,当用于解除消化道痉挛时,除了可缓解胃肠疼痛外,常可抑制腺体分泌,出现口干、视力模糊、心悸、尿潴留等反应。副作用是药物本身所固有的作用。产生副作用的原因是药物选择性差,作用涉及范围广泛。当其某一效应被用于治疗目的时,其他效应就成为副作用。

(2)毒性反应(toxic reaction)　一般是用量过大或用药时间过长,药物在体内蓄积过多引起的严重不良反应。有时用药剂量不大,但机体对药物过于敏感,也能出现毒性反应。绝大多数药物都有一定的毒性。例如,治疗慢性心功能不全的药物地高辛过量可引起心律失常等。短期内过量用药引起的毒性,称为急性毒性(acute toxicity),多损害循环、呼吸及神经系统功能。长期用药时,由于药物在体内蓄积而逐渐发生的毒性,称为慢性毒性(chronic toxicity),常损害肝、肾、造血器官或内分泌器官等的功能。药物的致癌(carcinogenesis)、致畸胎(teratogenesis)、致突变(mutagenesis)作用,属于慢性毒性中的特殊毒性。

(3)后遗效应(residual effect)　是指停药后血浆药物浓度下降至阈浓度以下时残存的药理效应。后遗效应可能由于药物与受体牢固结合,靶器官药物浓度尚未消除,或者药物造成不可逆组织损害所致。例如,长期应用皮质激素,由于负反馈作用垂体前叶及(或)下丘脑受抑制,即使肾上腺皮质功能恢复至正常水平,但对应激的反应有时在停药数月内难以恢复。

(4)停药反应(withdrawal reaction)　是指反复、长期应用某些药物后,一旦突然停药,可出现原有症状再度出现或加重,也可能出现一些与疾病无关的症状。例如,长期应用抗癫痫药物,如突然停止用药,往往发生癫痫再度发作,甚至更加严重;可乐定治疗高血压突然停药,血压会在 1 日内回升至治疗前水平以上,这种停药反应也称为反跳反应(rebound reaction)。成瘾性药物(如阿片类药物)长期用药后可产生依赖,突然停药,会出现与疾病无关,也与药物效应不完全一致的不良反应,患者在主观上强烈需要继续用药,在生理功能上出现一系列严重障碍,称为戒断症状(abstinence syndrome)。

(5)变态反应(allergic reaction)　是指药物引起的异常免疫反应,又称过敏反应。变态反应包括免疫学中的各种类型免疫反应,反应性质与药物的原有效应无关。例如,出现皮疹、荨麻疹、发热等,严重的可发生过敏性休克、剥脱性皮炎等,进而危及生命。药物本身、其代谢产物、制剂中的杂质或辅剂,均可成为致敏原。大分子多肽或蛋白质类药物具有抗原性;小分子药物可作为半抗原,通过与体内蛋白结合形成抗原。抗体的产生一般需 7~10 d 的敏化过程,如在敏化后再次与抗原接触,即导致发病。

二、药物作用的机制

药物发挥作用是通过干扰或参与机体内在各种生理或生化过程的结果。药物作用机制可分为非特异性和特异性两种。少数药物改变细胞内外环境的理化性质或补充机体所缺乏的物质而发挥非特异性作用,如腐蚀、抗酸、脱水等;而大多数药物则是参与或干扰靶器官(细胞)的特定生化过程而发挥特异性作用,包括与作用靶点(受体、酶、离子通道、核酸、载体、免疫系统相关分子、基因等)结合,并产生相互作用,引起机体生理、生化功能的改变,进而发挥作用。药物的作用机制是多种多样的,目前对药物作用机制的认识已从器官水平深入到细胞、亚细胞水平及分子水平。

(一)影响受体的功能

(1)受体(receptor)　受体概念是 Ehrlich 和 Langley 于 19 世纪末和 20 世纪初,在实验研

究的基础上提出来的,受体学说是药物作用的理论基础。当时,Ehrlich 发现一系列合成有机化合物的抗寄生虫作用与引起的毒性反应有高度特异性。Langley 发现南美箭毒抑制烟碱引起的骨骼肌收缩,但不能抑制电刺激引起的骨骼肌收缩反应。Langley 设想机体内存在与化合物结合的特殊物质,即受体。药物通过受体发挥作用的设想,立即受到学术界重视,但直到20 世纪 70 年代初,受体的存在才得到证实并被分离纯化。自 20 世纪 90 年代以来,已有数百种受体蛋白被克隆,并明确了分子结构与功能。

受体是对生物活性物质具有识别能力,可与之选择性结合,并介导细胞功能改变的生物大分子。生物活性物质包括内源性和外源性两种。内源性活性物质包括神经递质、激素、活性肽、抗原、抗体、代谢物等;外源性活性物质包括药物及毒物。多数受体存在于细胞膜上,并镶嵌在双层脂质膜结构中,少数受体存在于细胞内。受体在受到生物活性物质的刺激后,通过一系列信息传递机制,激活细胞的特异性效应,使机体的生命活动正常进行。与受体特异性结合的生物活性物质,称为配体(ligand),受体均有相应的内源性配体。配体与受体大分子中的一小部分结合,该部位称为结合位点或受点(binding site)。

受体具有如下特性:①灵敏性(sensitivity)。受体只需与很低浓度的配体结合就能产生显著的效应。②特异性(specificity)。引起某一类型受体兴奋反应的不同配体,它们的化学结构非常相似,不同光学异构体的反应可以完全不同。同一类型的激动药与同一类型的受体结合时产生的效应相似。③饱和性(saturability)。受体数目是一定的,因此,配体与受体结合的剂量反应曲线具有饱和性,作用于同一受体的配体之间存在竞争现象。④可逆性(reversibility)。配体与受体的结合是可逆的,配体与受体复合物可以解离,解离后配体的化学结构不发生改变。⑤多样性(multiple-variation)。同一受体可广泛分布在不同的细胞而产生不同效应,受体多样性是受体亚型分类的基础。受体的数量和活性受生理、病理及药理因素调节,并经常处于动态变化之中。

(2)激动药与拮抗药   根据与受体相互作用的情况,可将药物分为激动药和拮抗药。激动药(agonist)是指能激活受体并引起效应的药物。这类药物与受体具有亲和力,而且具有较强的内在活性,能充分激活受体。根据亲和力和内在活性的不同,激动药又分为完全激动药(full agonist)和部分激动药(partial agonist)。前者有较强的亲和力和较强的内在活性($\alpha=1$),后者有较强的亲和力,但内在活性不强($\alpha<1$)。完全激动药(如吗啡)可产生较强的效应;部分激动药(如喷他佐辛)只引起较弱的效应,还可对抗激动药的部分效应,即表现部分阻断作用。

拮抗药(antagonist)是指与受体有较强亲和力,但缺乏内在活性($\alpha=0$),可减弱激动药作用的药物。拮抗药与受体结合后不仅不能引发效应,而且还占据受体,影响激动药与受体的相互作用。如纳洛酮、普萘洛尔分别是阿片受体和 β 肾上腺素受体的拮抗药。有些药物以拮抗作用为主,同时还兼具微弱的内在活性并表现一定的激动受体的效应,为部分拮抗药(也就是内在活性较低的部分激动药),如氧烯洛尔是 β 肾上腺素受体的部分拮抗药。

根据拮抗药与受体结合是否可逆,可将其分为竞争性拮抗药(competitive antagonist)和非竞争性拮抗药(noncompetitive antagonist)。竞争性拮抗药能与激动药竞争相同受体,其结合是可逆的。通过增加激动药的剂量与拮抗药竞争结合部位,最终能使量效曲线的最大效应达到原来的高度。当存在不同浓度的竞争性拮抗药时,激动药的量效曲线逐渐平行右移,但最大效应不变。阿托品是乙酰胆碱的竞争性拮抗药,可使乙酰胆碱的量效曲线平行右移,但不影响后者的最大效应。非竞争性拮抗药与激动药并用时，可使激动药的量效曲线右移，而且也降低其最大效应。

（3）受体的调节　受体虽是遗传获得的固有蛋白，但并不是固定不变的，而是经常代谢更新处于动态平衡中，其数量、亲和力及效应力受生理及药理因素的影响。连续用药后药效递减是常见的现象，一般称为耐受性（tolerance）、不应性（refractoriness）、快速耐受性（tachyphylaxis）等。产生耐受性的机制之一是反复大量用药后受体数量或活性发生改变。由于受体减少或活性减弱产生的耐受现象，称为受体脱敏（desensitization）。在激动药浓度过高或长期激动受体时，受体数目会减少，这叫向下调节（down-regulation，下调），耐受性与受体下调有关。而激动药浓度低于正常时，受体数目会增加，这叫向上调节（up-regulation，上调）。长期应用拮抗药后受体敏感性增加与受体上调有关，如长期使用某些拮抗药突然停药时出现的反跳反应。

（二）药物作用的其他机制

（1）影响酶的活性　酶是由机体细胞产生的具有催化作用的蛋白质，具有立体结构特异性、高度敏感性和高度活性，它们支配着机体的新陈代谢、营养和能量转换等许多催化过程，与生命过程关系密切。酶的生成由遗传因素所决定，其代谢转换受到各种生理、病理、药物及环境因素的调节。有些药物以酶为作用靶点，对酶产生激活、诱导、抑制或复活作用。例如，卡托普利抑制血管紧张素Ⅰ转化酶；氯霉素抑制肝药酶；解磷定能使有机磷酸酯类所抑制的胆碱酯酶复活等。有些药物本身就是酶，例如胃蛋白酶、胰蛋白酶。还有些药物本身是酶的底物经转化后发挥作用，例如左旋多巴通过血-脑屏障后，被纹状体中多巴脱羧酶代谢为多巴胺，补充中枢递质而发挥作用。

（2）影响离子通道　离子通道是由肽链经多次往返跨膜形成的亚基所组成的大分子，主要的通道有 Ca^{2+}、K^+、Na^+ 及 Cl^- 通道，它们调节细胞膜内外无机离子的分布。通道的开放或关闭影响细胞内外无机离子的转运，能迅速改变细胞功能。有些受体和 G 蛋白可调控离子通道，例如，激活 N 胆碱受体可引起 Na^+ 通道开放，激活 GABA 受体可引起 Cl^- 通道开放，激活 α 肾上腺素受体可引起 Ca^{2+} 通道开放等。应用膜片钳（patch clamp）技术对 G 蛋白与离子通道之间的作用机制进行深入研究，发现 G 蛋白能够激活钾通道和钙通道。有些离子通道就是药物直接作用的靶点，药物改变离子通道的构象，使通道开放或关闭。例如，阿米洛利阻断肾小管钠通道，硝苯地平阻断钙通道，吡那地尔激活血管平滑肌钾通道等。

（3）影响核酸代谢　许多药物直接影响核酸代谢而发挥药理效应，例如，抗癌药氟尿嘧啶通过阻断 DNA 的合成，抑制肿瘤细胞生长；磺胺类抗菌药通过抑制细菌体内叶酸的代谢，干扰核酸的合成；喹诺酮类抑制 DNA 回旋酶，发挥杀菌作用；甾体激素与甲状腺激素均通过受体影响核酸的代谢等。近年来，反义药物发展很快，已成为研究热点之一。所谓反义药物（antisense drug），是指人工合成的、与体内某种 RNA 或 DNA 有互补序列的寡核苷酸。通过两者杂交，影响正常 DNA 或 RNA 的转录或翻译而发挥作用。反义药物具有特异性强的优势。目前，这方面的研究成果还不多，并存在许多问题，预计不久的将来会有突破性进展。

（4）影响载体　载体（carrier）又称为转运体（transporter），是细胞内外转运各种生理物质的物质基础之一。内源性递质或代谢产物在体内的转运过程，因受其分子量、电荷及跨膜浓度梯度的影响，需要载体转运。有些药物可通过对某种载体的抑制作用而产生效应。例如，丙磺舒竞争性抑制肾小管对弱酸性代谢产物的主动转运载体（有机酸转运体），抑制原尿中尿酸再吸收,用于痛风的防治;利尿药呋塞米及氢氯噻嗪抑制肾小管对钠、钾及氯离子的再吸收,从而发挥利尿作用;可卡因及三环类抗抑郁药抑制交感神经末梢对去甲肾上腺素再摄取(抑制神经递质转运体),引起拟交感作用。这些都是通过作用于载体产生的效应。

(5)影响免疫系统　正常免疫反应是机体消除入侵微生物和自身变异细胞的重要机制。某些药物本身就是免疫系统中的抗体(如丙种球蛋白)或抗原(疫苗)。免疫抑制剂(如环孢素)可用于抑制器官移植后的排异反应、自身免疫性疾病及 Rh 阳性新生儿溶血等。免疫增强药多作为辅助治疗药物,用于免疫缺陷性疾病,如艾滋病、慢性感染及癌症等。

(6)基因治疗与基因工程药　基因治疗与基因工程药物治疗不同,前者是把经过遗传修饰的基因导入人体内,通过基因的表达发挥效应;后者则是将修饰基因的细胞产物作为药物,应用于患者发挥治疗作用。

20 世纪中叶以来,分子生物学特别是 DNA 重组技术的迅猛发展,使整个生物学和医学领域产生了巨大进步,并出现了基因治疗(gene therapy)这一全新的医学治疗方法。迄今,世界上已有百余种基因治疗项目获准临床试验。基因治疗是指通过基因转移方式,将正常基因或其他功能基因导入体内,并使之表达以获得疗效。例如,囊性纤维化(cystic fibrosis,CF)是常染色体隐性遗传病,其基因定位在 7q22.3~q23.1,患者受损细胞表现为氯离子转运异常,以肺部受累为多见。临床试验方案一般采用腺病毒和阳离子脂质体为载体,将编码 CF 跨膜导电调节因子(CFTR)基因导入患者呼吸道上皮细胞,基因转移部位的氯离子转运缺陷可在治疗后获得纠正。

基因工程药物是指应用基因工程技术生产的药物,这类药物是将目的基因与载体分子组成重组 DNA 分子后,转移到新的宿主细胞系统内进行表达,然后对基因表达产物进行分离、纯化和鉴定,大规模生产目的基因表达的产物。已应用的产品有人胰岛素、人生长素、干扰素类、组织纤溶酶原激活剂、重组链激酶、白细胞介素类、红细胞生成素、乙肝疫苗、嗜血流感嵌合疫苗等。

(7)免疫细胞治疗　经历了三十几年的发展,发明了很多免疫细胞治疗技术,像早期的淋巴因子激活的杀伤细胞(LAK 细胞)、肿瘤浸润性淋巴细胞(TIL 细胞),以及近期最热门的嵌合抗原受体 T 淋巴细胞(CAR-T)治疗技术。CAR-T 治疗技术是应用患者自身的白细胞(T 淋巴细胞),经过实验室的重新改造,装载上能识别肿瘤抗原的受体及共刺激分子,体外扩增后再次回输入患者体内,从而识别并攻击自身的肿瘤细胞。2017 年 8 月,美国 FDA 批准了第一个 CAR-T 治疗药物,即 tisagenlecleucel(Kymriah),应用于儿童和年轻成年患者急性淋巴细胞性白血病(ALL)的治疗。

(8)其他　激素、神经递质以及某些活性物质均通过受体靶点发挥效应,这些受体又可能成为药物作用的靶点。有些药物通过简单的物理化学作用,如酸碱反应、渗透压改变、氧化还原(自由基清除)等,改变机体内环境。还有些药物补充机体所缺乏的物质,如维生素、激素、多种微量元素等。

第二节　药物作用或疗效的评价

药物作用或疗效评价的方法,大致可归纳为三类。

一、生理学方法

通过测定血压、心率、心脏收缩力、肺通气、体温等生理学指标,可以评价某些药物的作用或疗效。非创伤性方法的开发和使用,在健康志愿者和患者中,极大地改善了药物评价试验的顺从性和疗效的准确性。

二、生物化学方法

近年来,随着生物化学研究的深入,生物化学方法已越来越多地取代生理学方法,成为评价药物作用或疗效的一种非常重要的方法。例如,通过测定血浆中去甲肾上腺素或其在尿中的代谢产物,可以评价药物对交感神经系统的抑制作用;测定血浆中血管紧张素 I 和 II 的水平,可以评价血管紧张素转化酶(ACE)抑制药的作用效果。生物化学方法(通常如测定血浆中特异性酶的水平)在评价防治机体组织坏死(如心肌梗死)的药物,以及评价药物引起的器官损害(如肝损害)时最有应用价值。但是,生物化学方法也存在一定的缺陷,例如,难以确定药物对某一具体器官或系统的作用。

三、心理学方法

这类方法主要用于评价抗焦虑、抗抑郁、抗精神分裂症药物的疗效,评价药物产生的主观症状和不良反应情况。在评价动物和人的精神、行为变化时,要求有所不同。在动物中难以发现药物引起的轻微精神行为改变,在人则可以用问卷形式和视觉画线(尺度)法,对各种精神行为改变或主观感觉进行评分。虽然这种方法在准确度和精确度方面均不如生理学及生物化学方法,而且还存在评价标准不一致的问题,但仍然是一种有用的方法。

必须指出,如果要将从健康志愿者身上所获得的有关药物作用评价结果转译为疗效,还需要在患者中进行严密的治疗学试验。例如,在对健康志愿者的研究中发现某一新药能够抑制神经元对去甲肾上腺素的摄取,或者能够抑制单胺氧化酶活性,但若要证明该药具有抗抑郁疗效,仍需在患抑郁症患者中进行对照治疗试验。通常,可以在健康志愿者对不同药物进行比较研究,选择药效学及药动学特性最优的药物,进行进一步的临床试验。

第三节　药物的量效和时效关系

一、药物的量效关系和量效曲线

任何一种药物,不管其作用性质如何,在一定范围内,其药理效应强度总是随着剂量的增加而加强的。准确地说,药理效应强度随药物在靶器官中浓度的上升而加强。药物的药理效应强弱,与其剂量大小或浓度高低存在一定关系,称为量效关系(dose effect relationship)。如果以药理效应的强度(E)为纵坐标,药物剂量或浓度(C)为横坐标作图,可以得到直方双曲线,将横坐标改用对数($\lg C$),则可得到一条对称的"S"形曲线,这就是典型的量效关系曲线。

根据量效关系曲线,可以获得如下信息:

(1)最小有效量(minimum effective dose)是指能引起可观测到效应所需的药物最小剂量或浓度,亦称阈剂量或阈浓度。

（2）最大效应（maximal effect，E_{max}）或效能（efficacy），是指药理效应的极限。随着药物剂量或浓度的增加，效应也随之增加；当效应增加到最大限度后，即使再增加剂量或浓度，效应也不再继续增强。药理效应的这一极限，称为最大效应或效能。

（3）效价强度（potency）简称效价，是指作用性质相同药物在达到相同水平的效应时，比较各药所需的剂量大小（或浓度高低）。这种达到相同水平效应时所用剂量，又称为等效剂量（equivalent dose）。等效剂量较小者效价强度大，等效剂量大者效价强度小。在评价同类药物效应时，往往将各药达到 50％最大效应时所需的剂量或浓度（如 ED_{50}、EC_{50}、ID_{50}、IC_{50} 等），作为比较的指标。

效能和效价强度反映药物的不同性质，效能反映药物产生效应的能力，效价强度反映机体对药物的敏感程度，两者具有不同的临床意义，在临床用药时可作为选择药物和确定剂量的依据。例如，氢氯噻嗪排钠利尿作用的相对效价强度，明显大于呋塞米；但呋塞米的效能却远远大于氢氯噻嗪。重症水肿患者宜选用高效能的呋塞米，以获得较好的利尿效果。

（4）在量反应中，半数有效量（50％ effective dose，ED_{50}）是指能引起 50％最大效应时的药量；在质反应中，ED_{50}是指引起 50％实验对象出现阳性反应时的药量。依此类推，如效应为惊厥或死亡，则称为半数惊厥量（50％ convulsion dose）或半数致死量（50％ lethal dose，LD_{50}）。药物的安全性与其 LD_{50} 的大小成正比，与 ED_{50} 成反比。

（5）在效应的 16％～84％区段，量效曲线大致呈直线，该段直线与横坐标夹角的正切值，称量效曲线的斜率（slope）。斜率大的药物，说明药量的微小变化即可引起效应的明显改变。在质反应量效曲线，斜率还反映阳性反应的离散性，即个体差异，斜率陡的药物，阳性反应的个体差异较小。

（6）药理效应的个体差异（individual variation）普遍存在。当药量相同时，不同个体的反应强度有差异；反之，反应强度相同时，不同个体接受的药量也不一定都相等。

二、量效关系的规律

（1）一般特点　任何药物必须使用到一定剂量（或达到一定浓度）才能产生疗效或毒性，此阈值分别称为最低有效剂量（或浓度），或最低中毒剂量（或浓度）（E_{min}）；超过此阈值，随浓度或剂量的增加而效应增强；然后，达到一个平坦区，因为任何生物效应都是有极限的反应（E_{max}），超出这个极限反应后，即使剂量再增加，效应也不再增加。

（2）不同量效关系特点　最常见的剂量（或浓度）与效应之间的关系，表现为效应随剂量呈"S"形曲线增加。但是，有时也会出现倒"U"形（或称钟型）曲线。也就是说，开始时随着剂量的增加效应增强，到一定程度后，剂量再增加，效应反而下降。这可能是进一步增加剂量产生了另一种相反的新药理作用，夹杂在原有效应之中，导致原有效应下降。

（3）观察终点（endpoint）的影响　在不同观察终点，可表现不同的剂量（浓度）-效应关系。这是因为用药后不同时间，体内药物浓度以及药物效应或毒性，有时间依赖性改变。因此，研究新药时，不同观察终点的剂量（浓度）-效应关系非常重要，尤其是要研究关键性的疗效和安全性的观察终点剂量（浓度）-效应关系。

（4）研究方法的影响　研究剂量（浓度）-效应关系，常常需要 5～6 个剂量或浓度的多次重复试验，才能得到可靠的参数，这在临床试验中很难实施。在临床实践中，可能只能获得剂量（浓度）-效应关系曲线上某些代表点的剂量（浓度），其中，最大耐受量、最小有效量和最佳治疗量(综合权衡利益和风险)等往往是临床治疗中首先需要确定的剂量。

三、量效关系的类型

根据药物效应观察指标性质的不同,量效关系可分为三种类型。

1. 量反应型量效关系

药理效应强度随药物剂量或浓度增加呈连续性变化,如血压的升降、平滑肌张力的增减等。描述量反应型量效关系的常用参数如下:

(1)效价及效价比 效价(效价强度)又称效价单位,表示药物产生一定效应所需要的剂量。效价测定是保证临床用药等效的重要措施。例如,在生物检定中供试品的效价,经测定为15 U/mg,表示每毫克供试品的药效与15 U 标准品相同,也即该药达到标准品15 U 效应所需的剂量为1 mg。效价比是两药效价之比,亦即两药等效剂量之反比,在新药评价中非常重要。效价比为代表性老药产生某一效应的剂量(分子),与新药产生相同效应的等效剂量(分母)的比值。通常以代表性老药的效价作为1,如果新药的等效剂量(如 EC_{50}、IC_{50} 等)是老药的一半,则表示新药作用更强,其效价比为2。在两药的量效曲线基本平行时,才能计算效价比,此时无论效应高低,两药等效剂量之比都是常数。如果两药量效曲线不平行,则不同效应水平的等效剂量之比不一致,这时不可计算效价比。效价和效价比的高低,只是就等效剂量而言。如果某新药的效价比老药大100倍,仅说明新药0.5 mg 的作用与老药50 mg 相当,而不是说明新药的效应强度比老药大100倍。

(2)效能 效能(最大效应)与药物内在活性有一定关联。不同药物的效能不同,对在临床上选用药物有重要意义。高效能药物哌替啶、呋塞米所产生的效应,是低效能药物吲哚美辛、氢氯噻嗪(无论使用多大剂量)无法达到的。高效能与低效能药物的适应证往往也不同,临床地位相差很大。

2. 质反应型量效关系

随药物剂量或浓度增减,药理效应不是呈连续性量的变化,而是表现为反应性质的变化,以阳性或阴性、全或无的方式表现,如存活或死亡、清醒或睡眠等。描述质反应型量效关系常用以下参数:

(1)安全性指标 质反应型量效曲线是以对数剂量为横坐标,阳性率为纵坐标的"S"形曲线。根据采用指标和效应水平的不同,可分别获得半数有效量(ED_{50})、95%有效量(ED_{95})、99%有效量(ED_{99}),以及半数致死量(LD_{50})。通常将药物的 LD_{50} 与 ED_{50} 的比值,称为治疗指数(therapeutic index,TI),用以表示药物的安全性。由于 TI 是根据动物毒性试验计算出来的,不适用于药物引起的特异质反应。如青霉素类药物 TI 值很大,但过敏体质者,很小用量就会引起过敏反应,甚至出现过敏性休克而导致死亡。但是,如果某药的药效量效曲线与其毒性量效曲线不平行,则 TI 值不能完全表示药物安全性,可采用安全指数、可靠安全系数、安全范围描述药物的安全性。

1)治疗指数(TI):$TI = LD_{50}/ED_{50}$

2)安全指数(safety index,SI):$SI = LD_5/ED_{95}$

3)可靠安全系数(certain safety factor,CSF):$CSF = LD_1/ED_{99}$

4)安全范围(safety margin,SM):$SM = (LD_1/ED_{99} - 1) \times 100\%$

在药物安全性评价中,上述4项指标都是由动物实验得到的数据,由于种属的差异,这些结果不一定能类推到人体,一般认为只对药物的临床安全性判断有参考意义,例如,为确定Ⅰ期临床试验的初始剂量提供参考。

另外,临床上药物的血浆浓度较剂量更能准确反映药理效应强度。如苯妥英钠,血药浓度和剂量之间只在一定范围内呈线性关系,超过此限度,即使稍微增加剂量,血药浓度就明显升高,患者很容易产生不良反应,因此临床用药最好进行血药浓度监测。另外,有些药物由于受到许多因素的影响,量效关系有很大个体差异。

(2)治疗窗(therapeutic window)　治疗窗是指治疗浓度范围,它是根据药物的毒性及药效的量效曲线提出的安全性量化指标。产生最小治疗效应的血药浓度称为治疗阈,而出现机体能耐受的不良反应的血药浓度称为治疗上限,两者之间的范围称为治疗窗。窗口的大小,也就是治疗浓度(血浆浓度或对应的剂量)的范围,通常该范围浓度的上限与下限的比值为2~3,如果比值大于5,则说明该药的安全性较好。按最佳方案或个体化方案给药,可以获得较好药效,并降低毒性反应发生率。

3.时反应型量效关系

时反应型量效关系是指以药物效应的起效时间或持续时间为指标的量效关系。时反应数据是可测定的,应属于量反应范畴,但其数据通常不符合正态分布以及"时间、剂量限度渐近线"的特点。时反应型量效关系,常用以下参数:

(1)最早显效时间(T_{min})　是在使用剂量足够大时,药物的最短显效时间。T_{min}与药物吸收速率及到达靶组织的浓度有关,在临床上药物急性中毒抢救时,它是需要考虑的一个重要参数。过去曾规定产前禁用哌替啶,了解哌替啶在产妇及新生儿的T_{min}后,现认为分娩前30 min给产妇肌内注射适量哌替啶是安全的。

(2)最迟显效时间(T_{max})　如果药物能产生效应,应在T_{max}之前显效,超过T_{max}后就不会再出现效应。在临床判断药物是否有效时,这一参数意义很大。

(3)时间中位数(T_{med})　时间中位数即药物显效时间的百分位数(50%)。在时间数据中,T_{med}比平均值更为重要,更为合理,因为它较少受极端值的影响。

(4)半效量时间(TED_{50})　是使用半数有效量ED_{50}情况下出现效应的平均显效时间(未出现效应者不予计算);是使用等效剂量情况下,反应(显效)时间的对比,其可测性、可比性、重复稳定性都较好,对临床上评价或比较两药的显效时间及持续时间,有重要参考价值。

第四节　药物治疗中的药效学原则

一、临床药效的延迟

药物到达分子作用部位后,将改变靶分子的功能,产生药物效应。对于用于急症治疗的药物,希望药物能够尽快与靶分子相互作用,产生疗效。例如,在血管内血栓形成、休克、高血压危象、癫痫持续状态或心律失常时,希望药物治疗尽快起效。可是,对于许多种病症,治疗并非都很紧急。事实上,药物与其药理作用靶部位相互作用,到产生临床效应往往延迟。导致这种效应延迟的药动学机制,包括药物摄取进入外周室,或有活性代谢物产生和蓄积。常见的药效学机制是,药物从产生初始分子效应,到组织、器官反应,最后综合形成临床效应,有一个时间过程。例如,使用质子泵抑制剂或H_2受体阻断药,可以迅速升高胃内pH,但溃疡的愈合发生较晚；癌症化疗也不可避免地产生延迟的治疗效应，通常要到血浆或组织中检测出药物后很久才出现疗效。分子药物作用转变为临床效应是很复杂的，而且有赖于所治疗病理状态的具体复杂情况。其复杂性使得药效学比药动学更难以预测和控制。不过，临床总体效应特点一般可以被阐明。

二、与患者疾病状态的关系

药物产生治疗效应，是假定药物改变了疾病的基本病理生理学。因此，药物对患某种疾病的患者产生作用；对不受此疾病影响的其他人，可能不产生作用或有不同的作用（如镇痛药、平喘药等）。另外，并发的疾病会使对药物的治疗反应，尤其是不良反应的解释复杂化。例如，患有慢性肺病的患者使用胺碘酮治疗时，发生呼吸困难加剧，可能是由于药物、原有疾病或并发的心肺问题所致。所以，慢性肺病的存在以及对呼吸困难加剧的解释，是在选择抗心律失常药物时，应该考虑的一个因素。同样，使用大剂量抗惊厥药（如苯妥英）会导致神经症状，可能会与原来的神经疾病相混淆。

三、与机体内环境的关系

药物与某特殊受体相互作用产生效应，并不是说药物效应随时间保持不变，即使是在药物及其代谢物浓度保持稳定不变的情况下。药物与受体的相互作用，发生在一个复杂的生物学环境中，这种环境本身会发生变化，进而调节药物效应。例如，药物阻断离子通道是抗惊厥和抗心律失常的作用基础，通常受膜电位调节，离子通道本身也会受诸如细胞外钾或缺血的影响。因此，这些药物的效应，会随细胞外部环境的变化而有不同。受体也可能受疾病或药物本身的影响而向上或向下调节。例如，在长期治疗 β 受体阻断药时，会上调 β 受体的密度，尽管这一效应通常并不会导致对药物治疗效应的耐受，但在突然停药的情况下，会产生严重的 β 受体激动介导的效应（如高血压或心动过速）。

第五节　药物治疗方案与临床疗效

一、给药剂量

给药剂量是决定药物治疗是否有效，是否会产生毒性的重要因素。药物治疗的预期目标，是最大限度发挥其有益效应，并将不良反应风险降至最低。上市前药物的临床对照试验资料，或上市后使用过程中的经验资料，可以确定剂量（或血药浓度）与药物疗效或毒性的关系，为开始药物治疗时制订给药方案提供有用的参考。在确定剂量时，需要考虑如下问题：

（1）评价靶效应　在开始药物治疗时，需要明确药物治疗的靶效应。对于某些药物，开始可能难以客观地测量、评价预期效应，用药数周或数月后才会显效，比如用于治疗癌症和精神疾病的药物。有时，一种药物用于治疗某种症状，如疼痛或心动过速，只有通过患者主诉，才会了解所选剂量是否有效。而在其他情况下，如抗凝或高血压治疗时，预期的效应则很容易测量及评价。

（2）选择起始剂量　选择起始剂量时，要考虑药物预期不良反应的问题。如果药物的副作用轻微，可以考虑使用可能产生疗效的较大剂量，在出现副作用时减量。如果药物预期的毒性大,甚至威胁生命,就不能按这种方法用药。在此情况下比较适宜的是,使用能够产生预期效应的最小剂量开始治疗。如果药物剂量与效应之间的关系不明确,就不能按上述方法考虑用药。对于那些不良反应形成与剂量无明确相关的药物,这是非常重要的。

(3)剂量的调整　如果使用药物的某一剂量未能产生预期的效应,只有在不存在毒性或出现严重毒性的可能性较小的情况下才能考虑增加剂量。例如,少数癫痫患者需要将苯妥英血浆浓度提高到 20 μg/ml 以上才能控制发作。如果能够耐受,可以使用能够产生治疗效应的较大剂量。相反,使用氟卡尼的临床经验提示,当血药浓度高于 1000 μg/ml 时,或剂量大于 400 mg/d 时,可能增加突发性死亡的风险,因此,即使患者能够耐受较大剂量,剂量增加超过限量通常也是不合适的。

(4)导致药物治疗失败的其他因素　如药物相互作用和非依从性,若能测定血浆药物浓度则特别有用。在高血压、癫痫和器官移植术后等长期治疗过程中,依从性低是一个特别常见的问题,25%以上的患者存在这一问题。多药方案及每天多次给药,尤其容易导致依从性低的问题。

(5)治疗药物监测　通过生理学指标或测定血药浓度监测治疗反应时,需要了解血药浓度和预期效应之间的关系。例如,在使用索他洛尔(sotalol)或多非利特(dofetilide)治疗期间,可以通过测定 Q-T 间期调整剂量,避免 Q-T 间期明显延长,以防出现严重心律失常。对此,评价预期最大峰浓度和效应时(稳态时给药后 1～2 h)监测心电图是非常适合的。维持氨基苷类抗生素的血药浓度,会有肾毒性风险,所以应该基于调整剂量前测得的谷浓度调整剂量。另外,调整剂量使得峰浓度高于最小的抗菌浓度才能保证氨基苷类药物的疗效。对于其他药物(如抗惊厥药、抗心律失常药),在达到稳态后,应在调整药前即刻测定最低稳态浓度,以保证持久的治疗效应。

(6)不同剂量的不同效应　某些药物在使用不同剂量时,其作用或疗效不同,如小剂量的碘用于治疗单纯性甲状腺肿,可在食盐中按 $1/10^5$～$1/10^4$ 的比例加入碘化钾或碘化钠,可有效地防止发病;大剂量碘有抗甲状腺作用,主要抑制甲状腺素的释放,还可抑制甲状腺素的合成。临床应用于甲状腺功能亢进的手术前准备,一般在术前两周给予复方碘溶液使甲状腺组织退化、血管减少,以利于手术进行及减少出血。

二、给药间隔

在每日总剂量不变的情况下,如果每次给药剂量或给药频次分布不同,疗效亦有不同。如抗菌药物有时间依赖型和浓度依赖型。对于时间依赖型抗菌药物(如 β 内酰胺类),其疗效与血浆游离药物的浓度高于感染细菌最小抑菌浓度(minimum inhibitory concentration,MIC)维持的时间相关,血浆浓度高于 MIC 的时间必须维持在给药间隔的 40%～50%。有效药物浓度维持时间太短,可能会导致出现耐药和治疗失败。因此,这类药物最好是高效、长效的。短效药物需要每日多次给药或通过持续静脉滴注,使其药物浓度高于 MIC 的时间维持在给药间隔的 40%～50%,这对于保证治疗成功是非常关键的。用呋塞米治疗充血性心力衰竭,每日剂量为 40 mg,如果按每次 20 mg,每日两次的方案给药,与一次用 40 mg 的方案相比,前者增加 Na^+、Cl^- 的排泄的效果更明显。

三、用药疗程

许多药物需要用药达到一定时间(疗程)才能起效或维持疗效。例如,器官移植术后巨细胞病毒(CMV)感染是一种常见的并发症,使用更昔洛韦进行抗病毒治疗,按每次 500 mg,每日两次静脉输注给药,至少连续用药两周方可起效,而彻底清除病毒可能需要更长的用药时间。但有些药物随着用药疗程的延长,由于产生耐受性或耐药性,其疗效反而降低。例如,使用全反式维 A 酸治疗急性早幼粒白血病,可使 90％以上的患者病情得到缓解,但在持续用药过程中,部分患者会出现耐药导致病情复发。

四、时辰给药

时间药理学(chronopharmacology)研究药物的药动学和药效学随时间发生的节律变化。时间药动学研究表明,机体在不同时辰处理药物的能力有所不同,如口服吲哚美辛的患者,在上午 7 时服药后的血药浓度峰值,比夜间 24 时服药后的血药浓度峰值高 20％,达到峰值也快;晚上 19 时服药,血药浓度峰值则低 20％。二价铁剂则与此相反,19 时服药较 7 时服药吸收率高一倍。此外,机体对药物的敏感性也有时辰节律。例如,糖皮质激素在上午 8 时服药,可以减轻对下丘脑-腺垂体-肾上腺皮质系统的反馈抑制,减少不良反应。解热药在发热峰前或峰后用药,疗效相差很大。依据药物作用的时辰节律确定给药方案,可以提高药物疗效,减轻不良反应。

五、首次剂量

常以半衰期为给药间隔的药物,为了迅速产生药效并能维持有效浓度,通常按"首剂加倍"法给予负荷剂量,如氟康唑、伏立康唑、卡泊芬净等抗真菌药。在使用其他药物时,如四环素,这种给药方法也可以考虑。另一方面,降压药哌唑嗪在首次给药时不良反应发生率高,只要将首次用量减半,就能使不良反应显著减少。这种"首剂减半"的方案,不仅挽救了一个有价值的降压药,而且对其他影响机体平衡的某些药物的应用也有参考价值。

六、给药途径

不同途径给药时,药物吸收的程度与速率不同,血药浓度不同,作用也不同。例如,硝苯地平舌下给药时起效迅速,可用于急性降压。硫酸镁口服吸收甚少,只起导泻作用,而注射给药可起抗惊厥作用。药物经口服给药时,要经过肝的首过消除,而舌下给药时则不受此影响。如硝酸甘油片在舌下用药时,由于绕过了胃肠及肝对药物的首过消除,由舌静脉直接进入全身血液循环,可在 1～2 min 内产生强大的抗心绞痛作用。近年发现硝酸甘油 6.5～20 mg 口服给药,也可产生药效,起效较慢,但可维持 3～5 h,其他硝酸酯类药物的作用也与此大致相同,这说明过去区分为长效与短效的抗心绞痛药,实质上是舌下用药与口服用药的差别。

第六节　生物标志物

生物标志物(biomarkers)指可以客观衡量和评估的细胞、生物化学或分子等生物学特征,测定这些信号指标可表征生物样本中结构和功能的异常变化,例如基因表达模式、体液中特定蛋白质的水平或大脑中电活动的变化等。生物标志物可分为易感性/风险生物标志物、诊断生物标志物、监测生物标志物、预后生物标志物、预测生物标志物、药效学/反应生物标志物和安全生物标志物。临床治疗学中研究较多的是肿瘤发生发展的生物标志物。

　　选择的生物标志物需具备以下条件：有一定的特异性；足够的灵敏度，即所选标志物的水平与体外检测水平要有剂量-反应关系；分析的重复性及个体差异都在可接受范围内；要有足够的稳定性，便于样品的运送、保存、分析；取样时最好对人体无损伤，能为受试者所接受。

　　生物标志物广泛应用于肿瘤化疗、2 型糖尿病、心血管疾病和阿尔茨海默病等疾病的研究，主要是可供客观测定和评价，并获知机体当前所处生理、病理或治疗等生物学进程的生化指标。特异性的生物标志物对于疾病的鉴定、早期诊断及预防、治疗过程中的监控可能起到帮助作用，寻找和发现有价值的生物标志物已经成为目前临床研究的热点。定量蛋白质组学（quantitative proteomic）是目前发现生物标志物的重要途径。

　　在一种新的标志物被用于临床实践前需要对其进行验证。在验证研究中，使用高质量病例样本进行前瞻性研究设计很重要。另外，为将研究终点引入生物标志物验证前的特异、敏感和预测价值评估，还需要有充足的样本量。其中，接受术后辅助化疗者可能成为生物标志物验证中的最佳受试者，这是因为可从这些患者中收集到大量肿瘤样本。目前已有大量被科学组织接受用于预测药物治疗或临床转归的有效标志物，如 HER2（曲妥珠单抗）、EGFR 突变（EGFR-TKI）、BRCA1/2 突变和 EML4-ALK（ALK 抑制剂）等。

案例解析：

　　在 2 型糖尿病短期强化治疗过程中，格列美脲和二甲双胍联合应用效果显著，能够有效降低患者血糖水平，其中格列美脲为新型磺酰脲类长效降糖药物，促进胰岛素释放，起到急性降糖作用，还可以促进葡萄糖进入细胞，从而加速细胞代谢；二甲双胍能促进脂肪组织摄取葡萄糖，抑制糖原分解与异生，降低葡萄糖在肠的吸收，增强患者胰岛素敏感性，改善胰岛素抵抗。两种机制不同的降糖药物联合使用，可从不同方面降低血糖，比单用一种降糖药的效果更好，联合用药可使降糖作用增强。

（申屠建中、戴海斌、陈忠）

第四章　药物不良反应和药源性疾病

案例：

　　女性,10 岁,因呕吐 4 次入院,查体后给予甲氧氯普胺(胃复安)注射液 10 mg 肌注,并给予甲氧氯普胺片 5 mg 口服,3 次/日,当日夜晚患儿出现嘴角抽搐、双眼频眨、双手抖动症状,即来院就诊,查体:咽稍红,双侧扁桃体Ⅱ度肿大,无渗出,心肺无殊,生理反射存在。怀疑为胃复安过量致不良反应,医嘱立即停药,留院观察,给予地西泮(安定)5 mg 肌注,补液,给予呋塞米,并通过国家药品不良反应监测系统 (http://www. adrs. org. cn/sso/login)上报甲氧氯普胺的不良反应。患者 1 h 后症状明显减轻。6 h 后,症状消失。请分析甲氧氯普胺的不良反应及用药建议。

　　药物是指可改变机体生理功能及病理状态,用于预防、诊断和治疗疾病的物质。然而,药物的作用具有两重性,药物一方面可用于防病治病,另一方面也会导致危害机体的药物不良反应(adverse drug reaction，ADR),甚至诱发多种药源性疾病(drug-induced diseases)。近年来,随着药物品种的增加,各类新药的不断涌现,药物不良反应有明显增多的趋势。此外,随医疗技术的发展,临床上大剂量用药、长期用药和多药合用增多,更增加了药物不良反应发生率。

　　由于药物存在不良反应,甚至可导致药源性疾病,这使药物的安全性,从新药研究开发至新药上市使用,始终是受人关注的焦点。除新药的临床试验外,实施上市后药物不良反应监测(drug adverse reaction monitoring)是新药安全性监察的必要和有效措施。目前,不良反应监测的范围已经从一般的化学药品扩展到生物制品、血液制品、疫苗以及传统中成药物,甚至包括医疗器械的不良反应。此外,在不良反应监测的基础上,世界卫生组织(World Health Organization，WHO)进一步推广和应用药物警戒(pharmacovigillance)这一全方位监测用药相关问题的体系,使人们对于药物安全性的认识更加系统和全面。

第一节　药物不良反应

一、不良反应及相关概念的定义

　　药物不良反应与使用的药物有直接的因果关系,分为广义和狭义两种不同概念,严重的药物不良反应可以引起疾病,称为药源性疾病。与药物不良反应相关、但含义不同的一个概念是药品不良事件(adverse drug event，ADE)。药品不良事件指患者或临床试验受试者接受一种药品后出现的不良医学事件,但并不一定与治疗药物本身有直接的因果关系。然而,在新药临床试验时,由于正常剂量尚在研究之中,一般将任何剂量药物引起的不良事件均视为药品不良反应。

1. 广义的药物不良反应

凡是不符合用药目的并给患者带来不适或者痛苦的反应,统称为药物不良反应。这是指由某种药物(任何剂量)发生的一切有害的反应,其中包括超剂量给药、意外给药、蓄意给药、药物滥用、药物的相互作用所引起的种种不良后果。在药理学教学和研究中,一般采用这一广义的概念。根据药物不良反应的性质,可以分为副反应、毒性反应、变态反应、后遗效应、停药反应等,详见第三章。

2. 狭义的药物不良反应

狭义的药物不良反应即药品不良反应,是我国国家食品药品监督管理总局、国家药品不良反应监测中心对不良反应的定义,指合格药品在正常用法用量下出现的与用药目的无关的有害反应。药品不良反应是药品固有特性所引起的,任何药品都有可能引起不良反应。

在 2011 年发布的《药品不良反应报告和监测管理办法》(卫生部令第 81 号)中还提到"严重药品不良反应"和"新的药品不良反应"这两个重要概念。其中,严重药品不良反应是指因使用药品引起以下损害情形之一的反应:①导致死亡;②危及生命;③致癌、致畸、致出生缺陷;④导致显著的或者永久的人体伤残或者器官功能的损伤;⑤导致住院或者住院时间延长;⑥导致其他重要医学事件,如不进行治疗可能出现上述所列情况的。新的药品不良反应是指药品说明书中未载明的不良反应;若药品说明书中已有描述,但不良反应发生的性质、程度、后果或者频率与说明书描述不一致或者更严重的,按照新的药品不良反应处理。

3. 药源性疾病

药源性疾病是指因药物不良反应致使机体某(几)个器官或局部组织产生功能性障碍或器质性损害而出现的一系列临床症状和体征。它不仅包括药物正常用法用量情况下所出现的不良反应,也包括由于超量、误服、错用以及不正常使用药物而引起的疾病。药源性疾病主要由于不合理用药造成,实际上是药物不良反应在一定条件下产生的后果,一般不包括因使用药物超过极量所引起的急性中毒。

4. 药品不良事件

药品不良事件是指药物治疗过程中出现的不良临床事件,它不一定与该药有因果关系。从其成因出发,药品不良事件可分为 5 个类别,分别是药品标准缺陷、药品质量问题、药品不良反应、用药失误及药物滥用。药品不良事件在国外的药品说明书中经常出现,此反应不能肯定是由该药引起的,尚需要进一步评估。

在《药品不良反应报告和监测管理办法》中,还提到"药品群体不良事件"这个重要概念。药品群体不良事件是指同一药品在使用过程中,在相对集中的时间、区域内,对一定数量人群的身体健康或者生命安全造成损害或者威胁,需要予以紧急处置的事件。此处"同一药品"是指同一生产企业生产的同一药品名称、同一剂型、同一规格的药品。

二、不良反应的因果关系评估

在临床试验和上市后的药物不良反应监测中,一个突出问题就是如何对个例药物不良反应进行准确的判断,即怎样提高药物不良反应诊断的准确率。当患者接受药物治疗且发生不良事件时,须判断药物与不良事件间是否存在因果关系,如果存在因果关系,不良事件即可被判断为药物不良反应,只有与不良事件间有显著相关性时,才能做出明确的诊断。

1. 药物不良反应判断原则

WHO 从 1968 年起开始执行国际药品监测合作试验计划,旨在收集和交流药品不良反应报告、编制术语集、药品目录用以发展计算机报告管理系统。1970 年在日内瓦设立了 WHO 国际药物监测合作中心(WHO Collaboration Center for International Drug Monitoring),1978 年搬迁到瑞典的乌普萨拉市,更名为乌普萨拉监测中心(Uppsala Monitoring Center,UMC),是一个全球性的药物安全性组织。UMC 建议的不良反应事件分析标准有如下五条:①用药与不良反应事件的出现有无合理的时间关系;②反应是否符合该药已知的不良反应类型;③停药或减量后,反应是否消失或减轻;④再次使用可疑药品是否再次出现同样反应事件;⑤反应事件是否可用合并用药的作用、患者病情的进展、其他治疗的影响来解释。

2. 药物不良反应判断级别

评价药品与患者所出现的不良反应之间的关联性是很复杂的问题,涉及很多影响因素。UMC 建议使用的方法是根据"药品"和"不良事件(adverse event,AE)"的关联程度,运用综合分析方法,将药品和 ADR 的关联性分为"肯定""很可能""可能""不可能""待评价""无法评价"6 个等级。目前我国使用的因果关系评价方法即属于此类(表 4-1),即:①肯定。用药及反应发生时间顺序合理;停药以后反应停止,或迅速减轻或好转(根据机体免疫状态,某些不良反应可出现在停药数天以后);再次使用,反应再现,并可能明显加重(即再激发试验阳性);同时有文献资料佐证;并已排除原患疾病等其他混杂因素影响。②很可能。无重复用药史,其余项同"肯定",或虽然有合并用药,但基本可排除合并用药导致反应发生的可能性。③可能。用药与反应发生时间关系密切,同时有文献资料佐证;但引发不良反应的药品不止一种,或原患疾病病情进展因素不能除外。④可能无关。不良反应与用药时间相关性不密切,反应表现与已知该药不良反应不吻合,原患疾病发展同样可能有类似的临床表现。⑤待评价。报表内容填写不齐全,等待补充后再评价,或因果关系难以定论,缺乏文献资料佐证。⑥无法评价。报表缺项太多,因果关系难以定论,资料又无法补充。

表 4-1　药物不良反应因果关系关联性评价表(国家药品不良反应监测中心,2012 版)

判断分析项	因果关系					
	肯定	很可能	可能	可能无关	待评价	无法评价
合理的时间顺序	＋	＋	＋	－		
已知药物的反应类型	＋	＋	±	－	需要补充材料才能评价	评价的必需资料无法获得
去除原因可以改善	＋	＋	±?	±?		
再次给药可重复出现	＋	?	?	?		
反应可有另外解释	－	－	±?	±?		

注:＋表示肯定;－表示否定;±表示难以肯定或否定;? 表示不明。

三、药物不良反应分型

药物不良反应的发生原因十分复杂,根据不良反应与药理作用的关系,将药物不良反应分为 A、B、C 三种基本类型。

1. A 型药物不良反应

A 型药物不良反应又称剂量关系密切型不良反应,主要是由药物本身或由其代谢产物所引起的,是药物固有药理作用的增强和延续,有明显的量效关系,药物的副作用、毒性反应、后遗效应、继发效应等均属于此类型。这类药物不良反应的特点是具有剂量依赖性和可预测性,发生率高,死亡率低,可以通过调整剂量来预防。例如,用胰岛素治疗糖尿病,剂量过大可引起低血糖,适当控制剂量可以减少和避免其发生。这类药物不良反应的发生,一般与血浆药物浓度密切相关。例如,口服苯妥英治疗癫痫,其血浆浓度在 10 μg/ml 为最适治疗浓度;若血药浓度过低,则疗效较差;但当血药浓度超过 20 μg/ml 时,可引起头痛、运动失调和眼球震颤等不良反应;当血药浓度超过 40 μg/ml 时可引起精神错乱。由于患者口服苯妥英后血浆药物浓度存在较大的个体差异,一次口服 300 mg 的常规剂量,不同患者的血药浓度范围可在 4~40 μg/ml 之间,因此在使用苯妥英这类药物时,应当注意剂量个体化,可通过监测患者血浆药物浓度,有目的地调整用药剂量,以减少和避免这类不良反应的发生。

2. B 型药物不良反应

B 型药物不良反应又称剂量关系不密切型不良反应,是与药物固有药理作用无关的异常反应。其特点是与用药剂量无关,难以预测,常规的药理学和毒理学筛选不能发现,其发生率较低,但死亡率较高。该型不良反应包括患者免疫功能异常引起的药物变态反应(药物过敏)及遗传缺陷引起的特异质反应。

(1)药物变态反应 变态反应是药物不良反应的一种特殊类型,约占全部不良反应的 10%~25%,死亡率为万分之一。据统计,5%的成年人至少对一个药物表现过敏。药物变态反应的发生率与剂量无关,与患者的特异体质和免疫机制有关,而特异体质大多与基因变异等遗传因素有关。引起变态反应的药物中,一部分是药物本身具有抗原性,如大分子药物和蛋白质制剂(右旋糖酐、疫苗、动物胰岛素等)可直接刺激机体产生抗体;另一些药物虽然其自身分子量较小,但可以与体内的白蛋白、细菌代谢产物、变性 DNA 等大分子物质结合,形成复合抗原后,刺激机体产生抗体,当再次使用同种药物时,就有可能发生抗原抗体反应而发病。有些药物本身不具有抗原性,但其所含杂质或降解产物具有半抗原性,如青霉素的降解产物青霉噻唑酸和青霉烯酸,与机体血浆蛋白结合形成抗原,引起变态反应。

药物引起的变态反应包括 I~IV 型变态反应。其中 I 型变态反应表现为荨麻疹、支气管哮喘、血管神经性水肿等,严重者可发生过敏性休克,甚至引起死亡。能够引起这类反应的常见药物有青霉素、链霉素、普鲁卡因以及含碘药物等。II 型变态反应主要表现在血液学方面,如血小板减少症、白细胞减少症和溶血性贫血等。奎尼丁、奎宁、地高辛和利福平等容易引起血小板减少;保泰松、卡比马唑、甲磺丁脲、氯磺丙脲、甲硝唑等容易引起免疫性白细胞减少症;青霉素、头孢菌素、利福平、奎宁、奎尼丁等易产生溶血性贫血。III 型变态反应的典型表现为血清病,临床症状有发热、关节痛、淋巴结肿大、荨麻疹、皮疹、哮喘等。引起这类反应的药物有青霉素、链霉素、磺胺类和抗甲状腺药等。IV 型变态反应多见于局部用药引起的皮炎。能引起这类反应的药物,主要有局部应用抗生素、抗真菌药、抗组胺药以及一些局部使用的软膏等。

(2)药物特异质反应 由于某些患者缺乏药物代谢及发生效应所需要的酶类,使用某些药物后发生性质上不同于一般人的特殊效应。例如,6-磷酸葡萄糖脱氢酶(G-6-PD)缺陷者易导致由某些药物引起的溶血性贫血,这些药物包括伯氨喹、氯喹、磺胺类、阿司匹林等,这类患者食用蚕豆亦会发生溶血,称为"蚕豆病"。又如,过氧化氢酶缺陷者使用过氧化氢(双氧水)消毒创面时,过氧化氢不能分解及产生气泡,创面呈黑色。

3. C 型药物不良反应

C 型药物不良反应指 A 型和 B 型反应之外的异常反应。一般在长期用药后出现,潜伏期较长,难以预测,甚至药物使用和不良事件之间的时间关系不明确。本型不良反应主要包括药物引起的基因突变、癌症、畸胎等,这些不良反应的特点是难以试验重复,发生机制不清或尚待探讨。

(1)致突变作用　许多药物可以引起生物体的遗传物质 DNA 发生改变,这种改变可以传给后代细胞,即所谓突变。体细胞突变的后果是致癌;胚胎细胞突变可导致胚胎死亡或畸胎;生殖细胞突变,无论生殖细胞处在发育周期的哪一阶段,都可能对下一代产生影响。现已发现不少药物有断裂剂效应(clastogen effect),能诱发人类染色体发生断裂,如某些抗肿瘤药、抗生素、抗精神失常药、抗惊厥药、免疫抑制剂、口服避孕药和麻醉性镇痛药等。

(2)致癌作用　人类 80%～90%的癌症与环境因素有关,其中化学因素占 90%以上。药物也是化学因素之一,据统计,药物引起的肿瘤大约占 1%。对人类有致癌作用的药物主要包括抗肿瘤药、激素类、免疫抑制剂、解热镇痛药和抗惊厥药等。

世界卫生组织国际癌症研究机构(International Agency for Research on Cancer, IACR)于 2017 年 10 月公布的致癌物清单包括:①1 类,对人类为确定致癌物,共 120 种,其中包括药物:那西丁的镇痛合剂、硫唑嘌呤、白消安、环孢霉素、环磷酰胺、己烯雌酚、MOPP 联合化疗方案(氮芥＋长春新碱＋丙卡巴肼＋泼尼松方案)、雌激素替代疗法、非甾体雌激素、联合口服避孕药、序贯口服避孕药、司莫司汀、依托泊苷、依托泊苷与顺铂和博来霉素合用、甲醛、美法仑、他莫昔芬等。②2 类,分为 2A 类和 2B 类。其中 2A 类致癌物 81 种:对人很可能致癌,此类致癌物对人致癌性证据有限,对实验动物致癌性证据充分,包括阿霉素、雄性(同化)激素、氯霉素、顺铂、氮芥、吡格列酮、卡氮芥、替尼泊苷、盐酸甲基苄肼、水合氯醛等;2B 类致癌物 299 种:对人可能致癌,此类致癌物对人致癌性证据有限,对实验动物致癌性证据并不充分;或对人类致癌性证据不足,对实验动物致癌性证据充分,包括博来霉素、柔红霉素、地高辛、灰黄霉素、银杏叶提取物、氢氯噻嗪、安宫黄体酮、甲硫氧嘧啶、甲硝唑、丝裂霉素 C、苯巴比妥、酚酞、盐酸酚苄明、苯妥英、溴化钾、孕激素、丙硫氧嘧啶、柳氮磺胺吡啶、硫脲嘧啶、台盼蓝、齐多夫定(AZT)等。③3 类,对人类致癌性可疑,尚无充分的人体或动物数据,共 502 种(略)。④4 类,对人类很可能是不致癌(略)。

由于药物致癌的潜伏期较长,短则数年,长则数十年,实际上许多常用药物不可能如此长期地使用直到肿瘤发生,但对于上述确定致癌或可能致癌的药物,如非必要应避免长期使用。

(3)致畸作用　外来化学物质对生殖发育的损害作用分为生殖毒性(reproductive toxicity)和发育毒性(developmental toxicity)。生殖毒性主要指化学物质对生殖细胞发生、卵细胞受精、胚胎形成、妊娠、分娩和哺乳过程的损害作用;发育毒性是指化学物质对胚胎发育、胎儿发育及出生后婴儿发育的影响。从广义上讲,生殖毒性包括发育毒性。发育毒性表现为:①生长发育迟缓;②致畸作用;③引起胎儿功能不全或异常;④胚胎或胎儿致死作用。这四种表现并非同时都出现,有时仅出现一种或一部分。现在已知对人类可能有致畸作用的药物,有抗肿瘤药、免疫抑制剂、性激素类药、抗癫痫药和某些抗生素等。妊娠第 20～42 天内用药不当易发生畸胎,因此在妊娠 3 个月内最好不使用任何药物,如遇到必须用药时,应选用明确无致畸作用的药物。

药物的致突变、致癌和致畸作用三者之间既有自身的特点,又存在一些相互交错的关系。大量实验表明,体细胞基因突变能引起细胞癌变,发育中的胚胎细胞基因受干扰可以导致畸胎的发生。从药物对基因的作用来看,其致突变、致癌、致畸作用并无本质的区别。现在一般认为,凡是致癌药物几乎都是致突变药物,大多数致突变药物也是致癌药物;有些药物既致突变又致畸,有些既能致畸又能致癌;有些药物同时能致癌、致畸、致突变,如环磷酰胺、氮芥等同时具有上述三种作用。

四、药物不良反应的发生率和易感因素

WHO 国际药物监测合作中心现采用国际医学科学组织委员会(Council for International Organizations of Medical Sciences,CIOMS)1995 年推荐的药物不良反应发生率(frequency of adverse drug reactions)分类,将不良反应的发生率表示为:十分常见(≥10%),常见(1%~10%,含 1%),偶见(0.1%~1%,含 0.1%),罕见(0.01%~0.1%,含 0.01%),十分罕见(<0.01%)。

人群中有一些人的药物不良反应发生率较高,更易发生药源性疾病,主要是因为这些人存在药物不良反应的易感因素。这些易感因素主要包括:

1. 种族和遗传多态性

药物不良反应易感性的个体差异方面,近年来研究集中在种族和遗传多态性(race and genetic polymorphism)对药物不良反应的影响。已发现几个重要的遗传多态性与药物代谢的氧化和乙酰化过程有关。详见第七章。

2. 性别因素

不少报告显示,女性药物不良反应的发生率要高于男性,这可能是因为女性皮肤和肠道对有害刺激的反应比男性更敏感。此外,女性对保泰松、氯霉素、地高辛、肝素和卡托普利等药物的全身反应也表现出比男性更明显。保泰松、氯霉素引起的粒细胞减少,女性是男性的 3 倍;氯霉素引起的再生障碍性贫血,女性是男性的 2 倍。不过,药物性皮炎的发生率是男性患者高于女性患者,其比例约为 3 : 2。

3. 年龄因素

药物不良反应和药源性疾病的发生率与患者的年龄有很大关系。由于老年人的生理和生化功能已发生了改变,甚至存在着某些老年性疾病的病理状态,老年人的药物不良反应和药源性疾病的发生率较青壮年显著升高。在新生儿(特别是早产儿),由于几种与药物代谢有关的酶尚未成熟,对某些药物的不良反应发生率显著增加。对新生儿最危险的药物是氯霉素、磺胺类、新生霉素、巴比妥类、吗啡及其衍生物、维生素 K 及其类似物等。详见第八章。

4. 患者的病理状态

在机体处于病理状态时,机体对药物的反应发生改变,这直接影响药物的不良反应。例如,支气管哮喘患者对于 β 受体阻断药、阿司匹林极其敏感,这些药物可诱发患者哮喘发作。机体处于病理状态时,药物的代谢动力学也可发生变化,进而影响药物的效应和不良反应的发生。详见第九章。

5. 个体差异

除以上因素外,不同个体对同一剂量的相同药物有不同的反应,这被称为个体差异

(individual variation)。这表明,用药的剂量个体化(dose individualization)十分重要。详见第七章。

除以上机体因素外,影响药物发生不良反应的因素还包括药物本身的因素以及药物相互作用。若药物不良反应是药物固有作用的延伸,则不良反应和药物作用的选择性、给药剂量等直接相关。此外,药品的质量、剂型、附加剂、给药途径等均会影响药物不良反应的发生。最后,药效学方面的相互作用和药物代谢动力学方面的相互作用也可导致不良反应的发生。详见第九章。

五、药物不良反应的临床表现

药物不良反应的临床表现可能涉及机体各系统、器官、组织,其临床表现与常见病、多发病的表现很相似,如表现为皮肤的损害(皮疹、瘙痒等)、消化系统损害(恶心、呕吐、肝功能异常等)、泌尿系统损害(血尿、肾功能异常等)、全身损害(过敏性休克、发热等)等。

第二节 药源性疾病

药源性疾病是指因药物不良反应致使机体某(几)个器官或局部组织产生功能性或器质性损害而出现的一系列临床症状和体征。它不仅包括药物正常用法用量情况下出现的不良反应,而且包括由于超量、误服、错用以及不正当使用药物引起的疾病。

一、药源性疾病的类型

1. 按病因学分类

药源性疾病是药物不良反应的一种后果,因此,根据其发病原因,可大体上分为剂量关系密切型(A型)、剂量关系不密切型(B型)和特殊型(C型)三种基本类型。

2. 按病理学分类

药源性疾病按病理学表现,又可分为功能性改变和器质性改变。

(1)功能性改变 由药源性疾病引起的功能性改变,多数是暂时性的,停药后能迅速恢复正常,如抗心律失常药引起的传导阻滞;抗胆碱药引起的瞳孔散大、视近物模糊、排尿困难和无力性肠梗阻;普萘洛尔诱发和加重哮喘等。

(2)器质性改变 由药源性疾病引起的器质性改变,与其他致病因素引起的器质性改变基本相同,没有特异性。引起的主要病变可以归类为炎症型(如各型药物性皮炎)、增生型(如苯妥英引起的儿童齿龈增生)、发育不全型(如四环素引起的牙釉质发育不全)、萎缩型(如局部用糖皮质激素引起皮肤萎缩、表皮变薄、表皮乳头消失)、坏死型(如对乙酰氨基酚引起的肝细胞大量坏死)、血管型(如变态反应时的血管神经性水肿)、血管栓塞型(如血管造影剂引起的血管栓塞),以及药物的致突变、致癌和致畸作用,都是器质性改变。

二、常见的药源性疾病

有些药物容易引起药源性疾病,如长期服用异烟肼引起肝损害的发生率可高达10%~20%,但绝大多数人无症状,只是部分人感到乏力、恶心,其中0.5%~1%可发展为严重的肝损害,甚至引起亚急性肝坏死,50岁以上饮酒者更为敏感。此外,如氯丙嗪引起胆汁郁积性黄疸,对乙酰氨基酚引起肝损害。抗生素引起的药物不良反应已成为严重的临床问题,如青霉素引起过敏性休克,链霉素引起耳聋,氯霉素引起再生障碍性贫血等。因这些药物不良反应致残甚至丧生者数字惊人,故在临床实践中须提高对防止药源性疾病的认识。

1. 药源性神经系统疾病

药物可在不同程度上干扰神经元、神经胶质、神经纤维、神经末梢和肌肉的功能,可能损害到脑、脊髓和周围神经。许多药物长期应用可引起慢性蓄积中毒,一次大剂量应用可引起急性中毒。一些镇静催眠药和麻醉性镇痛药久用可形成依赖性和成瘾,突然停药可产生戒断综合征。药物代谢的多态性可使不同个体对同一个神经系统药物表现出不同的影响,特别是在肝肾功能不全的患者;合用对药物代谢酶有抑制作用的药物,会导致体内药物的蓄积而促使药源性神经系统疾病的发生。

2. 药源性心血管系统疾病

最常见的是心律失常,洋地黄类药物、奎尼丁、普鲁卡因胺、利多卡因、苯妥英、维拉帕米、胺碘酮、丙吡胺等抗心律失常药过量,可引起各种心律失常;此外,还有卡马西平、水合氯醛、拟肾上腺素药物、β受体阻断药、呋塞米、噻嗪类利尿药、三环类抗抑郁药以及环磷酰胺、阿霉素和长春新碱等。一些药物还可引起心功能损害(如奎尼丁、普鲁卡因胺和利多卡因等)、心肌缺血(如硝酸甘油、普萘洛尔、拟肾上腺素药、甲状腺素、洋地黄类)以及外周血管痉挛和血栓栓塞性疾病(如去甲肾上腺素、加压素、麦角胺类、溴隐亭、β受体阻断药等)。

3. 药源性呼吸系统疾病

全身的静脉血都要流经肺进行气体交换,而肺容易受到多种药物的影响。许多药物可以引起支气管哮喘,如青霉素、头孢菌素、红霉素等抗生素,右旋糖酐和右旋糖酐铁、抗血清、疫苗等大分子药物以及阿司匹林、吗啡等;普萘洛尔可因阻断支气管平滑肌β受体而诱发和加重哮喘,而拟胆碱药卡巴胆碱、新斯的明可收缩支气管平滑肌而引发和加重哮喘。肾上腺皮质激素、吗啡、美沙酮等可引起肺水肿。呋喃妥因、磺胺类、青霉素等抗生素、甲硝唑、非甾体抗炎药等可引起急性过敏性肺泡炎;博来霉素、白消安、胺碘酮等可引起肺纤维化。

4. 药源性胃肠道疾病

大多数药物是通过口服给药的,所以胃肠道是药物不良反应最常见的部位之一。胃肠道相关的药物不良反应发生率为 $20\% \sim 40\%$。阿司匹林、吲哚美辛、布洛芬、舒林酸、吡洛昔康等非甾体抗炎药以及过量服用肾上腺皮质激素类药物,可引起胃黏膜糜烂和溃疡;非甾体抗炎药可引起小肠黏膜损伤、溃疡和出血;锂盐可引起小肠血管炎与缺血性损伤;氟胞嘧啶能引起腐蚀性肠炎;金制剂口服可引起小肠结肠炎;柳氮磺胺吡啶、磺胺甲噁唑、糖皮质激素等,以及氢氯噻嗪和呋塞米等利尿药可引起胰腺炎。

5. 药源性肝脏疾病

肝是药物代谢的最重要器官,容易受到各种药物的损害。比如对乙酰氨基酚、西咪替丁等可引起肝细胞坏死;异烟肼、保泰松、酮康唑、氟烷、甲基多巴、呋喃妥因、丙硫氧嘧啶等常引起肝炎型损害;慢性乙醇中毒、糖皮质激素和四环素等药物可引起肝脂肪变性;氯丙嗪、利福平、红霉素、灰黄霉素、半合成青霉素类、青霉胺和甾体类药物等,可引起胆汁郁积和胆管坏死;长期口服避孕药可导致肝腺瘤和局灶性小结节增生。

6. 药源性肾脏疾病

多数药物通过肾排泄,由于肾对尿液中水分的重吸收,所以许多药物在肾小管和肾髓质细胞间液的浓度较高,长期和大量用药时肾容易受到药物的损害,严重时可致急性肾功能衰竭。药物引起的肾损害大体上可以分为三种类型:直接肾损害或影响肾功能;通过免疫反应损害肾;引起尿道阻塞而导致肾损害。

从肾排泄的药物如果长期、大剂量使用,可使肾单位受损,严重者可致急性肾功能衰竭。许多抗生素会损害肾。根据这些抗生素对肾的损害程度,又可以分为三类:①有严重肾毒性的抗生素,包括两性霉素 B、新霉素、头孢噻啶;②容易引起肾损害的有氨基苷类、多黏菌素 B、多黏菌素 E、万古霉素等;③有可能引起肾损害的药物有青霉素类、头孢菌素类、四环素类、对氨水杨酸、利福平等。此外,能够直接损害肾功能的药物还有磺胺类、水杨酸类、金制剂、锂盐、铋制剂、含汞制剂、青霉胺、依地酸、甲氨蝶呤、X 线造影剂和甲氧氟烷等。此外,能引起肾病综合征的药物主要有青霉素类、丙磺舒、卡托普利、非甾体抗炎药、生物制品、锂盐、氯磺丙脲、利福平、华法林、可乐定、干扰素及造影剂等;可引起狼疮性肾炎的药物有肼屈嗪、普鲁卡因胺、氯丙嗪等。

7. 药源性血液病

药物诱发的血液病较常见,约占全部药源性疾病的 10%,其中以白细胞减少和粒细胞减少症最为多见。有些药源性血液病的病情严重,死亡率较高。据英国药物安全委员会统计,药源性血液病的死亡率为 32.5%。药源性血液病有以下一些特点:①一种药物可引起不同的血液病,如氯霉素可引起再生障碍性贫血,也可引起血小板减少性紫癜;磺胺类药物可引起溶血性贫血,也可引起粒细胞减少症。②同一种疾病可由许多不同结构的药物引起,如再生障碍性贫血可由氯霉素、羟布宗、吲哚美辛、磺胺类等多种药物引起。③药物之间存在交叉反应,如大剂量长疗程使用青霉素所诱发的粒细胞减少或粒细胞缺乏症恢复后再给其他β-内酰胺类抗生素,如氨苄西林,即使极小剂量也可引起粒细胞减少或缺乏。

8. 药源性内分泌系统和性功能紊乱

治疗内分泌系统疾病的药物使用不当,或者治疗其他疾病的药物均有可能引起内分泌系统功能紊乱和性功能紊乱。在药物引起的内分泌系统功能紊乱中,最主要的有肾上腺皮质功能紊乱。

长期应用较大剂量的肾上腺皮质激素类药物,可以引起类肾上腺皮质功能亢进症,这是本类药物对机体蛋白质代谢、脂肪代谢、糖代谢以及水盐代谢影响的结果,临床表现如同库欣综合征。同时,皮质激素类药物会抑制垂体前叶分泌 ACTH 从而使患者肾上腺皮质萎缩,肾上腺皮质功能减退。另外已有多人报道,酮康唑也有抑制肾上腺皮质功能的作用,引起肾上腺皮质功能减退。此外,氯丙嗪、苯妥英、普萘洛尔、利血平、可乐宁等能引起性欲减退;阿托品、西咪替丁、地高辛、氯氮平、地西泮和抗雄激素药物等可引起阳痿;多潘立酮、氯丙嗪、西咪替丁、螺内酯等能引起溢乳。

9. 药物引起的视神经病变和耳毒性

(1)视神经病变　长期较大剂量服用乙胺丁醇[$60 \sim 100$ mg/(kg·d)]可引起视神经病变,发生率可高达 44.4%,与利福平或异烟肼合用则更容易引起视神经病变。

(2)药物的耳毒性　氨基苷类抗生素、多黏菌素、万古霉素、呋塞米等可产生耳毒性,其表现为程度不同的耳蜗毒性和前庭毒性反应,其中一些药物主要引起耳蜗毒性反应,另一些则可能造成前庭毒性反应,或者同时引起耳蜗及前庭损害。

10. 药物引起的突然死亡

药物引起的突然死亡称为药源性猝死,是指患者在常规用药过程中突然出现的、并非由于药物中毒所致的死亡。药源性猝死限定为从患者出现症状或体征到死亡在 6~24 h 内。一般认为,药源性猝死主要与药物引起的过敏性休克或药物引发的心律失常有关。药源性猝死来势凶险,所以应当引起重视,应合理用药积极预防。

三、药源性疾病的诊断和防治原则

1. 药源性疾病的诊断

药源性疾病是在治疗原发病的同时,由于用药不当所引起的一类疾病。药源性疾病的临床表现与原发病的进程常有重叠,根据临床表现,不易区分究竟是原发病加重还是由药物引起的不良反应,这给药源性疾病的诊断带来一定的困难。因而,药源性疾病的诊断是一项复杂而困难的工作,它既是明确药源性疾病的关键,也是临床决策和对药源性疾病进行处理的基础。鉴别用药后出现的病症是否与药物存在因果关系,可参照上文不良反应的因果关系评估原则进行,其中再次用药后诱导的症状再现(再激发试验)虽有助于诊断,但对患者的风险较大,应当慎用。

2. 药源性疾病的处理原则

在临床上,对于属于 A 型药源性疾病常常通过调整药物剂量,或用另一种作用相似但选择性更高的药物替代,或加用对不良反应有拮抗作用的药物予以处理。对于属于 B 型药源性疾病的处理通常是必须停药,并作必要的对症处理。

在临床治疗过程中,若怀疑出现的病症是由于药物所引起的而又不能确定为何种药物时,如果治疗允许的话,最可靠的方法是停用可疑药物甚至全部药物。这样处理可以及时终止致病药物对机体的继续损害,并有助于诊断。停药后,临床症状减轻或消失可以提示疾病的药源性;但是存在原有疾病得不到治疗的潜在风险。

3. 药源性疾病的预防

要减少药源性疾病对人们健康的危害,首先要提高广大医务人员对药源性疾病的重视,注意预防。医务人员都应充分认识到,药物是一把双刃剑,它不仅治病,也能致病,若对其致病作用认识不足,不加以科学管理,就可能给患者带来严重危害,甚至成为社会公害。误用和滥用药物是引起药源性疾病的主要原因,若能普遍做到合理用药,大多数药源性疾病是可以避免的。因此,临床用药应努力做到:①选药要有明确的指征,要针对适应证,排除禁忌证,禁止使用疗效不明确的药物。②要有目的地联合用药,可用可不用的药物尽量不用,争取用最少品种的药物达到治疗目的。在必须联合用药时,要排除药物之间因相互作用而引起的不良反应。③根据所选药物的药理学特点,即根据选用药物的药效学和药动学规律,制订合理的用药方案。④在用药过程中应严密观察,发现异常反应应尽快查明原因,及时调整剂量或更换治疗药物,以减少药源性疾病的发生。

第三节　药物不良反应报告和监测

自 20 世纪 30 年代起频繁出现的药物不良反应事件,使人们逐渐重视对药物安全性评价的研究。20 世纪 60 年代"反应停事件"后,美国 FDA 提出,上市的药物不仅要有效,更重要的是安全。药物临床试验是评价药物疗效和安全性的重要步骤,但仍有很大的局限性,原因在于,新药上市前临床试验的样本约为 500 至 3000 人,使用病种单一,这导致一些罕见不良反应无法检出。如发生率为 1/10000 的不良反应,若要有 95％的把握检出,则需要 30000 例样本的观察。此外,临床试验随访的时间短,无法检出有些需要长期用药才出现的不良反应,或者有相当长的潜伏期才出现的不良反应。如母亲妊娠期服用己烯雌酚,其女儿出生 15～20 年后才出现阴道腺癌。另外,多数情况下新药临床试验排除特殊人群(如老年人、孕妇和儿童),这导致发生于特殊人群的不良反应难以被发现。因此,新药临床试验不能解决的问题,很多是在上市后监测(post-marketing surveillance,PMS)中发现的。因而,药物不良反应报告和监测制度的建立和完善,可为药物的安全性评价提供更可靠的证据。

药物不良反应报告和监测是指药物不良反应的发现、报告、评价和控制过程。

一、药物不良反应报告和监测体系

国家药品监督管理局是我国药物不良反应报告和监测工作的主管单位。目前我国已建立了由国家药品不良反应监测中心、34 个省级药品不良反应监测机构(包括新疆生产建设兵团中心、解放军中心、国家卫健委中心)、全国 300 多个地级市的药品不良反应监测机构,以及部分地区成立的县级药品不良反应监测机构所组成的以国家、省(区、市)、地级市为基础的药品不良反应监测和管理组织体系。同时规定,从事药品不良反应报告和监测的工作人员应当具有医学、药学、流行病学或者统计学等相关专业知识,具备科学分析评价药品不良反应的能力。

《药品不良反应报告和监测管理办法》是指导我国药品不良反应监测工作的一部最重要的法规。1999 年国家药品监督管理局和卫生部共同发布了《药品不良反应监测管理办法(试行)》,为不良反应监测工作的发展奠定了坚实的基础。2004 年对该办法进行了第一次修订,以国家食品药品监督管理局第 7 号令发布,将法律层级由规范性文件提升为部门规章。2011年 5 月 4 日卫生部签发了再次修订的《药品不良反应报告和监测管理办法》,并以卫生部第 81号令颁布,于 2011 年 7 月 1 日起正式实施。国家药品不良反应监测中心以新版《药品不良反应报告和监测管理办法》为依据和指导,于 2012 年 11 月重新修订了原有的《药品不良反应报告和监测工作手册》。这不仅促进了我国药品不良反应监测工作的制度化、科学化、规范化,也结合我国药品不良反应监测工作的新形势,把现有的、相对成熟的工作模式和药物警戒的前沿理论提供给广大工作者,对实际工作有十分重要的参考价值。

二、药物不良反应的报告程序和报告范围

我国规定实行药物不良反应逐级上报、药品安全性定期上报制度。严重或罕见不良反应须随时上报,必要时可越级上报。

1. 药物不良反应的报告程序

按我国《药品不良反应报告和监测管理办法》规定的基本要求,药品生产企业(包括进口药品的境外生产商)、经营企业和医疗机构获知或者发现可能与用药有关的不良反应(包括个例药品不良反应、药品群体不良事件、境外发生的严重药品不良反应),应当通过国家药品不良反应监测信息网络报告;不具备在线报告条件的,应当通过纸质报表报所在地药品不良反应监测机构,由所在地药品不良反应监测机构代为在线报告。报告内容应当真实、完整、准确,且报告有严格规定的时限。各级药品不良反应监测机构应当对本行政区域内的药品不良反应报告和

监测资料进行评价和管理。药品生产、经营企业和医疗机构应当配合药品监督管理部门、卫生行政部门和药品不良反应监测机构对药品不良反应或者群体不良事件的调查,并提供调查所需的资料,同时应当建立并保存药品不良反应报告和监测档案。

2. 药物不良反应的报告范围

药物不良反应的报告范围包括:新药监测期内的国产药品应当报告该药品的所有不良反应;其他国产药品,报告新的和严重的不良反应。进口药品自首次获准进口之日起 5 年内,报告该进口药品的所有不良反应;满 5 年的,报告新的和严重的不良反应。

药品生产企业应当对本企业生产药品的不良反应报告和监测资料进行定期汇总分析,汇总国内外安全性信息,进行风险和效益评估,并按国家药品不良反应监测中心制定的撰写规范,定期撰写安全性更新报告。在新药监测期内的国产药品,应当自取得批准证明文件之日起每满 1 年提交一次定期安全性更新报告,直至首次再注册,之后每 5 年报告一次;其他国产药品,每 5 年报告一次。首次进口的药品,自取得进口药品批准证明文件之日起每满 1 年提交一次定期安全性更新报告,直至首次再注册,之后每 5 年报告一次。定期安全性更新报告的汇总时间以取得药品批准证明文件的日期为起点计,上报日期应当在汇总数据截止日期后 60日内。

我国实施药品安全性更新报告逐级上报制度,国家药品不良反应监测中心最终对收到的定期安全性更新报告进行汇总、分析和评价,于每年 7 月 1 日前将上一年度国产药品和进口药品的定期安全性更新报告统计情况和分析评价结果报国家药品监督管理局和国家卫生健康委员会。

三、药物不良反应监测方法

为及时、准确地发现药物的不良反应,目前已建立多种监测方法,常用的如下:

1. 自发呈报制度

自发呈报制度(spontaneous reporting system)也称志愿报告系统(voluntary reporting system),是中国、美国、英国、瑞典、澳大利亚等多个国家进行不良反应监测的最基本方法。医生在诊治患者的过程中,认为患者的某种症状可能为某种药品所致时,即可填写药物不良反应报告表,通过一定程序呈报给监测机构。这样,可以把大量分散的资料收集起来,同一药品引起同一症状(或疾病)的报告多了,可形成某种药物不良反应的流行病学假说,将信息反馈给医务人员,及早提出警告,以终止其蔓延。随着资料的积累,对各种药品的安全性会有比较全面的了解,在加强药品管理、指导临床合理用药方面,可发挥重要作用。自愿呈报制度的优点是监测范围广、耗资少,对提出某种药物流行病的假设有很大作用,还可检测出极为罕见的药物不良反应。药品上市后,自然地加入被监测的行列,可以得到及早的警告。医生得到反馈信息后可以改善处方,力求合理用药。自发呈报的关键是医务人员的参与程度。国家鼓励并保护报告者,报告内容不得用作诉讼的依据。自发呈报制度的不足之处在于资料可有严重的偏差和漏报现象。因此,该方法与其他监测方法配合进行较好。

2. 医院集中监测系统

医院集中监测系统(intensive hospital monitoring)是以医院或病房为单位,由医师、护士、药师共同合作,在一定时间(如数月、数年)内,根据研究目的详细记录药品的使用情况、药物不良反应的发生情况。医院集中监测往往是有目的地针对某种(或类)药品的不良反应发生率、频度分布、易发因素等进行的。最成功的是波士顿药物协作监测计划（Boston collaborative drug surveillance program，BCDSP）。医院集中监测所得结果，较自发呈报制度可靠，且数据丰富、随访方便、可以计算药物不良反应发生率以及进行流行病学研究。其缺点是花费人力物力多，由于监测范围受到限制，代表性不强，结果差异大。

（1）一般性全面监测　在一定时间内，对所有住院患者进行药物不良反应的全面监测，可以得到各种药品的不良反应情况及其发生率。此法针对性不强，适合于医院对药品使用和药物不良反应进行调查管理。

（2）重点监测　对某种肯定的或不能肯定的药物不良反应，均可做重点监测。对肯定的药物不良反应，是为了进一步搞清广泛应用后，其发生率及严重程度；对不能肯定的药物不良反应，是为了查清药品是否存在着某种药物不良反应及其发生率。重点监测一般应在多家有经验的医院同时进行，以保证病例的数量及数据的可靠性。此法常用于新药及新发现的药物不良反应的研究。

（3）记录联结和应用　通常可通过计算机技术收集患者分散的诊断、用药、剂量、不良反应及其他信息（如收费记录等），并将这些数据联结起来，即记录联结（recorded linkage），应用于药物不良反应的监测。较著名的有牛津记录联结（Oxford recorded linkage）、计算机在线医疗药品分析和监测系统（computerize on-line medical pharmaceutical analysis and surveillance system，COMPASS）和处方-事件监测（prescription-event monitoring，PEM）。这种方法充分利用现有的技术和医疗信息资源，高效地获取药品不良反应监测所需的数据，可进行大样本、长时间、各种设计类型的研究，但存在的缺点是可能因数据库设计目的的不同而出现结果偏倚。

3. 药物流行病学研究（pharmacoepidemiology）

药品不良反应的自发呈报制度设立以后，可及时、广泛地收集到药物不良反应信息，然而多数因果关系仍难以确定。为此，许多学者采用流行病学的原理和方法，对药品不良事件进行深入的调查研究，以期明确用药和不良反应之间的因果关系。常采用的方法有描述性研究、分析性研究和实验性研究。

（1）描述性研究　描述性研究方法最主要的是现患研究（prevalence study），又称横断面研究（cross-sectional study），其特点为不设对照组，仅对事件发生的地区和人群进行流行病学调查，获得事件发生的总频率和各种不同因素影响下的事件发生频率，通过比较分析，提示某种可能性，为进一步研究打下基础。例如，上市后药物监测中的处方事件监测就是属于一种现患研究，它要求医师在一定时间内，对使用某药的患者所发生的情况，随访较长时间（如半年），对一切病情与意外（不论是否与用药有关）都进行记录；然后再汇总分析。处方事件监测常涉及成千上万的用药者，要求有完善的组织工作。

（2）分析性研究　分析性研究方法应用较多，包括病例对照研究及队列研究。

1）病例对照研究（case-control study）：主要是比较病例组和对照组用药与否所产生效应差异，从而得出客观结论，只要设计严密，样本不大也可得出正确结论。例如，对使用己烯雌酚保胎导致所生女婴日后发生阴道腺癌的病例对照研究，由于设计完善，仅用了8例孕妇及32例对照者就得出了正确结论。

2）队列研究（cohort study）：研究对象一定是未患所研究疾病的人群。将该人群中暴露于某因素的人群作为暴露组，未暴露于某因素的人群作为非暴露组，随访观察两组人群某事件发生率的差别,判断某因素与事件的关系。在队列研究中开始观察的时间,可选用现在始点,也可用过去始点,前者称前瞻性队列研究,后者称为回顾性队列研究。例如,Cornfild(1962)测定了 1329 名 40~59 岁男性的血清胆固醇含量,以开始时血清胆固醇含量> 220 mg/100 ml 为暴露组,≤ 220 mg/100 mg 为非暴露组,随访观察 6 年,研究血清胆固醇含量与冠心病的关系。结果血清胆固醇含量> 220 mg/100 ml 者患冠心病的机会是血清胆固醇含量≤ 220 mg/100 ml 者的 2.73 倍,前者冠心病平均年发病率为 15.87%,后者为 5.82%。

(3)实验性研究　随机对照临床试验是预先制订以随机、盲法、对照为基础的实验方案,以查明药物的防治作用与不良反应,并直接估计发生毒副反应的危险度。这种方法多用于评价长期使用的药物对慢性疾患的效应,如针对降压药、降血脂药或抗血栓药对高血压、高血脂或动脉栓塞的疗效与不良反应的研究。

四、药物警戒

药物警戒(pharmacovigilance,PV)是与发现、评价、理解和预防不良反应或其他任何可能与药物有关的问题的科学研究活动。药物警戒是一个全方位监测用药相关问题的体系,其监管范围已扩展到血液制品、生物制品、疫苗、传统药物、辅助用药以及医疗器械。药物警戒从用药者的安全出发,发现、评估、预防药物的不良反应。要求有疑点就上报,不论药品的质量、用法、用量是否正常与否,更重视以综合分析的方法探讨不良事件与用药之间的因果关系。

药物警戒的目的是:①评估药物的效益、危害、有效及风险,以促进其安全、合理及有效应用;②防范与用药相关的安全问题,提高患者在用药治疗及辅助医疗方面的安全性;③教育、告知患者药物相关的安全问题,提高公众的用药安全性。

药物警戒的工作内容包括:①早期发现未知的药物不良反应或药物相互作用;②发现已知的药物不良反应的增长趋势;③分析药物不良反应的风险因素和可能的机制;④对已上市的药物进行风险/效益评价,并及时发布相关信息,对患者进行培训、教育,促进药品监督管理和指导临床用药。

药物警戒和不良反应监测的目的都是为了指导临床合理用药,保障公众用药安全。药物警戒与不良反应监测的不同之处在于:①药物不良反应监测是药物警戒的一项主要工作内容。药物警戒的工作内容不仅涉及药物不良反应的监测,还涉及与药物相关的其他问题,如药物滥用与误用、药物急性与慢性中毒病例报告、药物相关的死亡报告、无科学依据的扩大药物适应证等;药物不良反应监测的对象是质量合格的药品,而药物警戒涉及除质量合格的药品之外的其他药物或化合物,如低于法定标准的药物、药物与化合物、药物与食物之间的相互作用等。②药物不良反应监测着重药物不良事件信息的收集、分析与监测等方面,是一种相对被动的手段;而药物警戒是药物不良反应监测的扩展和延伸,药物警戒通过积极主动开展药物安全性相关的各项评价,强调药物不良反应的发现、评价、理解和防范,使人们对于药物安全性的认识更加全面。

中国作为国际药物监测合作计划的成员国致力于引进药物警戒这一理念和管理方式,这提高了国内各界对药物风险的管理意识,对确保公众用药安全有重要意义。

案例解析：

甲氧氯普胺(胃复安)是一种多巴胺受体拮抗药，可直接作用于延髓催吐化学感受区，同时具有5-HT₃受体拮抗作用，其适应证包括慢性胃炎、胃下垂以及功能性消化不良等引起的腹胀、腹痛、嗳气，胃排空延缓以及糖尿病性胃排空障碍，以及手术、化疗、外伤、颅脑损伤等引起的恶心和呕吐等。目前，我国批准的甲氧氯普胺制剂包括片剂、口服液、注射剂、栓剂等。2014年国家药品不良反应监测数据库共收到甲氧氯普胺不良反应报告1178例，包括严重不良反应报告86例(7.3%)，共涉及不良反应表现1632例次，其中中枢及外周神经系统损害占31.6%，精神紊乱占15.6%。

锥体外系反应是甲氧氯普胺常见的不良反应，大剂量用药、静脉给药速率过快、长期用药等均可诱发，症状包括局部僵硬、肌肉不随意收缩、抽搐、震颤等，多数不良反应在用药1d内出现。长期使用甲氧氯普胺的患者还可能出现迟发性运动障碍这种不可逆的锥体外系反应，多见于长期(1年以上)接受多巴胺受体拮抗药治疗的患者，在减量或停服后易发生。国外药品监督管理部门近年对甲氧氯普胺可能引起迟发性运动障碍反复进行警示，国家药品不良反应监测数据库及文献中疑似病例非常少，未见到典型案例，但鉴于此不良反应不可逆，且对患者生活质量造成影响，需引起重视。国家药品不良反应监测数据库及文献报道中，儿童使用甲氧氯普胺后出现神经系统不良反应的构成比显著高于成年人。

建议：①医务人员应及时告知患者使用该药后可能出现的不良反应，密切观察用药后的临床表现，如出现局部僵硬、肌肉不随意收缩、抽搐、震颤等症状时，应及时就医。②儿童及老年人应谨慎使用甲氧氯普胺，并密切监测锥体外系反应，处方应注意用药剂量，连续用药时间不宜过长。③药品生产企业应加强该药品不良反应监测，及时更新相关的用药风险信息，并以有效的方式将该药品的风险告知医务人员和患者，加大合理用药宣传，最大程度保障患者的用药安全。

(卢韵碧、汤慧芳)

第五章　药物临床试验

案例：

　　化学药 A 由美国制药企业 B 公司首家研发，在美国已经上市，适应证为原发性高血压，尚未进口至我国，国内也无同品种药品上市销售。现国内某药企拟研发该品种，并希望在国内注册上市，请问完善了药学研究后，需要设计哪些试验为该品种的上市提供依据？

　　临床试验是指任何以人体为试验对象的医学试验，目的是寻求在相同条件下，对未来患者的一种最合适的治疗方法。其基本特征是利用有限患者样本(sample)得出的结果，对未来具有相似条件的患者总体(population)做出统计推断，给未来患者的治疗方案提出指导性意见。药物临床试验仅是临床试验的一种形式。动物研究不属于临床试验的范畴；个案研究(individual case study)由于存在个体差异，一般也不属于临床试验。临床试验可按照处理(treatment)的不同类型加以划分，绝大多数临床试验处理的是药物，用于评价药物的安全和疗效，这就是药物的临床试验。其他类型的处理，有医疗器械、疫苗、方法(包括手术方法、化疗方法和其他方法)、各种类型的医疗指导(如心脏病患者的饮食疗法、体育锻炼法等)以及对于患者的各种医疗护理方法等。

第一节　药物临床试验概念

　　药物临床试验(clinical trial)指任何在人体(患者或健康志愿者)进行药物的系统性研究，以证实或揭示试验药物的作用、不良反应及/或试验药物的吸收、分布、代谢和排泄特点，目的是确定试验药物的疗效与安全性。药物临床试验包括Ⅰ、Ⅱ、Ⅲ、Ⅳ期临床试验，生物等效性试验等。药物临床试验质量管理规范(good clinical practice，GCP)是临床试验全过程的标准规定，包括方案设计、组织实施、执行、监查、稽查、记录、分析、总结和报告。制定 GCP 的目的在于保证临床试验过程的规范、结果科学可靠、保障受试者的权益和安全。

　　《药物临床试验质量管理规范》(国家食品药品监督管理局令第 3 号)(以下简称《规范》)于 2003 年颁布实施。随着我国药品研发的快速发展和药品审评审批制度改革的深化，药物临床试验及其管理工作中存在的问题日益凸显，直接影响了药物临床试验数据的可靠性。为进一步提高我国药物临床试验质量，2016 年国家食品药品监督管理总局组织起草了《规范》修订稿，经过多次征求各方意见及广泛吸纳国际上与临床试验相关的法规和技术指导原则，于 2020 年 4 月 26 日颁布了新的《规范》(见附录 2)。

一、药品注册

　　国家市场监督管理总局于 2020 年 1 月 22 日颁布的《药品注册管理办法》指出，药品注册申请包括以下 5 种类型：①新药注册申请，指未曾在中国境内外上市销售的药品的临床试验或上市申请。②改良型新药注册申请,是指对已上市药品改变剂型、改变给药途径、增加新适应证等且具有明显临床优势的申请。③仿制药注册申请,指生产与已上市原研药品或参比药品安全、质量和疗效一致的药品的申请。④上市后补充申请,指药品上市许可申请经批准后,改变、增加或者取消原批准相关事项或者内容的注册申请。⑤再注册申请,指药品批准证明文件有效期满后上市许可持有人拟继续持有该药品的注册申请。

申请新药注册,应当进行临床试验。药物的临床试验必须经过国家药品监督管理局批准,其中生物等效性试验应当备案;药物临床试验应当在符合相关规定的药物临床试验机构开展,并遵守《药物临床试验质量管理规范》。

二、临床试验分期及其目的

1. 临床试验分期

《药品注册管理办法》指出,药物临床试验通常包括Ⅰ、Ⅱ、Ⅲ、Ⅳ期临床试验,生物等效性试验等。根据药物研制规律,原则上药物临床试验可按照Ⅰ、Ⅱ、Ⅲ期的顺序实施,也可根据药物特点、适应证以及已有的支持信息,采用灵活的方式开展适用的试验。

Ⅰ期临床试验:初步的临床药理学及人体安全性评价试验。Ⅰ期临床试验包括(不限于):①单次给药耐受性试验;②多次给药耐受性试验;③药代动力学;④食物影响研究;⑤物料平衡研究;⑥药物-药物相互作用研究等。其目的是观察人体对药物的耐受程度和药物在人体中的药代动力学特征,为制订给药方案提供依据。Ⅰ期临床试验中FIH(first in human)研究是基于临床前试验结果,首次将试验药物用于人体的研究,观察人体对新药的耐受程度(安全性),药物在体内吸收、分布、代谢、消除过程的特点,提出新药安全的剂量范围和给药方法;同时,Ⅰ期临床试验也包括国外数据的重现性研究、人种差异研究和可能配伍药物的相互作用研究等。

Ⅱ期临床试验:治疗作用初步评价阶段。其目的是初步评价药物对目标适应证患者的治疗作用和安全性,也包括为Ⅲ期临床试验研究设计和给药方案的确定提供依据。此阶段的研究设计,根据具体的研究目的,可采用多种形式,包括随机盲法对照临床试验。

Ⅲ期临床试验:治疗作用确证阶段。其目的是进一步验证药物对目标适应证患者的治疗作用和安全性,评价利益与风险关系,最终为药物注册申请获得批准提供充分的依据。试验一般应为具有足够样本量的随机盲法对照试验。美国FDA要求,必须具有来自大样本和由有资格的科研工作者指导下的、良好对照的随机化临床试验的充足证据,证明医学产品(如药物、治疗方法、疫苗、医用器械)具有所声称的效果,才会被批准。充足证据包括临床意义、统计意义、稳定性和可重复性。

Ⅳ期临床试验:新药上市后由申请人进行的应用研究阶段。其目的是:①考察在广泛使用条件下,药物的疗效和不良反应;②评价在普通或者特殊人群中使用的利益与风险关系;③改进给药剂量等。

生物等效性试验(bioequivalence, BE)是指采用生物利用度研究方法,比较同一种药物的相同或者不同剂型的制剂,在相同的试验条件下,其活性成分吸收程度和速率有无统计学差异的人体试验。一般以药代动力学参数为观察指标。

从生物统计学观点来看,Ⅱ期临床试验是治疗探索(therapeutic exploration),有些临床试验专家又将Ⅱ期临床试验分为Ⅱa和Ⅱb期;Ⅲ期临床试验是治疗确证(therapeutic confirmation);Ⅳ期临床试验是治疗应用(therapeutic use)。

2. 临床试验分期的意义

临床试验分不同期,正是为了在保障安全的前提下,有目的地通过分阶段的临床试验,逐步深入、全面地认识药物在体内的过程,以及对人体生理、病理的影响,以便对药物的作用、适应范围、安全性、有效性以及使用方法做出评价。早期的临床试验规模较小,投入也较少,其研究结果为后续投入规模大、目的性更强的临床试验提供重要信息。如早期发现新药不安全或缺乏疗效,就可及早淘汰,降低风险。

临床试验的基本过程是按部就班,按Ⅰ、Ⅱ、Ⅲ、Ⅳ期临床试验逐步进行。先做完前一期试验,据其结果决定下一期走向和做法。在我国临床试验开展的早期,分期对试验的设计起到了很好的指导作用。随着临床试验的理念不断发展,这种试验的分期越来越趋向模糊,不同分期之间相互衔接的适应性试验设计被越来越多地运用于新药,尤其是抗肿瘤新药的试验设计中,临床试验更多地根据实际要解决的问题来设计。

第二节　新药分类及临床试验要求

新药是指未在中国境内外上市销售的药品。根据物质基础的原创性和新颖性,将新药分为创新药和改良型新药。创新药指含有新的结构明确的、具有药理作用的化合物,且具有临床价值的药品。改良型新药指在已知活性成分的基础上,对其结构、剂型、处方工艺、给药途径、适应证等进行优化,且具有明显临床优势的药品。新药概念中强调以临床价值为导向的药物创新,推动制药技术进步,促进中药传承创新。根据我国药品使用的实际情况和新药注册管理方面的规定,将新药分成中药、化学药品和生物制品三大类,每一大类又包括了不同的注册分类,不同注册类别的新药在申请临床试验时,需要提供临床试验资料的要求也不同。实际上,需要做哪些试验才能获批上市,由疾病背景、临床治疗实践以及药物自身安全有效性等因素决定,批准一个药物的标准是,新药在特定疾病人群中观察到确切的临床获益同时具有可接受的风险。

一、中药/天然药物的分类及临床试验要求

1. 中药/天然药物的分类

中药是指在我国中医药理论指导下使用的天然药用物质及其制剂。天然药物是指在现代医药理论指导下使用的天然药用物质及其制剂。中药、天然药物注册共分为 5 个类别。

1 类:中药创新药　指含有未在中药或天然药物国家标准的【处方】中收载的新处方,且具有临床价值的药品,包括单方制剂和复方制剂。

1.1　单方制剂:

(1)新药材及其制剂,即未被国家药品标准或省、自治区、直辖市地方药材标准收载的药材及其制剂,以及具有国家药品标准或省、自治区、直辖市地方药材标准的药材新的药用部位及其制剂;

(2)国家药品标准中未收载的从单一植物、动物、矿物等物质中经提取纯化得到的一类或数类成分组成的提取物及其制剂,该提取物纯化的程度应经系统筛选研究确定,并有充分的安全性及有效性的依据;

(3)国家药品标准中未收载的从植物、动物、矿物等物质中提取得到的天然的单一成分及

其制剂,其单一成分的含量应当占总提取物的 90％以上。

1.2 复方制剂:系指由多味饮片(药材)、提取物或有效成分等组方而成的制剂。中药复方制剂包括:主治为证候的复方制剂、主治为病证结合的复方制剂。天然药物复方制剂的适应证应以现代医学术语表述。

2 类:中药改良型新药 指对已上市销售中药、天然药物的剂型、给药途径、适应证等进行优化,且具有明显临床优势的药品。

2.1 改变已上市销售中药、天然药物给药途径的制剂,即不同给药途径或吸收部位之间相互改变的制剂。

2.2 改变已上市销售中药、天然药物剂型的制剂,即在给药途径不变的情况下改变剂型的制剂。

2.3 中药增加功能主治,或天然药物增加适应证。

3 类:古代经典名方中药复方制剂 指目前仍广泛应用、疗效确切、具有明显特色与优势的清代及清代以前医籍所记载的方剂。具体目录由国家中医药管理局会同国家药品监督管理局制定。

4 类:同名同方药 指处方、剂型、日用生药量与已上市销售中药或天然药物相同,且在质量、安全性和有效性方面与该中药或天然药物具有相似性的药品。

4.1 处方、剂型、日用生药量与已上市销售中药或天然药物原研药相同,且在质量、安全性和有效性方面与该中药或天然药物具有相似性的药品。

4.2 处方、剂型、日用生药量与具有充分的临床安全性及有效性证据的已上市销售中药或天然药物非原研药(原研药缺失时)相同,且在质量、安全性和有效性方面与该中药或天然药物具有相似性的药品。

5 类:进口药 指境外上市的中药、天然药物申请在境内上市。

5.1 境外上市的中药申请在境内上市。

5.2 境外上市的天然药物申请在境内上市。

2. 临床试验要求

(1)处方组成或所含成分与已上市药品类似的,如申报品种处方为已上市药品基础上进行处方加减化裁而来的,或已有由同类成分组成的提取物或有效成分及其制剂上市的,或申报品种所含成分含有已上市的提取物或有效成分等,应与已上市药物进行比较,以证明申报品种优势和特点。

(2)处方中含有毒性药材或无法定标准的原料,或非临床安全性试验结果出现明显毒性反应等有临床安全性担忧的中药注册申请,应当进行Ⅰ期临床试验。

(3)处方组成符合中医药理论、有充分的人用经验支持的中药复方制剂,至少应当进行Ⅱ、Ⅲ期临床试验。

(4)对于新的中药材代用品应提供人体耐受性试验资料以及通过相关制剂进行的临床试验资料,如果代用品为单一成分,还应当进行药代动力学试验并提供相关文献资料。

(5)"改变国内已上市销售中药、天然药物给药途径的制剂"的临床试验研究应在药学研究与非临床有效性、安全性试验研究后,并初步评估了剂型改变对药物成分及其吸收利用与有效性、安全性的影响基础上,根据相关法规要求,参照相关技术指导原则,进行临床试验研究,以证明改剂型的合理性和必要性,以及临床应用方面的优势。

具体临床试验研究的设计应根据改剂型的立题目的和依据进行,如定位于提高有效性,临床试验研究应采用优效性设计。

新剂型的功能主治或适应证原则上应与原剂型相同,其中无法通过临床试验验证的,应提供相应的资料。

临床试验需根据试验目的、科学合理性、可行性等原则选择对照药物,改剂型研究一般需选择原剂型作为对照药。

(6)"改变国内已上市销售中药、天然药物剂型的制剂"应提供充分依据说明其科学合理性,且与原剂型比较有明显的临床应用优势。

缓释、控释制剂应根据普通制剂的人体药代动力学参数及临床实际需要作为其立题依据,临床前研究应当包括缓释、控释制剂与其普通制剂在药学、生物学方面的对比研究试验资料,临床研究包括人体药代动力学和临床有效性及安全性的对比研究试验资料,以说明此类制剂特殊释放的特点及其优势。

(7)"中药增加功能主治,或天然药物增加适应证"临床试验应当按照下列进行:

增加中药新的功能主治,需延长用药周期或者增加剂量者,临床试验按新药要求;增加中药新的功能主治,用药周期和服用剂量均不变者,至少应进行确证性临床试验。

(8)进口药应提供在国内进行的人体药代动力学研究和临床试验资料,原则上首次申请进口注册且国内尚无相同药品上市的品种,所有适应证均需在中国进行临床试验。

(9)用于长期治疗不危及生命的药物(如连续治疗 6 个月或以上,或者间断治疗的累计时间大于 6 个月),需进行长期给药的安全性研究,暴露 6 个月的受试者 300 至 600 例和暴露至少 1 年的受试者 100 例。药物延长的暴露试验可以从Ⅲ期临床试验开始。

二、化学药品的分类及临床试验要求

1. 化学药品的分类

化学药品注册共分为 5 个类别,具体如下:

1 类:境内外均未上市的创新药,指含有新的结构明确的、具有药理作用的化合物,且具有临床价值的药品。

2 类:境内外均未上市的改良型新药,指在已知活性成分的基础上,对其结构、剂型、处方工艺、给药途径、适应证等进行优化,且具有明显临床优势的药品。包含的情形有:

2.1 含有用拆分或者合成等方法制得的已知活性成分的光学异构体,或者对已知活性成分成酯,或者对已知活性成分成盐(包括含有氢键或配位键的盐),或者改变已知盐类活性成分的酸根、碱基或金属元素,或者形成其他非共价键衍生物(如络合物、螯合物或包合物),且具有明显临床优势的药品。

2.2 含有已知活性成分的新剂型(包括新的给药系统)、新处方工艺、新给药途径,且具有明显临床优势的药品。

2.3 含有已知活性成分的新复方制剂,且具有明显临床优势。

2.4 含有已知活性成分的新适应证的药品。

3 类:境内申请人仿制境外上市但境内未上市原研药品的药品。该类药品应与参比制剂的质量和疗效一致。

4 类:境内申请人仿制已在境内上市原研药品的药品。该类药品应与参比制剂的质量和疗效一致。

5类：境外上市的药品申请在境内上市。

5.1　境外上市的原研药品和改良型药品申请在境内上市。改良型药品应具有明显临床优势。

5.2　境外上市的仿制药申请在境内上市。

原研药品是指境内外首个获准上市，且具有完整和充分的安全性、有效性数据作为上市依据的药品。

参比制剂是指经国家药品监管部门评估确认的仿制药研制使用的对照药品。参比制剂的遴选与公布按照国家药品监管部门相关规定执行。

2. 临床试验要求

新颁布的《化学药品注册分类及申报资料要求》中未明确不同注册分类药品的临床试验要求。按照既往相应类别新药的临床试验要求，建议如下：

(1)属注册分类1类和2类的新药，建议进行Ⅰ～Ⅳ期临床试验，临床试验的病例数应当符合统计学或相应的指导原则要求。

(2)属注册分类3类的药物，应结合药物本身的研究基础制订临床试验方案。《化学药品注册分类及申报资料要求》中指出，具有良好临床数据基础的，临床试验要求可相应减少；临床试验数据基础薄弱或缺乏的，应按照新药技术要求研究药物的有效性和安全性。对于注册分类3类的口服固体制剂，应以原研药品为对照开展生物等效性研究，具体要求参见《以药动学参数为终点评价指标的化学药物仿制药人体生物等效性研究技术指导原则》。

(3)对于注册分类4类药物中的口服固体制剂，应当进行生物等效性试验，病例数应结合药物个体内变异情况进行计算，具体见《生物等效性研究的统计指导原则》。无法进行生物等效性研究的制剂，应当开展随机对照临床试验。普通注射制剂可免于临床试验，但一些特殊制剂(如脂质体、缓释微丸等)应开展临床试验。

(4)对于注册分类5类药物，原研药品或改良型新药应考虑国外与国内的人种差异；仿制药应考虑与原研药品的一致性，并根据原研药品是否已在国内上市来决定是否需要考察人种差异。

(5)临床试验对照药品应当是已在国内上市销售的药品。对必须要从国外购进的药品，需经国家药品监督管理局批准，并经口岸药品检验所检验合格方可用于临床试验。临床试验阳性对照药品的选择一般应按照以下顺序进行：①原开发企业的品种；②具有明确临床试验数据的同品种；③活性成分和给药途径相同，但剂型不同的品种；④作用机制相似，适应证相同的其他品种。

(6)仿制药生物等效性研究对照药品应当是原研药品或者国家药品监督管理局(NMPA)公布的《仿制药参比制剂目录》中的产品。

三、生物制品的分类及临床试验要求

生物制品是指以微生物、细胞、动物或人源组织和体液等为原材料，用生物学技术制成用于预防、治疗和诊断人类疾病的制剂，如疫苗、血液制品、生物技术药物、微生态制剂、免疫调节剂、诊断制品等。生物制品包括治疗用生物制品和预防用生物制品，两者注册分类均分为5类(表5-1)。尚未见相关指导原则对生物制剂注册分类的临床试验要求做明确规定。

表 5-1   生物制品的注册分类

类别	治疗用生物制品	预防用生物制品
1类	**创新生物制品** 指境内外均未上市的治疗用生物制品。	**新型疫苗** 指境内外均未上市的创新疫苗。 1.1 无有效预防手段疾病的疫苗。 1.2 在已上市疫苗基础上开发的新抗原形式,如新基因重组疫苗、新核酸疫苗、已上市多糖疫苗基础上制备的新的结合疫苗等。 1.3 含新佐剂或新佐剂系统的疫苗。 1.4 含新抗原或新抗原形式的多联/多价疫苗。
2类	**改良型生物制品** 对境内或境外已上市制品进行改良,使新产品的安全性、有效性、质量可控性有改进,且具有明显优势的治疗用生物制品,包括: 2.1 在已上市制品基础上,对其剂型、给药途径等进行优化,且具有明显临床优势的生物制品。 2.2 增加境内外均未获批的新适应证和/或改变用药人群。 2.3 已有同类制品上市的生物制品组成新的复方制品。 2.4 在已上市制品基础上,具有重大技术改进的生物制品,如重组技术替代生物组织提取技术;较已上市制品改变氨基酸位点或表达系统、宿主细胞后具有明显临床优势等。	**改良型疫苗** 对境内或境外已上市疫苗产品进行改良,使新产品的安全性、有效性、质量可控性有改进,且具有明显优势的疫苗,包括: 2.1 在境内或境外已上市产品基础上改变抗原谱或型别,且具有明显临床优势的疫苗。 2.2 具有重大技术改进的疫苗,包括对疫苗菌毒种、细胞基质、生产工艺、剂型等的改进。(如更换为其他表达体系或细胞基质的疫苗;更换菌毒株或对已上市菌毒株进行改造;对已上市细胞基质或目的基因进行改造;非纯化疫苗改进为纯化疫苗;全细胞疫苗改进为组分疫苗等) 2.3 已有同类产品上市的疫苗组成的新的多联/多价疫苗。 2.4 改变给药途径,且具有明显临床优势的疫苗。 2.5 改变免疫剂量或免疫程序,且新免疫剂量或免疫程序具有明显临床优势的疫苗。 2.6 改变适用人群的疫苗。
3类	境内或境外已上市生物制品: 3.1 境外生产的境外已上市、境内未上市的生物制品申报上市。 3.2 境外已上市、境内未上市的生物制品申报在境内生产上市。 3.3 生物类似药。 3.4 其他生物制品。	境内或境外已上市的疫苗: 3.1 境外生产的境外已上市、境内未上市的疫苗申报上市。 3.2 境外已上市、境内未上市的疫苗申报在境内生产上市。 3.3 境内已上市疫苗。

第三节   临床试验设计的一般原则

一、伦理原则

临床试验是以人体为受试对象,所以临床试验设计首先需要考虑伦理性。制定药物临床试验质量管理规范(good clinical practice, GCP)的目的之一,在于保护受试者的权益,并保障其安全。这是临床试验设计的第一个基本原则,即伦理性。伦理委员会和知情同意书是保障受试者权益的主要措施。

1. 临床试验的基本条件

（1）临床试验必须获得国家药品监督管理局的批准，这样能保证药品临床试验有充分的科学依据、周密的考虑、明确的目的、预期的治疗效果及可能产生的危害，也保证了预期的受益超过可能出现的损害。

（2）参加临床试验的研究单位必须是国家药物临床试验机构，具备开展临床试验所需的设施、设备和人员，具备系统的可操作的管理制度和标准操作规程，有良好医疗设备且具备处理紧急情况的一切措施，确保受试者安全。

（3）负责临床试验的研究者（investigator）必须符合规定的条件，包括具有在其供职的医疗机构的执业资格，具备临床试验所需的专业知识、培训经历和承担临床试验的经验，熟悉申办者提供的临床试验方案、研究者手册、试验药物相关资料信息，熟悉并遵守临床试验质量管理规范和临床试验相关的法律法规。

（4）申办者（sponsor）的责任。应建立药物临床试验质量管理体系，涵盖临床试验的整个过程，包括临床试验的设计、实施、记录、评估、结果报告和文件归档；选用有资质的生物统计学家、临床药理学家和临床医生等参与试验；在相关法律法规规定的范畴内，向研究者及其供职的医疗机构提供与临床试验相关的法律上、经济上的保险或担保；须承担受试者与试验相关的损害或死亡的诊疗费用和相应的经济补偿。

2. 伦理委员会

为确保受试者的权益并为之提供公众保证，参加临床试验的医疗机构应成立伦理委员会（ethic committee）。伦理委员会的职责是保护受试者的权益和安全，伦理委员会对药物临床试验的科学性和伦理性进行审查。伦理委员会由医药相关专业人员、非科学专业背景人员、非临床试验单位成员，并有不同性别的委员至少 5 人组成。所有成员均经过伦理审查的培训和经验，能够审查临床试验相关的伦理学和科学等方面的问题。伦理委员会的组成和工作应相对独立，不受任何参与试验者的影响。试验方案需经伦理委员会审议同意并签署批准意见后方能实施；试验进行期间，试验方案的修改需经伦理委员会批准后方可执行；试验期间发生任何严重不良事件，均应向伦理委员会报告。

3. 知情同意书

研究者必须向受试者说明有关临床试验的详细情况，包括：试验背景；试验目的；试验治疗和随机分配至各组的可能性；受试者需要遵守的试验步骤，包括有创性医疗操作；试验可能致受试者的风险或不便；试验预期的获益；受试者发生与试验相关的损害时，可获得补偿和/或治疗；受试者参加试验是自愿的，可以拒绝参加或有权在试验任何阶段随时退出试验而不会遭到歧视或报复，其医疗待遇与权益不会受到影响；受试者参加临床试验的相关记录保密；当存在有关试验信息和受试者权益的问题，以及发生试验相关损害时，受试者可联系的研究者及联系方式。最后，受试者或其法定代理人在知情同意书（informed consent form）上签字并注明日期，研究者及其代表也需在知情同意书上签字并注明日期。在取得知情同意书后，受试者才可进行临床试验。

二、统计学原则

药品临床试验管理规范的另一目的，在于保证新药临床试验过程规范，结果科学可靠。通过贯彻以下统计学原则，保证临床试验的科学性。

1. 对照

根据国家药品监督管理局的规定，Ⅱ期、Ⅲ期临床试验应遵循随机对照的原则。比较研究是临床试验的一个重要方法，必须设立相应的对照组，才能评价一个新药的安全性和疗效。对照组是指与试验组处于同样条件下的一组受试者，对照组和试验组的唯一区别是试验组接受试验药治疗，对照组接受对照药的治疗，而其他条件(如入选条件、试验进行中的条件)保持一致。设立对照组的主要目的，在于判断受试者治疗前后的变化，是试验药物而不是其他因素(如病情的自然发展或者受试者机体内环境的变化)引起的。有了对照组，就能回答如果未服用试验药物会发生什么情况。

2. 随机

随机化可使每个受试者都有相同的机会被选入临床研究，且有相同的机会分配到试验药组或对照药组中，以消除一些非试验因素对试验结果的影响。随机化有利于避免试验组和对照组两组之间的系统差别，使各种已知或未知的影响因素，在两组中分布相同，有利于两组的可比性，为统计分析的假设检验和参数估计提供必要的基础。

3. 重复

重复是指临床试验的各组受试者应达到一定的数量，即样本的含量，尽量减少临床试验的偏倚，使得结论可靠，正确评价药品的安全性和有效性。随机化虽能很大程度上避免非试验因素所产生的偏倚，但需样本量达到一定数量，才可使试验结果少受异常值的影响，缩小误差。在临床试验设计时，需根据统计学原则估计样本含量，在保证可靠性的条件下，以最少的受试者获得所需的试验结果。

4. 均衡

临床试验要求各个组别的非试验因素条件均衡一致，这就是两组可比性分析。在随机的前提下，一般能达到两组受试者的一些非试验因素(如年龄、性别、体重、身高)的一致性。如果某些因素(如病情轻重、病程长短)必须保持均衡一致，则需采用分层随机方法，必要时还可采用动态分配的方法。

三、受试者

1. 病例的选择

在制订计划时就应确定病例选择标准，标准应宽严适度，过宽影响试验结果，但过严会导致病例不足。选择病例时可从下述两方面确定选择标准。

(1)根据专业要求定标准　受试者应具有代表性，使试验结果能适用于将来用该药治疗的同类患者群体。应按病情轻重、病程长短、原发或复发、是否有合并症等分类，并参考患者年龄、性别、营养状态及治疗有关的生理生化指标，配对或划分区组，随机分配到各试验组中。

(2)根据统计学要求定标准　为了提高各试验组病例分配的均匀性，减少分配误差，可将与试验有关的因素尽量减少。例如，限定年龄范围、病种及病变程度等；一般情况下不宜用老年人作受试对象，但抗衰老药等老年人用药物，则应选用老年人为受试对象。

2. 病例的淘汰

按照统计学原则，全体受试者均应纳入统计处理，不得任意舍弃。因此，在制订计划时即应明确病例淘汰标准，以确保试验成功，一般而言下列对象可以考虑淘汰：①儿童、孕妇、哺乳妇女、有药物过敏史者、肝肾功能不全者、心肺功能不全者等。②开始治疗后，确切诊断证明不属于药物作用范围内的病例,如在细菌学诊断前已用药,经细菌学诊断表明该病例的致病菌与药物抗菌谱不符。③因各种原因,疗程结束前退出试验、出院或死亡的病例。④在分层、配对、随机区组设计试验中,有时在进行某种特定的配对区组随机对照试验时,也可将不符合条件的病例淘汰。

3. 病例的脱落

由于临床试验一般要延续较长时间,所以试验中病例的脱落(withdrawal, drop out)不可避免。病例脱落可见于疗效好,使患者停止治疗;更多的是疗效差,使患者丧失信心而停止治疗。若试验中脱落病例过多,必然影响试验结果。对于脱落病例应在充分调查的基础上区别对待。对于与药物疗效无关的脱落病例,可以在总结时予以排除,但例数不宜过多,一般要求不大于20%。对与治疗效果可能有关的以及原因不明的脱落病例,应列入无效,或在总结报告中加以说明。

4. 患者的依从性

即使自始至终参加试验的患者,也存在依从性即合作性问题。在口服用药时,患者常不能按规定要求服药,甚至忘记服药;有时患者自觉病情好转,自动减量或停药;有的则对所用药物缺乏信心,加用其他药物等。这些情况会影响试验的结果,若对此不充分注意,会导致错误的结论。因此,除应取得患者理解和合作外,还必须加强管理,建立检查制度或督促检查患者服药,必要时测定药物的血、尿浓度,确保患者的依从性。

5. 病例数的估算

根据统计学原理,试验结果的重现性和可靠性,与试验的重复次数(例数)有关,也与试验的质量有关。如试验质量高、误差小,所需例数也可减少。我国新药审批办法中明确规定了临床试验的例数,应当按要求完成。与此同时,若能注意以下因素,则可以提高试验的质量。

(1)受试药与对照药的药效差别较大,可使所需的例数减少;反之,若两药差别不大,单靠增加例数是不现实的,还应从专业角度考虑这种微小的差别是否有现实意义。

(2)试验手段、仪器设备越精密,所需例数可减少,在试验设计中应尽量注意仪器的校正、操作的规范化、指标的统一等,以提高试验质量。

(3)从统计学角度看,要提高试验效率应注意以下几点:①两组例数相等,试验效率提高,可用较少的例数取得显著的结论;②定量资料的试验效率高于定性资料,故尽量将资料量化以提高试验效率;③同体试验或配对试验可减少个体差异,提高试验效率,但应注意配对是否合理、前后两次测量值有无自然差异等。拉丁方设计、正交设计和交叉试验等方法能提高效率,应尽量优先应用。

(4)若试验药物起效快、作用强,估计所需疗程短,可先以序贯试验,用少数病例获得试验药与对照药的比较结果。

四、临床试验设计方案

药品临床试验全过程的标准规定,包括方案设计、组织、实施、监查、稽查、记录、分析总结和报告。首先,药品临床试验必须获得国家药品监督管理局的批准(生物等效性试验应备案),伦理委员会的审核批准,并取得受试者的知情同意。临床试验过程规范,结果才能科学可靠,而试验方案是关键的。试验方案(protocol)又称研究计划、研究方案,由研究者和申办者共同制订,统计学家配合完善,须报伦理委员会审批后实施。

　　试验方案的内容包括临床试验的题目和立题理由、试验目的和目标及试验的背景等内容。试验方案是临床试验极其重要的文件,必须在临床试验开始前予以完善确定。它至少有两个用途。一是科学的设计(scientific design),方案描述了试验的背景、目的、设计方案,且从伦理学上、财政上、管理上、科学设计上做出了多方位的考虑,严格按此执行,能保证临床试验的顺利进行;二是操作手册(operation manual),方案指导研究者怎样去选择患者,如何用药,如何观察等,具体地说明了应该做什么,不应该做什么,因此又是一本操作手册。试验方案一经确定,在试验过程中一般不宜修改。如果确实需要修改应按照 GCP 规定的程序,列出修改方案,报伦理委员会批准后执行。

第四节　临床试验的设计类型和比较类型

一、观察指标

　　临床试验中选择观察指标有非常重要的意义。观察指标是指能反映新药疗效(effectiveness)或安全性(safety)的观察项目。统计学中常将指标称为变量(variable)。观察指标的选择应遵循少而精的原则。

1. 指标的分类

　　观察指标主要分为定量指标和分类指标

　　(1)定量指标　又称测量指标、计量指标(measurement variable)。对每个观察单位,用定量方法测定某项指标数值的大小,得到的是定量指标,如年龄、身高、体重、血压、心率等都是定量指标。

　　(2)分类指标　又称类别指标(categorical variable),是将观察单位按类别、性质归类所得的指标。分类指标有二分类及多分类,有序及无序之分。如受试者性别归类所得男性多少例,女性多少例就是分类指标。如性别分为男、女就是二分类(dichotomies);职业分为工人、农民、教师、干部等就是多分类的。多分类的类别指标,又分为有序和无序,如职业的分类为无序的,而文化程度(分为文盲、小学、中学、大学)就是有序的,其取值可以为:①文盲,②小学,③中学,④大学。还可以举出一些有序分类指标,例如疼痛:①不痛,②轻微痛,③中度痛,④重度痛;又如疗效:①无效,②好转,③显效,④痊愈。

　　有序类别指标的统计方法,一般不同于无序类别指标,前者一般采用非参数统计分析,后者为 χ^2 统计分析。对于类别指标分类必须有明确的定义和可靠的依据,在设计方案中需作规定与说明,不允许在事后随意修改。例如,在研究方案中明确规定生活能力状态分为 0~7 级:0 级,能恢复工作或操持家务;1 级,生活自理,独立生活,部分工作;2 级,基本独立生活,小部分需人帮助;3 级,部分生活可自理,大部分需人帮助;4 级,可站立行走,但需人随时照料;5 级,卧床,各项生活需人照料;6 级,卧床,有部分意识活动,可喂食;7 级,植物人状态。

　　(3)定量指标与分类指标的转换　有时根据需要,将定量指标换算成分类指标。必须指出,把定量指标化作分类指标时,往往会丧失部分信息,导致检验效能(power)降低,此时,应考虑增大样本量。例如,减肥药临床研究中,以体重作为指标,研究使用减肥药前后体重之差,或者体重的减轻率,直接使用体重的减轻值或减轻率作为指标较为合理。如果人为地规定等级指标,取为分数值(score):①减轻率<0%;②减轻率 0%~5%;③减轻率 5%~10%;④减

轻率≥10%。这种转换会丢失信息,除非必要一般不予提倡。

临床研究中,常将疗效规定为无效、好转、显效、痊愈。在有些情况下,也是将某些定量指标计算后化成有序分类指标的。例如,神经药物研究中所使用的神经功能缺损量表,使用增分率为指标衡量疗效。有人规定:①无效,增分率< 17%;②好转,增分率17%～35%;③进步,增分率35%～90%;④显效,增分率≥ 90%。

各类试验药物对不同适应证的疗效等级规定应有权威性,需要获得医务界的公认,切忌自行其是。

2. 主要指标和次要指标

(1)主要指标(primary variable)　是能够为临床研究主要目的提供可信证据的指标,又称目标变量(target variable)。主要指标一般为疗效指标,有时也可用作安全性指标。一个临床研究根据其主要目的,一般选择 1～2 个主要指标。所选择的主要指标,应考虑是在相关研究领域中已公认的准则和标准。可采用前人在相关研究领域中已采用过的、已有实践经验的指标作为主要指标;还应选择易于量化、客观性强的指标,作为主要指标。在研究方案中,需确定并定义主要指标,说明选择的理由。主要指标常常是估计样本量的依据,其质量控制需在方案中说明。

(2)次要指标(secondary variable)　是指与试验主要目的有关的附加支持指标,也可以是与试验次要目的有关的指标,在设计方案中也需明确说明与定义。在评价临床试验的疗效或安全性时,应以主要指标为依据。例如,在一个减肥药的临床研究中,可以用体重、体重指数作为主要指标,腰围、臀围作为次要指标来观察疗效。

3. 复合指标

如果从与试验主要目的有关的多个指标中,难以确定单一的主要指标时,可用预先确定的计算方法,将多个指标组合起来构成一个复合指标(composite variable),临床上常采用的量表(rating scale)就是一种复合指标。当组成复合指标的某些单项指标具有临床意义时,也可以单独进行统计分析。例如,简易痴呆筛选量表由定向力、识记能力、计算、物品回忆和语言能力5 个部分组成,各个组成部分又由若干个规定好的项目组成。在统计分析中,总分为一个指标,各个单项能力也可以作为评价患者状态的指标。

4. 全局评价指标

将客观指标和研究者对患者的病情及其改变总的印象综合起来,所设定的指标称为全局评价指标(global assessment variable),通常是有序分类指标(scale of ordered categorical ratings)。全局评价指标往往有一定的主观成分。如除主要指标外,还需使用全局评价指标作为评价疗效或安全性的指标时,必须在方案中明确规定,它是与试验的主要目的相关,并有选择依据和可靠基础,同时具有明确判断等级的方法。其中,全局评价指标中的客观指标应单独加以考虑,将其作为一个主要指标,至少作为一个重要的次要指标。

例 1　在一个临床试验中,研究目的是评价××××药对 HBeAg 阳性慢性乙型肝炎的抗 HBV 活性、临床疗效和安全性。采用随机、双盲、安慰剂对照的多中心研究方法,用以评价 ××××药 10 mg 口服后,HBeAg 阳性慢性乙型肝炎患者的疗效和安全性。

目标人群:HBeAg 阳性代偿期的成年慢性乙肝患者,筛选时 HBV DNA ≥ 10^6 拷贝/L。

主要疗效指标:比较 12 周末,××××药 10 mg 组和安慰剂组,患者血清 HBV 下降的对数值。

次要疗效指标:比较××××药 10 mg 组和安慰剂组在治疗 12 周时 ALT 恢复率;以及接受××××药 10 mg 治疗的患者,治疗 48 周与筛选期 ALT 比较恢复率:①患者血清 HBV DNA 水平≤10^7 拷贝/L 或 HBV DNA 水平下降≥2 个对数级,或 HBV DNA 阴性(荧光 PCR 方法检测)的发生率。②HBeAg 消失,HBeAg 血清转换的患者比例。

安全性指标:为了对主要疗效指标进行质量控制,本研究设有中心实验室(北京××医院临床检验中心),中心实验室的设定就是为了控制主要指标的质量,确定试验结果的可靠、可信。所有受试者均在筛选期以及第 12、24 和 44 周,各采集全血 10 ml,分离血清,每管 2 ml,共 2 管冻存于-70℃。其中,一管在试验结束后集中以快递方式送北京××医院中心实验室;另一管作为备份,在另一时间以快递方式送达北京××医院中心实验室。中心实验室测定的项目有乙肝病毒标记物(HBsAg、HBeAg 和 HBeAb)和 HBV DNA 定量,前者统一用 Abbott 3 试剂,后者统一用 PCR 荧光法检测。

执行方法:①血清的处理和保存。在筛选期、8 周、12 周、24 周和 48 周时,各研究中心需保留备用血清两份,以供中心实验室检测 DNA 定量。②血清的处理。用真空采血管抽取静脉血 5 ml。采血后轻轻颠倒试管 5 次并将其稳定、垂直向上地放置 15～30 min 使血液凝集。在抽血 1 h 内,将试管以 3000 r/min 离心 15 min,使血清和血细胞完全分离。然后,立即将血清各 1 ml 转移至 2 支冻存管内。溶血的样本及含有血球的血清样本,因其对 PCR 实验有影响,将不予以分析。③血清的保存。装有血清的 2 支冻存管须立即存放在-30℃或更低的温度中保存。负责管理冻存血清的人员应及时填写《血清样本登记表》。样本须一直保持在低于-70℃的冷冻状态下,不得反复冻融。

例 2　在一个消化药物的临床试验中,评价××胶囊用于以便秘为主的肠易激惹综合征的治疗。患者入选条件符合便秘型肠易激惹综合征的罗马Ⅱ诊断标准,即在近 12 个月内,腹痛或腹部不适至少出现 12 周,伴以下 3 种情况中的 2 种,但无须连续:①便后缓解;②病初起时排便频率改变;③病初起时粪便性状改变。

另外,总结了一些支持便秘型肠易激惹综合征的诊断如下:①排便每周少于 3 次;②排便每天多于 3 次;③羊粪样便或硬便;④稀(软)或水样便;⑤排便费力;⑥排便急迫感;⑦排便不尽感;⑧排黏液便;⑨腹胀。便秘型肠易激惹综合征符合第 1、3、5 项中的一项而不伴第 2、4、6 项。

主要疗效指标:患者对过去一周便秘型肠易激惹综合征总体症状(便秘和腹部不适/疼痛等)的程度评价是主要疗效指标。

次要疗效指标:过去一周患者的便秘严重程度作为次要疗效指标。

为了获取主要、次要疗效指标,对于非住院患者设计了日记卡(表 5-2)。此外,患者每日评估他们的便秘型肠易激惹综合征症状,也作为次要疗效(表 5-3)。

为了保持数据的可靠,研究者设计了图例,表明大便的 Bristol 分型:1 型,似坚果一样,硬的,一段一段块状(很难通过);2 型,腊肠状,块状;3 型,腊肠状,但表面有裂缝;4 型,似腊肠或蛇样,光滑柔软;5 型,有清楚边缘的柔软一团(容易通过);6 型,软便,蓬松,边缘粗糙;7 型,水样,无固体成分,完全液体。

5. 安全性评价指标

任何临床试验均应观察研究药物的安全性。要预先设计使用药物过程中出现的不良事件、重要不良事件、严重不良事件,列出各种反应事件观察项目,然后逐日观察记录。不良事件可以是药物引起的不良反应,也可以是原发疾病或其他各种因素引起的(表5-4)。

表5-2　日记卡疗效评估表(每周评估)

问题	参数	反应标准
请您描述,在过去一周内,困扰您的便秘型肠易激惹综合征总体症状(便秘和腹部不适/疼痛等)的程度	主要	□ 无 □ 轻微 □ 中度 □ 严重 □ 非常严重
请您描述,过去一周内,您便秘症状的严重程度	次要	□ 无 □ 轻微 □ 中度 □ 严重 □ 非常严重

表5-3　日记卡疗效评估表(每日评估)

问题	反应标准
您今天腹部不适或疼痛有多严重?	□ 无 □ 轻微 □ 中度 □ 严重 □ 非常严重
您今天腹部胀气有多严重?	□ 无 □ 轻微 □ 中度 □ 严重 □ 非常严重
您今天排便几次?	(　)次
请描述便型(按照 Bristol 分型)	第一次:(　)型 第二次:(　)型 第三次:(　)型 第四次:(　)型 第五次:(　)型
您今天有排便不尽感吗?	□ 有 □ 否
您今天排便是否费力?	□ 是 □ 否
您今天是否服用任何缓泻剂?	□ 是 □ 否

表 5-4 不良事件描述

例号	中心	症状	程度			与药物关系				转归				开始时间	结束时间
			轻	中	重	有关	可能有关	可能无关	无关	加强观察	治疗	减低剂量	中止		
54	××医院	阳痿	√				√			√					
		恶心	√				√			√					
60	××医院	呕吐	√				√			√					
		头痛	√				√			√					
76	××医院	头昏	√							√		√			
⋮	⋮	⋮	⋮	⋮	⋮	⋮	⋮	⋮	⋮	⋮	⋮	⋮	⋮	⋮	⋮

二、研究设计的类型

1. 平行组设计

平行组设计(parallel group design)是最常见的探索性和确证性临床试验方案,相对于其他设计是最简单的一种。设计方法是将来自同一总体的受试者随机地分入各个组别,各组受试者不仅在试验前保持同质,而且在试验进行中也处于相同的条件,唯一的不同是各个组别施加的处理不同,有的是试验药组,有的是对照组,最后根据试验结果作出统计分析。平行组设计不一定是两个组别,也可以为试验药设置一个或多个对照药,试验药也可按若干剂量分组。对照药的选择应符合设计方案的要求。

2. 交叉设计

交叉设计(crossover design)是指每个受试者随机地在两个或多个不同试验阶段,分别接受指定的处理(试验药或对照药)。这是一种自身对照的试验方法,可以控制个体间的差异,减少受试者人数。最简单的是 2×2 交叉设计,指每个受试者安排两个试验阶段,分别接受两种药物(试验药与对照药),第一阶段接受何种处理是随机确定的。每个受试者需经历如下几个试验过程,即准备阶段,第一试验阶段,洗脱期(washout period),第二试验阶段,在两个试验阶段分别观察两种药物的疗效和安全性。交叉设计常用于验证同一种药物的两种或多种不同配方的临床试验,如生物等效性(bioequivalence)或临床等效性(clinical equivalence)试验,一般限于预期仅有少数失访(lost of follow up)的情况。

每个试验阶段的处理对后一阶段的影响称为延滞效应(carry over effect)。采用交叉设计时应避免延滞效应,在资料分析时,需检测是否有延滞效应存在。在 2×2 的交叉试验中,统计学上难以区别是延滞效应,还是处理与不同时期病情变化的交互作用;在高阶交叉试验中,这一问题虽不严重,但不能完全消除。延滞效应的存在,对后续处理时期出现的不良事件,难以判断是何种处理所致,也足以使结论无效。因此,每个试验阶段后需安排足够长的洗脱期,以消除该阶段对后一试验阶段处理的延滞效应。

3. 析因设计

析因设计(factorial design)是一种多因素的交叉分组试验,通过处理的不同组合,对两个或多个处理同时进行评价。它不仅可检验每个因素各水平间的差异,而且可以检验各因素间的交互作用。若存在交互作用,表示各因素不是相互独立的,而是一个因素的水平有改变时,另一个或几个因素的效应也相应有所改变;反之,如不存在交互作用,表示各因素具有独立性。析因设计的另一个重要应用,是通过试验多个处理的不同剂量(水平)的组合,观察全部组合的数据,有助于确定各个处理最合适的剂量组合。

4. 成组序贯设计

相对于固定样本的试验而言,成组序贯设计(group sequential design)是每一批受试对象试验后,及时对主要指标(包括有效性和安全性)进行分析,一旦可以作出结论(无论是有还是无统计学意义)即停止试验。因此,既可避免盲目加大样本量而造成浪费,又不至于因样本量过小而得不到应有的结论。

成组序贯设计常用于大型的、观察期较长的或事先不能确定样本量的临床试验。成组序贯设计的盲底要求一次产生,分批揭盲。每一批受试对象中,试验组与对照组的比例相同,每批例数不宜太少,批次以不大于5为宜,以减少多次揭盲带来的信息损耗。应用成组序贯设计时,试验者可根据试验要求所确定的Ⅰ型和Ⅱ型错误大小、主要指标的性质(定量或定性指标)、两种处理是单向或双向比较、结束试验所需的最大样本量等条件,确定相应的成组序贯试验类型。试验计划中需写明可变动的α消耗函数(α spending function)计算方法。

三、比较的类型

能够提供药物有效性的证据有两种方法。一是用差异性检验,试验药优于安慰剂(placebo),或试验药优于阳性对照药(active),或试验药高剂量组优于低剂量组;二是在阳性对照试验中,试验药效应等于或劣于阳性药。临床试验中比较的类型,可分为优效性(superiority)试验、等效性(equivalence)试验和非劣效性(non-inferiority)试验。

1. 优效性试验

检验试验药优于安慰剂,或试验药优于阳性对照药,或有剂量反应关系证实效果是最可信。采用安慰剂或阳性对照药,应按试验要求并符合伦理原则来科学地安排。

2. 等效性试验

等效性试验是将试验药与相应的临床已证实有效的阳性对照药进行比较,检验两者药效是否具有等效性,包括生物等效性试验和临床等效性试验。研究者根据药物性质确定等效界限(equivalence margins,临床上能接受的最大差别范围),并明确列入试验计划。统计学上的无效假设(null hypothesis)是药效间差异落在等效界限之外,备择假设(alternative hypothesis)是落在界限之内。通常采用两个同时的单侧检验去检验无效假设,即双向单侧检验(two simultaneous one-side test)。如果两者不等效,应该说明方向,究竟是试验药优于阳性对照药,还是阳性对照药优于试验药。

例如,在一个治疗膀胱活动过度(包括尿急、尿频、尿失禁)的药物临床研究中。以24 h平均排尿次数的改变作为主要指标。在试验药和阳性对照药的等效性试验中,规定试验药的24 h平均排尿次数的减少次数x,在阳性对照药24 h平均减少次数y的± 1.5范围之内,这时双向单侧检验为:

$$H_0: x > y + 1.5 \qquad H_A: x < y + 1.5$$
$$H_0: x < y - 1.5 \qquad H_A: x > y - 1.5$$

如果上述两个假设在$\alpha = 0.025$水平上拒绝H_0,则可判定两个药物等效,即x将落在

$(y-1.5)$ 至 $(y+1.5)$ 的范围内。

3. 非劣效性试验

非劣效性试验是显示试验药的治疗效果在临床上不劣于阳性对照药。所选的阳性对照药应是已广泛使用的,对适应证的疗效和用量已被证实。

进行等效性试验或非劣效性试验时,还需预先确定一个等效界值(上、下限),这个界值应不超过临床上能接受的最大差别范围。界值的确定需要研究者从临床上认可,而不是依赖于生物统计学家。不论采用何种比较类型,在试验方案中必须写明根据选定的比较类型所估计的样本量。

4. 比较研究中的阳性对照药

进行等效性试验或非劣效性试验时,需要采用阳性对照药。国家食品药品监督管理局于 2005 年 2 月 28 日公布的《药品注册管理办法》规定,临床试验对照药品应当是已在国内上市销售的药品;对必须要从国外购进的药品,需经国家食品药品监督管理局批准,并经口岸药品检验所检验合格,方可用于临床试验。临床试验阳性对照药的选择一般应按照以下顺序进行:①原开发企业的品种;②具有明确临床试验数据的同品种;③活性成分和给药途径相同,但剂型不同的品种;④作用机制相似,适应证相同的其他品种。

第五节　偏倚的控制:盲法和随机化

从试验设计角度来看,干扰正确评价研究药物的疗效和安全性的因素中,最主要的是偏倚 (bias)。偏倚是指在一定条件下,由于一些未被发现的、固定的偏向性因素造成试验结果具有某种倾向性的误差。偏倚可能来自研究者、受试者对研究药物的信赖程度,或受试者对研究者的信任程度。当一个研究者知道受试者所接受的是试验药时,他可能有意或无意地对受试者的治疗情况倍加关心,如增加检查的频度,甚至护理人员也会格外关心该受试者,他们的过于关心又可能会影响到受试者的态度。研究者在填写病例报告表(case report form, CRF)某些受主观因素影响较大的指标值时,也会先入为主。研究者对受试者的启发、暗示,会不知不觉地改变观察记录。当受试者知道自己所用的是何种药物后,也会产生各种心理变化,从而妨碍或干扰受试者与研究者在临床研究上的配合,造成偏倚。偏倚也可能来自申办者及其所任命的监查员。偏倚可能是有意的也可能是无意的,但绝大多数是无意造成的。

避免偏倚的两个重要设计原则是盲法(blinding)和随机化(randomization)。盲法是指按试验方案的规定,不让参与研究的受试者、研究者或其他有关工作人员知道患者接受何种处理(试验药或对照药),从而避免他们对试验结果的人为干扰。盲法根据盲的范围,分为单盲和双盲。随机化是指参加临床试验的每一个受试者都有相同的机会进入治疗组或对照组,这为以后疗效、安全性的评价,提供了客观的基础。

一、临床试验类型

1. 双盲临床试验

双盲临床试验(double blind clinical trial)是指临床试验中受试者、研究者、参与疗效和安全性评价的医务人员、监查员、数据管理人员、统计分析人员都不知道治疗分配程序,即哪一个病例分入哪一个组别。

在一个临床试验中,当反映疗效和安全性的主要变量(primary variable)是一个受主观因素影响较大的变量时,如神经精神病科中的各种量表(如 MMSE 量表、神经功能缺损量表、生活能力量表等),必须使用双盲试验;又如在某些情况下需用临床全局评价指标评价疗效和安全性,必须使用双盲试验。即使一个主要变量为客观指标(如生化指标、血压测量值等),为了客观地评价疗效和安全性,也应该使用双盲设计。

双盲临床试验的盲法,应自始至终地贯穿于整个试验之中,从患者入组、研究者对患者的观察治疗、登录病例报告表、研究人员对患者疗效和安全性的评价、监查员的检查、数据录入计算机和管理,直至统计分析都需保持盲态。在统计分析结束后,才能在监视下揭盲。双盲试验需要主要研究者会同药品监督管理人员、统计学家,制定严格的操作规范,防止盲底编码不必要的扩散。在临床试验进行过程中,一旦全部揭盲,试验将被视作为无效,需重新实施新的试验。

2. 开放试验

开放试验(open trial)与盲法试验相对应,是一种不设盲的试验,受试者、研究者、监查员、数据管理人员和统计分析工作者都知道患者采用的是何种处理。即使在开放试验中,研究者与参与评价疗效和安全性的医务人员,最好不是同一批人员,使得参与评价的人员在评判过程中始终处于盲态,就能尽可能减小偏倚,达到客观和可靠。必须指出,开放试验并不是只有试验组,而没有对照组。开放试验在判定疗效时,仍然需要设置对照组,并对受试者执行随机化分组。

二、随机双盲临床试验的实施

随机化是对临床试验中受试者接受何种药物随机做出安排,不掺杂人为干扰因素,为以后评价疗效和安全性提供客观的基础。随机化能使处理组与对照组的各种影响因素,不论是已知的还是未知的,有影响的与没有影响的,在两组中的分布都趋于相似,使得两组具有可比性。随机化与双盲法同时使用,在选择受试者和分组时,可避免因处理分配不当而导致偏倚。

1. 处理编码

处理编码(treatment code)又称为盲法编码(blinding code),是用随机化方法做出的受试者所接受处理(试验组或对照组)的安排。一般采用文件形式予以肯定。药品按处理编码进行分配包装。处理编码又称为盲底。一般情况下,处理编码是按受试者号排列的编码,也可以是按处理排列的受试者号。

(1)随机数字产生　不同的临床试验以及试验设计方法,所用的随机数字是不相同的。随机数字的产生应该使用统计软件包在电子计算机上产生,而且必须有重新产生的能力(称为重现性),也即当输入产生随机数字的初值等参数后,能使这种随机数字重新产生。随机数字的产生时间,应该距药品编码分装的时间越近越好,一般为 1~2 d。

(2)分层随机(stratified randomization)　随机数字的产生一般采用分层随机化。对于多中心临床试验,一个中心就是一个分层的因素,按各中心进行分层。如果一个临床试验有四个中心,就需分成四层。另外,当某些因素,比如疾病的不同亚型,肯定会对疗效有所影响时,也应按这些因素分层。这时,该临床试验应分成中心(四层),疾病的亚型(如设为三个亚型,则为三层),共计 12 层。分层对于层内的均衡性是有帮助的,病例数过少时,不宜过多分层,否则分层后各个亚组(层次)病例数更少,难以实施统计处理,所以两个以上的分层因素常常使分层难以实施。

(3)区组随机(block randomization)　除了考虑分层的因素外还应考虑按分段,即区组(block),随机地安排受试者,这有助于增加每一段的可比性。当受试者的入组随时间有变化时,按分段的安排也可使每段内各处理组的样本大小完全符合试验方案的要求。分段的长度应对所有的研究者、申办者保密,分段长度不宜太小或太大,若太小则会形成不随机。如果只有2个组别(试验组与对照组),那么分段长度不能为2,因为这时随机性相当差,一般可取4~10。如果有4个组别(2个试验组、阳性对照和阴性对照),分段长度至少为8。分段长度还与试验的疗程长短有关,例如,治疗感冒新药的疗程较短,3~5 d就能结束观察,这时患者入组快,分段长短影响不大;但治疗乙肝的新药,按规定疗程为9个月,还需停药6个月,继续观察疗效,患者入组不快,分段长度不宜太长。

当样本大小、分层因素及分段长度确定后,就可在电子计算机上使用统计软件包产生随机数字,只要设定随机数字的产生初值、分段长度、区组大小等参数就可在电子计算机上重现。但是,初值与这些参数是保密的,可写在盲底里。

(4)常用的随机化方法　将药物先按处理编码编号,分配至各个中心,每个中心由小到大依次使用各个药物编号达到随机化的目的。有时也可使用中心化随机,受试者符合入组标准时,将受试者信息录入系统,获得药物编号,以求得最大限度的基线平衡,保证两组的可比性。如果实施动态分配,需要有一个周密的计划、好的计算方法、传送药物的快递安全过程,且力求对试验中心人员实施盲法。

2. 双盲法准备过程

(1)药品、标签与药盒准备　申办者需按试验方案准备每个受试者所使用的药物、标签与药盒。分装好的药盒按随机确定的各中心使用编号,与相应的应急信件一起运往各个中心,进行多中心临床试验。

(2)应急信件的准备　对于一个双盲临床试验,需从伦理学角度考虑保证受试者的安全,故申办者需为每个受试者准备一个应急信件。信件事先印刷完成,信件上的申办单位、批准文号、研究药物、药物编号由设置好的程序打印;只有拆开应急信件,看到信纸,才能知道确切的组别。应急信件一经拆开,就不可以恢复,仅用于紧急揭盲。

(3)盲底的保存　全部处理编码所形成的盲底,连同采用的随机数字的初值、分段长度、区组大小,制作成一式两份,分别密封后,交由申办者和主要研究者所在的药物临床试验机构的工作人员带回,分两处保存。每个盲底中一般密封有3个信件:①药物编号盲底,供药物编码用;②第一次揭盲盲底;③第二次揭盲盲底。

3. 双盲法实施过程

(1)药物分配的编盲　当申办者将药物、标签、药盒、应急信封、信纸准备就绪,并且生物统计学家在电子计算机上产生处理编盲后,即可进行药品分配编盲。药物分配编盲需在有关人员的监控下进行。

(2)揭盲的规定　双盲临床试验常采用二次揭盲的方法,当病例报告表(CRF)双份全部输入计算机,并经盲态审核(blinding review)后,数据将被锁定(locked)。这时保存全部盲底的工作人员进行第一次揭盲,拆开第一次揭盲信封里面的盲底,将各病例号所对应的分成两组(如A组与B组),以便对全部数据进行统计分析。当分析结束、总结报告完成时,再在临床试验总结会上,作第二次揭盲,拆开第二次揭盲信封,其盲底告知A、B两组中哪一个为试验组。当双盲试验设计不是1:1时,例如,试验组与对照组呈3:1的设计,这时只有第一次揭盲。

（3）紧急情况下个别病例揭盲的规定　在临床试验方案中，需明文规定在什么情况下、由什么人可以拆开应急信件，获知该用药编号接受的是何种处理。一般来说，受试者出现严重不良事件，或死亡，或需紧急抢救时，可由该中心的负责研究者报告监查员及主要研究者，决定是否需拆开应急信件。应急信件一旦打开，该用药编号的受试者将被视为脱落病例。必须指出，一个应急信件的打开，仅仅涉及一个病例的揭盲。

（4）双盲试验终止和失效的规定　在临床试验中还需规定，什么情况下可以终止或宣布双盲试验失效。一般来说，在临床试验进行过程中，全部盲底一旦泄密，或者应急信件拆阅率超过 20％，意味着双盲试验失效，需要重新安排一个新的临床试验。

（5）处理编码和药品包装的报告文件　上述全部过程应由专人书写成文件形式，作为该临床试验的文件之一加以保存。该文件也可书写成编盲和试验药品分装的备忘录。其内容应包括药品的准备、药品的包装、用法、储存要求、药品发放办法、随机处理编码的产生、按每个受试者包装的药盒、应急信件、药品检验所对试验药与安慰剂的检验报告、盲底的保存、揭盲的规定和各个中心药盒分配的编号等。

第六节　数据管理及统计

药品临床试验的规范化，最基本的工作是保证药品研究原始试验资料和档案真实、科学、规范和完整。数据管理的目的是将得自受试者的数据迅速、完整、无误地纳入报告。

一、数据管理规范

根据试验方案所制订的病例报告表（CRF）是数据来源的基础。数据管理工作涉及多个单位或业务部门，包括数据管理、临床研究者、统计分析、医学事务、临床监查、临床稽查等单位或部门。数据管理的职责可分为负责、参与、审核、批准、告知等，各单位/部门在数据管理各步骤中的职责不尽相同。研究者是数据填写的第一执行者；监查员需核实研究者填写的数据的真实性；数据管理员负责撰写数据管理计划和数据管理报告；统计学家对数据的逻辑合理性进行检查，并对数据锁定，作统计分析，撰写统计分析报告，协助主要研究者完成试验总结。

1. 研究者填写 CRF

临床试验研究者或临床研究协调员（clinical research coordinator，CRC）应依照 CRF 填写指南，准确、及时、完整、规范地将源数据填写至 CRF 中。纸质 CRF 常用双人双份录入，电子 CRF 由临床研究者或由其指定的 CRC 直接录入。无论采用何种方式，记录者均应在 CRF 上签名，CRF 中任何数据的修改，应使初始记录清晰可辨，保留修改痕迹，需要时解释理由，修改者签名并注明日期。研究者有责任保存所有病史记录，以支持 CRF 表上填写内容的真实性。

2. 监查员对 CRF 的监查

监查员是申办者与研究者之间的主要联系人，其职责之一是保证临床试验中试验记录与 CRF 上填写数据准确、完整，保证试验遵循已批准的试验方案。在临床试验进行过程中，监查员要定期地去各个试验中心，监查 CRF 的填写情况。

3. 数据管理员的职责

数据管理员负责撰写数据管理计划和数据管理报告，对于完成填写的 CRF，数据管理员需进一步检查 CRF 是否完整、准确。纸质 CRF 由两个数据录入员分别独立地将 CRF 双份输入数据库中,以避免数据输入错误,必要时可进行人工核对并由计算机作逻辑检查。为了对数据库进行质量控制,还可以从全部病例中随机抽取一部分进行核查。当发生疑问时,可填写疑问表返回监查员,通知研究者做出回答,研究者的回答应填入疑问表,由监查员交回数据管理员。

二、统计分析

在完成上述各个步骤后,数据库中的数据已具备了供统计分析的条件,生物统计学家需完成统计分析工作。临床试验生物统计的基本要求包括:①试验统计学专业人员,需由有资格(经过专门培训、有经验、可以执行生物统计指导原则)的试验统计学专业人员具体负责。统计学专业人员必须自始至终地参与整个临床试验工作,与临床试验研究者合作,确保生物统计指导原则的贯彻执行。②统计方法,要求使用国内外公认的统计分析方法。③统计软件包,必须是国内外公认的统计软件包,一般最好采用 SAS 统计软件包。

1. 统计分析计划

统计分析计划(statistical analysis plan)由统计学家配合主要研究者完成,其初稿在研究方案和 CRF 完成、正式临床试验开始时完成。统计分析计划应比设计方案中规定的计划更为详细,还包括表达统计分析结果的空白的统计表格或图形。随着临床试验的进行,统计分析计划可不断修改完善,但其正式执行版本应在盲态审核、数据锁定前定稿。

(1)盲态审核(blind review) 是指最后一个 CRF 输入数据库后,第一次揭盲前,对数据库内数据进行的核对和评价。通常由主要研究者、统计学家、数据管理员和申办者共同进行。其内容包括:对统计分析计划书的修改和确认;对研究方案中主要内容的确认,如果要做修改,应以文件形式写入修改方案;对全部入组病例的确认;全部数据(包括脱落病例、主要疗效、安全性数据等)的确认;分析数据集的确定。

(2)数据锁定和揭盲 在盲态审核后,对数据进行锁定。数据锁定之时,也就是统计分析计划正式版本定稿之时。锁定后,统计分析计划与数据不允许再做修改。这时,由保存双盲试验盲底的工作人员作第一次揭盲,即拆开盲底中第一次揭盲盲底,盲底中已将每位受试者所分配的组别按 A、B 两组列出,但不标明 A 代表试验组还是对照组。宣布 A、B 中哪一个为试验组,称为第二次揭盲,由保存盲底的工作人员在完成统计分析和临床试验总结报告后实施,即拆开盲底中第二次揭盲盲底。

2. 数据集

统计专业工作人员写出的统计分析报告,是提供给主要研究者和申办者书写临床试验总结的素材。在报告中,需要正确运用各种数据集,做出恰如其分的统计分析。不同的分析及设计,应用合适的数据集进行分析。盲态审核时,需对每一个受试者的数据集进行指定,特别是脱落、剔除、违背方案的受试者,并用文件的形式写出结果,以备数据锁定后统计分析使用。数据集有 3 种:①全分析集(full analysis set,FAS),是指尽可能接近符合意向性分析原则的理想的受试者人群,应包括几乎所有的随机化后的受试者,只有在导入期中被排除而未入组,或入组后没有任何随访数据才能排除。②符合方案集(per protocol set,PPS),是全分析集的一个子集,其中每位受试者的主要指标的基线值完备、依从性好、不违背方案(符合入选、排除标准,未合用不允许使用的药物)。③安全性数据集(safety set,SS),应包括所有随机化后至少接受一次治疗且至少有一次安全性评估的受试者。

3. 统计分析方法

根据研究目的、研究设计方案和观察资料的性质,选择适当的统计模型。根据统计学原理,决定应采用参数还是非参数统计分析,应考虑由两个程序员独立地编制统计分析程序,并且获得同样的计算结果。统计分析类型包括:①描述性统计分析(descriptive statistical analysis),如需要采用参数估计描述总体的特征,需在试验方案中预先确定可信水平(confidence level),一般取 95%。对主要指标和全局评价指标的参数估计应给出 95% 的可信区间(confidence interval)。②假设检验(hypothesis test)和参数估计(parameter estimation),是统计推断(statistical inference)的重要组成部分。对总体的参数和分布先作无效假设;然后,根据样本对总体提供的信息,决定是否拒绝或不拒绝无效假设。根据分布已知与否,假设检验有参数法和非参数法。③统计分析应考虑脱落病例的影响;多中心临床试验时,应考虑中心效应。

4. 统计分析报告

根据统计分析计划书和统计分析结果,统计学家写出统计分析报告,供主要研究者撰写临床试验总结报告。统计分析报告的内容包括:对整个临床试验中资料收集和整理过程的描述;统计分析方法的选择及其理由;各组病例入选时的基本特征描述及统计检验;疗效评估;安全性评价;试验组和对照组的可比性比较。以上结果应尽可能采用统计表、统计图表示。统计检验结果应包括有统计意义的水平、统计量值和精确的 P 值。应注明所使用的统计软件及版本,所有统计计算程序应以文件形式保存以便核查。根据统计分析报告,申办者和主要研究者撰写临床试验总结报告,根据临床试验的生物统计学指导原则,应由生物统计学家做出判断,总结报告中得出的结论能否得到统计学的支持。

案例解析:

首先,国内药企仿制该品种,在注册管理办法中属于注册分类 3 类,要求按照仿制药申报。因此,仿制药与原研药的一致性评价是首先需要关注的点。其次,该品种在美国已经上市,说明该药降血压的疗效和安全性在欧美人群中已经得到确认。然而,由于欧美人种与中国人种可能存在差异,其药代动力学行为可能有所不同。如他汀类降脂药物,中国人群中的药物浓度 C_{max} 以及药物在人体内的暴露量(AUC)普遍比欧美人群高,目前临床使用的剂量是欧美人群的 $1/4 \sim 1/2$。因此,两个人群药代动力学差异是需要关注的点。此外,即使两种药物药代动力学特征相似,不同人种仍然可能出现药效的差异。因此,还需要一个小规模的随机对照临床试验进行疗效和安全性的进一步确证。因此,我们作如下设计:

试验一　以原研厂家制剂为对照,在中国健康受试者中开展单中心、单次给药、随机、开放、两周期两交叉人体生物等效性研究。

试验目的:以原研厂家(美国 B 公司)的制剂为对照,评价两种制剂在中国健康受试者中的药代动力学参数,并评价两种制剂的一致性和安全性。

试验对象:健康志愿者(男女均可)。

试验设计:随机、开放、双周期双交叉、等效性试验设计。

给　　药:单次给予临床常用剂量药物。

病　例　数:根据统计计算(α,β,几何均值比,个体内变异)。

评价指标:药代动力学指标(C_{max}、AUC、T_{max}、$t_{1/2}$)。

安全性指标:生命体征、实验室检查、心电图、不良事件

统计方法:采用统计软件,计算 C_{max} 和 AUC 的几何均值比的 90％置信区间,在 85～125 范围内判断为两种制剂等效。药代动力学参数和安全性指标采用描述性统计。

试验二　以阳性药为对照,观察 A 药 x 剂量每天一次服药在轻中度高血压患者中疗效和安全性的多中心临床试验。

试验对象:轻中度高血压患者。

试验设计:随机、双盲双模拟、阳性药对照、平行、非劣效性试验设计。

给药剂量:根据国外用药剂量以及药代动力学参数。

病　例　数:根据统计计算(α,β,界值,实验设计的类型)。

主要疗效指标:治疗 12 周坐位舒张压下降值。

次要疗效指标:治疗 12 周坐位收缩压下降值;治疗 12 周后血压达标率。

安全性指标:各种实验室指标、不良事件等。

统计学方法:SAS 统计软件。

实际上,方案设计不是唯一的,试验目的是最终决定因素。需要根据试验目的以及药物本身的特性设计方案。最后,还需要注意,在试验设计过程中,应尽可能减少受试者风险,受试者安全高于试验的科学性。

(江波、汤慧芳)

第六章 治疗药物监测

　　治疗药物监测(therapeutic drug monitoring，TDM)是自 20 世纪 70 年代开始，在医学领域快速发展起来的一门新的边缘学科。其主要任务是通过测定血液或其他体液中的药物浓度，利用药代动力学的基本原理，制订合理的给药方案，使药物治疗个体化，从而达到提高药物疗效、避免或减少药物毒性的目的，同时，也为药物中毒的诊断和处理提供有价值的依据。

第一节 TDM 与给药方案个体化

一、血药浓度与药物效应的关系

　　传统药物治疗是凭经验的。用药时通常从低剂量开始，然后逐步增加剂量直到获得药效。在这种情况下，药物在临床上能否起效，往往与医生的用药经验有关。尽管使用常规推荐剂量，毒性反应依然时有发生。血药浓度与药物效应的关系比用药剂量更加密切，可以作为指导临床用药的依据。对药物体内过程的深入研究和现代微量分析技术的应用，进一步阐明了药物在体内的作用规律，发现大多数药物的药理作用是药物与机体靶分子相互作用的结果。理论上讲，药物治疗作用的强弱和维持时间的长短一方面取决于活性药物在靶细胞周围是否有足够浓度，另一方面取决于靶分子数量及其与药物的亲和力。虽然在少数情况下，靶分子数量及其与药物的亲和力会发生变化，但一般是相对恒定的。药物的药理作用强度与靶分子周围的药物浓度相关联，作用部位的药物浓度决定药物的药理作用强度，而作用部位药物浓度与血中药物浓度(严格而言是血中游离药物浓度)在分布完成后达到平衡。因此，根据血药浓度可预测药物的药理作用强度。

　　药物进入人体后，经历复杂的吸收、分布、代谢和排泄等过程。这些过程通常受许多因素的影响，最终导致相同用药剂量在不同患者中产生药理作用的强度存在很大的个体差异(图 6-1)。

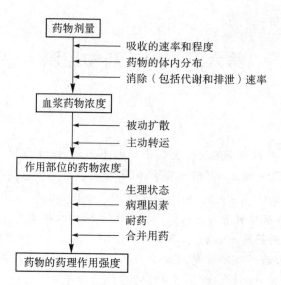

图 6-1　药物剂量–作用强度关系及其影响因素

二、药物的治疗范围

药物的治疗范围(therapeutic range)是指药物的平均最低有效浓度和平均最低中毒浓度之间的范围。它是一个统计学概念,而不是绝对的界限。开展 TDM 的基本前提是相信许多药物都有一个血药浓度范围。在此范围内,大多数患者能够产生预期治疗效果且不良反应最少。但需注意,尽管在低于此血药浓度范围下限时,大多数患者不会产生很好疗效,但对有些患者还是会有效果;同样,血药浓度在高出此范围上限时,多数患者会出现不同程度的毒性反应,但对有些患者并不会产生严重后果。因此,通常所说的"治疗范围",实际上是一个产生预期临床反应概率高而出现严重毒性反应概率低的药物浓度范围。

三、给药方案个体化

大多数药物的常规剂量,某些患者使用后可能疗效甚微,甚至没有疗效,以致误认为药物本身无效;另一些患者使用后,则可能导致严重中毒。若能调整剂量满足每位患者的用药需求,那么临床用药就更有效、更安全。这就是给药方案个体化。给药方案个体化通常是通过监测药物浓度,调整用药剂量使药物浓度维持在治疗范围来实现的(图 6-2)。

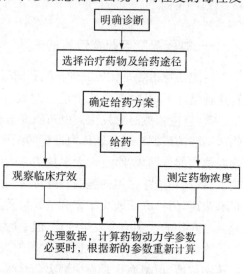

图 6-2　个体化给药程序

第二节 TDM 的前提条件和适应证

一、TDM 的前提条件

开展治疗药物监测,进行个体化给药,可以提高药物治疗效果,减少药物副作用和毒性反应。但要注意,并非所有药物在所有情况下都要进行监测,不必要的监测不仅会增加工作量,同时也给患者增加了额外的医疗费用。开展治疗药物监测的前提条件是:①血药浓度能代表作用部位的药物浓度;②药物的疗效和毒性反应与血药浓度的相关性,明显超过与剂量的相关性;③药物的疗效和毒性无法用直接或间接指标来判断;④药物的药理作用能维持比较长的时间;⑤药物有明确的治疗浓度范围;⑥已有准确、灵敏和特异并且快速简便的方法用于血药浓度测定。在符合以上这些条件的情况下,血药浓度测定结果对临床安全有效用药才有指导意义。

二、TDM 的适应证

在以下情况需要监测药物浓度:①使用治疗指数小、治疗范围窄、毒副作用强的药物,如地高辛、奎尼丁等,监测血药浓度可以预防中毒的发生;②使用具有非线性药代动力学特征的药物(如苯妥英等),血药浓度升高与剂量增加不成比例,监测血药浓度可以预防药物过量;③使用药代动力学个体差异较大的药物,特别是由于遗传特性造成药物代谢速率有明显差异的情况,如普鲁卡因胺的乙酰化代谢;④患者有心、肝、肾和胃肠道等脏器疾病,可明显影响药物的体内过程;⑤中毒症状与疾病本身症状容易混淆的药物,如苯妥英中毒引起的抽搐与癫痫发作不易区别,地高辛控制心律失常时药物过量也可引起心律失常等;⑥有药物毒性反应发生,或怀疑发生毒性反应的情况;⑦用于疾病预防,需要长期服药,而药物本身又易发生毒性反应的情况,如免疫抑制剂和抗癫痫药等;⑧当多种药物合并使用时,需要监测药物浓度以预防由于药物相互作用导致的中毒发生;⑨使用常规剂量未见疗效,监测药物浓度有助于分析疗效不佳的原因;⑩患者需要长期服药,而对治疗的顺应性不好,通过监测药物浓度可以评估患者顺应性。另外,有些药物长期使用会产生耐药性,或诱导(或抑制)肝酶活性,引起药效降低(或升高)以及原因不明的药效变化。

三、需要监测的药物

符合上述 TDM 适应证,需要进行常规监测的药物有以下几类:①抗生素类,包括氨基苷类抗生素(阿米卡星、庆大霉素、奈替米星、妥布霉素和卡那霉素)、万古霉素和氯霉素等;②心血管系统药物,包括地高辛和一些抗心律失常药物(胺碘酮、利多卡因、普鲁卡因胺、双异丙吡胺和奎尼丁等);③抗癫痫药(苯妥英、苯巴比妥、卡马西平、乙琥胺、扑米酮和丙戊酸等);④精神治疗药物,包括锂盐和三环类抗抑郁药(碳酸锂、阿米替林、去甲替林、丙米嗪、地昔帕明等);⑤免疫抑制剂(环孢霉素、他克莫司等);⑥抗肿瘤药(甲氨蝶呤、环磷酰胺、氟尿嘧啶等);⑦抗真菌药(伏立康唑、伊曲康唑等);⑧其他药物,如茶碱、依非韦伦等。常规监测药物见表 6-1。

表 6-1 常规监测药物的有效血药浓度、中毒浓度和中毒表现

药物名称	有效血药浓度范围	中毒浓度	中毒表现
庆大霉素	峰浓度 6~10 mg/L 谷浓度 0.5~1.5 mg/L	峰浓度>15 mg/L 谷浓度>3 mg/L	肾毒性和耳毒性
阿米卡星	峰浓度 20~30 mg/L 谷浓度 4~8 mg/L	峰浓度>50 mg/L 谷浓度>3 mg/L	肾毒性和耳毒性
妥布霉素	峰浓度 6~10 mg/L 谷浓度 0.5~1.5 mg/L	峰浓度>15 mg/L 谷浓度>3 mg/L	肾毒性和耳毒性
万古霉素	峰浓度 30~40 mg/L 谷浓度 5~10 mg/L	峰浓度>60 mg/L 谷浓度>20 mg/L	肾毒性和耳毒性
地高辛	0.5~2 μg/L	>2.5 μg/L	心律失常,胃肠道反应,中枢神经毒性
普鲁卡因胺	4~10 mg/L	>12 mg/L	恶心,便秘,呕吐,心律失常,狼疮综合征
利多卡因	1.5~5 mg/L	>9 mg/L	恶心,便秘,心律失常,血管收缩
双异丙吡胺	3~5 mg/L	>7 mg/L	充血性心衰,抗胆碱效应(口干、尿潴留、便秘)
奎尼丁	2~5 mg/L	>10 mg/L	心律失常,金鸡纳反应
苯妥英	10~20 mg/L;1~2 mg/L(游离苯妥英)	>40 mg/L	眼球震颤,共济失调,发抖,嗜睡
苯巴比妥	15~40 mg/L	>60 mg/L	镇静作用
扑米酮	5~12 mg/L	>24 mg/L	镇静作用
卡马西平	单一用药:4~12 mg/L;1~3 mg/L(游离卡马西平)	>20 mg/L	低血压,心动过速
	合并用药:4~10 mg/L	>12 mg/L	
乙琥胺	40~100 mg/L	>200 mg/L	厌食,腹泻,再生障碍性贫血
丙戊酸	50~100 mg/L;5~15 mg/L(游离丙戊酸)	>200 mg/L	抑郁症,血小板减少,肝功能不全
碳酸锂	0.8~1.4 mmol/L	>2 mmol/L	胃肠道、肾、中枢神经毒性
丙咪嗪	150~250 μg/L(丙咪嗪) 100~300 μg/L(去甲丙咪嗪)	>500 μg/L(丙咪嗪或去甲丙米嗪)	抗胆碱作用,视力模糊,低血压
阿米替林	0.1~0.25 mg/L(去甲替林)	>0.5 mg/L(去甲替林)	抗胆碱作用,视力模糊,低血压
去甲替林	0.05~0.15 mg/L	>0.3 mg/L	抗胆碱作用,视力模糊,低血压
多塞平		>0.3 mg/L(多塞平+代谢物);0.1~0.3 mg/L(去甲多塞平)	抗胆碱作用,视力模糊,低血压

续表

药物名称	有效血药浓度范围	潜在中毒浓度	中毒表现
环孢素 A	5 d～1 周:400～800 ng/L	＞0.3 mg/L	肾功能减退,低镁血,高血压
	5 周～12 周:300～700 ng/L		
	13 周～26 周:200～600 ng/L		
	以后:150～400 ng/L		
霉酚酸	30～60 mg/L·h(AUC)	＞60 mg/L·h(AUC)	胃肠道反应,造血系统抑制,感染
茶碱	儿童及成人:10～20 mg/L	＞30 mg/L	胃肠道反应,震颤,心律失常
	新生儿:5～10 mg/L	＞15 mg/L	
咖啡因	新生儿:8～20 mg/L	＞50 mg/L(新生儿)	中枢和骨骼肌兴奋
甲氨蝶呤	决定于剂量	＞5 mmol/L	肾毒性,恶心,呕吐,血小板减少
伏立康唑	1～5.5 mg/L	＞5.5 mg/L	视觉障碍,幻觉,肝毒性

第三节　TDM 的工作流程

　　TDM 并不单纯是一项提供药物浓度测定值就算完成的工作,而是一个涉及从提出临床问题,到利用药物浓度测定结果去解释或解决问题,从而实现最佳药物治疗目标的整个工作过程。TDM 的工作流程见图 6-3。

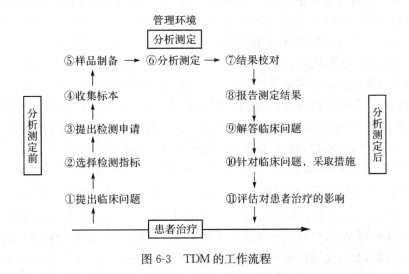

图 6-3　TDM 的工作流程

　　整个过程包括四个部分,共十一个实施阶段。分析测定前的工作分四个实施阶段:①提出临床问题;②选择检测指标;③提出检测申请;④收集标本。分析测定中的工作分三个实施阶段:⑤样品制备;⑥分析测定;⑦结果校对。分析测定后的工作分四个实施阶段:⑧报告测定结果;⑨解答临床问题;⑩针对临床问题,采取措施;⑪评估对患者治疗的影响。前面三部分工作受第四部分即 TDM 工作管理环境的影响。

一、分析测定前的工作

1. 提出临床问题

TDM 是基于体液(如血清)中药物浓度与药物发挥治疗效应的组织中浓度的相关关系。这就意味着血药浓度与治疗剂量导致的治疗失败、治疗有效及毒性有关。在一般情况下,药物浓度过高意味着会发生毒性,药物浓度太低则无效。TDM 涉及实验室检测,同其他类型的实验室检测一样,是在为解决特殊临床问题需要时进行。在患者药物治疗过程中可能遇到的问题有:①治疗开始后,特别是在给予一种负荷剂量时,要考虑根据群体药动学参数推荐的标准剂量,是否适合个体患者;②在未产生治疗反应时,要了解此情况是否是因为药物浓度低于治疗浓度;③在临床症状提示可能存在中毒情况时,要了解是否真正存在药物中毒;④患者肝肾功能发生改变时,要了解血药浓度是否受到影响;⑤在给药途径由静脉换成口服时,血药浓度是否仍在有效范围;⑥在住院或随访期间,患者血药浓度的基线值为多少,要了解患者对治疗方案是否顺应等情况。

2. 选择检测指标

根据患者的临床情况,在确定需要测定药物浓度后,临床医生除了选择 TDM 外还需选择用于监测患者情况的其他检测项目。例如,使用氨基苷类抗生素、地高辛及锂盐的患者,除需TDM 外,还需检测肾功能指标;使用茶碱的患者,还要检测肝功能指标。在一般情况下,监测药物浓度是检测总药物浓度,但有时需要选择特殊指标进行检测:①游离药物;②活性代谢物;③药物的对映体;④作用部位药物浓度。

(1)游离药物浓度检测　药物在进入血液循环后一般以两种形式存在,即结合型和游离型,只有游离型药物可以进入靶细胞,产生药理作用。在通常情况下,在整个治疗有效范围内,药物与血浆蛋白的结合率比较恒定,因此,总的药物浓度可以作为反映受体部位游离药物浓度的精确指标;但在一些特殊情况下,总浓度的变化与游离药物浓度的变化不平行,影响了血药浓度与药理效应的相关性,此时,需要监测游离药物浓度。这些情况包括:①在一些特殊疾病状态下,药物与血浆蛋白结合明显受到影响,如在患者患尿毒症时,弱酸性药物与血浆蛋白结合率明显降低,涉及药物有地西泮、二氮嗪、水杨酸、呋塞米、苯巴比妥、苯妥英、磺胺嘧啶、丙戊酸和华法林等。慢性肝病患者常伴有低蛋白血症,由于白蛋白浓度降低导致游离药物浓度升高。对于蛋白结合率较高的药物,血浆蛋白浓度降低可导致游离药物升高,在受体部位药物作用增强,出现意外药物毒性,而总血药浓度仍在治疗范围。另外,在有些临床情况下,游离药物浓度降低,如在急性心肌梗死、感染性疾病、创伤、严重烧伤或休克的急性期,α_1-酸性糖蛋白(α_1-AGP)浓度升高,增加双异丙吡胺、丙咪嗪、利多卡因、苯妥英、普萘洛尔和奎尼丁等碱性药物的结合。在这些情况下,尽管总药物浓度可能在治疗范围内,但游离药物浓度降低,能扩散进入靶组织的药物较少,使用标准剂量的药物可能不会产生临床疗效。②药物与血浆蛋白的非线性结合,即血浆蛋白结合率随药物浓度变化而改变,给药后药物总浓度与游离药物浓度的变化不平行,此类药物有双异丙吡胺等。③药物与血浆蛋白的结合率个体差异较大,使血药浓度与药理效应关系变得复杂,此类药物有奎尼丁、丙戊酸等。

(2)活性代谢物检测　许多药物要经肝脏生物转化成有活性和无活性的代谢物。一般情况下,除前体药物外,活性代谢物因浓度低而并不显得重要。然而,在活性代谢物浓度较高、活性较强,以及在心、肝、肾功能衰竭的情况下,检测活性代谢物浓度,就显得非常重要。目前,需要同时检测活性代谢物的药物主要是抗心律失常药物,如胺碘酮与 N-乙基胺碘酮、利多卡因与单乙基苷氨酰二甲苯胺和苷氨酰二甲苯胺、奎尼丁与 3-羟基奎尼丁、普萘洛尔与 4-普萘洛尔、普罗帕酮与 5-羟基普罗帕酮、普鲁卡因胺与 N-乙酰普鲁卡因胺(NAPA)、扑米酮与苯巴比妥等。

　　监测代谢物时,需要考虑如下几个方面的问题:①代谢物与原形药物药理活性的关系;②代谢物与原形药物药动学有无差异? ③肝肾功能障碍时,代谢物是否有蓄积,蓄积程度如何?

　　(3)药物对映体检测　不同的药物对映体有不同的药效学和药动学特征。在大多数情况下,药物对映体中只有一种对映体具有显著的药理活性,而另一种对映体活性较低或没有活性,甚至活性相反或导致毒副作用。药物对映体在治疗作用和毒性反应方面的差异主要是由药物在吸收、分布和消除中的立体选择性造成的。有些药物在给予消旋体后,其血浆中的对映体比值有较大个体差异。有些药物在经不同途径给药后,其血浆中对映体比值也不同。因此,在解释药物对映体的血药浓度数据,以及根据其药动学参数制订给药方案时,要充分考虑对映体在体内过程中的立体选择性。有些药物对映体具有不同的药效学特征,有些药物对映体具有不同的药动学特征(表 6-2、表 6-3)。

表 6-2　药物对映体的药效学比较

药物	R(−)	S(+)
氯胺酮	引起中枢神经系统兴奋	麻醉作用强
喷他佐辛	止痛与呼吸抑制作用强	产生主观焦虑感觉
戊巴比妥	镇静作用强	引起中枢神经系统兴奋
普萘洛尔	β 阻断作用强	β 阻断作用弱
维拉帕米	对房室传导起负性传导作用	心血管作用弱

表 6-3　药物对映体总清除率的比较

药物	S(+)	R(−)
醋硝香豆素	35	496
维拉帕米	800	1400
华法林	78	126
苯巴比妥	40	32
普萘洛尔	1200	1000

　　(4)药物作用部位浓度检测　在作用部位药物浓度与血药浓度存在直接相关关系时,血药浓度才能作为反映药物作用强度的指标。最理想的方法则是检测作用部位药物浓度,这是 TDM 工作需要努力的方向。微透析技术(microdialysis)是近年来国内发展较快的一项新技术,利用该项技术能直接检测作用部位的药物浓度,具有广阔应用前景。

3. 申请检测

　　临床医生在确定了需要检测的指标后,通常要填写一张书面的申请单。表 6-4 中介绍了

TDM 检测申请单中必需具备的内容。申请单内容应尽可能详细,以有助于适当收集和解释 TDM 检测结果。

表 6-4　TDM 申请单的必需内容

患者的一般资料
　　姓名,地址,身份证号码,门诊/住院号码,病房的房间号码,医生,特殊服务
患者的临床资料
　　年龄,性别,种族,身高,体重,妊娠;主要病史;合并疾患,特别是肾、肝胆、心、胃肠道、内分泌疾病;体液平衡;实验室数据,血清白蛋白,肌酐清除率
药物资料
　　药物的名称;末次给药的时间,给药次数,给药量及给药途径
标本资料
　　标本收集时间;标本性质:血、尿及其他体液;标本收集部位;若是一系列标本之一,应说明该标本次序;容器类型,防腐剂;实验室接收标本时间
申请检测的目的
　　证实疗效,怀疑中毒、药物过量;监测活性代谢物;怀疑药物相互作用;综合药动学评价和咨询;无治疗反应(药物无效、非依从性、清除率改变)
工作人员审核记录
　　采血员,护士,临床药师,实验室人员核对

4. 收集标本

在收集标本时,要注意标本采集的时间:①对于口服药物,应在连续服药5～7个半衰期达稳态后采集标本;但有些情况下例外,如在稳态前患者已有明显中毒的体征或症状,或患者依从性存在疑问。②采集标本应距离末次给药有足够的时间,保证药物分布后达到平衡,分布完成以前采集标本会导致错误的"高"血药浓度结果,在测定完成分布需要时间长的药物(如地高辛)时,这就特别重要。③对于恒速输注的药物,可随时采样。④有些药物需要测定谷、峰浓度。谷浓度是一个给药间隔内的最低药物浓度,在下次给药前即刻采集标本;峰浓度一般在给药后1～2 h采集标本。峰浓度低可能由于给药剂量低于治疗剂量,谷浓度高与药物中毒浓度有关。收集标本期间要注意的问题,还包括要确定标本类型(血清、血浆或全血,指尖或静脉收集部位)。血清是多数 TDM 首选的标本;血浆也可以使用,但抗凝剂应不干扰测定;全血是测定免疫抑制剂(如环孢霉素和他克莫司)首选的标本。收集血标本所用器皿,也应不影响测定。另外,在收集标本前要核对患者身份,并要求在患者离开前,将标本做好标记,以免样品混淆造成严重后果。

二、分析测定工作

1. 样品制备

收集的标本要尽快送往 TDM 实验室,然后将样品信息输入计算机并分配采集号码(有条件的情况下,可使用条形码,在样品管和检测申请单上均标记条形码),分离血清或血浆。如果不能立即检测,要将样品置于低温冰箱贮存。

2. 分析测定

根据待测样品的不同,选择不同的测定方法,如免疫法或色谱法。在选择分析测定方法时,很多因素都必须考虑。测定结果应对临床治疗有价值,所以要求方法具有可接受的准确性、可靠性和专属性。另外,样品分析测定周期要短,分析测定的成本要低。

3. 结果校对

在向临床报告测定结果之前，必须对其进行认真校对。首先要检查与患者标本平行测定的质控标本测定结果，保证结果在其已知浓度的上下两个标准偏差范围内。其次，在测出结果极高或极低，超出预计的药物浓度时，一般要重复测定。所有测定都存在偶然的随机误差，通过重复测定可以将随机误差与有效的患者结果区分开来，预防报告错误结果。随机误差不可能重复出现，而异常高或低的结果则仍是异常的。

三、分析测定后的工作

1. 报告结果

对于常规检测，应将 TDM 结果填写到检测申请单上，然后送回临床。一般情况下，超出预先确定范围的结果对患者治疗极为重要，要直接通知病房或临床医生。在计算机网络系统比较完善的医疗单位，可以直接将检测结果输入患者的电子档案，这样可能会减少因工作疏忽造成的差错。

2. 解答临床问题

临床医生得到 TDM 结果后，要利用此结果解答他们在刚开始时所提出的临床问题。但正确解释 TDM 结果不仅取决于测定值，而且取决于前面所有操作的质量及患者的特征，并不是一个简单问题。单纯测定药物浓度并不能保证测定结果对临床治疗能提供帮助，解释药物浓度结果要考虑诸如标本采集时间、患者临床情况、患者依从性、药物的药动学、分析方法可靠性等多种因素，只有在考虑了这些因素的前提下，才能使测定结果为改善临床治疗最大程度地发挥作用。

解释 TDM 结果要依照开始时提出的问题。当怀疑药物中毒或疗效不足时，临床医生需要根据患者的临床症状和其他有关资料，凭其自身临床经验估计患者出现该情况的可能性。拿到检测结果后，应结合测定结果和药物的治疗范围进行评估。解释 TDM 结果不能只看测定值是"在"或"不在"治疗范围内，还要根据患者的临床症状及 TDM 测定方法的灵敏度和专属性，针对具体患者做出解释。药物的治疗范围多数是在 20 世纪 70 年代 TDM 最初发展阶段建立的，在后来实践中发现，治疗、中毒或低于治疗的药物浓度在不同患者中有很大程度的重叠。在不同类型代谢和消除、不同年龄、血浆蛋白结合、合并用药、疾病类型和严重程度，产生大的个体差异情况下，原先确定的治疗范围通常与药物效应是不相关的。许多药物高出治疗范围的 TDM 结果，并不一定出现药物中毒；相反，治疗范围内的 TDM 结果却又表现中毒或疗效不足。对 TDM 的治疗范围需要再检查和确定，可以利用临床流行病学方法，来确定药物剂量或血药浓度与效应在治疗不足、治疗有效以及中毒反应时的关系，改进对 TDM 结果的解释。

3. 针对临床问题，采取措施

在利用 TDM 结果针对临床问题采取措施之前，首先要保证药物浓度测定结果的准确可靠。要做到合理利用 TDM 结果，一般要注意：①如果测定结果在治疗范围内，勿需采取措施；②如果测定结果在治疗范围以外，或药动学推测除非调整现用剂量，否则药物浓度将太高或太低，此时需要采取措施。不过，两种情况都不能保证所有措施完全需要，要注意有些患者在 TDM 结果超出治疗范围时，仍能被安全和有效地治疗；另一些患者 TDM 结果在治疗范围内时，也会发生疗效不足或中毒情况。总之，将患者的药物浓度调整到治疗范围内，是一项正确的措施,对低于治疗或在中毒范围的 TDM 结果,不可以不采取措施。对于临床医生来说,应更重视患者的临床症状而不仅仅关注血药浓度。

4. 评估 TDM 对患者治疗的影响

评估 TDM 对患者治疗的影响,通常需要考虑以下两个方面:①直接评估 TDM 对患者治疗结果的影响(如呼吸情况是否得到改善,癫痫是否得到控制,感染问题是否得到解决,不良反应是否减少等);②间接评估遵守治疗原则的情况(TDM 结果是否在治疗范围内)。TDM 对患者治疗的影响,也可从其他方面来评估,如对于肺炎和细菌血症患者,可以从生存率、住院时间、控制感染所需时间、药物治疗费用、肾功能减退发生率等方面考察 TDM 对患者治疗的影响。

四、管理环境

在美国,TDM 工作是在由联邦、州、地方政府法律,以及医疗机构鉴定共同委员会(Joint Commission on Accreditation of Healthcare Organizations,JCAHO)等专业组织和国家临床实验室标准委员会(National Committee for Clinical Laboratory Standards,NCCLS)管理控制的环境中进行的,当然,具体医疗机构和部门的政策和方案对进行 TDM 监测的环境也有影响。1988 年,美国国会通过了临床实验室改进的修正案(Clinical laboratory improvement amendment 1988, CLIA88),以改进临床实验室检测质量,要求所有进行有关健康评估、疾病诊断、预防和治疗的人标本检测的部门必须遵循。与 TDM 检测有关的一些特殊条例包括:①质控的要求规定,仪器必须每 6 个月校正一次,每天做两个水平质控;②精良测试(proficiency testing)的要求规定,每年各实验室必须参加精良测试计划,该计划提供每个分析物或每种检测至少三批各 5 个样品,要求对其进行检测;③要求进行检测的工作人员能掌握中或高复杂程度的检测方法;④患者标本检测管理条例规定,需要有标本接收和处理、检测申请、标本处理、检测记录和报告。

在我国,虽然目前已有不少医疗单位开展了 TDM 工作,但还缺乏统一管理。要保证 TDM 的质量,使 TDM 更好地服务于临床,除实验室自身要加强管理外,也需要在地区和国家范围内进行统一管理。

第四节　个体化给药方案的设计

TDM 的核心是个体化给药。通常的给药或剂量调整方法,是根据群体药动学参数资料,结合具体患者的疾病情况,制订一个初始方案,然后根据患者的临床反应增加或减少剂量,这样的方法是不太准确的方法。比较准确的方法应该是通过药物浓度测定结果,直接评估药物在患者体内的药动学参数,由此制订出适合该患者的给药方案。下面介绍几种常用的个体化给药方法。

一、稳态一点法

稳态一点法是患者按医嘱多次服药,血药浓度达稳态后采集血样,一次测定药物浓度用于调整剂量。采集血样可在峰时、谷时(即下一次服药前),若要知道平均稳态血药浓度($\overline{C}_{ss}$),可在给药后 $1.44t_{1/2}/\tau$ 时(若给药间隔 $\tau=8$,$t_{1/2}=6$,则为 1.08 h)取样。假设血药浓度与剂量成线性关系，利用下式即可求出所需剂量：

$$D_1/D_2 = C_{max1}/C_{max2} = C_{min1}/C_{min2} = \overline{C_{ss1}}/\overline{C_{ss2}}$$

式中，C_{max1}、C_{min1}、$\overline{C_{ss1}}$ 分别表示服用原来剂量 D_1 后的最大、最小及平均稳态血药浓度；C_{max2}、C_{min2}、$\overline{C_{ss2}}$ 分别表示服用调整剂量 D_2 后的最大、最小及平均稳态血药浓度。

这种方法简单易行，采血次数少，目前在 TDM 中应用较为普遍。但应用这种方法需要慎重，因为它是在许多假设前提下进行的（如清除率不随剂量改变等）。因此，这是一种粗略的方法。

二、Ritschel 一点法

本方法的内容包括两部分：①利用患者的血清肌酐百分率 C_s 计算患者的消除速率常数 K'；②利用一个血样的药物浓度测定结果计算稳态浓度。应用此方法时，先让患者服药一个试验剂量 $D_{试}$，在消除相的某一时间 t_x 采集一个血样，利用其中一部分血样测定患者的血清肌酐百分率 C_s，换算成肾肌酐清除率 Cl_{cr}，并由此再换算出患者的 K'，利用另一部分血样测出药物浓度 C_x，用于调整给药方案。

从 C_s 换算成 Cl_{cr}：

$$Cl_{cr}(男) = \frac{140 - 年龄}{72 \times C_s} \times 体重(kg)$$

$$Cl_{cr}(女) = Cl_{cr}(男) \times 0.85$$

从 Cl_{cr} 换算成 K'：

$$K' = K_{正常}\left[\left(\frac{Cl_{cr患者}}{Cl_{cr正常} - S} - 1\right) \times F + 1\right]$$

式中，S 值，男性患者为 0，女性患者为 12；F 是原形药物从尿中排出分数；$Cl_{cr患者}$ 是患者的肾肌酐清除率，$Cl_{cr正常}$ 是正常人的肾肌酐清除率；$K_{正常}$ 是正常人的消除速率常数。

由 C_x 计算稳态时的 C_{ssmin}（试）：

$$C_{ssmin}(试) = \frac{C_x\,e^{-K'\tau}}{e^{-K\tau} \times (1 - e^{-K'\tau})}(\tau\ 为给药间隔时间)$$

$$D_{调} = \frac{C_{ssmin}(预期)}{C_{ssmin}(试)}$$

总之，Ritschel 一点法是利用一次血样，既测出了药物浓度，又得出 Cl_{cr}，换算出 K'，最后求出 C_{ssmin}，即可进行药物剂量调整。该方法比较方便，只需采集一个血样，患者容易接受。

三、Ritschel 重复一点法

Ritschel 重复一点法是在给予第一个试验剂量后消除相的某一时间 t_{x_1} 采集血样测出一个血药浓度值 C_{x_1}，然后在给予第二个相同剂量后，重复测定一个药物浓度（t_{x_2}, C_{x_2}），两次采血间隔时间（$t_{x_2} - t_{x_1}$）定为给药间隔 τ，则患者的 K' 为：

$$K' = \ln\left[C_{x_1}/(C_{x_2} - C_{x_1})\right]/\tau$$

根据上式求出 K' 后，可以利用与 Ritschel 一点法相同的计算方法算出 C_{ssmin} 后，进行剂量调整。

四、药动学参数法

药动学参数法是在患者服药后采集 5 个以上的血样测定药物浓度,用药动学软件计算出患者的个体药动学参数;然后,用求得的药动学参数调整给药方案。这种方法的特点是准确、可靠,但需要采集血样较多,患者一般难以接受。另外,这种方法耗时而且麻烦。

五、Bayesian 反馈法

Bayesian 反馈法只需要采集少量血样,就能求算药动学参数,结果稳定可靠,是一种值得推广的好方法。该方法是建立在群体药动学基础上的,其应用前提是首先要获得群体药动学参数。由于群体药动学参数来自多个个体组成的群体,而个体包含在群体中,因此群体与个体是紧密联系在一起的。在临床设计个体化的给药方案时,基于群体药动学参数,采集某一患者的 1～2 个血样测定浓度作为反馈,可以得到较为理想的个体药动学参数;然后,根据这些个体药动学参数调整给药方案,这就是 Bayesian 反馈法。

在临床设计个体化给药方案过程中,Bayesian 反馈法对初始给药方案没有特殊限制,按单剂量或多剂量给药均可;对模型也没有严格限制,既适用于具有线性药动学特征的药物,也适用于具有非线性药动学特征的药物;需要血标本数较少,使用一个以上标本即可拟合出比较可靠的结果;Bayesian 反馈法对血标本的采集时间也无严格限制,但一般在药物口服后的达峰时及 1.44 倍半衰期时采集血样最好。当出现肾功能改变或因合并用药影响药动学参数时,可以在血药浓度改变的早期,而不是必须等到达到稳态后监测峰谷浓度,即可在治疗范围内达到提高疗效和减少不良反应的目的。对于按一级动力学消除的药物,血药浓度与剂量成正比例关系,只要患者药物清除率、分布容积和血浆蛋白结合率保持大致不变,就可以从现用剂量及其稳态血药浓度,求算达到治疗目标血药浓度所需剂量,公式如下:

$$调整剂量 = \frac{现用剂量 \times 治疗目标血药浓度}{服用现用剂量的稳态血药浓度}$$

第五节 TDM 工作中需要注意的问题

TDM 在提高药物疗效、减少药物毒副反应、改善患者治疗方面的作用已得到了充分肯定。科学技术的发展,特别是分析检测技术的飞速发展,为药物浓度测定提供了更方便、更可靠的手段,极大地方便了 TDM 工作。分析检测技术的发展也使得测定药物代谢物、对映体、游离药物浓度和药物在作用部位的浓度成为可能,从而深化了 TDM 工作。若使 TDM 在药物治疗中更好地发挥作用,必须注意以下几个方面的问题:

第一,需要加强对 TDM 工作的认识。TDM 工作不能局限于简单提供药物浓度测定值,而应该将其看成利用药物浓度测定结果解释或解决问题,以此实现最佳药物治疗目标的一个工作过程。所以,开展 TDM 工作,不仅要测定药物浓度,而且应能对药物浓度测定结果进行合理解释和利用。

第二,开展 TDM 工作,需要加强质量控制,做好内部质控,同时应积极参加室间质量评价,保证药物浓度测定结果的可靠性。

第三,有效地发挥 TDM 在药物治疗中的积极作用,必须对 TDM 工作流程中的每一个环节加以控制,如标本采集时间要合乎要求、样品处理要适当、测定结果要能及时报告、对测定结果要合理利用等,做到操作规范,结果准确,措施适当,才能保证 TDM 的临床利用价值。

第四,要认识到 TDM 工作中存在很多不完善的地方,如儿科 TDM 工作在很多方面需要改进。儿科治疗范围依据成人结果,鉴于儿童药动学和药效学与成人的差异,在对测定结果进行解释和利用时,需要谨慎。随着对抗生素后效应的普遍认识,在氨基苷类抗生素的治疗中,这类药物按较大剂量、较长的间隔时间,通常每日一次的方案给药,与传统的每日两次以上给药方案疗效相同,甚至更好,而耳肾毒性可能更小。这种给药方法向这类药物传统的 TDM 提出了挑战。另外,很多药物的治疗范围是在 TDM 工作开始阶段研究确定的。在临床实践中,发现其中有些药物的临床效应与其治疗范围不能完全一致。因此,还须结合药效学、药动学及临床流行病学方法,进一步研究药物的治疗范围和靶浓度。

第五,为了使 TDM 在临床药物治疗中最大程度地发挥作用,还可以结合药物基因组学或群体药代动力学等交叉学科,进一步进行个性化给药方案的设计,从而实现个性化合理给药。

案例解析:

　　临床药师监测患者的血药浓度发现,丙戊酸钠血药浓度为 29 μg/ml,卡马西平血药浓度为 2.3 μg/ml,均低于丙戊酸钠(50～100 μg/ml)和卡马西平(4～10 μg/ml)的有效治疗药物浓度范围。该患者年龄为 26 岁,随着年龄和体重的增加,原给药剂量已明显不足以维持治疗。临床药师建议医生可将丙戊酸钠调整为 0.5 g po q12h,卡马西平调整为奥卡西平或左乙拉西坦。最后医生从患者经济负担考虑,将丙戊酸钠调整为 0.5 g po q12h,用奥卡西平替换卡马西平。1 个月后临床药师再次监测患者丙戊酸钠的血药浓度为 86 μg/ml,此期间无发作。临床药师建议该患者奥卡西平可逐渐减量使用,直至停用,转为单用丙戊酸钠控制癫痫发作,并定期监测丙戊酸钠的血药浓度。以上案例提示我们,治疗某些疾病需要维持或者达到一定的治疗药物浓度范围。在处理该类事件时,治疗药物浓度的监测十分必要。

（戴海斌）

第七章　遗传药理学和药物基因组学

案例：

女性，35岁，因敏感多疑、情绪不稳8年，加重1月余入院。诊断为精神分裂症。既往多次调整药物，服用过氯氮平、奋乃静、丁螺环酮、奥氮平等药物，但总体控制欠佳。曾服用利培酮5 mg/d，有一定效果，但因出现频繁眼球上翻、激越等症状而停药。本次入院后给予利培酮治疗，起始剂量2 mg/d，3 d后加至5 mg/d，表现尚安静，思维条理，回答基本切题。但2 d后再次出现频繁眼球上翻、激越等不良反应。加用苯海索片2 mg tid，异丙嗪片25 mg bid，症状未缓解。予停用上述药物，更换为奥氮平片，逐渐加至15 mg/d时出现躁狂、激越及伤人等阳性症状。再次更换治疗方案，予喹硫平片第一天50 mg/d，第二天100 mg/d，第三天200 mg/d，第四天300 mg/d，患者又出现嗜睡症状。请分析患者对临床标准剂量的药物产生较重不良反应的可能原因并提出处理建议。

临床药物治疗过程中，不同患者对相同药物的反应存在个体差异，同等剂量的药物在不同患者中的血药浓度可相差几倍甚至几十倍，导致个体间药理效应的明显差异，有些甚至产生一般个体不会出现（或完全相反）的药理效应或不良反应。引起这种差异的因素大体上可分为遗传因素和非遗传因素两大类，其中遗传因素是非遗传因素的基础，非遗传因素又可影响遗传因素。20世纪60年代，对琥珀酰胆碱引起长时间窒息、硫喷妥钠诱发卟啉病及恶性高热等现象的研究促成了药理学与遗传学的结合，形成了遗传药理学（pharmacogenetics）这门学科，研究遗传因素对药物代谢的影响，特别是由于遗传因素引起的异常药物反应。20世纪80年代末，伴随人类基因组学的迅猛发展，科学家才认识到基因多态性是药物使用时个体差异的基础。20世纪90年代末，法国可伯特实验室成立世界上第一家基因制药公司，研究基因变异所致不同疾病对药物的反应，并在此基础上研制出新药或新的用药方法，逐渐形成了药物基因组学（pharmacogenomics）。药物基因组学主要阐明药物代谢、药物转运和药物靶基因多态性及药物疗效和不良反应之间的关系，以提高药物的疗效及安全性为目标，研究影响药物吸收、转运、代谢、消除等个体差异的基因特性。

药物基因组学是遗传药理学的延伸和发展，两者的研究方法和范畴有颇多相似之处，都是研究基因的遗传变异与药物反应关系的学科。但药物遗传学主要集中于研究单基因变异，特别是药物代谢酶基因变异对药物作用的影响；而药物基因组学除覆盖遗传药理学研究范畴外，还研究更多的全基因组关联方法，结合基因组学和表观遗传学处理多个基因对药物反应的影响，研究与药物反应有关的所有遗传学标志，药物代谢靶受体或疾病发生链上诸多环节，所以研究领域更为广泛。

第一节　遗传药理学

一、遗传药理学的基本概念及研究方法

(一)遗传药理学的基本概念

1. 基因

遗传的主要物质基础是细胞核染色体上的 DNA,其中含有遗传信息的 DNA 片段即为基因(gene)。

2. 等位基因

等位基因(allele)是指一个在同源染色体的相同座位上的基因。

3. 基因型

基因型(genotype)是指个体某个位点的基因组成,用以描述在基因水平上的遗传特征。基因型是决定生物个体遗传性状所必需的物质基础。

4. 表现型

表现型(phenotype)是指个体中所能观察到的遗传性状(包括结构和功能),是由内在因素(基因型)和外在因素(环境影响)共同作用导致的生物体可见性状。

5. 基因型对表现型的影响方式

在药物反应方面,基因型对表现型的影响方式包括单基因遗传和多基因遗传。

(1)单基因遗传　单基因遗传变异是指一个等位基因发生变异而影响药物代谢,其性状或疾病按照孟德尔提出的"分离律"和"自由组合律"而传递,可组成纯合子或杂合子基因表型,家族性强。杂合子基因控制的遗传性状能表现出来的是显性遗传,不能表现的则为隐性遗传。决定遗传性状的基因位于常染色体内称为"常染色体遗传",位于 X 染色体内则称为"X 连锁遗传"。故单基因遗传可包括常染色体显性遗传、常染色体隐性遗传、性连锁(X 连锁)显性遗传、性连锁(X 连锁)隐性遗传。单基因遗传在人群中的分布曲线多呈不连续多态性(polymorphism)。

(2)多基因遗传　多基因遗传变异是指不同基因座位上的许多基因发生变异而影响药物代谢,每个基因有一份小的附加效应,因此在人群中分布呈连续性变异,表现为常态分布曲线。多基因遗传无显性和隐性区别,其家族性不明显,受环境因素影响较大。

(二)遗传药理学的研究方法

1. 临床观察

临床观察是较早研究遗传药理学的方法之一。虽然临床观察受到多种因素的影响,但许多由遗传变异引起的药物异常反应,是通过临床观察实例开始进行研究的,如琥珀胆碱引起的长时间呼吸停止、别嘌呤醇诱发的痛风性关节炎等。

2. 人群调查研究

在临床观察等实践活动的基础上进行人群调查研究,可初步确定个体间差异是否存在遗传因素的影响。一般通过测定血、尿、唾液等生物样品中原形药和其主要代谢产物的浓度,求得原形药物浓度/代谢产物浓度的代谢比值(metabolic ratio, MR),或测定不同个体对药物反

应的程度,制作分布频率曲线图。根据所得曲线为连续单态还是"多峰"不连续多态性分布,即可初步分析该药物的表型,提示受单基因遗传还是多基因遗传变异的影响。为区分遗传因素和环境因素影响的程度,可采用遗传力(heritability, h)表示。根据同卵双生子遗传变异最小,而异卵双生子遗传变异较大的规律,按下式求得:

$$h^2 = (异卵双生子间方差－同卵双生子间方差)/异卵双生子间方差$$
$$= 1-同卵双生子间方差/异卵双生子间方差$$

遗传力可从 0 到 1,1 表示极大地(完全地)受遗传因素的影响,而 0 表示遗传因素影响微小。如乙醇代谢的遗传力是 0.99,ALDH 等位基因控制的乙醛脱氢酶缺陷,可导致乙醇代谢异常。

3. 双生子研究

通过测定同卵双生子和异卵双生子的药物浓度或药物反应进行研究,是评价遗传因素对药物代谢差异影响的过筛性研究。一般情况下,同卵双生的药物半衰期非常接近,而异卵双生间可出现明显的差异,与同胞兄弟间相似。

4. 家系研究

家系研究是确定遗传因素影响的重要步骤。一般群体调查研究的结论需通过家系研究,绘制和分析系谱等有关资料,才能得出确切结论。一旦发现慢代谢者(或异常反应者)即可进行家系(pedigree)研究,即对其父母、子女或兄弟姐妹直系亲属进行研究。通过家系研究,可大致确定遗传因素在药物表型差异中的主要作用及其遗传方式,如双香豆素、去甲替林和保泰松等药物代谢的差异,均属孟德尔遗传方式。但进行家系研究,必须排除后天的生理、病理和环境等因素的干扰。

5. 动物模型

动物模型是研究遗传药理学的重要手段之一。其优点是遗传药理学上的疾病,可在许多动物的种、系和组织中表现出来。如有人对咖啡因敏感,产生恶性高热,猪也可产生类似现象。诸如华法林耐药性大鼠、对化学致癌性易感的小鼠、乙酰化多型性家兔、小鼠、地鼠等已成为重要的遗传模型。

6. 分子生物学研究

随着分子生物学技术的发展,在细胞、酶蛋白/受体、DNA/RNA 水平上进行研究,可更深入地探讨酶和受体及 DNA 等的遗传变异对药物代谢及效应的影响,阐明遗传变异对药物代谢影响的分子机制,为从根本上纠正和治疗由遗传变异引起的药物代谢异常提供理论基础,并可通过观察酶的多态性来预测个体对药物的反应程度。其中基因分型法可通过检测突变位点预测酶活性。目前常用的一些基因分型方法包括限制性片段长度多态性(restriction fragment length polymorphism, RFLP)、聚合酶链反应和限制性片段长度多态性联合法(polymerase chain reaction-RFLP, PCR-RFLP)、等位基因特异扩增法(allele-specific amplification, ASA)、等位基因特异的寡核苷酸链探针法(allele-specific oligonucleotide probe, ASO)等。

二、遗传因素对药代动力学的影响

近年来发现遗传因素对体内药物代谢诸过程(包括吸收、分布、代谢和消除)的影响极为广泛,且最终会表现为药效学的改变,因此研究这种影响有重大的理论和临床意义(表 7-1)。

表 7-1　遗传变异所致的药物代谢异常对药代动力学和临床药理效应的影响

药代动力学	临床药理效应
使药物首过效应减弱,峰浓度和药物生物利用度增高	增强药效,同时不良反应发生率也增加
体内药物消除能力降低,AUC 增高	增强药效,药物在体内易蓄积产生毒性反应
体内药物代谢途径改变	可能生成毒性代谢产物,导致毒性反应
前体药物不能生成有效的代谢产物	造成临床药物无作用

(一)对吸收的影响

1. 维生素 B_{12} 吸收障碍

幼年型恶性贫血对大剂量维生素 B_{12} 有耐受性,与先天性缺乏内因子或分泌功能有缺陷的内因子有关,家系研究表明呈常染色体隐性遗传。

2. 先天性叶酸吸收障碍

与二氢叶酸还原酶、亚胺基转移酶、甲烯四氢叶酸还原酶、四氢叶酸甲基转移酶等缺陷有关。此类患者应用叶酸、维生素 B_{12} 及同系物,如甲氨蝶呤等药物时可发生非典型的药物反应。

(二)对分布的影响

1. 锂剂转运障碍

锂盐是经典的抗精神病药物,吸收入体内后可被转运,在红细胞膜上存在着锂钠交换泵,红细胞膜内外侧的锂浓度和该泵的活性密切相关,因此,测定红细胞膜内外侧的锂浓度比值,可精确估算该泵的活性。锂比值的差异具有遗传性,反映了细胞膜上锂钠交换泵的遗传变异。锂转运缺陷属常染色体单基因遗传。

2. 血浆蛋白异常

血浆蛋白异常包括 Turner 综合征、Wilson 病,均与血浆蛋白的量和质的改变有关。其中,Turner 综合征是由于甲状腺素结合蛋白与甲状腺素的亲和力低下有关,为 X 连锁遗传;Wilson 病由于遗传异常导致一种血浆中特殊的含铜蛋白-α_2 球蛋白缺乏或不足,使铜不能可逆性结合而沉积在组织中,此病为常染色体隐性遗传。

(三)对药物代谢的影响

1. 细胞色素 P_{450} 多态性

肝的细胞色素 P_{450}(cytochrome P_{450},CYP)酶系是主要的药物代谢酶系,由多种亚型组成,表 7-2 列出了部分为 CYP 酶底物的药物,表 7-3 列出了每个 CYP 亚型的选择性抑制剂和诱导剂。编码 CYP1A2、CYP2E1、CYP3A4 等酶的基因相对保守,很少具有临床意义的多态性,而编码 CYP2A6、CYP2B6、CYP2C9、CYP2C19 和 CYP2D6 等酶的基因高度变异,具有遗传多态性,此类基因占所有 CYP 同工酶介导药物代谢的大约 40%。CYP450 根据代谢药物的能力可分为超快代谢型(ultra-rapid metabolizers,UMs)、快代谢型(extensive metabolizers,EMs)、中等代谢型(intermediate metabolizers,IMs)和慢代谢型(poor metabolizers,PMs)。

表 7-2　人类细胞色素 P_{450} 酶系及其主要作用底物

酶	作用底物
CYP1A1	苯并芘、乙氧香豆素等
CYP1A2	非那西丁、茶碱、对乙酰氨基酚等
CYP2B6	青蒿素、美沙酮、安非他酮等
CYP2A3	双香豆素、亚硝胺
CYP2C8	胺碘酮、瑞格列奈、紫杉醇、氯喹等
CYP2C9	S-华法林、布洛芬、苯妥英钠等
CYP2C19	氯吡格雷、奥美拉唑、西酞普兰、环磷酰胺等
CYP2D6	利培酮、阿立哌唑、文拉法辛、阿米替林、帕罗西汀、氟西汀、美托洛尔、普罗帕酮等
CYP2E1	对乙酰氨基酚、乙醇、茶碱、氟烷、佐匹克隆等
CYP2F1	睾酮
CYP3A4/5	可的松、环孢菌素、红霉素、利多卡因、硝苯胺等
CYP4B1	睾酮

表 7-3　药物代谢酶的选择性抑制剂和诱导剂

酶	选择性抑制剂
CYP1A1	胺碘酮、氟喹诺酮、氟伏沙明、噻氯匹定
CYP2B6	氯吡格雷、噻氯匹定
CYP2C9	胺碘酮、氟康唑、伏立康唑、氟伐他汀、氟伏沙明、舍曲林、帕罗西汀、异烟肼、磺胺甲噁唑
CYP2C19	氟西汀、氟伏沙明、酮康唑、奥美拉唑、兰索拉唑、帕罗西汀、托吡酯
CYP2D6	氟西汀、帕罗西汀、度洛西汀、安非他酮、甲氧氯普胺、美沙酮
CYP2E1	双硫仑
CYP3A4/5	胺碘酮、克拉霉素、红霉素、葡萄柚汁、酮康唑、伏立康唑、维拉帕米

酶	选择性诱导剂
CYP1A1	奥美拉唑、莫达非尼、吸烟
CYP2B6	苯巴比妥、利福平
CYP2C8	利福平
CYP2C9	利福平
CYP2C19	利福平、泼尼松
CYP2D6	不易被诱导
CYP2E1	乙醇、异烟肼
CYP3A4/5	苯巴比妥、苯妥英钠、利福平、莫达非尼

2. 乙酰化多态性

化学物质需进行乙酰化的有芳香胺和肼,其中药物包括异烟肼、肼屈嗪、普鲁卡因胺、氨苯砜及一些磺胺药,其代谢酶为 N-乙酰转移酶(N-acetyltransferase, NAT),该酶系还介导致癌性芳香胺的代谢,如联苯胺和 β-萘胺。人群中乙酰化代谢有快代谢者(又称快乙酰化者)和慢代谢者(又称慢乙酰化者),其频发率存在明显的差别,欧洲白种人中快、慢型的比例约为 40:60,日本人为 85:15,因纽特人无慢乙酰化者,而我国人群的乙酰化分布频率呈二态或三态分布,分别为 70:30(快型:慢型)或 40:14:41(快型:中间型:慢型)。人们最初怀疑慢乙酰化者表型受遗传因素决定,但在日本观察到异烟肼诱导的神经病发病率与在美国观察到的结果存在差异,提示在研究特殊基因型或表现型是否与疾病危险性和药物毒性存在相关关系时应考虑种族因素。

3. 水解代谢缺陷

血浆丁酰胆碱酯酶(butyrylcholinesterase, BuchE)能水解琥珀胆碱(司可林)等药物。在某些个体中此酶缺陷,麻醉时琥珀胆碱的骨骼肌松弛作用持续达数小时之久,造成呼吸肌持久麻痹,引起"司可林窒息",如不及时抢救,可导致患者死亡。

4. 二氢嘧啶脱氢酶缺陷

二氢嘧啶脱氢酶(dihydropyrimidine dehydrogenase, DPD)是由 DPD 基因编码的。DPD除可代谢体内的嘧啶(如尿嘧啶、胸腺嘧啶)外,也是抗癌药 5-氟尿嘧啶(5-FU)降解的关键酶。约 70%~80% 的 5-FU 在进入体内后,经 DPD 代谢为 β-丙氨酸,所以该酶的活性决定了 5-FU在体内的毒性作用。当该酶活性低下时,5-FU 可引起严重的毒性反应。

5. 过氧化氢酶缺陷

正常人使用双氧水消毒创面时产生大量气泡,创面呈鲜红色,但过氧化氢酶缺陷者的创面呈黑色,不产生气泡;由于缺乏此酶不能经常清洁口腔牙齿,患者易罹患齿槽溃疡、口腔感染等疾病。

6. 甲基结合酶缺陷

儿茶酚氧位甲基转移酶(catechol-o-methyltransferase,COMT)催化内源性的儿茶酚胺和儿茶酚类药物的氧位甲基化。COMT 分高活性和低活性两种。红细胞 COMT 变异为常染色体隐性遗传,且与其他组织该酶活性变异是一致的,故可用红细胞来观察体内 COMT 的活性。

三、遗传因素对药效学的影响

遗传因素对药物的靶器官、组织(细胞)的结构或功能产生影响,表现为酶功能和数目变化、受体数目减少、受体功能缺陷及受体和效应器偶联反应异常等,从而使机体对药物的作用特别敏感或耐受,从质或量上影响对药物的反应。

(一)红细胞的酶缺陷

红细胞的酶缺陷可引起某些个体溶血或高铁血红蛋白症,主要涉及三种酶:葡萄糖-6-磷酸脱氢酶、谷胱甘肽还原酶和高铁血红蛋白还原酶。

正常的葡萄糖-6-磷酸脱氢酶(glucose-6-phosphate dehydrogenase, G-6-PD)能使辅酶Ⅱ(NADP)转化生成还原型辅酶Ⅱ(NADPH),后者使氧化型谷胱甘肽(GSSG)还原成谷胱甘肽(GSH),而足量的 GSH 对红细胞有保护作用,保护血红蛋白的巯基及其他含巯基的酶。当

G-6-PD缺乏时,服用有氧化作用的药物如解热镇痛药阿司匹林、抗疟药伯氨喹或磺胺类抗菌药物等,因缺乏 GSH 而引起溶血。G-6-PD 临床变异大致可分为两种:一种表现为 G-6-PD 生成正常,但降解加速,主要影响老化的红细胞,因此初次给药即可发生急性溶血,维持几日后,连续多次给药仅引起慢性轻度溶血;另一种表现为 G-6-PD 生成不正常,对新生和老化的红细胞均有作用,初次给药和连续多次给药均可发生严重溶血反应。临床医生如发现患者因食用蚕豆或服用有关药物发生溶血者,应嘱咐患者慎用或忌用这类药物。

目前已知的 G-6-PD 变异有 163 种,多数变异是由于结构基因的突变,导致合成肽链时一种氨基酸被另一种氨基酸替换所致。G-6-PD 基因位于染色体 Xq28,变异引起的溶血性贫血属 X 连锁不完全显性遗传。男性发病率明显高于女性,因男性只有一条 X 染色体,有一个缺陷基因即为本病患者,女性因有两条 X 染色体,故有三种基因型,即正常纯合子型、患者纯合子型和杂合子型。

此外,谷胱甘肽还原酶缺陷可引起还原型谷胱甘肽缺乏,有氧化作用的药物引起溶血,此缺陷属常染色体显性遗传。高铁血红蛋白还原酶缺陷时,体内的高铁血红蛋白不能被有效地还原成血红蛋白而在组织中堆积,引起缺氧,属常染色体隐性遗传。

(二)药物耐受性增加

1. 香豆素耐受性

香豆素类抗凝药通过阻断凝血过程中凝血因子Ⅱ、Ⅶ、Ⅸ和Ⅴ 4 个蛋白成分的合成而抑制凝血。维生素 K 是肝合成这些特殊因子所必需,维生素 K 在合成过程中变为环氧化物而失活,正常人肝中维生素 K 环氧化物还原酶能使之还原而重新起作用。香豆素类药物可抑制此还原酶而起抗凝作用。香豆素耐受者由于肝中维生素 K 环氧化物还原酶变异,与抗凝剂的亲和力降低而产生对此类药物的耐药性,属常染色体杂合子显性遗传。

2. 受体缺陷引起的耐受性

由于遗传因素导致受体功能异常,对一些内源性或外源性配体的内在活性改变,引起药物耐受性。原发性雄激素耐受性综合征主要对雄激素耐受;胰岛素 A 型受体病患者对胰岛素耐受。

(三)卟啉症

由于某种酶的缺陷,使血红素合成阻断,使中间体堆积,引起神经精神症状、皮肤光过敏症。卟啉症主要是由于常染色体显性遗传变异的情况下,δ-氨基乙酰丙酸合成酶(ALA 合成酶)活性增加的结果。ALA 合成酶是一种限速酶,酶活性增加可产生过量的 δ-氨基乙酰丙酸、卟胆原和卟啉。卟啉症患者对药物的特异质反应是由酶诱导引起的。有些药物可诱导肝脏ALA 合成酶,从而生成更多的尿卟啉、粪卟啉,诱发卟啉症发作。这些药物包括苯巴比妥、苯妥英钠、乙醇、磺胺类、类固醇激素等。

第二节　药物基因组学

一、药物基因组学及单核苷酸多态性

药物基因组学是利用基因组学的技术与方法,大规模地、系统性地研究药物作用相关基因

(如转运体、受体、靶蛋白和代谢酶类等基因)在药动学和药效学中的作用,以确保最高的药物治疗效果和最小的药物不良反应,为精准医学及个性化医疗提供技术支持。单核苷酸多态性(single nucleotide polymorphism,SNP)主要是指在基因组水平上,由单个核苷酸的变异所引起的 DNA 序列多态性。SNP 由单个碱基的转换或颠换所引起,也可由碱基的插入或缺失所致。SNP 广泛分布于人类基因组中,可位于基因编码区、非编码区以及基因间区。人类基因组 30 亿对碱基中共有 300 万以上的 SNP,约占人类基因组总数的千分之一。已经发现的常见位点在染色体上的定位,可以在专业数据库中查询,如 Single Nucleotide Polymorphism Database(dbSNP)。个体之间的许多差异是由 SNP 决定的,有些遗传性疾病仅由一个 SNP 决定,如血友病、镰刀状红细胞贫血等。还有一些 SNP 与疾病易感性相关:在 apoE 基因中,单碱基突变基因型人群患阿尔茨海默病的风险较未突变者低。此外,一些 CYP450 的 SNP 与不同药物的代谢速率有关。因此,许多疾病,如肿瘤、艾滋病、麻风病、肝炎、神经精神疾病等,不同 SNP 可能作为相关药物基因组学药物治疗靶标。

在美国食品药品监督管理局(FDA)批准的药品说明书中,已有超过 200 种药物给出基因变异对药物影响的警告提示,并推荐进行药物基因组学生物标记物的检测,推荐数量占据前三位的分别是抗肿瘤药物、精神类药物和心血管类药物。

二、SNP 研究对药物疗效和毒性的影响

SNP 是药物使用中个体差异的基因基础。体内参与药物吸收、转运、代谢和消除的诸多物质的编码基因,如Ⅰ相和Ⅱ相药物代谢酶、多药耐药蛋白(MDR)、P-糖蛋白(P-gp)、药物转运体、受体等,均存在大量的遗传多态性。这些基因多态性可以影响药物的血药浓度,从而影响药物的疗效和毒性。

(一)编码药物代谢酶基因多态性

药物代谢酶主要分两大类:微粒体酶和非微粒体酶。微粒体酶主要存在于肝、肺、肾、小肠、胎盘、皮肤等部位,以肝微粒体酶活性最高,但特异性低,能对脂溶性高的化合物发挥作用,其中细胞色素 P_{450} 是药物在体内代谢的主要途径。非微粒体酶又称Ⅱ型酶,受这些酶生物转化的药物较少,但特异性高,主要催化葡萄糖醛酸化、乙酰化等反应,对特异结构的药物才起作用,如血浆中的胆碱酯酶,线粒体内的单胺氧化酶,胞浆中的乙醛脱氢酶、黄嘌呤氧化酶等,但对药物作用的影响同样是重要的。

1. 细胞色素 P_{450}

CYP2D6 具有高度多态性,目前已经确定该基因有超过 100 种多态性,抗精神病药、抗心律失常药、β受体阻断药等均通过此酶代谢。有研究发现,三环类抗抑郁药 CYP2D6 慢代谢者出现不良反应的可能性是快代谢患者的 5 倍;CYP2D6 中等代谢型患者,不能耐受超过 75 mg/d 的文拉法辛;氟哌啶醇在 CYP2D6 超快代谢型患者中药效降低,而慢代谢患者中药效增加;右美沙芬代谢产物去甲右美沙芬(一种非依赖性 NMDA 受体拮抗药)在快代谢型患者中快速蓄积,易引起类精神病症状。

CYP2C19 目前已确定至少存在 28 种多态性,影响几类药物的代谢速率,如抗抑郁药、抗血小板药及质子泵抑制剂等。中国人群中,CYP2C19 等位基因主要是 ＊1、＊2、＊3 型,其中 ＊2/＊3 等位基因编码的酶无活性,由此导致的慢代谢在中国人群中的发生率约为 35%。氯吡格雷为前体药,经过此酶代谢后的产物具有抗血小板作用,常规剂量的氯吡格雷在

CYP2C19 慢代谢型患者中,其代谢产物达不到有效浓度,需调整用药方案。

CYP1A2 的 C734A 基因多态性可能与抗精神病药物所致的迟发性运动障碍有关。

CYP3A4 * 1G 影响环孢菌素 A 的药代动力学,血清中胆固醇水平也与该基因多态性相关。该基因多态性还可以指导芬太尼镇痛的个体化剂量调整。CYP3A4 * 16B 使抗肿瘤药物伊立替康代谢减慢。CYP3A4 A293G 和 CYP17'UTR 与前列腺癌的发生显著相关。

他克莫司(tacrolimus,FK506)是一种钙调磷酸酶抑制剂,主要通过 CYP3A5 代谢。CYP3A5 * 3 型是中国人群中常见的功能缺失型,纯合和杂合 CYP3A5 * 3 基因型频率分别为 0.116 和 0.442。推荐根据 CYP3A5 基因型调整 FK506 的初始给药剂量,同时监测血药浓度,以避免发生严重不良反应。也有报道 CYP3A5 * 3 基因型携带者白血病、大肠癌等疾病的患病风险显著增加,可能和对环境毒物的代谢能力减低有关。

磺酰脲类药物在体内都是通过 CYP2C9 代谢。有研究发现 CYP2C9 * 2 和 CYP2C9 * 3 基因的多态性可影响磺酰脲类药物的代谢。携带 CYP2C9 * 2 和 CYP2C9 * 3 突变基因的二型糖尿病患者中,服用磺酰脲类药物发生低血糖风险是携带野生纯合子患者的 5.2 倍。但由于人群异质性或实验方法不同,也有不一致的研究结果。

2. 乙醛脱氢酶

乙醛脱氢酶(acetaldehyde dehydrogenase,ALDH)催化乙醛氧化为乙酸的反应,参与体内乙醇、硝酸甘油的代谢过程。人体组织中至少有 12 种 ALDH,其中只有位于线粒体内的 ALDH2 表现出遗传多态性。ALDH2 编码基因外显子 12 处发生点突变,使正常的等位基因 ALDH2 * 1/ * 1(G/G)突变为 ALDH2 * 2/ * 1(G/A)和 ALDH2 * 2/ * 2(A/A),从而使该酶活性降低或失活。ALDH2 * 2/ * 2 突变携带者饮酒后乙醛蓄积,比野生型携带者更易出现恶心、呕吐、头晕、面色潮红等醉酒症状;且突变携带者服用硝酸甘油后无法正常代谢为 NO,导致药物无效,心梗时不可用该类药物抢救。

3. 尿苷二磷酸葡萄糖醛酸转移酶

尿苷二磷酸葡萄糖醛酸转移酶(UDP-glucuronosyltransferase,UGT)是人体内重要的催化 II 相结合反应的酶,广泛分布于肝、肾、肠等组织。UGT1A1 基因多态性是该代谢酶活性差异的重要原因。UGT1A1 是胆红素和肿瘤药物伊立替康的主要代谢酶。伊立替康是一种拓扑异构酶抑制剂,在体内代谢为活性代谢产物 7-乙基-10-羟基喜树碱(SN-38),后者发挥抗癌作用的同时还伴有严重的毒性。UGT1A1 * 28 纯合突变使 UGT 酶活性降低,伊立替康的毒性及 SN-38 在体内蓄积,导致患者产生中性粒细胞减少及重度腹泻。UGT1A1 * 28 SNP 在白种人中出现频率较高,约为 27%,在亚洲人中其变异频率较低,约为 13%。

4. 谷胱甘肽-S-转移酶

谷胱甘肽-S-转移酶(Glutathione S-transferase,GST)是一组参与肝有关解毒过程的酶,GST 超家族基因主要包括 8 个亚家族,*GSTP*1 为其中研究较多的基因。*GSTP*1(Val105Val 突变)基因型为低代谢酶,顺铂的代谢清除率低,延长其体内作用时间,患者化疗后的生存率升高;乳腺癌患者携带 Val105Val 突变纯合子的 5 年生存率较野生型高出 30%,结肠直肠癌患者 2 年生存率高出 70%。而 *GSTP*1(Ile105Val 杂合突变)基因型为中等代谢酶,*GSTP*1(Ile105Ile)为快代谢酶,抗肿瘤疗效最差。

5. 其他代谢酶

维生素 K 环氧化物还原酶复合体 1 基因(*VKORC*1)的多态性可以解释华法林用药剂量

1/3 的遗传因素的影响,联合 CYP2C9 多态性可以解释患者之间 50％的剂量个体差异。*VKORC1* 基因对华法林药效影响较大的多态性是位于启动子区 1639 G>A 和位于第一个内含子 1173 C>T。*VKORC*1-1639G/G 和 *VKORC*1-1173 C/C 为野生基因型,携带杂合突变 G/A 和 C/T 基因型的患者需要减量;而 A/A 和 T/T 是纯合突变基因型的患者需要的华法林剂量更低。野生型 CYP2C9 ＊1 代谢速率正常,突变型酶代谢速率与野生型相比,有不同程度的降低,出血风险更高。杂合突变型 CYP2C9 ＊1/＊3 对 S-华法林的清除率为野生型纯合子的 90％,而纯合突变 CYP2C9 ＊3 则仅为野生型的 60％。

此外,N-乙酰转移酶、丁酰胆碱酯酶、过氧化氢酶、甲基结合酶等的遗传多态性对药物代谢的影响详见本章第一节。

(二)编码药物转运蛋白的基因多态性

1. 5-羟色胺转运体基因(*SLC6A4*)

5-羟色胺转运体(5-HTT 或 SERT)在突触内将 5-HT 转运回神经元突触前膜,是 SSRI 和 SNRI 类药物的主要药理学靶点,由 *SLC6A4* 基因编码。5-HTT 基因有两种多态性:一是 5'端启动子区域(rs4795541):44bp 的插入/缺失序列构成的长或短(L 或 S)的转录因子,称为 5-HT 转运体多态性区域(serotonin-transporter-linked polymorphic region,5-HTTLPR);二是 *SLC6A4* 基因第二个内含子(second intron,STin2)的串联重复序列的可变数目(variable number of tandemrepeats,VNTR),STin2.12VNTR 纯合子个体对 5-HT 摄取速率较杂合子低。

体外实验发现 5-HTTLPR 的"L"等位基因的 5-HTT 转录水平比"S"等位基因的高,据此推测 S/S 纯合子的 5-羟色胺再摄取水平更低。S/S 基因型的患者使用 SSRI 类药物治疗症状改善不佳,并且达到 50％症状改善所需的时间更长。携带 L/L 基因型的老年患者相比于 L/S 和 S/S 基因型患者,对帕罗西汀和舍曲林治疗反应更为快速,约治疗一个星期起效。而用去甲替林治疗的患者初期则未发现类似的情况,这表明对药物反应的差异与抗抑郁药对 5-HT 的选择性有关。基于这些发现,推荐在携带 L/L 和 L/S 基因型的患者中可以优先使用 SSRI,而在携带 S/S 基因型的患者中可以使用 TCA 或去甲肾上腺素能药物。这种关联在白种人和亚洲人中均存在,但是不同人种之间也存在差异,可能与 5-HTTLPR 等位基因出现频率的种族差异有关。

2. P-糖蛋白基因(*ABCB*1)

P-糖蛋白(P-glycoprotein,P-gp)由人体内的 *ABCB*1 基因(也称为 *MDR*1 基因)编码,是具有 ATP 依赖性的外排转运体,多分布于血-脑屏障、胎盘、肝、肾、肠上皮等屏障组织中,具有多种基因多态性。P-gP 依赖于 ATP 的供能,使细胞内的外源性化合物包括药物逆浓度梯度转运至细胞外,从而降低细胞内药物浓度,使细胞产生耐药性。肿瘤治疗过程中,转运体的基因多态性影响药物在组织中的暴露,并可能导致药效降低或毒性增加。

肿瘤患者服用甲氨蝶呤(MTX)后,携带 *MDR*1 基因 1199GA/3435CC 多态性患者比 3435CT/TT 基因型患者表现出更明显的肝毒性。研究发现携带 *ABCB*1 1236 T/T 的患者比携带 *ABCB*1CT/CC 的患者更易发生紫杉醇诱导的周围神经毒性。去甲替林血清药物浓度在携带 C3435T 三个基因型(C/C,C/T,T/T)的抑郁症患者中无显著性差异,但 T/T 携带者体位性低血压的发生率更高。G2677T 携带至少一个 T 型等位基因的抑郁症患者,帕罗西汀的治疗效果显著增强。

3. 还原型叶酸载体基因(*SLC19A1*)

甲氨蝶呤主要经肾清除,转运蛋白介导的肾小管主动分泌约占其清除率的 1/3,因此编码转运蛋白基因多态性引起的低清除率是其发生不良反应的重要因素。还原型叶酸载体(reduced folatecarrier,RFC1)属于溶质蛋白转运体家族,主要介导 MTX 进入细胞的主动转运,编码基因为 *SLC19A1*。有研究表明,RFC1 80G/A 多态性与 MTX 毒性无相关性,而RFC1rs7499 的基因多态性与 MTX 的总体毒性相关;MTX 的胃肠道毒性分别与 RFC1 rs7499、80G/A、rs2838956 具有相关性。

4. 铜离子转运蛋白 1 基因(*CTR1*)

铜离子转运蛋白 1(copper transporter protein,CTR1)基因的 20 个 SNP 中,rs10981694A>C基因多态性位点与顺铂引起的耳毒性密切相关,其中 C 等位基因的携带者对耳毒性的耐受性较差,但 *CTR1* 基因多态性与骨髓抑制、胃肠道毒性、肾毒性无显著相关性。

(三)药物作用受体基因的多态性

1. 5-羟色胺 1A 受体基因(*HTR1A*)

*HTR*1A 基因的 C(−1019)G 多态性与抑郁症的遗传易感性及抗抑郁药的疗效密切相关。抑郁症患者中纯合 G(−1019)等位基因分布频率是健康对照组的 2 倍,自杀患者中纯合G(−1019)等位基因分布频率是对照组的 4 倍,上述结果提示 G(−1019)等位基因可能是抑郁症的易感因素。5-HT1A 可以被 SSRI 类抗抑郁药下调并脱敏;对高加索抑郁症患者的研究表明,C/C 等位基因携带者与抗抑郁药治疗 1 年后疗效有相关性,而日本人群中携带 G/G基因型患者其 SSRI 治疗结局更好。

2. 5-羟色胺 2A 受体基因(*HTR2A*)

突触后 5-羟色胺 2A 受体(5-HT$_{2A}$)在抑郁症患者中存在过度表达,抗抑郁药、典型抗精神病药以及非典型抗精神病药均作为拮抗药并下调该受体。人体内 5-HT$_{2A}$受体由 *HTR2A* 基因编码,该基因具有多态性。其中 rs6311 和 rs6313 存在连锁不平衡,它们的 SNP 位点可能与抗抑郁药应答有关。高加索人群对西酞普兰具有药物应答,可能存在唯一有足够预测价值的*HTR2A*,SNP 是 IVS2 A/G(rs7997012),是内含子 2 中的单基因位点的同义突变。A/A 携带者比 G/G 携带者具有更好的药物反应(治疗失败的绝对风险降低 18%)。另外,遗传数据分析表明黑人的"无反应"等位基因分布频率更高。

3. 谷氨酸受体基因(*GRIK4*)

谷氨酸是脑内主要的兴奋性神经递质,谷氨酸受体能够选择性结合谷氨酸、调节兴奋性神经传递。在抑郁症患者中谷氨酸水平增加,长期使用 SSRI 类药物,如西酞普兰可以减弱谷氨酸能神经传递,降低兴奋性谷氨酸的活性。rs1954787 与抗抑郁药物反应显著相关,位于谷氨酸受体第一个内含子中的 C/T SNP,编码 kainite 4 基因(*GRIK4*)。携带 C 等位基因的患者抗抑郁药治疗效果更好,表明谷氨酸系统可能在抗抑郁药应答中发挥重要作用。此外,*HTR2A* 的 A 等位基因和 *GRIK4* 的 C 等位基因纯合子携带者与没有携带这两种等位基因的患者比较,对西酞普兰的药物治疗反应好两倍以上。

4. β₁ 肾上腺素能受体基因(*ADRB1*)

β$_1$ 受体阻断药对高血压患者的疗效存在基因剂量效应。影响 β 受体阻断效应的主要是β$_1$ 肾上腺素能受体,其编码基因 *ADRB1* 包括 2 个 SNP,c. 145A>G 和 c. 1165G>C。两种突变不同组合共分四组,不同组合的高血压患者经 β$_1$ 受体阻断药治疗后的收缩压、舒张压和平均动脉压降低百分率各不相同,可作为这类药物抗高血压病疗效的预测因子。

此外,许多 SNP 位点会对人的生理功能产生影响,但是由于 SNP 总数的巨大以及目前研究水平的限制,很多 SNP 与生理功能的直接联系尚不完善。SNP 目前仍存在研发成本过高,种族差异较大导致结论相互矛盾等诸多问题。

三、药物基因组学的网络数据资源

伴随高通量测序技术、生物信息学技术和全基因组关联研究的快速发展,专业的数据库对于大量碎片化研究成果和数据资料的收集整理,能够为药物基因组的研究人员提供更加权威、精准、前沿的信息。合理地使用各类网络资源、了解相关网站和数据库能够帮助更多医务工作者节约时间成本,使临床药物治疗做到有据可循。

遗传药理学与药物基因组学数据库(Pharmacogenetics and Pharmacogenomics Knowledge Base,PharmGKB)是全球最重要的药物基因组学数据库,其完整地收录了与药物基因组相关的基因型和表型信息,并将这些信息系统地归类,包括遗传变异、注解、药物作用途径,以及它们与药物反应的关系等(网址:https://www.pharmgkb.org/)。该数据库由美国国立卫生研究院(NIH)创建、斯坦福大学负责运营。目前,该数据库中包含超过 27000 个基因与 4000 种药物和几千种疾病的相互作用资料,整合了临床遗传药理学信息,明确有哪些药物是需要基因检测的,根据个人基因型提供药物剂量的指导建议。临床注释信息包括基因型与药物基因组学描述、评价等,临床实施包括数据联合应用、个体化用药及用药指南等。

在 PharmGKB 基础上建立的临床药物基因组实施协作组(Clinical Pharmacogenetics Implementation Consortium,CPIC)成立于 2009 年。CPIC 收集所有层次等级的循证证据,从研究到临床评估,整理上述证据到指南的应用,旨在提供详细的基因/药物临床实践循证指南,帮助临床医师了解药物基因检测结果如何用于优化药物治疗方案,是药物基因组临床应用应遵循的主要规范。

四、基因组学在新药研究中的应用及前景

1. 药物基因组学提高新药研究的效率

利用基因工程手段研究药物受体,并进而用以发现新药;利用基因操作技术建立大规模、高通量的新药筛选技术;对不同遗传背景人群的疾病发生机制、药物作用受体的改变、吸收转运蛋白的多态性、代谢酶类的多态性现象和药物作用靶点的改变等进行研究,将人群按遗传背景不同进行区分,对不同的人群筛选不同的新药、设置不同的用药剂量。新药临床试验中药物基因组学知识的运用,了解参加新药试验的受试者的遗传背景,可以使开发的新药更有针对性,更切合实际情况。2013 年 1 月,FDA 发布了《临床药物基因组学指导原则:早期临床研究的上市前评价和对说明书的建议》,指出药物研发和监管过程最密切相关的遗传差异主要体现在以下四大类基因:①与药代动力学各环节相关的基因;②影响药物疗效的基因;③可导致不良反应发生的相关基因;④可影响疾病易感性和进程的基因。其中关于药品说明书纳入基因组学信息的章节中指出,美国药品说明书应该包括但不仅限于以下内容:告知医师该药物相关的基因检测是否可以实施、携带某一特定基因型的患者服用该药物是否有疗效或毒性、检测结果对药效的影响、药物剂量的调整和患者选择的建议等,旨在协助新药研发过程中开展对可影响药代动力学、药效学、疗效和安全性的人类基因组变异的评估,为如何利用基因组学信息解

答在药物研发和上市后监管评价中出现的问题提供建议。

2. 药物基因组学有利于重新认识药物特点

药物基因组学的发展,有利于人们重新认识过去使用过又被禁止的药物。许多药物上市后发现了一些不良反应,由于其原因不明,无法预料哪些人会发生不良反应,对它的处置只能是简单的"禁止使用"。但是,一种能够获准上市的药物,一定有其独特的优点,"禁止使用"无疑是对人类宝贵的药物资源的浪费。如果利用药物基因组学技术,阐明这些药物产生不良反应的机制,并对患者进行基因分型,即可重新评价药物上市后不良反应,充分利用药物资源,做到高效和低毒。

3. 药物基因组学的影响因素及发展前景

目前,药物基因组学工作还仅仅处于起步阶段,有很多因素最终影响其临床应用,包括:①需要研究大的临床群体和对照/安慰剂队列;②在很多情况下,评价药物反应有困难,通常没有经验的或定性的治疗反应指标;③通常不能从治疗药物本身作用模式和存在的副作用充分理解其基本生化途径的相互作用;④通常不易得到及/或公开得到报道的基因变型在特殊人群中的发生频率和用于评价药物反应的物理定位的基因组标记物;⑤需要有准确、高通量、低成本、有效的基因多态性检测和筛选方法;⑥还缺少用于多参数检验和交换分析(permutation analyses)的复杂生物统计资料分析程序;⑦涉及一系列的社会、法律和伦理问题。但是,长远来看,药物基因组学对于解决个体化给药方案有很好的应用前景。

案例解析:

患者因精神分裂症,多次调整抗精神病药物,效果欠佳;曾服用利培酮有效,但出现不良反应。CYP2D6是利培酮的主要代谢酶,其基因多态性影响利培酮的代谢及药物疗效。基于上述原因,对该患者进行基因检测,结果为CYP2D6 *10/ *10,属于中等代谢型。对于CYP2D6慢代谢或中等代谢患者,服用推荐剂量的利培酮2~6 mg/d。利培酮及其活性代谢产物9-羟利培酮的血药浓度显著升高,出现不良反应的可能性更大,应考虑减量使用。重新调整该患者用药方案,予小剂量利培酮1 mg bid,维持治疗20 d后,动眼危象次数减少,冲动、敌对行为消失。因此,在临床应用药物时,应考虑到基因多态性对于药效的影响,推荐进行基因组学检测的药物,应参考基因检测结果调整用药,避免药物浪费及不良反应。

(戴海斌、陈枢青、汤慧芳)

第八章 特殊人群的临床药理学

案例:

　　女性,22岁,因脸部痤疮就诊。之前使用了男朋友治疗痤疮的药物异维A酸。医生问诊过程中发现她有可能怀孕,经尿检证实已怀孕,医生告知这个孩子可能畸形,但患者决定生下这个孩子,最终患者足月分娩产下一名面部畸形的男婴。请分析本案的发病原因及处理方法。

　　特殊人群主要包括妊娠及哺乳期妇女、儿童、老年人和肝肾功能不良者。不同年龄对药物的敏感性、反应性、耐受性各不相同,因此临床药物选择应考虑年龄差异、性别差异、个体特征差异,重视患者用药的依从性,遵循相应原则,选用适宜的药物,适宜的剂量、剂型和适宜的给药途径,以取得最佳药效和最小不良反应。

第一节 儿童的临床用药

　　儿童在经历新生儿、婴儿、幼儿、学龄前、学龄期和青春期等不同的阶段中,机体各器官系统的功能、心理和精神等均处在迅速发育并趋向成熟的动态变化过程中,因此药物处置及效应均表现出不同特点,尤其是在新生儿阶段(出生至28 d)和婴儿阶段(出生28 d至1周岁),存在特有的临床用药问题。因此,不能简单地将儿童当作按比例缩小的成人,完全依靠成人用药资料来指导儿科用药,必须了解和掌握儿童的药动学和药效学特点,由此指导临床儿科合理用药。

一、儿童药代动力学

1. 药物吸收

　　(1)消化道给药　消化道给药是儿童常用的给药途径。药物在消化道的吸收慢而不规则,个体差异大,主要影响因素有三个:①胃酸过少或缺乏。新生儿至3岁儿童胃酸分泌较少,对酸不稳定的青霉素类等药物,由于胃内 pH 高而被破坏少,吸收增加。如新生儿氨苄西林的吸收率在60%以上,而成人仅有30%被吸收。弱酸性药物如苯妥英、苯巴比妥、利福平、核黄素等在高的 pH 环境中,解离型增多,吸收减少。②胃排空时间延长。新生儿及婴儿胃排空时间长达6~8 h,降低了药物在肠道的吸收率,使达峰时间延长,药物峰浓度降低。另外,由于肠蠕动较慢,吸收程度增加,生物利用度因而增加。③生理功能和病理状态改变。新生儿胆汁分泌比成年人少,使得脂溶性的营养物质及药物如维生素 E 的吸收减少。脂肪泻的婴儿脂溶性维生素吸收减少,腹泻使某些药物如氨苄西林、头孢氨苄、利福平、苯巴比妥等吸收也减少。

　　(2)注射给药　新生儿不适合皮下注射给药,因皮下组织容量有限,注射容量过大会减少局部血流,影响药物吸收并增加其对组织的刺激作用。新生儿也应避免肌内注射,因为其肌肉尚未发育完善,血流量不恒定,对庆大霉素、卡那霉素等药物的吸收不规则。对重病婴儿,静脉注射是最安全可靠的给药方式。静脉注射给药时应了解药物的渗透压,避免在短期内重复大剂量使用各种高渗药物,预防医源性高渗血症对儿童造成的损伤。

(3)皮肤黏膜给药　由于儿童的体表面积与体重之比较成年人大,皮肤的含水量高,角质层薄,故药物经皮肤黏膜吸收较成人快而强。在皮肤黏膜有炎症或破损时,则吸收会有更大程度增加。已有很多因药物吸收过量产生不良反应乃至严重中毒的报道,如有儿童皮肤反复涂抹硼酸致死,还有部分 6-磷酸葡萄糖脱氢酶缺乏的婴儿穿戴用樟脑丸保存的衣服后,因萘经皮肤吸收产生溶血性贫血和黄疸等。

(4)直肠给药　对胃刺激性大、首过消除多的药物,昏迷或口服药物不能配合的患儿均可采用直肠给药。直肠给药时,药物水溶液或醇溶液的吸收比栓剂迅速,pK_a 值为 7~8 的脂溶性药物,如苯巴比妥,在直肠中大部分呈非解离型,易于跨过细胞膜,适合于直肠给药。

2. 药物的分布

(1)分布容积大　儿童的体液量大,其体液占体重比例较成人高(新生儿 80%,成人为55%),因此药物的分布容积大。若按体重给予相同剂量的药物,则细胞外液中所含药物浓度低,药物峰浓度低。同时分布容积增加后,药物的消除减慢,延长了药物半衰期。如青霉素、头孢菌素及氨基苷类抗生素在新生儿、婴幼儿的分布容积增加,其细胞外液的药物浓度仅为成人的一半,药物半衰期延长,这些药物对新生儿的不良反应比年长患儿小。

(2)脂肪含量低　儿童脂肪组织随年龄的增大而增加,新生儿因体内脂肪含量少,地西泮和苯巴比妥等脂溶性药物分布容积较小,血药浓度升高,易发生毒性反应,而庆大霉素等水溶性药物在新生儿中血药浓度可能较低。脑组织富含脂质,新生儿与婴幼儿的脑组织与身体比例较成人大得多,加上血-脑屏障发育尚未完善,使药物易于分布入脑而出现神经系统反应。

(3)蛋白结合率低　在新生儿及婴幼儿,药物的蛋白结合率低于成人(表 8-1)。其原因是:①血浆蛋白含量低,尤其是与药物结合的主要蛋白质——白蛋白——在出生后至 6 个月水平最低;②蛋白构型改变,使其与药物结合力降低;③新生儿血浆中竞争性结合蛋白的内源性代谢物如胆红素、激素、游离脂肪酸等含量较高,占据了结合位点,减少了结合容量;④新生儿血浆 pH 较低,影响了药物和蛋白的结合。

蛋白结合率下降,导致血浆中游离药物浓度升高,使药物效应增强,同时也增加不良反应发生率。如茶碱治疗儿童哮喘的浓度为 10~20 mg/L,而早产儿的治疗浓度只需 6.6~11 mg/L。血中游离药物浓度升高后,使药物易向组织分布,导致分布容积增加。如新生儿使用地高辛后,其血浆蛋白结合率低,血浆中游离药物、心脏及骨骼肌中浓度都高于成人。

表 8-1　一些药物在新生儿和成人中血浆蛋白结合率(%)比较

药物	新生儿	成人
对乙酰氨基酚	37	48
氨苄西林	10	18
地西泮	84	99
利多卡因	20	70
吗啡	46	66
苯巴比妥	32	51
苯妥英	80	90
普萘洛尔	60	93
茶碱	36	56

(4)血-脑屏障发育不完全　新生儿血-脑屏障发育未完全,膜通透性高,使脂溶性药物如全身麻醉药、镇静催眠药、镇痛药、四环素类及游离胆红素等向脑组织转运增加。

3. 药物的代谢

(1)肝药酶的活性低　由于新生儿及婴幼儿肝功能发育不完善,肝药酶活性低,药物氧化代谢能力低,新生儿肝微粒体羟化酶缺损,特别是葡萄糖醛酸转移酶活性仅为成人的1‰,使得地西泮、磺胺类、对乙酰氨基酚、水杨酸盐、强心苷、苯巴比妥,苯妥英、氯霉素、吲哚美辛等药物的氧化或结合反应能力减弱,消除半衰期延长,治疗量的氯霉素就可能引起灰婴综合征。新生儿的硫酸结合能力强,有时可对葡萄糖醛酸结合力不足起补偿作用。

(2)药物代谢途径和产物不同　某些药物在新生儿与较大儿童或成人之间,不仅代谢速率(量)不同,在代谢途径和产物(质)上也存在差别,如在新生儿有相当量的茶碱代谢生成咖啡因,而在成人则无这种产物。在成人,大部分磺溴酞和对氨基苯甲酸分别与酸、谷胱甘肽、葡萄糖醛酸及甘氨酸结合而被排泄,小部分发生乙酰化反应;而在新生儿体内,这些药物则以乙酰化为主,在较大儿童则主要与甘氨酸结合。

(3)肝药酶的个体差异大　肝药酶的活性在出生时最低,随着年龄增长,代谢酶系迅速发育,至6个月时已接近成人,随后酶活性继续增加而超过成人水平,约在2～3岁时再降到成人水平,而且在新生儿阶段药物代谢的个体差异明显,随着年龄增长,差异逐渐缩小。

此外,肝药酶诱导剂、抑制剂及疾病同样对儿童药物代谢产生影响,苯巴比妥、苯妥英可加速自身和其他药物如保泰松、华法林、氢化可的松、洋地黄毒苷及胆红素的代谢。临床上给产前母体或新生儿用苯巴比妥,就是通过其酶促作用,加速胆红素代谢,防治新生儿核黄疸。当肝本身或全身性疾病影响肝血流或肝功能时,也使药物代谢减弱。总之,影响儿童药物代谢的因素多,用药时需要全面考虑,综合分析。

4. 药物排泄

(1)肾血流量和肾小球滤过率低　肾是药物排泄的主要器官,新生儿特别是早产儿肾组织结构发育不全,肾小球数量较少,肾功能不完善。肾血流量(12 ml/min)、肾小球滤过率(2～4 ml/min)仅为成人的20%～40%,大约至1～2岁时才达成人水平,导致药物消除减慢,半衰期延长,易蓄积中毒。因此,新生儿在应用主要经肾小球滤过排泄的药物(如氨基苷类、地高辛)时,必须减少用药量或延长给药间隔时间。

(2)肾小管的分泌功能低　肾小管功能成熟较肾小球延迟,出生后2～3周才开始有排泄药物的功能,约7个月后其分泌和重吸收能力达成人水平,到1岁半时肾小管的最大排泄能力才达到成人水平,因此,低龄儿童经肾小管分泌的药物(如青霉素类、丙磺舒、氢氯噻嗪等)消除,比大龄儿童和成人慢,且个体差异明显(表8-2),这种差异将随着增龄而逐渐缩小。

由于儿童处于迅速生长发育过程之中,其药动学参数也随器官系统功能的完善而处于不断变化之中,因此通过临床治疗药物监测(TDM)来制订和调整用药方案,对儿童用药尤为重要。

表 8-2　不同年龄人群的药物半衰期(h)

药　　物	新生儿	乳幼儿	大龄儿童	成　人
水杨酸盐	4.5～11.5		2.0～3.1	2.0～4.0
醋氨酚	2.2～5.0		4.4～4.5	1.6～2.8
吲哚美辛	7.5～51			2～11

续表

药　物	新生儿	乳幼儿	大龄儿童	成　人
咖啡因	40～231			6
地西泮	25～100		18	20～42
苯妥英		25～100	10～20	12～18
氨茶碱		23～36	2.3～4.5	4.1～7.0
哌替啶	22			3～4
丁哌卡因	25			1.3
庆大霉素	3～6		1～3	1.0～2.5
青霉素	1.7	1.4		0.6～0.7
氯霉素	14～24		4	2.3

二、儿童药效动力学

婴幼儿特别是新生儿、早产儿用药,不仅在药动学方面与大龄儿及成人有很大差异,而且在药效学方面也会出现量或质的改变,并出现特殊反应。

1. 药物敏感性增加

(1)神经系统反应及智力发育障碍　婴幼儿特别是新生儿血-脑屏障发育不成熟,药物易透过血-脑屏障,且神经系统对药物的敏感性增加,易出现中枢不良反应。如抗组胺药、苯丙胺、氨茶碱,阿托品等可致昏迷及惊厥;阿片类易引起呼吸抑制;氨基苷类易致第八对脑神经损伤;四环素、维生素 A 等可致颅内压增高、囟门隆起等。长期应用中枢抑制药如苯巴比妥、苯妥英、丙戊酸等,可抑制儿童的学习和记忆功能,导致智力发育障碍;苯二氮䓬类可致遗忘症等。

(2)生长发育障碍　儿童生长发育迅速,易受某些药物影响导致生长迟缓或发育障碍。例如,糖皮质激素可对抗生长激素的作用,抑制儿童骨生长;四环素类可与钙络合,沉积于骨组织和牙齿,引起牙齿黄染和抑制骨的生长发育;苯妥英、苯巴比妥能加速维生素 D 代谢,引起骨软化病或佝偻病;影响甲状腺功能的药物,如对氨基水杨酸、磺胺类、硫脲类、地高辛等,均可导致生长发育障碍;氯丙嗪可导致内分泌系统功能紊乱,抑制儿童生长发育;长期应用雄激素制剂可严重影响儿童生长发育。

(3)水盐代谢和酸碱平衡紊乱　由于儿童体液占体重的比例大,新陈代谢速率较成人快,而调节能力差,故对影响水盐代谢和酸碱平衡的药物特别敏感。例如,过量的水杨酸盐可导致酸中毒;利尿剂易产生低钠血症、低钾血症、酸碱失衡及水盐代谢失调等。

2. 儿童用药的特殊反应

(1)新生儿溶血或黄疸　新生儿在使用某些药物时,可通过不同机制引起溶血或黄疸,甚至出现胆红素脑病。如葡萄糖-6-磷酸脱氢酶缺乏的儿童使用水溶性维生素 K、磺胺药、呋喃唑酮、噻嗪类利尿药时,易诱发溶血,产生黄疸。另外,早产儿维生素 E 缺乏,利福平(竞争肝细胞膜特异性胆红素受体)、新生霉素(抑制葡萄糖醛酸转移酶)、红霉素及其他肝毒性药物、杀灭肠道菌群的抗菌药等,均可影响胆红素在体内的代谢,使游离胆红素水平升高。磺胺甲基异噁唑、水杨酸盐、头孢三嗪及头孢哌酮等,可与胆红素竞争蛋白结合点,使体内游离胆红素水平升高。胆红素浓度升高后通过血-脑屏障进入脑组织,产生胆红素脑病。

(2)高铁血红蛋白症　新生儿和婴幼儿在使用具有氧化作用的药物,如非那西丁、苯唑卡因、亚硝酸盐、次硝酸铋等时,易产生高铁血红蛋白症,出现发绀等症状。这是由于红细胞内葡萄糖6-磷酸脱氢酶和谷胱甘肽还原酶不足,致使亚铁血红蛋白易被氧化成高铁血红蛋白,而红细胞内高铁血红蛋白还原酶活性低,不能将高铁血红蛋白还原所致。

(3)灰婴综合征　新生儿在使用大剂量氯霉素(每天 100 mg/kg)时,易发生灰婴综合征,表现为厌食、呕吐、腹胀、进行性苍白、发绀、微循环障碍、呼吸功能衰竭等症状。这是由于新生儿的肝肾功能不全,氯霉素消除减慢使血药浓度升高所致。故新生儿在使用氯霉素时应严格控制剂量,有条件时应进行血药浓度监测,其治疗范围为 $10\sim25$ mg/L。

三、儿童药量的计算方法

1. 按体重计算

这是最简便、易行和最常用的计算方法,多数药物的每次(日)每千克体重用量已知,按儿童实际体重便可计算药量。

$$儿童每次(日)剂量＝体重(kg)\times 药量/kg 体重/次(日)$$
$$出生 6 个月内儿童体重(kg)＝出生体重＋月龄\times0.6$$
$$出生 7\sim12 个月儿童体重(kg)＝出生体重＋月龄\times0.5$$
$$1 岁以上儿童体重(kg)＝出生体重＋月龄\times2＋8 kg$$

如出生体重不清楚,可按 3 kg 计算。如果已知成人剂量而不知每千克体重用量时,可将该剂量除以成人体重(按 60 千克计算)而得。

$$儿童剂量＝成人剂量/60 kg\times儿童体重(kg)$$

按这种方法计算的结果,对年幼儿来说剂量偏小,而对年长儿特别是体重过重儿来说,剂量偏大。因此,一般应根据标准体重推算,但对特殊体型儿童相应增减。

2. 按体表面积计算

这是一种相对科学而广为推荐的方法,既适用于儿童,也适用于成人,缺点是计算方法复杂。

$$体表面积(m^2)＝体重(kg)\times0.035＋0.1 m^2$$

对于体重超过 30 kg 的儿童,以 30 kg 的体表面积(约 $1.1 m^2$)为基数,每增加 5 kg,体表面积增加 $0.1 m^2$。如儿童体重为 35、40、45、50 kg 时,其体表面积分别为 1.2、1.3、1.4、1.5 m^2。

$$儿童剂量(mg)＝每平方米药量(mg/m^2)\times体表面积(m^2)$$

如果仅知成人剂量,可根据儿童与成人体表面积比例,用下式计算:

$$儿童剂量＝成人剂量 \times 儿童体表面积/成人体表面积$$

70 kg 成人体表面积按 $1.72 m^2$ 计算。

3. 按成人剂量折算

按照成人和儿童各年龄体重、体表面积及细胞外液的比例,参考了 20 余种不同药物计算方法,推算出儿童药物剂量折算表(表8-3),收载于药典中。用此法计算出的药量偏差在各年龄期较其他方法为小,临床安全。

表 8-3　儿童药物剂量折算表

年龄	相当于成人剂量的比例	年龄	相当于成人剂量的比例
初生～1 月	1/18～1/14	4 岁～6 岁	1/3～2/5
1 月～6 月	1/14～1/7	6 岁～9 岁	2/5～1/2
6 月～1 岁	1/7～1/5	9 岁～14 岁	1/2～2/3
1 岁～2 岁	1/5～1/7	14 岁～18 岁	3/2～全量
2 岁～4 岁	1/4～1/3	18 岁～60 岁	全量～3/4

4. 按药动学参数计算

按药动学参数确定给药剂量和制订用药方案是更为科学合理的方法，根据需要达到的有效血药浓度值，计算出给药的负荷量和维持量，并进行 TDM 或药物效应的监测，用以调整给药方案。但由于有儿童药动学参数的药物不多，其有效血药浓度多参考成人标准，血药浓度的监测尚不普遍，此法虽合理，但应用受限。

总之，确定药物剂量时要综合考虑儿童生理特点、病情轻重、药物特性等因素。对于体质较弱、营养不良或对药物过于敏感者，药物剂量宜小；对于体质好及体重超过标准者，可使用较大剂量；对于用药时间短、要求很快达到治疗目的者，药物剂量宜大，如在苯巴比妥用于抗惊厥时，首剂可用 10 mg/kg；对于慢性病、用药时间长者，宜用小剂量；对于毒性大、安全范围窄的药物或新药宜用小剂量；而对于毒性小、安全性高的药物可使用大剂量，如维生素类的用量可与成人相近。用药过程中要密切注意观察治疗效果，将用药剂量随时作适当调整，做到用药个体化。

四、儿童用药的基本原则

1. 合理用药，避免滥用

临床用药的目的是防治疾病，首先要明确诊断，才能对症下药。对于患感染性疾病的儿童要根据其症状、体征和实验室检查结果判断病原体种类，选择病原体敏感的抗生素，切忌一味追求多种抗生素联用，否则不仅对患者无益，造成浪费，更为严重的是会增加药物不良反应。

滥用维生素和"补品"是违反儿童用药特点的又一个方面。儿童生长过程中需要多种维生素来促进器官和组织的发育，但需要量有限，过量使用会造成中毒。如儿童过多使用浓缩鱼肝油会导致维生素 A 中毒，出现四肢疼痛、食欲减退、呕吐等症状；佝偻病患儿应用过量维生素 D 可引起高钙血症，产生消化系统、神经精神、肾功能衰竭等症状；盲目滥用"补品"，也会造成医源性疾病，如人参、蜂皇浆可致儿童内分泌紊乱，出现性早熟等。

2. 用药个体化

相同年龄和相同体重的正常儿童使用相同剂量的药物所产生的效应也有可能是不同的，这种不同可以表现在药物作用强度和不良反应上（量的差异），也可能会在某些儿童引起特异反应（质的差异）。这是正常的生物学差异，是由遗传因素对药动学或药效学的影响所致，如按千克体重给予病儿氨茶碱，在有的病儿可出现中毒，在有的病儿却无效，其血药浓度相差甚远。另外，如有些儿童服用解热镇痛药、抗疟药后出现急性溶血性贫血，这是由于这类患者红细胞中缺乏葡萄糖-6-磷酸脱氢酶所致。

此外,在同一儿童的不同年龄阶段药物的反应也存在显著差异,这是因为儿童药动学和药效学过程随着组织器官发育成熟、功能日趋完善而发生相应变化的结果。因此,使用动态的个体化给药方案和剂量对儿童尤为重要。

3. 对药物治疗和不良反应实施监测

(1)血药浓度或药理效应的监测　多数药物如洋地黄毒苷、茶碱和巴比妥类等,其血药浓度与药理效应存在相关性,故常用血药浓度作为衡量药效的指标。另有一些药物如抗生素、抗凝血药和胰岛素等的血药浓度与其药物效应不完全一致,常分别用其抗菌水平、凝血酶原时间和血糖水平等作为其药物效应指标。

药物发挥治疗作用的血药浓度通常有一定范围,称为有效血药浓度范围或治疗窗,在此范围内,大部分患儿将能够获得预期治疗效果而较少产生毒副反应,对于少数敏感或耐受的患儿,应以临床疗效作为主要指标。

(2)不良反应监测　儿童全身各器官尚处在发育之中,肝、肾、脑、免疫、消化、血液循环系统等功能皆不完善,参与药物代谢的酶系统功能也不健全,使药物在体内消除减慢,血药浓度升高而容易产生不良反应。故在监测药物疗效的同时,也应监测其不良反应。特别是对于可能引起特殊毒性反应的药物,需要密切注意临床症状和器官功能的改变,比如儿童不会主诉耳鸣、耳聋,故应用氨基苷类药时要密切注意对听神经功能的影响。

4. 提高儿童用药依从性

依从性又称顺从性、顺应性,指患儿对药物接受、服从、照办的程度。由于儿童不懂得治疗必要性,不能自觉地克服用药过程的异常口感或疼痛(注射),所以往往拒绝治疗。儿童不依从性通常高达 20%～80%。因此,提高儿童用药依从性是一个相当重要的问题。药品生产厂家应生产适合儿科应用的药物剂型和剂量,医生应与患儿家属建立良好信赖关系,详细说明药物治疗方案、按规定用药与疗效的关系,介绍药物有关知识,提高儿童的用药依从性。

第二节　妊娠期和哺乳期妇女用药

妊娠期和哺乳期是妇女的特殊时期,该时期用药不仅对母体产生作用,而且还可通过胎盘或乳汁影响胎儿、新生儿或乳儿,掌握这一时期妇女与药物相互作用的规律,对于指导临床合理用药、优生、优育具有重要意义。

一、胎儿药代动力学

在妊娠过程中,母体、胎盘与胎儿三者相互关连组成一个生物学、药动学的复合功能单位。其中胎盘起着联系母体和胎儿的重要作用。

1. 吸收

药物可经胎盘和羊水两条途径进入胎儿体内。药物经胎盘转运具有跨膜转运的基本规律。药物经脐静脉流经肝进入胎儿体循环,也存在首过消除。进入羊水中的药物可经胎儿皮肤或被胎儿吞咽(约从妊娠 12 周开始)进入胃肠道被吸收。从胎儿尿中排出的药物又被胎儿吞咽重新进入胃肠道,从而形成羊水肠道循环。

2. 分布

胎儿血中的血浆蛋白含量比母体低,血-脑屏障发育不完全,血浆中游离型药物增多,容易进入组织和中枢神经系统,特别是体积相对较大的肝、脑等器官。

3. 消除

肝是胎儿药物代谢的主要器官,但发育尚不完善。肝药酶活性低,特别是参与氧化反应的酶含量只有成年人的30%～60%,故药物代谢速率慢。由于胎儿药物经肝生物转化后形成极性大而脂溶性小的代谢物(如地西泮的代谢物甲基地西泮),不易通过胎盘进入母体,致使它们在胎儿体内蓄积产生毒性。另外,胎盘和肾上腺也可代谢部分药物。

4. 排泄

胎儿的肾从妊娠11～14周开始有排泄功能,但具有生理功能的肾小球数目少,肾小球滤过率甚低,排泄功能差,使药物(代谢物)在胎儿体内滞留时间较在母体中要长。胎儿消除药物的主要方式是将药物经胎盘转运至母体后,由母体消除。药物在排入羊水中后可被胎儿再次吞咽,形成羊水肠道循环,故其消除速率较从母体向胎儿转运慢得多。

二、母体药代动力学

1. 吸收

妊娠期孕妇的胃肠蠕动减弱,妊娠早、中期胃酸分泌减少,使胃肠道对药物的吸收速率减慢,吸收峰值推迟。但妊娠期孕妇心输出量增加,小肠的血流量增加,则又有利于药物吸收,综合影响的结果一般不至于产生有临床意义的改变。

2. 分布

妊娠期血浆容积约增加50%,总体液量约增加8 L,脂肪组织也增加。这种体液组成的变化使药物分布容积明显增加,血药浓度较非妊娠期低,并形成生理性低蛋白血症使游离型药物增多,药物作用增强,并加速其向胎盘转运,如地西泮、苯妥英、苯巴比妥、利多卡因、哌替啶、地塞米松、普萘洛尔、水杨酸、磺胺异噁唑、头孢菌素等。但由于分布容积增大,血液中游离型药物仍可维持不变。

3. 消除

肝血流改变不大,但妊娠期肝代谢药物的能力增加,使一些药物如苯巴比妥、苯妥英、乙琥胺、卡马西平等消除加快。这与妊娠期孕激素水平升高后引起肝微粒体药物羟化酶活性增加有关。

4. 排泄

排泄加快是肾小球滤过率增加和肌酐消除率增加共同作用的结果。

三、妊娠期用药对胎儿的影响

1. 妊娠期用药与致畸危险

妊娠期用药对胎儿的影响与用药时的孕龄、药物性质、剂量和用药时间有关,其中孕龄尤为重要。根据胎儿发育,妊娠可分为三个时期:①胚芽生成期:受孕2周内,药物对胚胎主要产生非特异性毒性,如果只有少量细胞损害,可由细胞分裂补偿、继续发育,如果大量细胞受损则致胚胎死亡,不会致畸;②胚胎期:受孕3～12周,是药物致畸的高度敏感期,此期是器官分化发育最活跃的时期,也最容易受到药物影响而产生畸形;③胎儿期:受孕13周～足月,多数器官已形成,药物致畸作用已少见,但药物可引起胎儿发育迟缓或功能异常。

2. 药物对胎儿危险度的分类

1979 年，美国 FDA 通过动物实验和总结临床用药经验，根据药物对胎儿致畸的影响，将药物分为 5 类：①A 类，在设有对照组的研究中，在妊娠 3 个月的妇女未见到对胎儿危害的迹象（并且对其后的 6 个月也没有造成危害的证据），可能对胎儿的影响甚微，如多种维生素。②B 类，在动物生殖性研究中（并未进行孕妇的对照研究）未见到对胎儿的影响。在动物生殖性研究中表现有副作用，这些副作用并未在妊娠 3 个月的妇女得到证实（也没有对其后的 6 个月造成危害的证据），如青霉素。③C 类，动物研究证明药物对胎儿有危害（致畸或杀死胚胎），但尚无对照组的妊娠妇女研究，或尚无妊娠妇女和动物的研究。本类药物只有在权衡对孕妇的益处大于对胎儿的危害之后，方可使用。很多常用药物均属于此类，如阿司匹林、利福平等。④D 类，有对胎儿造成危害的明确证据。尽管有危害性，但孕妇用药后绝对有益，必须使用（例如孕妇受到死亡的威胁或患有严重的疾病），如改用其他药物，则虽然安全但无效，如抗癫痫药苯妥英钠。⑤X 类，在动物或人体研究中表明，药物对胎儿有危害，而且孕妇应用这类药物无益。本类药物禁用于妊娠或将妊娠的患者，如甲氨蝶呤。有些药物的分类随着使用经验的积累有所调整，如托吡酯在 1996 年由 C 类调整为 D 类。

1979 年的字母分类规则自实施以来受到公众包括临床医生的反馈。第一，大多数药物属于 C 类，这意味着当前没有充分数据对药物的妊娠安全性进行评估，当然也没有任何指南；第二，该分级没有对不同药物在妊娠早期、中期及后期的安全性进行区分，分类过于简单；第三，分级似乎带有主观性，ACEI（与严重胎儿异常有关）被归为 D 类，他汀（动物试验提示致畸，但人类试验安全）被归为 X 类；第四，分级可能误导人们对药物安全性的认识，例如将动物试验提示安全但无人类试验数据的药物归为 B 类。

2014 年 12 月 3 日，FDA 颁布了新的妊娠/哺乳期用药信息标签最终规则（Pregnancy and Lactation Labeling Rule，PLLR or final rule），这一新规于 2015 年 6 月 30 日正式生效，新批准的化学药物及生物制品将要求使用新的格式，而之前批准的产品将逐步采用新的说明书要求。新的标签分为三个部分，分别为妊娠部分、哺乳部分和男女生殖可能性部分。①妊娠部分：提供有关孕妇药物使用的相关信息，如给药剂量及胎儿潜在的发育风险，要求有一个信息注册、收集与保留孕妇使用该药物或生物制剂时如何受到影响的数据。之前就建议过在药物标签中列入有关任何孕妇注册的信息，但直到现在一直没要求。②哺乳部分：以前的"Nursing Mothers"部分被重新命名，改为"Lactation（哺乳）"部分。哺乳部分将提供有关哺乳期药物使用的信息，如母乳中药物的量及对哺乳儿童潜在的影响。③男女生殖可能性部分：是标签新增加的部分，包含妊娠检查、避孕及与药物有关的不孕症。这种信息已包含在标签中，但直到现在没有统一的放置位置。"妊娠"及"哺乳"部分还将包含三部分内容："风险概述""临床考虑"及"数据"。这些副标题将对人及动物对该药物使用的数据及有关妊娠或哺乳期妇女特定副作用提供更加详细的信息。新的标签格式和要求对信息进行了整理汇总，可以分层次地告知卫生保健专业人员的处方决策及回答患者使用处方药时碰到的问题。但新规则并不覆盖非处方药物（OTC），OTC 的妊娠/哺乳期用药指导暂不会改变。

3. 早孕期致畸药物

抗肿瘤药、甾体激素、香豆素类、中枢药物、降血糖药、抗甲状腺素药等均有致畸作用（表8-4），孕妇妊娠前 3 个月内禁止使用。

表 8-4   一些具有致畸作用的药物及对胎儿的危害

药　　物	分类	可能损害
抗癌药		
甲氨蝶吟	X	脑和头部畸形、兔唇、腭裂
巯嘌呤、环磷酰胺、白消安	D	脑和四肢畸形
苯丁酸氮芥	D	肾、输尿管缺损
中枢药物		
巴比妥类	B/C	胎儿畸形、凝血障碍
苯妥英	D	头面部畸形、智能迟钝、发育迟缓
三甲双酮	D	多发畸形
地西泮、氯氮䓬	D	多发畸形、发育迟缓、智力低下（动物实验结果，大样本临床观察资料结果不一致）
氯丙嗪、氟哌啶醇	D	视网膜病变、脑发育不良、四肢畸形
丙戊酸	X	脊柱、头面部、心血管、指(趾)畸形
锂盐	D	心血管畸形
苯丙胺	D	脑、四肢畸形、兔唇
乙醇[2 g/(kg・d)]	D/X	生长障碍、头骨畸形、智力发育障碍
水杨酸类、非那西丁	C/D	肾畸形、中枢损害
激素类		
肾上腺皮质激素	C/D	脑发育障碍、腭裂、并指畸形
己烯雌酚	X	脑和内脏畸形、性别异化、男睾丸发育不全、女青春期阴道癌
孕酮、睾酮	D	性器官畸形
磺酰脲类	D	多发性畸形、兔唇
其他		
香豆素类	D	颅内出血、软骨发育不良
氯喹	D	先天性耳聋、脑积水、四肢畸形
维甲酸类	D	早期流产、多发畸形

4. 药物对中孕、晚孕期胎儿的影响

　　孕妇在妊娠第 13 周后用药对胎儿的危害不是致畸,而是影响胎儿组织器官的发育和功能,造成发育迟缓和功能异常(表 8-5)。

表 8-5   对中、晚期妊娠胎儿有害的部分药物

药物	分类	可能损害
四环素	D	骨骼和牙齿发育不全、软骨病、脑核性黄疸
氨基苷类	C/D	听力损害、耳聋、肾损害
氯霉素	C	灰婴综合征、再生障碍性贫血
磺胺类药	B/D	脑核性黄疸
伯氨喹	C	溶血性贫血
苯乙双胍、磺酰脲类	C	新生儿黄疸、新生儿低血糖

续表

药物	分类	可能损害
硫氧嘧啶类、碘化物	C/D	先天性甲状腺肿、甲状腺功能低下、智力低下
苯二氮䓬类	D	抑制呼吸
巴比妥类	D	长期应用产生依赖性、出血
吗啡、哌替啶	B/D	抑制呼吸、延长产程、依赖性
水杨酸类	C/D	出血倾向、核黄疸
氯丙嗪	C	视网膜病变、血小板减少、肝功能异常

四、哺乳期妇女合理用药

大多数药物可经乳汁排泄,通过哺乳进入婴儿体内。影响药物从乳汁排出的因素有母体血浆和乳汁中药物浓度梯度、pH 值、药物分子量、脂溶性及与血浆蛋白结合率等,大多数药物在乳汁中浓度较低,不超过乳母用药量的 1‰,但是有些药物在乳汁中的浓度几乎等于乳母血浆中浓度,如红霉素、磺胺异噁唑、卡马西平、苯巴比妥、异烟肼等。母体用药后对乳儿影响取决于乳汁中药物浓度、婴儿吸乳量、药物性质及乳儿对药物敏感性等。因此,哺乳期妇女在需要用药时,应选用从乳汁排出少、体内过程清楚的较安全药物,用药时间应在哺乳后 30 min 到下次哺乳前 3～4 h,以减少药物对婴儿的影响。

1. 哺乳期妇女可以使用的药物

对乙酰氨基酚、布洛芬、甲芬那酸、萘普生、小剂量阿司匹林、咖啡因、硫喷妥钠、乙琥胺、丙戊酸、沙丁胺醇、抗组胺药(短期应用)、青霉素类、头孢菌素类、卡托普利、肼屈嗪、甲基多巴、地高辛、螺内酯等药物在乳汁中排泄量少,对婴儿影响较小,哺乳期妇女可以使用。

2. 哺乳期妇女需要慎用的药物

哺乳期妇女需要慎用磺胺类、氨基苷类、红霉素、酮康唑、乙胺丁醇、糖皮质激素、雌激素、孕激素、口服降血糖药、硫脲类、甲状腺素、维生素 A、维生素 D、华法林、地西泮、氨茶碱、β 肾上腺素受体阻断药、大剂量阿托品、噻嗪类利尿药、利血平、吩噻嗪类、丙胺太林、水合氯醛、苯巴比妥、扑米酮、苯妥英、卡马西平、乙醇、吸咽等。

3. 哺乳期妇女禁用的药物

哺乳期妇女应禁用抗肿瘤药甲氨蝶呤、环磷酰胺;抗感染药氯霉素、四环素、异烟肼、甲硝唑、乙胺嘧啶;抗甲状腺药甲巯咪唑、硫脲嘧啶、放射性碘;H_2 受体阻断药西咪替丁、雷尼替丁;作用于中枢神经系统药物,如锂盐、吩噻嗪类、麦角胺;利尿药氢氯噻嗪、氯噻酮;抗凝血药苯茚三酮等。

乳母在应用上述药物后均有大部分经乳汁转运入胎儿体内,造成对婴儿毒性,故属禁用。此外,为了治疗或诊断疾病而应用有些药物如红霉素、喹诺酮类、甲硝唑、替硝唑或放射性药物(钠、碘、镓等)时,服药期间应暂停哺乳。

总之,妇女哺乳期用药应权衡利弊,用药时应注意:①明确用药指征,选择疗效好、不良反应少的药物;②选择半衰期短的口服或局部应用药物,避免药物持续释放;③选择排泄进入乳汁少、对婴儿影响小的药物;④婴儿吸乳时应避开血药浓度高峰期;⑤大剂量时应监测婴儿血药浓度;⑥如果怀疑药物对婴儿有影响,应暂停哺乳。

第三节　老年人的临床用药

人口老龄化是当今世界面临的重要问题,不少经济发达国家或地区 65 岁以上老年人比例已高达 15%～20%。老年人口的增加使年龄相关性疾病如高血压、冠心病、支气管炎、帕金森病、肿瘤、早老性痴呆等发生率增加,老年人常同时患有多种疾病,多药合用和多药治疗的机会多,同时使用 3 种以上药物在老年人中是普遍现象,同时服 10 种以上药物的情况也不少见。老年人成为药物的主要消费者,同时使用多种药物使药物相互作用的机会大大增加。机体各系统器官功能的衰老性改变,使老年人对药物的处置和反应都有其特点。老年人的临床用药具有一定的特殊性,因而成为临床药理研究中尤其值得关注的问题。

一、老年人药代动力学

1. 吸收

尽管老年人胃肠道生理功能发生明显改变,如胃酸分泌减少、胃肠血流量减少、小肠吸收面积减少和主动转运功能降低等均可不同程度地影响药物的吸收,但胃肠蠕动功能的减弱使药物在胃肠道滞留时间延长,吸收增加。综合影响的结果未显示出对药物吸收有明显的影响。

2. 分布

(1)结构成分的改变　老年人体重减轻,体液量减少(细胞内液减少更为明显),精瘦组织(脑、肝、肾、骨骼肌)减少,而脂肪组织增加。这些改变使水溶性药物(乙醇、水杨酸盐、对乙酰氨基酚、哌替啶、地高辛、西咪替丁等)的分布容积减小,从而出现较高的血药浓度和较强的药物效应;而脂溶性药物(巴比妥类、地西泮、硝西泮、吩噻嗪、利多卡因等)的分布容积增大,组织分布增加,药物作用变得持久。

(2)血浆蛋白结合减少　老年人血浆蛋白含量减少,当患有急性疾病或营养不良时更为明显。而且由于增龄所致的蛋白分子结构的变化,使其对药物的亲和力下降,药物和血浆蛋白结合减少而使得血中游离型药物浓度升高,药效增强甚至出现毒性反应。这对血浆蛋白结合率高(>85%)、分布容积小(<0.15 L/kg)的药物影响更为明显。如华法林在老年人中血浆蛋白结合率从成人的 99% 下降至 95%,血浆中游离型华法林则增加 5 倍,且因分布容积小,游离型药物集中在血液,可引起严重出血。多药合用时,可通过竞争血浆蛋白结合部位使某些药物在血浆中游离型浓度增加。如老年人单用水杨酸盐,游离型占血浆总浓度的 30%,和其他药合用则可增加至 50%。游离型药物浓度增加的同时,其清除加快。所以血浆蛋白结合率改变对药效的影响,要从血浆蛋白结合率、分布容积、肝肾功能几个方面综合考虑。

3. 代谢

(1)药物代谢减少　老年人功能性肝细胞数目、肝血流量减少以及肝药酶活性降低均使得肝代谢药物能力下降。特别是药物的氧化还原水解反应能力减弱,使许多药物在肝的代谢减少约 30%～40%,如地西泮、阿米替林、异戊巴比妥、吗啡等药代谢减少,半衰期延长,血药浓度升高。故老年人应用主要由肝脏灭活的药物时,其剂量应减少为成人的 1/2 ～ 1/3。

(2)活性代谢产物蓄积　有些药物如苯二氮䓬类(地西泮、氯氮䓬)、三环类抗抑郁药(阿米替林、米帕明)、抗精神病药(氯丙嗪、硫利达嗪)和镇痛药(吗啡、哌替啶、右丙氧芬)等,在体内可产生活性代谢产物,老龄化伴随药物消除能力下降,使活性代谢产物易在体内蓄积而引起毒性反应。

（3）首过效应减弱　老年人在使用肝摄取率高的药物（如普萘洛尔、维拉帕米、拉贝洛尔、喷他佐辛等）时，由于肝清除率下降，这些药物的生物利用度增加，如普萘洛尔在70岁老人的稳态血药浓度为40岁者的4倍；反之，一些需经肝代谢活化的药物如环磷酰胺的作用或毒性则可能降低。

值得注意的是，肝代谢药物的能力有很大的个体差异，遗传、环境及其他因素对肝代谢药物能力的影响，可能会超过衰老所导致的肝清除能力下降，故药物治疗方案个体化对老年人尤为重要。

4. 排泄

伴随老龄化，肾组织逐渐萎缩，肾重量减小，肾血流量减少，肾小管的分泌和重吸收功能降低，肾的肌酐清除率也逐年下降，但血清肌酐仍可正常。到80岁时肾功能已降至正常值的40%～50%，这些变化使药物的肾清除率降低，主要经肾排泄的药物如氨基苷类、青霉素G、苯巴比妥、磺胺药、降血糖药、乙胺丁醇、西咪替丁等在体内蓄积，半衰期延长（表8-6），老年人应用这些药物时应根据肌酐清除率来调整剂量并尽可能监测血药浓度。当患有脱水、充血性心力衰竭和肾脏疾病时，随着药物治疗和病程的进展，药物剂量应根据肾功能的变化作相应调整。

表 8-6　老年人药物代谢和排泄能力的变化

药物种类	肝代谢降低	肾排泄减少
镇痛抗炎药	右丙氧芬、布洛芬、萘普生、吗啡、哌替啶	—
抗生素	—	阿米卡星、庆大霉素、链霉素、环丙沙星、呋喃妥因
心血管药物	氨氯地平、硝苯地平、地尔硫草、维拉帕米、普萘洛尔、奎尼丁、茶碱	卡托普利、依那普利、赖诺普利、地高辛、喹那普利、N-乙酰葡萄糖胺、普鲁卡因胺
利尿药		呋塞米、氢氯噻嗪、氨苯喋啶、阿米洛利
抗精神病药	米帕明、去甲替林、曲唑酮	利斯哌酮
其他	左旋多巴	金刚烷胺、氯磺丙脲、西咪替丁、雷尼替丁、锂盐

二、老年人药效学

由于老年人内环境稳定机制下降、基因表达转录及翻译过程下降、受体数目或敏感性改变、信息转导机制障碍及疾病所致的器官功能衰退等因素，老年人对药物的反应发生改变。

1. 敏感性增高的药物

老年人对大多数药物的敏感性增加，特别是对中枢抑制药如镇静催眠药、抗精神病药、镇痛药敏感，易出现中枢神经系统的不良反应。这些药物有地西泮、咪达唑仑、硝西泮、三唑仑、吗啡、喷他佐辛、左旋多巴、巴比妥类、氯丙嗪、三环类抗抑郁药等。有些药物还可能出现异常反应，如巴比妥类、三环类抗抑郁药可引起神经精神症状。对具有中枢抑制作用的其他药如降压药(利血平)、抗凝血药(肝素、华法林)、心血管药物(地尔硫䓬、依那普利、维拉帕米、非洛地平、地高辛等)及抗组胺药也敏感。

2.敏感性降低的药物

老年人对心血管病药物(多巴胺、异丙肾上腺素、普萘洛尔、阿托品)、利尿药(呋塞米、布美他尼)、降血糖药(格列本脲、甲苯磺丁脲)的敏感性却降低。如异丙肾上腺素的加快心率及普萘洛尔的负性频率作用在老年人均减弱,可能与老龄化伴随的 β 受体数目(密度)减少、亲和力降低有关。

三、老年人药物不良反应及影响因素

药物不良反应的发生率随着年龄的增长而增加,因药物不良反应住院的患者中约 1/3 是 60 岁以上的老人,因药物引起的死亡病例中有 1/2 发生在 60 岁以上老人。老年人器官系统的功能减退、内环境稳定调节功能损害、药动学和药效学改变、潜在疾病或病理因素的影响及依从性差等均导致药物不良反应发生率升高。更为重要的是老年人常接受多药治疗,容易发生药物与药物、药物与疾病间的相互作用。在老年人中最常引起不良反应的药物有抗凝血药、非甾体类抗炎药、镇痛药、抗抑郁药、抗帕金森病药、抗精神病药、利尿药、抗心律失常药与镇静催眠药等(表 8-7)。

表 8-7   老年人的高危险药物

药物种类	药物	不良反应
镇静催眠药	巴比妥类	神志模糊、精神错乱、成瘾
	苯二氮䓬类	跌倒、骨折、精神错乱、运动障碍
镇痛药	哌替啶、喷他佐辛	神志模糊、昏迷、幻觉
	吲哚美辛	头痛、眩晕、再生障碍性贫血
	保泰松	水钠潴留、再生障碍性贫血
	甲芬那酸	腹泻
抗精神失常药	氯丙嗪、甲硫达嗪	体位性低血压、锥体外系反应
	阿米替林、米帕明、多塞平	镇静、抗胆碱作用
抗组胺药	苯海拉明、异丙嗪	中枢抑制、抗胆碱作用
心血管药物	地高辛	心律失常、精神错乱
	双嘧达莫	直立性低血压
	丙吡胺	心力衰竭、抗胆碱作用
	甲基多巴	倦怠、抑郁、溶血性贫血、锥体外系综合征
解痉药	丙胺太林、阿托品、颠茄	口干、视力模糊、排尿困难
利尿药	噻嗪类	脱水、再生障碍性贫血
	呋塞米	耳聋、高尿酸血症、高血糖
	氯噻酮	利尿过长、尿失禁
降血糖药	氯磺丙脲	血糖过低

1. 药物与疾病相互作用

药物加重疾病的情况在任何年龄都可能发生,但在老年人更易发生(表8-8)。老年人在存在隐匿性心功能减退时,使用普萘洛尔可致心功能减退;心肌有损害、疤痕时使用地高辛易出现异位节律;男性老人伴有前列腺肥大者在应用抗胆碱药或利尿药后,容易出现急性尿潴留等。值得注意的是,在老年人中发生的不良反应容易与疾病症状或衰老所致的功能减退相混淆,如不安、跌倒、抑郁、记忆减退、认识障碍、锥体外系综合征、胃肠道功能障碍、体重改变等,既可能是用药导致的反应,也可能是老年病症状或衰老表现,应仔细加以区分。

表 8-8　老年人常见的药物与疾病的相互作用

疾　病	药　物	不良反应
心脏传导阻滞	β受体阻断药、地高辛、维拉帕米、地尔硫草、三环类抗抑郁药	传导阻滞
慢性阻塞性肺疾病	β受体阻断药、阿片类镇痛药	支气管收缩、呼吸抑制
心力衰竭	β受体阻断药、地尔硫草、丙吡胺、维拉帕米	心衰加重
高血压	非甾体类抗炎药	血压升高
直立性低血压	降压药、抗精神病药、利尿药、左旋多巴、三环类抗抑郁药	眩晕、跌倒、晕厥
慢性肾功能损害	氨基苷类、非甾体类抗炎药	急性肾功能衰竭
痴呆症	金刚烷胺、抗胆碱药、抗惊厥药、左旋多巴、精神药物	昏迷、谵妄
抑郁症	乙醇、苯二氮草类、β受体阻断药、中枢降压药、皮质激素	诱发或加重抑郁
糖尿病	皮质激素、利尿药	血糖升高
青光眼	抗胆碱药	青光眼加重
低钾血症	地高辛	心脏毒性
骨质疏松症	皮质激素	骨折
消化性溃疡	抗凝血药	上消化道出血
外周血管性疾病	β受体阻断药	间歇性跛行
前列腺疾病	α受体激动药、抗胆碱药	尿潴留

2. 药物相互作用

老年人由于通常患有多种疾病,需要多药合用,因此容易发生药物间的相互作用。老年人应用最多的是心血管系统药物,其次为中枢神经系统药物、镇痛抗炎药和利尿药。药物间的相互作用可以发生在药动学和药效学的任何环节,其表现多种多样(表8-9)。

表 8-9　老年人常见的药物与药物相互作用

受影响药物	合用药物	效应
镇静催眠药	全身麻醉药、镇痛药、抗组胺药	中枢抑制加重
苯妥英、苯二氮草类	西咪替丁、氯霉素、异烟肼	中枢抑制加重
苯妥英	巴比妥类、利福平	癫痫发作
全身麻醉药	肌松药、氨基苷类	神经肌肉阻滞、呼吸抑制

续表

受影响药物	合用药物	效应
吩噻嗪类	乙醇、中枢抑制药、解热镇痛药	中枢抑制加重、退热作用增强
	降压药、肾上腺素	血压下降
	抗胆碱药、三环类抗抑郁药、抗组胺药	抗胆碱作用增强
华法林	阿司匹林、呋塞米、磺胺甲噁唑、氯贝特、西咪替丁、甲硝唑、奥美拉唑	抗凝作用增强、出血
	巴比妥类、卡马西平、利福平	抗凝作用减弱
地高辛	抗酸药、考来烯胺、考来替泊	地高辛药效下降
	胺碘酮、奎尼丁、地尔硫䓬、维拉帕米、普罗帕酮、螺内酯、氨苯蝶啶	地高辛药效增加
	呋塞米、噻嗪类、皮质激素、两性霉素	毒性增加
β受体阻断药	地高辛、地尔硫䓬、维拉帕米	心动过缓、停搏
	氯丙嗪、降压药、利尿药	体位性低血压
	降血糖药	低血糖
	氢氧化铝凝胶	药效减弱
	西咪替丁	作用时间延长
利尿药	氨基苷类、四环素、非甾体类抗炎药	肾毒性、耳毒性
	血管紧张转换酶抑制药、α受体阻断药、左旋多巴、吩噻嗪类、三环类抗抑郁药、扩血管药	跌倒、虚弱、晕厥
中枢抗胆碱药	抗组胺药、三环类抗抑郁药、硫利达嗪	精神错乱、尿潴留

四、老年人用药的基本原则

1. 明确诊断,对症下药

老年人常患多种疾病,有多种主诉,医生要根据患者的症状、体征、实验室检查结果,明确诊断,对症下药。药物治疗应以缓解症状、减轻痛苦或纠正病理过程为目的,推行老年人处方合理化,避免无指征用药或重复药物。

2. 权衡药物治疗利弊,选用合适药物

任何药物都有二面性,临床用药时必须考虑其风险/受益的比例,如巴比妥类、喷他佐辛可引起老年人精神错乱,甘珀酸(生胃酮)可导致体液潴留和心力衰竭,这些药物的不良反应已大于治疗带来的益处,故在老年人尽量避免应用。对轻型高血压、糖尿病、高血脂等疾病,应尽量采用较安全有效的非药物疗法(如体育锻练、饮食控制、针灸、理疗等)。

3. 注意多药合用的临床效果及药物禁忌证

避免合用同一类型的药物或不良反应相似的药物,避免应用对老年人具有高危险性的药物,注意药物禁忌证。

4. 尽量减少合用药物数量,使用最低有效剂量

在老年人,合用治疗药物的种类宜少,药物不宜超过 3~4 种,而且需要从小剂量开始用药,逐渐增加到最合适剂量。《中华人民共和国药典》规定 60 岁以上老年人剂量为成人剂量的3/4,一般推荐用成人剂量的 1/2 或 1/3 作为起始剂量,如果药物可能使疾病加重或在老年人体内消除减慢,其起始剂量应减少为 50%。

5. 用药剂量个体化

由于老龄所致生理功能的改变有很大个体差异,同龄老年人的用药剂量要相差 5 倍之多。因此,用药剂量个体化比在年轻人更为重要。一般来说,对于补充用的维生素、微量元素等药物,剂量可与成年人相同;抗生素主要针对病原微生物而不受人体衰老影响,其用药剂量一般不必调整;但是,应该考虑肝肾功能变化对药物消除的影响。其他药物则需按剂量个体化原则,保证最大疗效及最小不良反应,根据肝肾功能减退程度、肌酐清除率、血药浓度监测结果及病情的动态变化,随时加以调整。

6. 提高药物治疗依从性

依从性问题在各年龄的患者中都会发生,但在老年人中表现更为突出,约 60% 的老年人不能遵照医嘱服药,医务人员应让患者充分了解遵照医嘱服药对治疗疾病的重要性,并采取必要的措施,如减少用药品种、简化服药方法、选用适合老年人的剂型、加强督促等,以提高老年人对药物治疗的依从性。

第四节　肝肾功能障碍与临床用药

药物作用的强度和维持时间主要取决于药物的消除,药物在体内的消除主要通过肝代谢和肾排泄,因此肝肾功能障碍势必影响药物的体内过程及药物效应。根据肝肾功能障碍情况下的药动学及药效学特点,制订相应的用药方案、调整用药剂量是临床合理用药的重要内容。抗菌药物在肝肾功能障碍时的用药调整见第十九章。

一、肝功能障碍患者临床用药

1. 肝功能障碍时的药动学改变

(1)药物代谢减慢　包括药物的肝摄取率下降及肝药酶活性降低。肝脏病变(肝炎、脂肪肝、肝硬化等)时,肝血流量、有效肝细胞数、门脉血流量均减少,肝细胞对药物摄取率(extraction ratio, ER,即药物通过肝从门脉消除的分数)也减少,从而消除也减慢,减慢的程度取决于药物的 ER。对于高 ER(> 0.7,首过效应大)的药物如利多卡因、吗啡、哌替啶、普萘洛尔、拉贝洛尔、维拉帕米等,肝功能不全时清除率可减少 50%,$t_{1/2}$ 明显延长,血药浓度明显升高,药物效应(毒性)增强;而对低 ER(< 0.3)药物,代谢的影响视肝消除能力而定,药物效应可以是增加(如巴比妥类、地西泮、喷他佐辛)或不变(苯妥英、甲基保泰松、奎尼丁、甲磺丁脲等)。肝损害时,肝微粒体酶合成减少,细胞色素 P_{450} 含量降低,使药物代谢特别是经氧化代谢的速率减慢,如肝硬化和肝炎时,地西泮经氧化反应的消除减慢,清除率从 26.6 ml/min 减少至 13.8 ml/min,而对奥沙西泮(是经过葡萄糖醛酸结合)代谢影响不大,故慢性肝病患者宜选用奥沙西泮。少数需经肝活化的药物如环磷酰胺、泼尼松等,在肝脏疾病时药效减弱。

(2)血浆中游离型药物增多　肝功能不全时,其合成蛋白能力下降,使与药物结合的白蛋白、α_1-酸性糖蛋白等含量减少,药物与血浆蛋白的结合率降低。此外,慢性肝病时胆红素及其他内源性物质也可和药物竞争蛋白结合部位,导致药物血浆蛋白结合率降低,使游离型药物浓度升高,如甲苯磺丁脲的游离型药物浓度可升高115%,苯妥英、奎尼丁、保泰松可分别升高115%、40%、300%,游离型药物增加可使其组织分布增加,表观分布容积(V_d)增加,药物消除减慢,半衰期延长,使得药物易在体内蓄积,导致毒性增加,如肝病患者服用氨茶碱、泼尼松龙、苯妥英、地西泮等药物时,其不良反应发生率均升高(表 8-10)。

表 8-10 肝病患者药物的半衰期和用药注意事项

药物	半衰期(h)		注意事项
	正常人	肝病患者	
镇痛药			
对乙酰氨基酚	2	3.3	避免使用
乙酰水杨酸	2～19	—	避免使用
哌替啶	3	7	稍减量
镇静催眠药			
苯二氮䓬类	29～90	105～164	减量或选用奥沙西泮
苯巴比妥	86	130	减量
心血管药			
普萘洛尔	2.9	9.8～22.7	明显减量
利多卡因	1.78	5	负荷量不变,维持量减半
氨茶碱	3～12	10～59	减量 50%或更多
抗糖尿病药			
氯磺丙脲	25～42		慎用

慢性肝损害时,胆汁分泌受阻,导致这类药物的排泄受阻,血浆中药物浓度升高。另外有些药物,如依那普利、雷尼替丁、地高辛等主要经肾排泄,但是在肝硬化时常伴肾功能降低,这些药物的肾清除率亦下降,肝硬化并发肝肾综合征时下降更为明显,半衰期延长。

2. 肝功能障碍时的药效学改变

肝功能障碍时机体的药效学改变与作用部位的药物浓度或药物的分子状态有关。严重肝病患者对具有中枢抑制作用的药物,如镇静催眠药苯二氮䓬类和巴比妥类药物、镇痛药吗啡和哌替啶、抗精神失常药氯丙嗪、抗组胺药异丙嗪及麻醉药乙醚等敏感性均增加,当剂量用至常用量的1/3～1/2时,就可明显引起脑电图异常,甚至诱发肝性脑病,这是由于严重肝病时机体代谢紊乱,使中枢受体对药物的敏感性增加以及受体密度增加所致。过多应用呋塞米、噻嗪类利尿药也会诱发或加重脑病,因为这些药物通过排钾利尿可造成低血钾性碱中毒,使体内氨增加,氨易透过血-脑屏障进入中枢神经系统诱发或加重肝性脑病。肝脏疾病时,患者对肝素及口服抗凝药的敏感性增加,使抗凝作用增强,甚至引起出血,其原因是肝脏疾病时合成凝血因子减少及游离型药物增加。肝硬化时机体对利尿药呋塞米、布美他尼、氨苯蝶啶的反应能力下降,其原因不是肾小管对药物的敏感性改变,而是肾单位数目减少和肾单位的反应性降低所致。

3. 肝功能障碍时用药的注意事项

肝功能障碍时,患者用药应根据药物的药效学改变及药物本身可能对肝造成损害的程度等因素,综合权衡用药利弊。一般需要从低剂量开始逐渐增加剂量,并注意密切监测血药浓度,严密观察药物疗效,直至剂量增加到能产生最满意的疗效,而不良反应最小时为止。肝功能障碍时,用药通常要作首剂调整,对于肝摄取率高的药物,剂量一般调整为常用量的 10%～50%;而对于肝摄取率低的药物,剂量一般调整为常用量的 50%;若患者伴有黄疸、低白蛋白血症、腹水等,则首剂为常用量的 25%。很多药物可引起急性或慢性肝损害,根据其作用原理可分为两类:一类是可预见的,与药物使用剂量和疗程有关的固有肝毒性药物,如乙醇、四环素、利福平和对乙酰氨基酚等;另一类是不能预见的,与药物剂量无关而由特异质或过敏体质所决定的肝损害药物,如苯妥英、对氨基水杨酸、氯丙嗪、氨茶碱、无味红霉素、西咪替丁、雷尼替丁等。常见易致肝损害的药物有抗生素和磺胺药、抗结核药与抗麻风药、抗癌药与免疫抑制剂、解热镇痛药与抗风湿药、激素与内分泌疾病用药、地西泮与抗癫痫药、心血管病用药、麻醉药等。药物所致肝损害的类型有肝细胞坏死、急性肝炎、小叶性肝炎、慢性活动性肝炎、脂肪肝、肝内胆汁郁积、肝血管病变、肉芽肿、肝肿瘤等。在肝功能不全时,药物在体内滞留时间长,对肝毒性更大,应避免使用。

二、肾功能障碍患者临床用药

1. 肾功能障碍时的药动学特点

(1)吸收　肾是消除药物和药物代谢产物的主要器官,并在维持机体体液和电解质平衡方面起重要作用。肾脏疾病导致肾功能衰竭时,往往出现泌尿功能障碍、内环境紊乱以及多器官功能障碍,所有这些情况均可影响药物的体内过程。如在急性肾功能衰竭少尿期,高血钾会导致胃肠道功能紊乱,患者出现厌食、恶心、呕吐、腹泻及胃肠道水肿,影响药物吸收。在尿毒症时,一些药物如氯唑西林、氯磺丙脲和吲哚洛尔等吸收减少。肾病患者有效肾单位数减少以及肾小管性酸中毒,这些情况均可影响经肾处理药物的吸收,如 25-羟维生素 D_3 不能被转化成活化型 1,25-二羟维生素 D_3,使钙的肠道吸收减少。肾病患者的酸血症及微循环灌注不良,使肌注及皮下注射的药物(如苯妥英、苯二氮䓬类等)在注射部位沉积,造成吸收无规律性。

(2)分布　肾脏疾病时肾小管分泌大量 H^+,减少了碳酸氢盐的重吸收,体液 pH 偏酸性而出现酸血症,可影响药物的解离度,影响药物的分布。如肾病伴酸中毒时,水杨酸、苯巴比妥等弱酸性药物容易分布到中枢神经系统,产生中枢毒性。

肾病患者常伴有低蛋白血症(白蛋白约为正常值的 2/3 左右),药物与蛋白的亲和力降低,另外,代谢积聚物对药物结合部位的置换作用,均可致蛋白结合率降低,血中游离型药物浓度升高,受影响的药物有青霉素类、头孢菌素类、非甾体抗炎药、磺胺类、磺酰脲类、利尿药等。如果机体对药物的清除率未发生改变,游离型药物浓度升高则使更多的药物被清除。此时,游离型药物浓度不变,而总的血药浓度则下降,如苯妥英钠的总浓度为 10.0 $\mu g/ml$,尿毒症或低蛋白血症患者因蛋白结合率降低,使得结合型药物从 9.0 $\mu g/ml$ 减少至 4.5 $\mu g/ml$,游离型药物从 1.0 $\mu g/ml$ 增加至 5.5 $\mu g/ml$,此时药物消除也增加,达稳态时游离型药物浓度不变,但总的血药浓度则下降到 5.5 $\mu g/ml$,故此时监测游离型药物浓度会更具有临床意义。

肾功能不全时,血浆白蛋白浓度降低,蛋白结合率下降,细胞外液体积和白蛋白含量增加,使得一些药物如苯妥英、二氮嗪、萘普生、多西环素、甲状腺素、青霉素类、磺胺类、呋塞米等表观分布容积增加,但是地高辛的 V_d 比正常人则减少 $25\%\sim35\%$,其机制不明。肾功能衰竭患者使用地高辛的负荷剂量,应降低为肾功能正常患者的一半。

(3)代谢 肾是一个重要性仅次于肝的药物代谢器官。肾内存在许多代谢药物的酶,如在近曲小管有葡萄糖醛酸转移酶、硫酸转移酶和细胞色素 P_{450} 混合功能氧化酶(但远较肝少)。肾功能障碍时肾内酶的水平和活性降低,使药物代谢速率减慢,如药物的葡萄糖醛酸化反应,氢化可的松的还原反应,磺胺异噁唑、对氨基水杨酸、异烟肼、肼屈嗪等药物的乙酰化反应,胰岛素的水解反应,25-羟维生素 D_3 羟化反应及普鲁卡因胺和氯琥珀胆碱的降解反应,均会发生障碍,使得这些药物半衰期延长,临床用药时剂量应减少。

一些药物的代谢产物有活性或毒性,这些代谢产物的活性或毒性可以与母药相同(如扑米酮),也可以不同(如哌替啶)。在肾功能不全时,这些活性代谢物的蓄积可产生毒性反应,如哌替啶具有中枢抑制和镇静作用,而其代谢物去甲哌替啶却有中枢兴奋作用,可引起激动、震颤、抽搐、惊厥等不良反应。为对肾病患者安全用药,不仅需要了解母药的药理作用,还需了解其代谢物的作用,应避免使用代谢物有活性的药物如别嘌呤醇、哌替啶、普鲁卡因胺、磺酰脲类等。

(4)排泄 肾脏疾病时肾小球滤过率的变化因肾脏病变程度而异。急性肾小球肾炎使有滤过功能的肾单位数减少,肾小球滤过率降低,使药物排泄减少。受影响的药物包括心血管类药物(地高辛、普鲁卡因胺、抗高血压药)、抗生素类药物(氨基苷类、大环内酯类、磺胺类)、利尿药等,需增加剂量才能在管腔内达到有效利尿浓度。肾病综合征时,肾小球膜完整性破坏,游离型或结合型药物均能被滤过使得药物排出增加。肾病引起酸中毒时,体内积聚的内源性有机酸可与弱酸性药物(呋塞米、依他尼酸、氯噻嗪等)竞争同一转运机制,使这些酸性药物分泌减少。

肾脏疾病时药物重吸收改变。药物在肾小管的重吸收与尿液 pH 值、药物脂溶性和解离度有关。在出现肾小管性酸中毒时,尿液 pH 值升高,弱酸性药物解离度增加,排出增多,弱碱性药物则排出减少。如肾小管酸中毒儿童使用治疗量麻黄碱与伪麻黄碱时,持续存在的碱性尿造成两药清除率下降,致使药物积蓄而产生不良反应。

2. 肾功能障碍时的药效学改变

肾功能不全时,机体酸中毒、电解质紊乱等内环境变化可以改变药物的反应。尿毒症时机体对抗凝药、麻醉药、镇静药、抗生素及磺酰脲等药物的敏感性增强,使用地高辛极易出现中毒,低血药浓度的吲帕洛尔就可阻断因运动导致的心动过速。肾小管酸血症时儿茶酚胺的增压效应下降。因此,在肾功能不全患者用药不仅需要监测血药浓度,更重要的是观察患者临床症状及体征,并以此来判断药物疗效。

3. 肾功能障碍时用药的注意事项

(1)注意调整用药剂量 肾功能不全时必须根据药物特性、肾功能受损程度及对机体的影响调整药物剂量。对于主要通过肝脏代谢消除,仅不足 15% 的原形由肾排出的药物如红霉素、克林霉素、苯二氮䓬类、茶碱、华法林等,在肾衰时不需要调整剂量。对于主要由肾脏排泄,但治疗指数大,蓄积对机体不会产生毒性反应的药物如青霉素 G、苯唑西林等在肾衰时也不需调整剂量。但必须注意,它们在很大剂量时也可引起毒性反应。对于普萘洛尔、阿普洛尔、拉贝洛尔等首过消除较多的药物,因在肾衰患者首过消除明显降低,提高了这些药物的生物利用度,也不需要调整剂量。但主要以原形或活性代谢产物由肾排出且治疗指数小的药物或有肾毒性的药物,如氨基苷类和磺胺类抗生素、地高辛等,在肾功能不全时可引起药物和代谢物的蓄积中毒,必须减量或延长给药间隔时间(表 8-11)。

表 8-11　肾功能不全时药物的 $t_{1/2}$ 及剂量调整

药物	$t_{1/2}$(h)		正常剂量的百分比(%)或给药时间		
	正常人	肾衰者	轻度	中度	重度
抗炎药					
阿司匹林	2～19	—	q4h	q4～6h	不用
泼尼松	2.5～3.5	—	—	—	不用
别嘌呤醇	0.7	1 周	300 mg/d	200 mg/d	100 mg/d
中枢神经系统药物					
苯巴比妥	60～150	—	—	—	稍减量
丙戊酸	10～15	—	—	—	稍减量
乙琥胺	53～66	—	—	—	稍减量
锂	14～28	延长	稍减量	不用	不用
吗啡	2.3	—	—	—	减量
美沙酮	13～55	—	q6h	q8h	q8～12h
心血管系统药物					
肼屈嗪	2～3	713	减量	减量	减量
可乐定	7～12	24	减量	减量	减量
普鲁卡因胺	2.2～4.0	9～16	q3～6h	q6～12h	q12～24h,乙酰化减慢,活性代谢物蓄积
维拉帕米	3～7	—	慎用	慎用	慎用
地高辛	30～40	87～100	—	减少 50%	减少 50%～75%
氢氯噻嗪	2.5	24	—	可能无效	无效,与内源性有机酸竞争转运机制
螺内酯	16	延长	减量	不用	不用,致死性高钾血症
其他					
西咪替丁	1.4～2.4	3～10	300 mg/6 h	300 mg/8 h	300 mg/12 h,阻断肌酐排出
胰岛素	0.08	延长	减量	减量	减量,排泄↓,胰岛素抑制剂↑
氯磺丙脲	25～42	200	减量	不用	不用
新斯的明	0.9～1.3	3	—	—	减量 50%

　　注:"—"表示不变或剂量不需要调整,轻、中、重度肾衰指肾小球滤过率分别为 50 ml/min、10～50 ml/min、<10 ml/min。

　　(2)注意药物肾毒性　很多药物在经肾排泄时可直接损害肾各部位或影响其功能,例如,新霉素、卡那霉素、庆大霉素、多黏菌素、两性霉素、头孢噻啶、碳酸锂、多西环素、甲氧氟烷、非甾体抗炎药、非那西丁、阿司匹林等,可以引起蛋白尿、管型尿、氮质血症、急性肾功能衰竭、集合管浓缩功能下降、肾乳头坏死,间质性肾炎。另外,还可通过阻塞泌尿道而对肾造成间接损害,其损害程度与用药剂量和疗程有关。例如,四环素类可引起脂肪变性,肾皮质坏死;环磷酰胺可引起出血性膀胱炎;顺铂可引起急性肾小管坏死;磺胺类、大剂量甲氨蝶呤、丙磺舒、巯嘌呤、噻嗪类利尿药、维生素 D、维生素 A、碳酸钙、止血药、抗凝血药可引起结晶尿、血尿、尿痛、尿闭和尿酸在肾小管沉积结晶而阻塞尿路;青霉素、布洛芬、萘普生、头孢噻吩可引起急性间质性肾炎;青霉素、萘夫西林可引起全身性血管炎而致肾损害。另有一种情况是与用药剂量无关,用药后发生免疫反应,免疫复合物在肾小球基底膜沉积引起局部炎症造成损害。例如,青霉烷、汞剂、三甲双酮、肼屈嗪、异烟肼、普鲁卡因、吲哚美辛可引起肾病综合征、蛋白尿、狼疮性肾炎。因此,肾病患者需禁用或慎用这些药物,以减少不良反应的发生。

4. 肾功能障碍患者的给药方法

(1)肾功能估算　临床上通常用内生肌酐清除率(Cl_{cr})作为评估肾功能的指标,用此指标推测药物经肾排泄情况,而 Cl_{cr} 可以通过直接测定尿肌酐浓度,再通过计算得到,或通过诺模图(Nomograms)或列线图法查找,也可通过间接法测定 Cl_{cr},即根据患者血清肌酐值(S_{cr})、体重、年龄、性别按 Cocroroft 和 Gault 公式计算:

$$肌酐清除率 Cl_{cr}(ml/min)=(140-年龄)\times 体重(kg)/72\times S_{cr}(mg/dl)$$

女性成人将按上式所得结果乘以 0.85。

如果血清肌酐以 $\mu mol/L$ 表示,则计算公式为:

$$Cl_{cr}(ml/min)=(150-年龄)\times 体重(kg)/S_{cr}(\mu mol/L)$$

男性另加 10%,女性减 10%。

(2)给药方案的调整　在肾功能障碍患者,可以通过以下三种方法调整给药方案:①减少给药剂量,维持给药间隔时间不变;②延长给药间隔时间,维持给药剂量不变;③减少药物剂量与延长给药间隔时间同步进行。这三种方法适用于 100% 以原形经肾消除的药物。

$$肾衰患者给药间隔时间=正常人给药间隔时间\times 正常肌酐清除率/患者肌酐清除率$$
$$肾衰患者给药剂量=正常剂量\times 患者肌酐清除率/正常肌酐清除率$$

然而,多数药物是部分经肝代谢消除,部分以原形经肾排泄消除,这时需计算剂量调整因子:

$$剂量调整因子=1/[F(K_f-1)+1]$$

上式中,F 为正常情况下以原形经肾排泄的分数;K_f 表示相对肾排泄功能,由患者肌酐清除率除以正常人肌酐清除率(120 ml/min)而得。剂量调整因子也可以通过查表而得。

$$肾衰患者给药间隔时间=正常人给药间隔时间\times 剂量调整因子$$
$$肾衰患者给药剂量=常用剂量/剂量调整因子$$

例如,庆大霉素有 90% 是以原形经肾排泄,肾功能正常者为每 8 h 给药 80 mg,若一患者肌酐清除率为 60 ml/min,给药方案应如何调整?

$$患者给药间隔时间=8\times 1/[0.9\times(60/120-1)+1]=14.4\ h$$

如果将剂量进行调整,则:

$$患者给药剂量=80\div \{1/[0.9\times(60/120-1)+1]\}=44\ mg$$

这种剂量调整方法,对于肾功能低于正常 50% 以下的患者使用 50% 以上原形(或代谢物)

经肾排泄,或治疗指数小的药物时尤为重要,但是应注意,在利用该方法进行剂量调整时,有一定的条件限制,即药物在治疗浓度范围内消除应符合一级动力学过程,肾清除率与肌酐清除率呈正相关;肾功能衰竭时体内吸收、分布、代谢等过程不发生改变,药物的代谢产物无活性或毒性,患者对药物敏感性也未改变,肾功能稳定等,但这些条件与临床实际情况并不完全吻合,有时甚至相差甚远。所以,在临床实践中,必须结合具体情况作精确修改,才能制订出较为合理、安全、有效的给药方案。

案例解析:

　　异维 A 酸胶丸适用于重度痤疮,尤其适用于结节囊肿型痤疮,也可用于毛发红糠疹等疾病。该药可导致胎儿畸形,育龄期妇女及其配偶服药期间及服药前、停药后 3 个月内应严格避孕,接受治疗 2 周前做妊娠试验,以后每月 1 次,确保无妊娠。

(汤慧芳、卢韵碧)

第九章 联合用药及药物相互作用

案例：

男性，77 岁，因突然左侧肢体无力急诊入院。CT 检查发现右侧大脑额叶和颞叶出血。血浆凝血酶原时间(PT)和国际标准化比值(INR)分别为 27.2 s 和 5.1。患者一年前被诊断为房颤，开始服用华法林，同时控制每周只吃两次绿叶蔬菜。一年中 PT 维持在13.4～17.6 s，INR 维持在 1.1～2.1。一个月前发现血浆白蛋白为 3.3 g/dl。入院前6 d，患者因患前列腺炎开始服用环丙沙星 500 mg，每天两次。入院后 4 h，患者陷入昏迷，抢救无效死亡。请分析患者脑出血的可能原因。

联合用药(drug combination)是指为了达到治疗目的而采用的两种或两种以上药物同时或先后用药，是临床上比较常见的给药方法。联合用药可以期望能增加药物的疗效，减少不良反应，延缓耐药性或耐受性的产生，治疗多种或复杂的病症。然而，合用药物的数量越多，药物之间发生相互作用的机会也越多。药物相互作用(drug interaction)就是指两种或两种以上药物先后或同时给药，导致药物作用的明显改变，表现为疗效增加和(或)不良反应减轻，也可能表现为疗效减弱和(或)不良反应增加。随着合用药物数量的增加，不良反应的发生率通常也会显著增加，有时甚至会导致严重不良反应，对患者造成严重伤害。有些食物或饮料如西柚、咖啡中的特殊成分可影响药物在体内的代谢过程，从而影响药物的作用。

第一节 药物相互作用的临床结局

根据药物相互作用对临床药物治疗的不同影响，可分为有益的和不良的两种。

1. 有益的药物相互作用

在临床药物治疗过程中，通过合理的联合用药，利用药物的相互作用，可以达到增强药物治疗作用，减少副作用的目的。如丙磺舒能抑制青霉素类药物的排泄，两者合用可以增强后者的抗菌作用；利尿剂和 β 受体阻断药合用治疗高血压，可以增加疗效。环孢素和霉酚酸酯合用，通过各自不同的作用途径抑制机体的免疫反应，可以有效地发挥抗排异作用。少数移植患者服用环孢素达不到有效血药浓度，合用地尔硫䓬后，通过其对环孢素肝脏代谢的抑制作用，可以将环孢素血药浓度升高到治疗范围；同时，对患者移植术后高血压的治疗有益。

2. 不良的药物相互作用

在临床上，较为常见的则是不良的药物相互作用。药物相互作用导致药物治疗作用减弱，最终导致治疗失败；也可导致药物副作用或毒性增强，出现严重不良反应。此外，如果药物相互作用导致治疗作用过强，超出了机体的耐受能力，则会导致患者出现严重不良反应。如红霉素会增强华法林的抗凝作用，导致严重出血事件的发生；服用锂盐的患者，同时服用非甾体抗炎药(NSAIDs)，会发生锂中毒等。在临床药物治疗过程中，大多数情况下联合用药都不会有太大风险,但在以下特殊情况下,出现不良药物相互作用的风险较大,需要特别注意。

(1)使用低治疗指数药物的患者　服用低治疗指数药物如口服抗凝药(华法林等)、抗肿瘤药(5-氟尿嘧啶等)、免疫抑制剂(环孢素等)、洋地黄类药物(地高辛等)、抗癫痫药(苯妥英钠等)、口服降糖药(格列齐特等)、抗真菌药(两性霉素 B 等)、碳酸锂、茶碱等药物时,加用或停用另一种药物时要特别注意可能发生严重后果。

(2)同时服用多种药物的患者　随着服用药物数量的增加,出现不良药物相互作用的风险也将会不成比例地增加。有研究资料表明,单用 1 种药物,不良反应发生率一般少于 5%;同时合并使用 5 种药物,不良反应发生率可达 18.6%;同时合并 16 种药物,不良反应发生率达到 81.4%。应注意,OTC 药物(如阿司匹林、对乙酰氨基酚等),局部用药(如噻吗洛尔滴眼剂),甚至中草药、食物或饮料也会导致这种风险的增加。

(3)危重病患者　该类患者往往存在多个脏器或系统的疾病,通常需要多种药物治疗。例如,对普通患者安全的药物,在重要脏器功能衰竭的患者、老年性痴呆患者或重症肌无力患者,药物相互作用导致药物效应小的改变却会造成较大的临床影响。如阿片类药物用于健康的牙痛患者是安全的,而用于接近呼吸衰竭的患者则有较大风险。

(4)特殊患者　婴幼儿、老年人和精神病患者等,属于被动接受治疗的患者,他们通常不知道要服用多种药物的原因。特别是婴幼儿和老年人,由于其特殊的生理状态,极易受到药物的伤害,临床用药时,需要尽可能减少药量和使用药物的数量。

(5)有药物滥用史的患者　这些患者通常会大剂量使用烟草、酒精、处方药物和 OTC 药物,而且服药行为通常不规则,药物相互作用也较可能导致不良事件。

第二节　药物相互作用的分类和机制

药物相互作用可通过多种途径以多种形式发生。按作用部位和性质的不同,可分成三种类型:药剂学、药动学和药效学相互作用。

一、药剂学相互作用

药物制剂在体外配伍时的相互作用,可以是固体剂型中药物与赋形剂发生理化反应而影响药物的生物利用度,也可以是几种液体剂型的药物混合时,发生直接的理化反应产生沉淀、浑浊、药物变质或产生有毒物质,使药效降低甚至产生毒性反应。有时外观虽未发生变化,但药液已经发生了变化。这些均属药剂学相互作用,需要在配伍时注意。例如,琥珀酰胆碱在碱性溶液中可分解,在麻醉时不能与呈碱性的硫喷妥钠混合注射。两性霉素和红霉素在生理盐水中会形成沉淀,因此不能与生理盐水配伍。

二、药动学相互作用

两种或两种以上药物同时或先后连续使用时,一种药物影响了另一种药物的吸收、分布、代谢和排泄过程,即发生了药动学相互作用。

1.影响药物的吸收

口服药物在胃肠道容易通过不同的机制发生相互作用,影响药物的吸收(表 9-1)。因为影响药物吸收过程的因素很多,预测这一过程中的相互作用比较困难。重要的是,要了解药物相互作用是影响药物吸收速率还是程度。对于治疗慢性疾病而长期使用的药物,如口服抗凝药物,改变吸收速率的相互作用可能并不重要,而对于需要快速起效的药物(如镇痛药和催眠药等),改变吸收速率的相互作用则显得非常重要。

表 9-1　药物吸收过程的相互作用

机制	药物	受影响的药物	临床结果
改变胃肠道 pH	抗酸药/抑酸药,如碳酸氢钠、奥美拉唑等	水杨酸类、巴比妥类、地高辛、香豆素类、酮康唑、喹诺酮类、呋喃妥因、磺胺类	吸收减少
吸附或络合作用	活性炭、白陶土、考来烯胺,含钙、镁、铝、铁的药物	对乙酰氨基酚、阿司匹林、苯巴比妥、林可霉素、氢氧化铝、利尿药、保泰松、华法林、强心苷、甲状腺素、四环素、地高辛	吸收减少
改变胃肠蠕动	阿托品	地高辛、对乙酰氨基酚	吸收增加
	甲氧氯普胺、新斯的明	地高辛、阿司匹林、地西泮、左旋多巴、乙醇	吸收减少
改变胃肠吸收功能	抗肿瘤药,如甲氨蝶呤、环磷酰胺	地高辛、利福平、苯妥英钠、维拉帕米	吸收减少
	广谱抗生素	地高辛、香豆素类	作用增强

(1)改变胃肠道 pH　药物的吸收依赖于药物的 pK_a 和脂溶性,以及胃肠道内容物的 pH。因此,影响胃肠道 pH 的药物都有可能影响其他药物的吸收。例如,抑酸药奥美拉唑可升高胃肠道 pH,减少弱碱性药物如酮康唑的吸收。

(2)吸附或络合作用　在白陶土、活性炭或阳离子交换树脂(如考来烯胺等)吸附剂存在的情况下,药物吸收减少。例如,白陶土-果胶复合物可减少地高辛的吸收,考来烯胺可减少华法林和甲状腺素的吸收。药物在胃肠道内形成不溶性复合物,也妨碍吸收,如氟喹诺酮类可与含钙、镁、铝、铁等多价阳离子的药物或食物形成络合物,减少各自的吸收。

(3)改变胃肠蠕动　影响胃排空或胃肠道蠕动的药物,会明显影响其他药物的吸收速率,但影响药物吸收程度的情况不常见。在需要药物快速起效时,胃排空的速率非常重要,如在难以通过胃肠道外途径给药情况下,需要快速缓解疼痛或产生镇静作用的情况。加快胃排空速率的最好方法是让患者空腹服药,至少饮用 200 ml 水。减慢胃排空的因素包括食物、横卧、剧烈运动,以及药物,如抗酸药、抗胆碱药和麻醉药等。促进胃排空的药物,包括甲氧氯普胺(胃复安)、西沙必利、多潘立酮等,可以加快药物吸收,提高药物浓度。对于易被胃酸或消化酶代谢的药物,抑制胃肠蠕动则能减少吸收,如左旋多巴。

(4)改变胃肠的吸收功能　有些药物如细胞毒类抗肿瘤药物,能破坏肠黏膜;也有一些药物如广谱抗生素,能抑制胃肠道正常菌群,均可引起胃肠道功能和吸收环境的改变,从而影响药物的吸收。例如,部分地高辛能被人肠道菌群灭活,红霉素、四环素等抗生素可能升高地高辛的血药浓度而增加毒性反应。

2. 竞争血浆蛋白结合

大多数药物被吸收进入血液循环后,可与血浆蛋白不同程度地结合,影响其在体内的转运及消除,因而影响药物作用强度和持续时间。多药合用时,药物之间在血浆蛋白结合部位可发生竞争,结合力强的药物置换出结合力弱的药物,使后者游离型浓度增加,疗效加强甚至出现毒性。这对于血浆蛋白结合率高(85% 以上)、表观分布容积(V_d)小、清除率低、治疗窗窄的药物,具有重要的临床意义。临床上一些重要的血浆蛋白竞争性结合实例见表9-2。对于蛋白结合率低、V_d 大、清除率高的药物,血浆蛋白竞争性结合的影响不大,因为被置换出来的游离型药物很快被消除或分布到其他组织。例如,华法林的血浆蛋白结合率为99%,表观分布容积小(0.09～0.24 L/kg),如果与保泰松合用,即使被保泰松置换出 2%,游离型药物浓度也将增加 1 倍,抗凝作用会显著增强而可能造成出血。苯巴比妥的血浆蛋白结合率为50%,即使被置换出 5%,游离型药物从 50% 上升至 55%,而且很快分布到其他组织,所以药效变化不明显。

表 9-2　药物与血浆蛋白的竞争性结合

被置换药物	结合力强的药物	临床结果
香豆素类	阿司匹林、保泰松、吲哚美辛、萘普生、磺胺类药物、吡罗昔康、苯妥英、奎尼丁、胺碘酮、利尿药	抗凝作用增强,甚至引起出血
甲氨蝶呤	苯妥英、阿司匹林、磺胺类药物、保泰松、呋塞米	白细胞减少,骨髓抑制
苯妥英钠	阿司匹林、磺胺类药物、丙戊酸钠、硝苯地平、苯二氮䓬类	眼球震颤,共济失调
甲状腺素	地西泮、阿司匹林、保泰松、口服抗凝药	肌肉颤动、心悸、心绞痛、心衰
甲磺丁脲	磺胺类药物、保泰松、阿司匹林、呋塞米	低血糖
维拉帕米	阿司匹林	血压下降
胆红素	磺胺类药物、维生素 K、水杨酸盐	核黄疸

　　药物除在血浆蛋白结合部位发生置换作用外,少数情况下还能在组织结合部位进行置换。奎尼丁可置换与心肌组织蛋白结合的地高辛,使后者血药浓度从 1.1 $\mu g/L$ 升高至 2.0 $\mu g/L$,半衰期从 46～49 h 延长至 72～76 h,引起地高辛中毒。

　　3. 影响药物的代谢

　　(1)细胞色素 P_{450} 酶与药物代谢　肝是药物代谢的主要部位,药物主要由肝微粒体混合功能酶系统代谢,其中,细胞色素 P_{450} 酶(简称 CYP)发挥重要作用。细胞色素 P_{450} 酶是由结构和功能相关的基因编码调控的同工酶组成的超家族。到目前为止,已发现了 230 多个不同的 CYP 基因和假基因,有 18 个家族、42 个亚家族、64 个酶,包括 CYP1A2(其中 1 代表家族,A 代表亚家族,2 代表单个酶)、CYP2A6、CYP2C9、CYP2D6、CYP2E1 和 CYP3A4 等。每种酶都具有空间结构不同的几个活性部位,对药物的代谢具有立体选择性。CYP 参与体内大多数药物的代谢,其中 CYP3A4 参与 50%～60% 临床药物的代谢。多种 CYP 具有遗传多态性,可在一个或多个等位基因上发生突变而影响药物代谢,从而导致药物作用的个体差异。例如 CYP2D6 主要参与心血管药物、抗精神病药物等代谢。其基因的核苷酸变异有的产生多拷贝 CYP2D6,导致酶活性增高,有的导致酶活性降低或缺失。CYP2C19 参与代谢许多抗抑郁药、抗癫痫药、抗焦虑药和抗消化性溃疡药。13%～23% 的东方人因基因突变导致药物代谢减慢(详见第七章)。了解药物的代谢酶及其遗传多态性,可以帮助预测药物代谢的个体差异及合用药物之间是否存在潜在的相互作用。

　　(2)肝酶诱导　肝药酶可因某些药物(如巴比妥类、利福平等)的反复应用而活性增强,这一过程称为肝酶诱导(或酶促作用),这些药物称为肝药酶诱导剂。绝大多数的诱导过程涉及基因转录和蛋白质合成,所以诱导作用完全形成需要的时间较长(几天～3 周),并受药物的剂量、药物的半衰期和被诱导酶的自身性质的影响。例如,利福平完全诱导华法林代谢酶的时间只需几天，而合用苯巴比妥则需要几周。停用肝药酶诱导剂后，酶诱导作用消失也较缓慢，一般需要几周的时间。药酶诱导剂能加速被诱导酶的底物或自身的代谢，导致药效降低或不良反应。如卡马西平可诱导 CYP3A/2C9，可加速自身和多种药物的代谢，降低疗效。苯妥英钠可诱导 CYP2C9，加速维生素 D 和叶酸的代谢，因而可引起低钙血症和叶酸缺乏；因其本身主要经 CYP3A 代谢，故自身代谢不受明显影响。个别情况下，药物代谢产物具有活性，肝药酶诱导剂则增加药效或毒性。如异烟肼的代谢物具有肝毒性，如与卡马西平合用，后者的酶诱导作用可加重异烟肼的肝毒性。

当患者使用某种药物治疗处于稳定时期，如果使用该药物代谢酶的诱导剂，就可能发生明显的药物相互作用。例如，使用华法林治疗处于稳定的患者，加用利福平治疗，就会导致抗凝不足，有促发血栓形成的危险。此时需要增加华法林剂量以维持抗凝作用的原有水平。而停用利福平后，应逐渐减少华法林剂量，以补偿逐渐消失的利福平的酶诱导作用。

具有酶诱导作用的临床常用药物有巴比妥类（苯巴比妥）、卡马西平、奥卡西平、莫达非尼、地塞米松、强的松、灰黄霉素、扑米酮、奥美拉唑、利福平、利福布汀、异烟肼、苯妥英钠、氨鲁米特、乙醇（慢性使用）、烟草、炭烤食物等。

（3）肝酶抑制　肝药酶活性可被有些药物所抑制，这一过程称为肝酶抑制（或酶抑作用），这些药物称为肝药酶抑制剂。肝药酶被抑制后是否引起合用药物作用的明显改变，取决于该酶是否参与该药的主要代谢途径。如果能减慢自身或合用药物的代谢速率，则能升高药物的血药浓度，延长半衰期，增强药理活性，对于治疗窗较小的药物，可能导致中毒。临床上，肝药酶抑制引起的药物相互作用比诱导更加常见，后果也更为严重。肝酶抑制方式，可分为可逆的竞争性抑制、非竞争性抑制以及不可逆性抑制。同一种酶的两种底物竞争酶的相同活性部位，可出现相互抑制，如同为 CYP2D6 底物的地昔帕明与氟西汀合用时，两药的浓度均升高几倍；CYP3A4 底物特非那丁的代谢可被该酶的另一底物红霉素抑制。不同酶的底物之间，也可产生抑制作用，如 CYP3A4 底物奎尼丁也是 CYP2D6 的抑制剂，能抑制 CYP2D6 底物氟西汀的代谢。如果药物本身对肝药酶无抑制作用，但其代谢物能和酶形成稳定的复合物使其失活，可抑制药物的进一步代谢，随着代谢物的消除，这种抑制作用也随之消除，肝药酶活性恢复，这就是可逆的非竞争性抑制。如果药物破坏了肝药酶结构或修饰蛋白质，则可造成不可逆抑制。

具有肝药酶抑制作用的常用药物有吉非贝齐、噻氯匹定、氟西汀、帕罗西汀、氟伏沙明、奎尼丁、胺碘酮、茚地那韦、奈非那韦、利托那韦、克拉霉素、伊曲康唑、酮康唑、奈法唑酮、甲硝唑、红霉素、维拉帕米、地尔硫䓬、美沙酮、环丙沙星、诺氟沙星、奥美拉唑、西咪替丁、乙醇（急性中毒）、丙戊酸钠等。

肠道上皮细胞中也含有 CYP 酶，其中含量最丰富的是 CYP3A4，对肠道 CYP3A4 具有抑制作用的药物或食物可显著提高经肠道 CYP3A4 代谢药物的生物利用度。例如葡萄柚（西柚，grapefruit）对肝脏 CYP3A4 无影响，但可明显抑制肠道的 CYP3A4，可使非洛地平、他汀类药物等多种药物的血药浓度显著增加，从而诱发不良反应。

有些药物或食物成分在体内通过 CYP 酶以外的灭活酶代谢，抑制这些酶将加强相应药物或食物成分的作用。如左旋多巴在肝或其他组织中被 L-芳香族氨基酸脱羧酶（AAAD）转化为多巴胺，不仅增加了在外周的不良反应，而且也减少了进入脑内的药物量。卡比多巴能抑制外周的 AAAD，减少左旋多巴在外周的转化，因而减少了左旋多巴的不良反应，增强了抗帕金森病的疗效。食物中的酪胺可经肠壁和肝的单胺氧化酶灭活，在应用单胺氧化酶抑制剂期间食用酪胺含量高的食物如奶酪、红葡萄酒等,酪胺就会被大量吸收到达肾上腺素能神经末梢,导致末梢中去甲肾上腺素的合成和释放增加,引起血压升高,甚至高血压危象。

(4)肝血流量 肝血流供应是影响经肝首过消除药物(如普萘洛尔、利多卡因等)代谢的重要因素。药物从胃肠道吸收后,进入肝门脉循环,并由肝摄取。对于普萘洛尔这样的药物,在进入全身血液循环之前,肝的首过消除会清除大部分的药物,所有能够减弱这一效应的因素,都将会增加普萘洛尔的生物利用度。此外,由于普萘洛尔和其他 β 受体阻断药对心输出量的影响,导致肝血流供应减少,因而能减少其自身以及其他合用的高肝脏清除率药物(如利多卡因)的清除。

4. 影响药物的排泄

影响药物排泄的相互作用主要发生在肾。在体内代谢较少、主要以原形经肾排泄的药物,在被肾小管分泌和重吸收的过程中,如果受到其他药物的影响,其排泄会发生改变,进而影响药物的血药浓度和作用强度。

(1)竞争肾小管分泌 有很多药物(包括代谢物)通过同一肾小管主动转运系统分泌入尿液后排泄。如果这些药物同时给药,则会相互呈竞争性抑制,使排泄减少。例如,丙磺舒竞争性抑制青霉素、阿司匹林、头孢噻吩、吲哚美辛、对氨基水杨酸等酸性药物的分泌,升高这些药物的血药浓度。奎尼丁可抑制地高辛在肾小管的分泌,使地高辛的血药浓度升高 2~3 倍。呋塞米可抑制尿酸在肾小管的分泌,使其在体内蓄积,导致痛风。

(2)改变尿液 pH 对于弱碱性或弱酸性药物,经肾清除的量取决于尿液的 pH 值。当合并用药改变尿液 pH 值时,药物的再吸收和排泄就会受到影响。弱酸性药物在酸性尿液,或弱碱性药物在碱性尿液中,药物在肾小管的再吸收增加,经尿液的排泄减少。酸化尿液可促进弱碱性药物排泄,而碱化尿液可促进弱酸性药物的排泄。碳酸氢钠、氢氧化镁、碳酸钙和乙酰唑胺等药物,能提高尿液 pH 值,当它们与弱酸性药物水杨酸盐、苯巴比妥、磺胺类、香豆素类、呋喃妥因、链霉素、碳酸锂合用时,能促进这些药物的排泄。氯化铵、维生素 C,乙酰水杨酸等药物可降低尿液 pH 值,可增加弱碱性药物氨茶碱、苯丙胺、阿托品、吗啡、哌替啶、抗胆碱药、奎尼丁、丙咪嗪等的排泄。改变尿液 pH,不但影响药物排泄,还能改变有些药物的效应,例如尿液 pH 值从 6 提高到 8 时,庆大霉素抗菌作用增强 10 倍。

(3)改变肾血流量 能减少肾血流量和降低肾小球滤过率的药物,可影响很多药物的排泄。如非甾体抗炎药通过抑制前列腺素对肾血管的扩张作用,减少肾血流量,能导致一些药物(如甲氨蝶呤或锂等)清除减少,血药浓度升高,导致严重的临床后果。

三、药效学相互作用

药效学相互作用是由合用的药物竞争作用靶位(或受体部位),或影响同一生理系统或生化过程,引起药物效应的改变,而对血药浓度无明显影响。

1. 协同作用

多药合用后所产生的效应超过了单一药物的效应,称为协同作用。根据效应增加的程度,可分为相加作用和增强作用。

(1)相加作用 相加作用是指多药合用后产生的效应接近或等于各药物单独使用时效应之和。通常药理效应相同或相似的药物在合用时效应会有叠加。例如,磺胺类抗生素抑制二氢叶酸合成酶,甲氧苄啶抑制二氢叶酸还原酶,二药合用双重阻断细菌叶酸代谢,使磺胺类的抗菌作用明显增强。两种作用在凝血不同阶段的抗凝药(如华法林和阿司匹林)合用时,两者作用相加,会导致严重出血。两种具有镇静作用的药物(如苯二氮䓬类和乙醇)合用,不论是药物的主要作用(如地西泮),还是潜在的副作用(如甲基多巴、苯海拉明、阿米替林和氯丙嗪等),均可能相加,合用时都必须谨慎,以防引起过度的中枢抑制。氢化可的松和氢氯噻嗪均可引起高血糖或低血钾,两者合用时这两种副作用可以相加。保钾利尿剂和血管紧张素转化酶抑制药都会增高血钾水平,两者合用可导致高钾血症,导致严重的临床后果。

(2)增强作用 增强作用是多药合用后,效应明显超过单独使用药物效应之和。作用部位、作用机制不同而生物效应相同的药物,合用后往往出现效应增强,如巴比妥类、苯二氮䓬类、抗组胺药、抗精神病药、麻醉性镇痛药、全身麻醉药之间的合用,可使中枢神经系统受到严重抑制。异丙肾上腺素与肾上腺素合用后,对心脏的兴奋作用可引起致死性心律失常。利尿药、高钙、糖皮质激素可增加强心苷的心脏毒性。许多药物(如抗组胺药、止吐药、吩噻嗪类药物和三环类抗抑郁药)具有阻断 M 胆碱受体的作用,单用时通常是安全的,而合用时因作用增强而产生严重的抗胆碱综合征,导致精神错乱和记忆力丧失,特别对老年人风险更大。

2. 拮抗作用

多药合用产生的效应,小于药物单独应用时的效应称为拮抗作用。药物拮抗作用的方式,可分为以下三种:

(1)功能性拮抗 作用于同一生理系统的不同部位,或作用于同一部位但作用机制不同的药物,产生相反的生物学效应,称为功能性拮抗或生理性拮抗。例如,中枢兴奋药与中枢抑制药之间、血管扩张药和血管收缩药之间的相互作用,均属功能性拮抗。氨茶碱通过抑制支气管平滑肌上磷酸二酯酶活性使细胞内 cAMP 浓度升高,从而使平滑肌松弛,用于治疗支气管哮喘;而普萘洛尔通过阻断 β 受体,抑制腺苷酸环化酶,使细胞内 cAMP 浓度下降而拮抗氨茶碱作用。氯丙嗪阻断中枢 D_2 多巴胺受体引起锥体外系反应,而苯海索可通过中枢抗胆碱作用恢复多巴胺能与胆碱能神经功能的平衡,减轻锥体外系反应。青霉素对处于繁殖期不断合成新的细胞壁的细菌有强大杀菌作用,而红霉素可抑制细菌繁殖,破坏青霉素的杀菌条件,减弱其杀菌作用。

(2)竞争性拮抗 不同药物可逆性地竞争同一作用部位而产生相反的效应,称为竞争性拮抗。受体激动药与拮抗药之间发生的相互作用,即属于竞争性拮抗。例如,β 受体阻断药能拮抗 β_2 受体激动药(如沙丁胺醇)的效应,两类药物合用严重妨碍哮喘患者的临床治疗。类似地,左旋多巴的抗帕金森病作用,会被多巴胺受体阻断药氟哌啶醇和甲氧氯普胺拮抗;华法林的抗凝作用可被维生素 K 拮抗。

(3)化学性拮抗 药物之间通过化学反应,抵消了它们各自的效应,称化学性拮抗。例如,肝素和鱼精蛋白之间的相互作用,即为化学性拮抗,鱼精蛋白含有精氨酸残基,带正电荷,而肝素含大量硫酸根,带负电荷,两者合用会发生中和反应,导致各自疗效丧失。

第三节 联合用药中需要注意的问题

一、联合用药的基本原则

在临床药物治疗过程中,可以有目的地联合使用一些作用机制明确的药物,利用它们之间有益的药物相互作用,对患者进行治疗。同时,必须了解发生严重不良药物相互作用的背景知识,掌握联合用药的原则,防止不良药物相互作用的发生。

第一,联合用药要有明确指证,应尽量减少处方中的药物品种,提高药物效益/风险的比值。例如,对于一般细菌感染,可选用针对性强的一种抗菌药物,联合用药仅用于单一抗菌药物不能控制的严重感染、多重混合感染和致病菌不明的严重感染。需要注意,同类药物的合用,并不一定能提高疗效,合用药物有时适得其反。例如,合用硝酸甘油、普萘洛尔和维拉帕米治疗心绞痛时,对某些患者可能比单一药物疗效更差,因为三种药物均能降低冠状动脉灌注压,使冠脉血流不足而损害心肌,抵消了扩张冠状动脉、降低心肌负荷的效果。

第二,联合用药要有明确目的,应该能够提高临床疗效、降低毒性或延缓耐药性的产生等。例如,苯巴比妥或阿司匹林中毒时,可用碳酸氢钠碱化尿液,促使它们的排泄增加,用于中毒处理;抗高血压药普萘洛尔与氢氯噻嗪或肼屈嗪的联合用药,可以提高治疗效果;抗结核药异烟肼与利福平、乙胺丁醇的联合用药,可以提高疗效,延缓耐药。这些都是有益联合用药的实例。

第三,熟悉药物的药动学和药效学特性,了解药物所有潜在的相互作用及其机制。

第四,需要注意患者年龄、性别及肝肾功能状况等因素对药物相互作用的影响,注意观察并及时发现和处理因药物相互作用而产生的不良反应。

二、不良药物相互作用的预防

临床上,有些药物之间的相互作用很难预测,有时甚至在导致严重的不良事件之后才被认识。例如,发生在日本的癌症患者使用新的抗病毒药物索立夫定后 16 例患者死亡的事件。在这一事件中,患者正在服用 5-FU 或其他氟嘧啶抗肿瘤药物,而索立夫定是二氢嘧啶脱氢酶(负责氟嘧啶失活)的一种强效抑制剂,导致氟嘧啶药物严重中毒。有些患者服用红霉素(或三唑类抗真菌药物酮康唑等)和特非那定,发生严重心律失常,原因是红霉素或三唑类抗真菌药物抑制了特非那定代谢酶(CYP3A4),使特非那定稳态浓度升高,减慢心脏传导,从而导致致命性尖端扭转型室性心动过速。这种情况在临床上往往不被人们所认识。因此,临床上在联合应用药物时,需要注意预防和监测不良的药物相互作用。患者同时服用多种药物时,只要出现疗效和不良反应的变化,就要考虑药物相互作用的可能性。

为了预防不良药物相互作用,在联合用药时需要注意以下问题:

1. 了解患者目前正在服用的所有药物

包括中药制剂和 OTC 药物,甚至可能使用的娱乐毒品等。在为患者新开处方或撤除正在使用的某种药物之前,要认真检查。

2. 预测不良药物相互作用

有些不良药物相互作用是基于所涉及药物已知的药理作用特点,因此可以理解和预测。尽可能了解所使用药物的药效学和药动学性质,记住比较重要的药物相互作用。要充分利用有关药物相互作用的参考书,或可用于不良药物相互作用查询的软件,查找可能尚未考虑到的药物诱导效应。要特别注意以前未曾报道的相互作用,特别是在患者使用新药或不熟悉的药物时。

3. 减少用药数量

将使用药物的数量减到最少,尽量保证使用每种药物的获益明显大于风险。这一治疗的原则较难实施,但通过及时了解临床终点的证据并认真评估,有助于优化用药。

4. 注意低治疗指数药物

要特别注意合用低治疗指数药物对患者的风险。

5. 注意在高危情况下合用药物

肝肾功能可显著影响药物的代谢和排泄过程,影响药物的血浆浓度,因此对于肝肾功能不全的患者要注意监测不良药物相互作用。在重症患者、婴幼儿和老年人群也需要特别注意不良药物相互作用的发生。

6. 观察可能的不良药物相互作用

在患者的病情恶化时,要认真查找可能存在的不良药物相互作用,如果病情恶化是由药物治疗引起的,则通过及时调整药物治疗,可望好转。

案例解析:

患者因房颤服用抗凝药华法林。华法林吸收入血后,99%以上与血浆蛋白结合,因此游离血浆浓度易受血浆蛋白水平和其他高血浆蛋白结合率药物的影响。华法林主要经CYP2C9、CYP2C19、CYP1A2 和 CYP3A4 代谢。因其拮抗维生素 K 而发挥抗凝作用,须在日常饮食中控制富含维生素 K 的绿叶蔬菜的摄入。房颤患者口服华法林后血浆凝血酶原时间 INR 应维持在 2.0~3.0。若 INR 大于 4,则发生不可控出血的风险加大。患者血浆白蛋白水平略低于正常,可能会造成华法林的游离血浆浓度增高。后因前列腺炎服用环丙沙星。环丙沙星能抑制 CYP2C9 活性,减少华法林的代谢,造成华法林的血浆浓度增高,抗凝作用增强,最终导致患者脑出血而死亡。因此,在临床应用易发生药物相互作用的药物时,应详细询问用药史,防范可能发生的严重不良事件。

(张世红)

第十章 药物依赖性和药物滥用

案例：

男性，42岁，某餐厅老板。有多年的胃病史，经常胃痛发作，药物治疗效果欠佳。某日胃痛难忍时，有"朋友"提供给他海洛因吸入，当时感头晕，恶心，但胃痛得以缓解，并感到非常"愉悦"。以后每当胃痛发作，他便从朋友处高价购买海洛因吸食。几次后，患者对吸食海洛因带来的舒适感不能自拔，吸食次数由最初的仅在胃痛时吸食到每2～3 d一次，到每天几次，后来开始静脉注射海洛因。偶因身边暂时无药，患者即感到呼吸不畅、怕冷、寒战、烦躁不安、打哈欠、流泪流涕、全身酸痛难忍，非常痛苦，设法吸食海洛因后，上述症状消失。被家人发现后送入戒毒所接受强制戒毒治疗。请分析患者出现这些症状的原因和后续治疗措施。

脑内存在一种奖赏机制，凡是有利于个体生存和种群繁衍的活动（如摄食、饮水、性活动等），都可以引起愉悦、舒适的感觉（奖赏效应）；相反，不利因素可引起痛苦、不舒适的感觉（负性奖赏效应）。这是在漫长进化过程中获得的一种趋利避害的本能。一些药物能直接刺激脑内奖赏系统，产生愉悦或欣快的精神效应，使用药者产生对药物的强烈渴求（精神依赖性），引起强迫性觅药和用药行为。有的药物在反复应用后可诱导体内的适应性改变，一旦中断用药就会出现戒断症状（生理依赖性），用药者为避免这种痛苦反应而被动觅药和用药。精神活性物质（psychoactive substances）是指能导致个体产生精神和/或身体依赖的物质，包括具有依赖性或依赖性潜能的药物和药物之外的多种化学物质，如毒品（能够使人形成瘾癖的麻醉药品和精神药品如阿片类、精神兴奋剂等）、生活嗜好品（烟、酒等）、有机溶剂等，这些物质在本章中统称为"药物"。药物依赖性不仅是一个棘手的生物医学问题，也是一个影响广泛而深刻的社会问题。药物依赖性的发生机制非常复杂，涉及大脑的许多结构、细胞和分子，很多问题尚未阐明。本章主要讨论药物依赖性和药物滥用的一般特点，以及防治毒品、酒和苯二氮䓬类药物依赖的有关临床药理学问题。

第一节 药物依赖性和药物滥用的一般特点

一、药物依赖性与药物滥用的相关概念

1. 药物依赖性

药物依赖性（drug dependence）是药物与机体相互作用所造成的一种精神状态，有时也包括身体状态，主要表现为欲求连续或定期强迫性用药，以期体验用药后的精神效应，或为了避免由于停药所引起的严重身体不适和痛苦。药物依赖性也常被称为药物成瘾（drug addiction）。药物依赖性可分为精神依赖性和生理依赖性两种类型。

（1）精神依赖性（psychological dependence）　是指使人产生一种对药物诱发的特殊快感的渴求（craving），这种精神上不能自制的强烈欲望驱使使用者周期性或连续地用药。精神依赖性也被称为情感动机依赖性（emotional-motivational dependence），反映其情感效应引起用药动机的特点，是判断药物是否具有成瘾性的必要条件。精神依赖性的产生往往先于生理依赖性，而且一旦产生很难去除。

（2）生理依赖性（physiological dependence）　又称为躯体依赖性（physical dependence），是指长期反复使用具有依赖性的药物造成的一种机体功能的适应状态。用药者一旦停药或减少用量，会发生一系列生理功能紊乱，称戒断综合征（abstinence syndrome）。采用药物替代治疗等方法，可以基本消除各种生理依赖性症状。某些药物具有生理依赖性特征，如反复长期应用某些抗癫痫药、抗高血压药、β受体阻断药、糖皮质激素等，突然停药也可引起停药综合征，但这些药物没有精神依赖性，不属于精神活性物质。

2. 药物滥用

药物滥用（drug abuse）是指与医疗目的无关的反复使用精神活性物质的行为。用药者为满足某种精神体验采用自身给药的方式，无节制反复过量使用药物。药物滥用主要指毒品滥用（吸毒）以及过度使用烟、酒等生活嗜好品。药物滥用除损害滥用者身体健康外，还带来严重的社会问题。药物滥用区别于药物误用（misuse）。药物误用包括用药适应证选择不当或无明确适应证、剂量过大或疗程过长、配伍不合理等不适当用药，如不合理应用抗菌药、糖皮质激素等。

美国精神病学会在第 4 版（1994）《精神障碍的诊断和统计手册》（DSM）中对物质依赖和滥用分别给出了诊断标准，但在实践中发现两者很难区分。在第 5 版（2013）中，物质依赖和滥用被合称为物质使用障碍（substance use disorder），不再进行概念和诊断标准上的区分，并修订了诊断标准（表 10-1）。

表 10-1　物质使用障碍的评判标准

在 12 个月内出现≥2 项下列表现。满足 2～3 项为轻度，满足 4～5 项为中度，满足≥6 项为重度。

（1）长期高于预定量使用某种物质。
（2）持续或多次希望停止或控制物质应用，或为此做出努力但无效。
（3）花费大量时间来获取或使用该物质，或从其作用中恢复。
（4）对物质的强烈渴求。
（5）尽管知道使用某种物质会有持续或间断的精神或生理问题，并且知道该物质使用会引起或加重这些问题，但仍然继续使用该物质。
（6）在人身有危险的情况下，仍反复使用某种物质。
（7）尽管物质作用可引起或加重持续性或间断性社会或人际关系问题，仍然持续使用该物质。
（8）反复使用某种物质造成不能履行工作、学业或家庭中重要职责。
（9）由于物质使用而放弃或缺乏重要的社交、职业或娱乐活动。
（10）耐受性，需要明显增加使用量以达到预期效应。
（11）停药综合征，具有以下两种表现之一：
　　（a）由于停药而引起特征性症状；
　　（b）使用该种物质（或与此紧密相关的物质）缓解或避免停药症状。

二、致依赖性药物的种类

《麻醉药品和精神药品管理条例》将致依赖性药物分为以下三大类：

1. 麻醉药品

麻醉药品(narcotic drugs)是指对中枢神经有麻醉作用,连续使用后易产生精神和生理依赖性的药物。麻醉药品与全身麻醉药或局部麻醉药的概念不同,后两者指能使意识暂时丧失或局部感觉暂时缺失的药品。麻醉药品包括下述3类:①阿片类(opioids),包括天然来源的阿片,从阿片中提取的有效成分,如吗啡、可待因,将有效成分加工所得的产品,如海洛因等,人工合成品,如哌替啶(度冷丁)、美沙酮、芬太尼等。②可卡因类(cocaines),包括可卡因碱、盐酸可卡因、古柯叶、古柯糊等。③大麻类(cannabinoids),大麻植物中被滥用最广泛的品种是印度大麻(*cannabis sativa*),其制品一般通称 marihuana。大麻的有效成分是大麻酚,有多种异构体,最主要的是 Δ^9-四氢大麻酚(Δ^9-tetrahydrocannabinol,Δ^9-THC)。

2. 精神药品

精神药品(psychotropic substances)是指作用于中枢神经系统,能使之兴奋或抑制,改变人的思维、情绪和行为,反复使用能产生依赖性的药品。这类药物包括下述3类:①镇静催眠药及抗焦虑药(sedative-hypnotics and anxiolytics),如巴比妥类、苯二氮䓬类等。②精神兴奋药(psychostimulants),如苯丙胺(amphetamines,安非他明)类、利他林、咖啡因等。本类药物中被滥用最普遍的是苯丙胺类,如甲基苯丙胺(methamphetamine,俗称冰毒)和亚甲二氧基甲基苯丙胺(俗称摇头丸)。③致幻剂(hallucinogens),如麦角酸二乙胺(lysergic acid diethylamine,LSD)、兴奋性氨基酸 N-甲基-D-天冬氨酸(NMDA)受体阻断药苯环己哌啶(phencyclidine,PCP)和氯胺酮(ketamine,俗称 K 粉)等。

根据产生依赖性和危害人体健康的程度,将精神药物分为两大类。第一类的依赖性和危害程度重,包括致幻剂,大部分精神兴奋药,镇静催眠药中的甲喹酮(安眠酮)、司可巴比妥,复方制剂的安钠咖和复方樟脑酊。第二类的依赖性和危害程度稍轻,包括镇静催眠药中的大部分,精神兴奋药中的哌苯甲醇、去甲麻黄碱和吡咯戊酮等,以及喷他佐辛(镇痛新)、氨酚待因片等。

3. 其他

其他包括酒(乙醇,ethanol)和烟草(尼古丁,nicotine)、挥发性有机溶剂等。近年来,氧化亚氮(nitrous oxide,俗称笑气)也成为滥用的药物。

三、药物依赖性的神经机制

1. 药物依赖性与脑内奖赏系统

(1)强化效应和奖赏　强化效应(reinforcement)是指药物或其他刺激引起动物的强制性行为,分正性和负性强化效应(positive and negative reinforcing effect)。引起强化效应的药物或刺激称为强化因子(reinforcer)。根据强化效应性质分为:①正性强化因子(positive reinforcer),又称为奖赏(reward),能引起欣快或精神愉快舒适的感受,造成人或动物主动去觅药(或寻求刺激)的强化效应;②负性强化因子(negative reinforcer),又称厌恶(aversion),能引起精神不快或身体不适(如戒断症状),促使人或动物为避免这种不适而采取被动觅药(或寻求刺激)行为的强化效应。

(2)奖赏效应与奖赏系统　正性强化因子(奖赏)所产生的强化效应称为奖赏效应(reward effect)。脑内产生奖赏效应的神经结构称为脑内奖赏系统(reward system)。具有依赖性的药物可刺激脑内的奖赏系统,引起人的欣快等精神效应或动物的主动觅药行为等正性强化效应(奖赏效应)。该系统中,中脑腹侧被盖区(ventral tegmental area,VTA)和伏隔核(nucleus accumbens,NAc)是介导奖赏效应和奖赏记忆的中心结构。阿片类药物可兴奋 VTA 的多巴胺(dopamine,DA)能神经元,增加其在 NAc 的 DA 释放,或者直接作用于 NAc 的神经元,从而引起急性奖赏效应。此外,吗啡等药物能抑制蓝斑核(locus coeruleus,LC)去甲肾上腺素(norepinephrine,NE)神经元放电,停药后 NE 神经元放电增加,引起戒断综合征,可迫使人或动物为了减轻症状而再次觅药(负性强化效应),是生理依赖性产生的基础。此外,杏仁核对情感刺激物有定向和记忆作用。NAc 和杏仁核之间的投射在连接刺激和奖赏中起重要作用。损伤动物的杏仁核虽然能识别奖赏相关的刺激,但不能形成与刺激记忆和奖赏的联系,也不能形成动物对与天然奖赏相关的条件性强化作用。中央杏仁核与依赖性药物戒断时的厌恶反应有关。前额叶皮层的谷氨酸能神经元与工作记忆等功能有关,在依赖性药物相关刺激的注意和记忆中起重要作用。

2. 药物依赖性的形成机制

具有依赖性的药物的药理作用各不相同,因此,依赖性的发生机制也复杂多样。多年来,研究者从多个方向对药物耐受性机制进行广泛研究。但是,由于研究的角度、方法等的不同,难以形成共同的认识,也远未阐明完整准确的机制。细胞或分子水平的研究成果,比较深入地揭示了药物依赖性的一些基本改变,但依赖性的形成远非一个局限单纯的过程,某一脑区在依赖性形成过程中不同时相的生物分子的变化,并不能说明整个依赖性过程,细胞水平的研究结果也不能说明整体情况。

目前认为,药物依赖性是不同脑区的不同神经元在用药不同时期发生的、时间和空间依赖的神经元适应性表现,涉及一系列分子和细胞的综合变化,包括受体、离子通道、细胞内信号蛋白、基因表达的调节等,最后形成神经元和环路水平的可塑性变化。长期反复接触依赖性药物,可建立药物存在条件下的新的内稳态,即适应(adaptation)过程。例如,长期应用受体激动药可引起受体下调,阻断药可引起上调。通过这种适应性调节,细胞及机体功能可在新的内环境中行使正常或相对正常的生理功能,此时,表现为耐受性。一旦这种适应机制形成,突然停药时不能立即回复到原来的功能状态,一些生理功能就会出现异常改变(戒断综合征)。同时,奖赏系统对自然奖赏刺激的敏感性降低,但对与药物相关的刺激敏感性增强,这种敏化作用造成滥用者对药物的渴求并难以自拔。

举例来说,不同脑区神经元有不同阿片受体亚型。VTA 的 γ-氨基丁酸(γ-aminobutyric acid,GABA)神经元抑制 DA 神经元释放 DA,GABA 神经元上有 μ 受体,阿片类药物激动 μ 受体可抑制 GABA 释放,减弱了对 DA 神经元的抑制作用,进而间接促进 DA 释放。这是阿片类正性强化作用的基础。在 LC 的 NE 神经元有 μ 受体,这些神经元投射至大脑皮质Ⅰ层的神经末梢,这些末梢上有 μ、κ 和 δ 受体,阿片类药物激动这些受体均可抑制 NE 释放。反复长期给药后,这些脑区产生适应性变化,上述变化被代偿性调节至正常水平,即表现出耐受性;在停药后这些脑区失去阿片类的刺激,造成 DA 神经元功能低下和 NE 神经元功能亢进,产生戒断综合征。参与脑内奖赏系统神经环路可塑性变化的分子很多,其中转录调节因子 ΔFosB 引起广泛关注。ΔFosB 是即早基因 Fos 家族成员,与其他成员不同的是,该基因表达在应用依赖性药物后轻度缓慢增高,但是可以逐步累积;且仅对依赖性药物有反应,选择性表达在 NAc 及背侧纹状体的中间棘突神经元,反复用药后达到较高表达水平。持续增高的 ΔFosB 可调节多种功能蛋白的转录,诱导相关神经元功能蛋白表达,形成突触可塑性变化,可能是依赖性现象持久存在的基础。因此，ΔFosB 被称为是药物依赖性的"分子开关（molecular switch）"。

精神兴奋药可卡因、苯丙胺类药物都能提高 NAc 内突触间隙单胺类神经递质的浓度，延长单胺类递质作用时间，但两类药物的机制不同，可卡因抑制突触前膜单胺类神经递质转运体，使再摄取减少，突触间隙内浓度增高，而苯丙胺类则能随递质一起被摄入神经末梢，抑制突触囊泡单胺类递质转运体，使回收到神经末梢内的递质不能贮存在囊泡，突触内游离递质浓度增高，通过反向转运作用，排到突触间隙的递质量增加，即促进递质释放。这两类药物对 DA、NE 和 5-羟色胺（5-HT）转运均有作用，其中 DA 是介导奖赏效应的主要递质。

乙醇可促进 GABA 介导的 Cl^- 转运，抑制 NMDA 受体介导的 Na^+ 和 Ca^{2+} 转运，还能抑制 $5-HT_3$ 受体、L 型 Ca^{2+} 通道，很高浓度时，还抑制大多数电压门控离子通道。但是，还不清楚乙醇是否作用在 VTA 和 NAc。阿片受体阻断药纳曲酮可抑制动物的乙醇摄入量、再次饮用乙醇和乙醇渴求，也抑制人在饮酒时的欣快感；内源性阿片肽分解的抑制剂可促进大鼠的乙醇摄入量。因此，乙醇依赖性与阿片系统也有关。

苯二氮䓬类药物的依赖性可能与抑制性神经递质 GABA 的受体的脱敏（desensitization）以及兴奋性递质谷氨酸的受体敏感化（sensitization）有关。前者包括 $GABA_A$ 受体发生构象改变，从而其对 GABA 处于低亲和状态，也可出现苯二氮䓬-GABA 受体系统脱偶联、内化（internalization），以及基因转录的改变。后者涉及不同的谷氨酸受体亚型或脑区，这可解释苯二氮䓬类药物不同药理作用发生耐受性的时间差异。其他神经递质去甲肾上腺素和 5-HT 可能参与依赖性的形成。

3. 复吸的机制

吸毒的持久性特点表现在复吸（relapse），即以前获得的觅药行为的再现。反复使用依赖性药物建立神经可塑性变化，形成经验依赖的学习记忆，是复吸的基础条件。与依赖性药物相关的环境刺激（如吸毒场所）或应激（如负性生活事件）可激活觅药和用药行为。相关的环境刺激可激活杏仁的神经环路或下丘脑，进而通过谷氨酸神经传入或促皮质激素释放因子（corticotrophin releasing factor，CRF）途径，直接激活或通过前额皮质间接激活 VTA 的 DA 神经元。应激则通过前额皮质、杏仁核和下丘脑-垂体-肾上腺（HPA）轴，激活中脑 DA 系统。

四、药物依赖的临床表现

1. 渴求与强迫性觅药行为

渴求是指对再次体验精神活性物质效应的愿望。为了追求药物的精神效应和避免戒断症状的痛苦，引起强迫性觅药行为。对用药的愿望可分为动机驱使的"欲望（wanting）"和为了享受的"爱好（liking）"。欲望和爱好可以同时并存，也可以由于药物耐受和不良反应而分离，即爱好消失，而欲望保留。毒品滥用后发生不能自制的对毒品的渴求，滥用者常不顾法律和道德，不择手段获取药物。酒（乙醇）依赖者可表现为定时强迫饮酒，饮酒成为一切活动的中心，影响到事业、家庭、社交和娱乐活动等。

2. 戒断综合征

长期滥用药物形成依赖性以后，一旦中断用药就会引起生理功能的紊乱，程度有轻有重，通常在突然中止用药或减少用药剂量后发生。各种依赖性药物的戒断综合征程度和表现不尽相同，表 10-2 列举了部分表现。严重的戒断综合征有极大的身心损害，甚至有致命的危险。

戒断反应也是滥用者难以戒除药物的重要原因。

表 10-2　主要致依赖性药物的药理学特征、中毒特征和戒断症状

药品	作用持续时间(h)	精神依赖	生理依赖	耐受性	中毒特征	戒断症状
阿片 吗啡 可待因 海洛因 哌替啶 美沙酮	3~6 3~6 3~6 3~6 3~6 12~24	强~最强	严重	明显	嗜睡、感觉迟钝、瞳孔缩小、可有呼吸抑制现象	焦虑、失眠、流涕、流泪、打哈欠、瞳孔散大、震颤、痛性痉挛、出汗、"鸡皮疙瘩"、恶心、呕吐、腹泻、心率加快、血压增高、发热
巴比妥类 苯二氮䓬类	1~16 4~8	中等	严重	中等 弱	看似酒醉、嗜睡、运动失调、说话迟缓、侧视、眼球震颤、定向障碍、可有呼吸抑制	激动、焦虑、失眠、震颤、躁狂、惊厥、胃肠功能障碍、高热、急性脑症候群、痉挛、可能死亡
可卡因 苯丙胺类	1~2 2~4	最强 强	轻微或无	无 弱	精神障碍(如妄想)、激动、兴奋、失眠、无食欲、瞳孔放大、心跳加快、血压升高、心律不齐、可出现高血压危象、可能出现抽搐和急性脑症候群	昏睡、抑郁、淡漠、定向障碍
LSD	8~12	弱	无	中等	时间、空间、图像的扭曲与幻境情感变幻、无法控制的危险行为、瞳孔散大、对光有反应	未见报告
大麻 △⁹-THC	2~4 2~4	中等	轻微或无	中等	欣快、松弛、嗜睡、急性精神障碍、妄想、定向障碍	不安、失眠、焦虑、恶心、痛性痉挛
乙醇	不定	强	严重	中等	运动失调、急性精神障碍、嗜睡、兴奋、无法控制的危险行为、呼吸有气味、瞳孔大小和反应正常	类似巴比妥
尼古丁	不定	中等	轻微	明显	恶心、觉醒、镇静、食欲减退	兴奋、焦虑、注意力涣散、食欲亢进

（1）阿片类(opioids)　滥用者在停药 6~8 h 后，开始出现最初的症状（虚弱感及不安），一般在停药 18~24 h 后出现明显的戒断症状，表现为 3 个方面：①精神状态及行为活动异常，如忧虑、不安、好争吵、开始为困倦以后转为失眠；②躯体症状，如呼吸困难、关节与肌肉疼痛、肌强直、肌无力、意向震颤、斜视、脱水、体重减轻、发冷、体温升高；③自主神经系统症状，如频频打哈欠、大汗淋漓、汗毛竖立、瞳孔散大、流泪、流涕、流涎、食欲不振、恶心、呕吐、腹泻、胃肠绞

痛、皮肤苍白、心动过速、血压增高、高血糖等。

戒断症状中有汗毛竖立的特征,类似去毛的火鸡皮肤,临床上习惯将未作处理的戒断症状称为"冷火鸡"(cold turkey),整个戒断症状过程一般持续7～10 d。滥用者如保持连续用药,就不会发生上述戒断症状,或在戒断症状发生期间适当应用阿片类药物,上述症状立即消失。

(2)精神兴奋剂　主要表现为精神依赖性,但长期大剂量应用可卡因和苯丙胺类药物后,也能产生生理依赖性,停药后的戒断症状有持久睡眠、疲乏无力、精神萎靡、抑郁、饮食过量等。

(3)镇静催眠药、抗焦虑药及乙醇　停药后的戒断症状大同小异,表现为不安、焦虑、快动眼睡眠反跳性加强、失眠、震颤、深部反射亢进、阵发性异常脑电图(高幅放电)、恶心、呕吐、食欲不振、体位性低血压,严重者出现高热、惊厥、谵妄等。

3. 精神障碍

精神障碍是最主要的身心损害,可表现为幻觉、思维障碍、人格低落,还会出现伤人或自杀等危险行为。滥用药物所致的各种精神障碍除与滥用药物的性质、剂量有关外,还同社会、文化背景等有关。

(1)阿片类　可产生一种强烈的"飘然欲仙"的欣快感,发展成无法靠主观意志控制的用药渴求,最终导致松弛、沉迷、萎靡不振、冷漠、嗜睡、行为与人格的一系列改变。长期吸毒往往导致行为改变,对社会、家庭失去责任感,道德沦丧,为获得毒品而实施各种违法犯罪行为。具有潜在人格或情感障碍者可因吸毒而被强化或复杂化,如反社会人格者可诱发犯罪,边缘性人格和某些情感异常可加重其焦虑、抑郁,或因情绪不稳定、疑心、幻觉等而引发偏激行为等。

(2)精神兴奋剂　长期滥用可卡因及苯丙胺类,可表现出进行性的4期精神效应:①欣快期,表现为心情愉快、思维能力增强、情绪不稳定、失眠、性欲亢进、有阵发性暴力行为、无食欲;②心情不佳期,表现为情绪压抑,伴有焦虑、攻击性、性欲淡漠;③幻觉期,产生种种幻觉,如视、触或听幻觉,用药者尚能保持自我判断能力,知道所出现的幻觉不是真实情况;④精神病期,幻觉继续存在,用药者失去自我判断能力,将幻觉以为真,产生异常行为。大剂量使用精神兴奋剂引起暴力行为和中毒性精神病,出现鲜明的视、听幻觉,有时有触幻觉,产生妄想、类偏执狂和刻板行为,往往很难与精神分裂症区别。

(3)乙醇　部分乙醇依赖者可有记忆障碍、兴奋多动、幻听、伤人毁物、自言自语、幻视、被害妄想、淡漠呆滞、哭笑无常、紧张恐惧、关系妄想、情绪不稳、定向障碍、语无伦次等精神症状。

(4)大麻类　一般剂量大麻产生欣快感,短程记忆受损,视、听、触或味觉变得更加敏锐,对时间的感觉发生异常(觉得时间过得很慢,实际数分钟觉得有数小时),嗜睡和松弛感(单独1人时),自发地发笑;剂量加大则引起幻觉与妄想,思维混乱,焦虑与惊慌感。长期大剂量应用大麻使人表现出淡漠、呆滞、判断力与记忆力损害、精神不集中、不注意个人卫生和外表、对饮食失去兴趣、事业心降低。

(5)致幻剂　可产生欣快感、幻觉、反常的感觉,如"听见"颜色或"看见"声音,或时间过得很慢(与实际情况不符),知觉上出现异常变化(视物显小或显大)、心境易变(忧郁变快乐,安全感变恐惧感)等。

4. 神经系统损害

过量使用阿片类、镇静催眠药和乙醇等可抑制呼吸中枢,严重者可导致死亡。长期滥用药物对中枢和外周神经系统有不同的直接毒性作用,导致不可逆病变。乙醇可损害大脑皮层和基底节,由于维生素 B_1 缺乏造成基底节、间脑、脑干上端和乳头体等部位较重损害,还导致震颤性谵妄、Korsakoff 综合征等病变。非法获取的毒品中常混杂的其他有害物质可损害神经系统，如弱视、横断性脊髓病变、突发性下肢截瘫、躯体感觉异常及末梢神经炎。另一种危险是痛觉的消失，由此可延误对严重病症的诊断和治疗。

5. 耐受性

反复应用依赖性药物后常引起获得性耐受性（acquired tolerance），即需要逐渐增加用药剂量才能保持精神效应。阿片类的耐受性最明显，镇静催眠药、致幻剂、大麻为中等，可卡因和苯丙胺类药物不明显。耐受性可以是由于药效学改变，也可由于药动学改变，如巴比妥类的代谢增强。

6. 其他继发表现

（1）感染　滥用药物可削弱机体免疫功能，长期滥用毒品者各种机会性感染增加，且抗菌药难以治愈。使用不洁注射器注射毒品，更使吸毒者极易并发病毒性肝炎、注射部位脓肿、破伤风、血栓性静脉炎、肺结核、横贯性脊髓炎等；此外，吸毒人群中性病和获得性免疫缺陷综合征（AIDS）的发病率增高，应当高度重视。

（2）对胎儿和新生儿的影响　许多滥用药物可以通过胎盘进入胎儿体内，孕妇吸毒可因胎儿中毒而发生畸形、发育障碍、流产、早产和死胎。妊娠期间滥用阿片类、巴比妥类、苯二氮䓬类和苯丙胺类等药物的母亲，其胎儿在出生后也会产生戒断综合征，并常有体重减轻、易感染、器官畸形及身体和智力发育障碍等。

（3）其他　滥用者常因剂量掌握不准，造成中毒甚至死亡。药物滥用可不同程度损害心、肺、肝、肾等重要生命器官，常见的有诱发心血管疾病，如心律紊乱、心力衰竭、心肌缺血、心肌梗死、房室传导阻滞和肺炎、肺水肿、脑溢血等。在慢性中毒中，最常见的是肝、肾功能损害；挥发性有机物还可抑制骨髓造血功能而致再生障碍性贫血。过量饮酒、吸烟可导致骨骼肌、胃肠道、呼吸道、心血管、肝脏等病变，还容易诱发肿瘤。

第二节　药物依赖性及药物滥用的临床防治

一、吸毒的防治

为感受精神效应，以非法途径获得依赖性药物，非医疗目的地、强迫性自我使用具有依赖性的药物，由此造成社会、经济、健康问题，称为吸毒，也称为毒品滥用。阿片类药物（如海洛因）、精神兴奋剂（如苯丙胺类药物）是常见的毒品，但是，近年来毒品种类趋向多样化。

1. 吸毒的预防

国际禁毒两大战略是减少毒品非法供应和降低对毒品非法需求。前者针对毒品非法生产和贩卖；后者针对毒品滥用者，是预防的关键。国际公认的预防措施是：①一级预防（primary prevention）。面对全民，通过大规模宣传教育工作使广大群众特别是青少年和有潜在可能的用药者认识到滥用毒品的危害，自觉抵制使用毒品；同时，控制毒品非法供应和流通。②二级预防（secondary prevention）。针对毒品滥用者，通过采取治疗、康复和重返社会等措施，使之彻底摆脱毒品。③三级预防（tertiary prevention）。主要针对毒品滥用带来的严重疾病或有害行为，将其危害性减轻到最小程度，目前特别注意静脉滥用毒品带来的艾滋病问题。

为加强麻醉药品和精神药品的管理，保证麻醉药品和精神药品的合法、安全、合理使用，防止流入非法渠道,我国制定了《麻醉药品和精神药品管理条例》,对有滥用可能的麻醉药物和精神药物实行严格管理。按规定,这些药物只能用于医疗目的,发挥它们的医疗价值,防止和减少医疗过程(如镇静催眠药和镇痛药应用)中造成的依赖性,防止流入不法分子手中造成社会危害。

麻醉药品要依法加强管理,切实保证医疗、科研和教学上的正当需要,为人民健康服务;同时又要禁止非法种植、生产、销售和使用,以免发生流弊,转化为毒品,危害人民健康和社会安定。麻醉药品的种植、生产和供应应在国家医药管理部门的严格审批下定点按批准的品种和生产量种植或生产,并按国家的指令统一收购和供应。医疗单位使用麻醉药品可向当地卫生行政部门提出申请,经上一级卫生行政部门批准,到指定的麻醉药品经营单位购买;要有专人负责、专柜加锁、专用账册、专用处方、专册登记,麻醉药品处方要保存3年备查。为了提高癌症患者的生活质量,使癌症患者不痛,国家卫生行政管理部门已修订了《癌症患者申领麻醉药品专用卡》的规定,方便癌症患者使用麻醉药品,保证合理需求。

精神药物的原料及第一类精神药物制剂由国家卫生健康委会同国家医药管理部门指定药厂按国家下达的年度生产计划组织生产;第二类精神药物制剂由省级卫生行政部门会同医药管理部门指定药厂按计划生产,其他单位和个人均不得生产。第一类精神药物制剂按麻醉药品渠道供应医疗单位使用,不得在医药商店零售;第二类精神药物可供各级医疗单位使用,在医药商店也可凭医生处方零售。

2. 吸毒的治疗(戒毒)

戒毒由控制戒断症状(脱毒)、预防复吸、回归社会三个相互联系的环节构成。目前,控制戒断症状的方法较为成熟,但消除精神依赖性和预防复吸尚缺乏有效方法。对于吸毒者,要使他们回归到正常社会生活,脱离吸毒人群,存在更大的困难。因此,这不仅是一个医学问题,还更多地涉及心理、社会问题,必须引起全社会共同关注并采取综合措施。

(1)阿片类药物戒毒治疗 目前有效的戒毒治疗主要是控制戒断症状,常用方法有以下几种。

阿片类药物替代法:美沙酮(methadone)与阿片受体亲和力高,作用维持时间长,致依赖性的潜力小,可口服来控制戒断症状。治疗开始时每天1次口服10~20 mg,对依赖时间长、用药量大的患者,剂量可增加,但24 h内不超过40 mg。一旦病情稳定,剂量逐渐递减,一般先递减50%,至剂量达到每天5 mg时,以每日1 mg递减;也有推荐每天递减10%~20%至结束。后期出现戒断症状可用地西泮和可乐定治疗。美国食品药品管理局(FDA)对美沙酮脱毒治疗分为:①短期脱毒治疗,时间不超过30 d;②长期脱毒治疗,时间不超过180 d。我国卫生部门制订的脱毒治疗原则选用10 d的方案。美沙酮脱毒法有助于海洛因和吗啡依赖者,在较短时间内在痛苦较小的前提下进入无毒状态,也可用于哌替啶和可待因脱毒治疗。接受美沙酮治疗一般可使患者能够忍受戒断反应,而不是控制所有戒断反应。此外,美沙酮的维持治疗还可以降低违法犯罪和因静脉注射传播传染病的风险。

可乐定(clonidine)疗法:可乐定是 α_2 受体激动剂,可减少停药时蓝斑核神经元兴奋引起的 NE 释放,控制部分戒断症状。可乐定开始剂量是 0.1~0.3 mg,每日 3~4 次;后期剂量逐渐递减。治疗过程必须强调方案个体化。可乐定对一些戒断反应体征有抑制作用,但对戒断反应中主观感受,如对肌肉酸痛、失眠、焦虑和觅药行为的作用欠佳。其副作用有体位性低血压、嗜睡、乏力等,需要密切注意血压变化。此外,第二代 α_2 受体激动剂洛非西定(lofexidine)也可用于美沙酮递减后的门诊脱毒治疗。

东莨菪碱(scopolamine)综合戒毒法:应用东莨菪碱浅麻醉法戒毒,是基于戒断反应时往往表现为迷走神经亢进的症状。研究发现,东莨菪碱戒毒不仅可控制吗啡依赖性猴和大鼠的戒断症状,减轻或逆转吗啡耐受,还可促进毒品排泄。与美沙酮和可乐定法比较,东莨菪碱戒毒具有控制戒断症状快、没有依赖性的特点。心理和焦虑量表评分表明,东莨菪碱可部分减轻精神依赖。东莨菪碱脱毒时住院治疗脱失率低,脱毒同时或脱毒后可迅速进行纳曲酮维持。东莨菪碱的副作用为口干、眼花、尿潴留,剂量较大时需呼吸管理。

复吸预防:纳曲酮(naltrexone)系长效阿片受体拮抗药,脱毒后服用纳曲酮,可以防止吸毒引起的欣快感,起到屏障作用。纳曲酮预防能否成功的关键在于能否坚持服药。然而,有资料显示,坚持服用纳曲酮半年以上者只占用药者的 20%。

心理干预和其他疗法:吸毒者伴有不同程度的心理障碍和精神紊乱,通过厌恶、认知治疗和心理矫治等有助于脱毒和预防复吸。从中医辨证分析,海洛因依赖者多以阴阳两虚或气虚为主要表现,因此一些扶正固本、活血化淤、清热解毒、补气、镇痛中药对减轻戒断症状和促进机体康复等有一定效果。针灸电针治疗可改善睡眠,增进食欲,减轻肌肉酸痛等。

(2)可卡因和苯丙胺类的戒毒治疗　本类药物戒断症状轻,一般不需要治疗戒断反应。可用 5-HT$_3$ 受体阻断药昂丹司琼(ondansetron)或丁螺环酮(布斯哌酮,buspirone)抑制觅药渴求,但疗效不满意;对出现的精神异常症状,可用抗精神病药治疗;停药后的抑郁症状可用抗抑郁药治疗。

二、酒依赖的治疗

酒中含有的乙醇具有很强的致依赖性。酒依赖(alcohol dependence)是由于长期饮酒所致的对酒渴求的一种状态,可连续或周期性出现,以体验饮酒的精神效应,有时也为了避免断酒所致的不舒适,这种渴望往往很强烈。酒依赖综合征有下述特点:①饮酒的强迫性,不能停止饮酒。②固定的饮酒模式,必须定时饮酒,以解除或避免戒断症状的出现。③饮酒已成为一切活动的中心,影响到事业、家庭、社交和娱乐等。④耐受量的增加。对正常者有明显效应的血浆乙醇浓度,在酒依赖者却可以耐受。耐受量增加是依赖性加重的重要标志。在依赖性形成后期,耐受量会减少,只要少量饮酒也会导致身体损害。⑤戒断症状反复出现。早期症状是急性震颤、情绪激动、易惊跳,常伴恶心、呕吐和出汗,进一步发展可有短暂的错觉、幻觉和视物变形、发音不准,最后可有癫痫发作或震颤谵妄。⑥以饮酒解除戒断症状。由于夜间睡眠时间长,血中乙醇浓度下降,故很多患者一早醒来即饮酒,晨饮对诊断酒依赖有重要意义。⑦戒断后重新饮用。严重依赖者在戒断一个时期后,可在数天内又恢复酗酒状态。

戒酒治疗包括两个方面,即控制戒断症状和防止再次饮酒。除轻症外,一般应住院戒酒,而且住院期间也应杜绝一切酒的来源,以保证戒酒成功。利用社会力量对酒依赖性者进行宣传教育,加强心理调控和治疗,是戒酒成功非常重要的方面。

(1)控制戒断症状　戒酒治疗一般不用递减法。可用镇静催眠药或抗焦虑药,长效类苯二氮䓬类药物是控制戒断症状的首选,如地西泮(安定)或氯氮䓬可对抗戒酒引起的兴奋、焦虑、失眠、震颤等症状。有幻觉等精神症状者,可用小剂量泰尔登等抗精神病药治疗。此外,还应及时纠正水及电解质代谢失衡;补充营养物质和维生素;对伴有严重脑功能障碍者,应用有脑代谢改善作用的药物。

(2)防止再次饮酒　可采用双硫仑(disulfiram)和纳曲酮(naltrexone)治疗。

双硫仑,又称戒酒硫,可使乙醇代谢阻断于乙醛氧化阶段,饮酒后血中乙醛浓度增高,5～

10 min 后出现发热感觉、面部潮红、搏动性头痛、心悸、心率加快等,使嗜酒者感到难受,可促进形成戒酒的决心。这是一种厌恶疗法,可谨慎地用于健康状况较好又肯合作者的戒酒辅助治疗。在最后一次饮酒的 24 h 以后开始治疗,每天服用 250 mg。对严重依赖性者,应在医疗监护下进行。心血管疾病或年老体弱者禁用或慎用。头孢类、甲硝唑及呋喃类抗菌药也有相似的作用。

纳曲酮可减轻对饮酒的渴求。在 1 项 186 例酒依赖者的随机对照临床研究中,每天口服纳曲酮 50 mg,12 周后节制饮酒和不过量饮酒的比率显著高于安慰剂组(54% vs 31%,75% vs 48%)。推荐剂量为每天口服纳曲酮 50 mg,其不良反应以恶心为多见(10%),少见有头痛、头晕、疲乏、失眠、呕吐、焦虑等。

三、苯二氮䓬类药物依赖的治疗

苯二氮䓬类药物的优点之一是依赖性较巴比妥类及其他药物轻,因而取代了巴比妥类药物,成为最常用的镇静催眠药。随着本类药物的普遍应用,其潜在的依赖性问题也逐渐突出。

苯二氮䓬类药物的依赖性与耐受性平行发展,且同类药物间交叉耐受性显著。药物的各种药理作用发生耐受性的时间和程度是有差异的。其中,催眠作用的耐受性发生最快,常在规则用药后数天或数周出现。老年人长期服用苯二氮䓬类药物后,对其睡眠几乎无作用。抗焦虑作用的耐受性发生相对较慢,需数月。抗惊厥作用和肌肉松弛作用的耐受性常在用药数周后发生。值得重视的是,苯二氮䓬类药物的认知功能损害作用却很少出现耐受性,长期应用可导致学习、记忆、注意等的中、重度损害。这一作用在已患痴呆症的老年人中特别明显。停药后,认知功能损害可有缓慢而不完全的改善。一般连续用药 6 个月或 6 个月以上后停药 36 h 即可观察到戒断症状,表现为兴奋、不安、突然加重的焦虑、烦躁、头痛、头昏、耳鸣、注意力不集中、失眠、运动失常,甚至出现精神紊乱、惊厥等,5~10 d 后逐渐消退。

苯二氮䓬类药物依赖的治疗方法如下:

(1)逐步减量法　突然停药或减量过快,可能导致戒断症状及其他严重反应,尤其从较高剂量开始停药或减量时特别容易发生。因此,推荐使用逐步减量法。减量速率应依据不同苯二氮䓬药物而不同。

对平时使用治疗剂量范围者,推荐每 1~2 周减少日剂量的 1/8 至 1/10,并根据患者所用药物的半衰期及患者个体反应而调整。另外,还应考虑到患者使用药物的原因、生活方式、个性特点、环境应激和可能获得的支持。半衰期短的药物减量应慢一些,半衰期长者可适当加快。减量过快会增加戒断症状及以后复用的可能性。多数学者认为,可在 6 到 8 周内完全撤药,但个别需一年或更长。一项关于本类药物治疗睡眠障碍的研究发现,用上述逐步减量法,患者就可获得精神和身体状态的改善,不出现戒断症状。另一项 192 例老年人睡眠障碍的对照研究中,80% 的患者可用逐步减量法(加用 6~8 周的安慰剂)在 6 个月内完全撤药,同时,认知等功能得到改善,而睡眠状况与继续使用药物的对照组无差别。因控制焦虑而使用药物的患者,或使用短半衰期药物的患者,可试用一段时间的地西泮替代治疗。地西泮半衰期长,血药浓度减少缓慢而平稳。

平时使用高剂量的患者往往多药合用,情况比较复杂,应采用不同的方法处理。推荐住院进行相对较快的撤药治疗,用地西泮做 2~3 周的替代治疗。一般认为地西泮(10 mg)可预防惊厥的发生,也有认为应使用卡马西平预防惊厥。

（2）辅助药物治疗　至今尚无药物在其治疗剂量范围内,可控制所有患者的戒断症状。可能有效的药物有抗抑郁药、H$_1$受体阻断药、丁螺环酮、卡马西平、氟马西尼和加巴喷丁等,可根据情况选用。

（3）心理支持　心理支持对戒断症状的克服十分必要,可以很简单(如一次普通的咨询或一封书信),必要时可采用系统的认知行为疗法。

案例解析：

　　患者因胃痛难忍被"朋友"引诱吸食了海洛因。海洛因是一种强效阿片μ受体激动药,有很强的镇痛作用,胃痛因而得以缓解。同时,μ受体激动还可引起"欣快感",令患者感到"愉悦",伴随眩晕、恶心等不良反应。海洛因具有很强的致依赖性,患者吸食几次后即对其依赖。因耐受性的形成,吸食的频率和剂量逐渐增加。如不能及时吸食,则产生严重的戒断症状。患者出于对欣快感的强烈渴求和对戒断症状的恐惧,不得不想方设法获取海洛因而不能自拔。患者被送入戒毒所接受强制戒毒治疗后,可逐渐消除对毒品的生理性依赖,而对于毒品的精神性依赖目前尚缺乏有效方法。脱毒后的康复阶段尚需接受心理行为矫正和技能训练,提高生活能力,纠正心理行为障碍,降低复吸的可能性。

（张世红、陈忠）

下 编

各 论

第十一章　精神障碍用药的临床药理

案例：

　　女性，31岁，4年前更换工作，因自觉无法胜任新工作，逐渐出现情绪欠佳、心烦、紧张，整日担心无法完成工作任务而烦躁不安。情绪症状于清晨、上午较为严重，晚上减轻。伴胃纳差，进食减少，工作日经常出现胃部不适，恶心，近2个月体重减轻约2 kg。伴睡眠差，凌晨3点左右惊醒，无法再次入睡，起床后乏力不明显。初步诊断：抑郁症。给予治疗药物：文拉法辛150 mg qd、氟西汀60 mg qd。患者入院治疗后精神症状得到有效控制，病情平稳，但第6日突发协调和平衡障碍、手掌部有电击感、肌束震颤、恶心呕吐等，仔细询问病情得知，患者丢弃药物，已自行停药2 d。请分析患者出现这些症状的原因以及应对措施。

　　患者为育龄期妇女，出院后有备孕打算，询问是否可以停药？如不能停药，则药物对胎儿是否会有不利影响？

　　自1952年氯丙嗪首次用于精神疾病以来，以化学药物为手段的精神药物治疗得到快速发展，药物治疗成为精神疾病治疗的最主要和有效的手段，各种有关精神药物的作用机制、治疗理论、临床实践的研究形成了一门新兴学科——精神药理学。理论上，凡对中枢神经有高度亲和力，能改善患者认知、情感和行为的药物都属于精神治疗药物，简称精神药物，或称亲精神药物、精神活性药物。目前精神药物种类繁多，分类主要以其临床效果为主，可分为抗精神分裂症药、抗抑郁药、抗躁狂药（情感稳定剂）、抗焦虑药和促智药等。

第一节　情感性精神障碍的药物治疗

一、抑郁症的药物治疗

　　情感性精神障碍（心境障碍）是指情感的高涨和低落，可分为双相和单相情感障碍。抑郁症是一类以情绪低落、兴趣缺乏、乐趣丧失为主的情感障碍。抑郁症的药物治疗一直到20世纪50年代后期，由于单胺氧化酶抑制剂和三环类抗抑郁药的问世，才有了一个新的局面。抗抑郁药能明显提高情绪而不引起精神运动性兴奋，一般对正常人无效。

　　抑郁症发病是社会、心理和生物因素相互作用的结果，其中单胺类、γ-氨基丁酸（GABA）、谷氨酸、神经肽、促皮质激素释放因子（CRF）等中枢神经递质在发病机制中受到较大关注。最近对受体功能及神经内分泌功能的认识，有助于进一步了解抑郁症。抑郁症的发病主要有以下假说：①儿茶酚胺学说：1965年由Schildcraut等提出，认为5-羟色胺（5-hydroxytryptamine, serotonin, 5-HT）和去甲肾上腺素（norepinephrine, NE）的功能低下可以导致抑郁症；②受体假说：修正和补充了儿茶酚胺学说，即抑郁症患者神经传递功能异常伴有突触后受体超敏反应,即反应性增加;③第二信使平衡失调假说:认为 cAMP 的降低可引起抑郁;④其他:胆碱能-肾上腺素能平衡失调假说认为抑郁可能是胆碱能占优势,相反则会引起躁狂症;也有人认为抑郁症与多巴胺(DA)功能降低有关;还有人推测情感障碍可能与 GABA 有关。

(一)抗抑郁药的分类及作用机制

抗抑郁药按化学结构分为环类(多数为三环类,少数是四环类)和非环类抗抑郁药。根据药理作用机制的不同,抗抑郁药可分为以下几类:

1. 三环类抗抑郁药

三环类抗抑郁药(tricyclic antidepressants,TCA)属第一代环类抗抑郁药,包括丙咪嗪(imipramine,米帕明)、氯米帕明(clomipramine)、阿米替林(amitriptyline)、多塞平(doxepin)、马普替林(maprotiline)等。目前较常用的是阿米替林。此类药物对正常人不会产生兴奋或振奋情绪的作用,仅对抑郁症患者产生抗抑郁作用。三环类抗抑郁药治疗抑郁症的作用机制是抑制突触间隙单胺递质的再摄取过程,使突触间隙内 NE、5-HT 浓度增高。这些药物疗效确切,价格低廉,但过度镇静、抗胆碱、心血管不良反应较多,有较多禁忌证。

2. 单胺氧化酶抑制剂

单胺氧化酶抑制剂(monoamine oxidase inhibitor,MAOI)属第一代非环类抗抑郁药,如异烟肼和异丙肼,此类药物是在治疗结核病时被发现可以提高情绪,1957 年 Kline 将其用于治疗抑郁症取得明显疗效,此后相继出现了许多类似化合物并广泛用于临床,如苯乙肼、环苯丙胺。其机制是抑制 DA、5-HT、NE 的代谢酶,使单胺递质浓度增高。由于 MAOI 对酶具有非选择性和不可逆性的抑制作用,易引起高血压、肝损、谵妄等严重副反应,故后来逐渐被三环类抗抑郁药所取代。随着以吗氯贝胺为代表的新型可逆性 MAOI 的发现,在临床上又重新受到重视,其不良反应少于老一代 MAOI。

3. 新型抗抑郁药

由于上述两药的作用范围较广,出现的不良反应较多,因此研究开发了许多新药。

(1)选择性 5-羟色胺再摄取抑制剂(selective serotonin reuptake inhibitors,SSRI) 有帕罗西汀(paroxetine)、舍曲林(sertraline)、西酞普兰(citalopram)、氟西汀(fluoxetine)、氟伏沙明(fluvoxamine)等。该类药物疗效与 TCA 类似,而且副反应小,服药简便。

(2)去甲肾上腺素多巴胺再摄取抑制药(norepinephrine-dopamine reuptake inhibitors,NDRI) 代表药是布普品(bupropion,安非他酮)。

(3)5-羟色胺拮抗/再摄取抑制剂(serotonin antagonists and reuptake inhibitors,SARI)有曲唑酮(trazodone)、奈法唑酮(nefazodone)等。该类药对单相抑郁及双相抑郁均有效,疗效与 TCA 及 SSRI 相当。对改善抑郁症核心症状方面的作用与丙米嗪相当,同时具有抗焦虑作用,对性功能影响小。

(4) 5-羟色胺和去甲肾上腺素再摄取抑制剂(serotonin-norepinephrine reuptake inhibitors,SNRI) 如文拉法辛(venlafaxine)。因 SNRI 具有同时抑制 5-HT 和 NE 再摄取双重作用,故起效较快,对难治性抑郁亦有一定效果。

(5)选择性去甲肾上腺素再摄取抑制剂(norepinephrine reuptake inhibitors,NRI) 如瑞波西汀(reboxitine)。选择性 NE 再摄取抑制剂对 5-HT 影响很小,有较弱抗胆碱活性,无镇静作用。

(6)去甲肾上腺素能和特异性 5-羟色胺能抗抑郁药(noradrenergic and specific serotonergic antidepressants,NaSSA) 此类药物目前有米氮平(mirtazapine),特点是能改善睡眠,较少出

现性功能障碍的不良反应。

（7）其他新药　　如新一代四环类化合物米安舍林（mianserin）通过抑制突触前 α_2 自调受体发挥作用。噻萘普汀（tianeptine）通过增加海马锥体细胞活性，保护海马神经元，恢复神经可塑性而起到抗抑郁作用。褪黑素类似物阿戈美拉汀（agomelatine）既是首个褪黑素受体激动剂，也是 5-羟色胺 2C 受体拮抗药。该药 2009 年 2 月在欧盟首次获得批准，但目前发现可能存在肝损风险，已给予黑框警示。伏硫西汀（vortioxetine）于 2013 年 9 月获 FDA 批准上市，通过两种不同的作用模式（抑制 5-HT 的再摄取和调节 5-HT 受体），作用于 6 个药理学靶点（拮抗 5-HT$_3$、拮抗 5-HT$_7$、拮抗 5-HT$_{1D}$、部分激动 5-HT$_{1B}$、激动 5-HT$_{1A}$、抑制 5-羟色胺转运体 SERT）发挥抗抑郁疗效。多项国际研究结果已确认了伏硫西汀在抗抑郁治疗中的疗效和安全性。

（二）临床治疗

抑郁症可分为原发和继发、单相和双相、迟滞性和激越性。抑郁症患者的自伤、自杀观念和行为是需及时处理的问题。

1. 药物选择

应按照临床表现、患者年龄及躯体情况，以及药物的作用特点、不良反应、患者及其家族成员既往对某种抗抑郁药的反应（有效性和不良反应）来选择抗抑郁药。镇静作用强者（如阿米替林）多用于治疗激越性抑郁症患者；激活作用强者（如氟西汀）多用于治疗迟滞性抑郁；有幻觉、妄想的抑郁症患者可用抗精神病药，如奥氮平、利培酮。

目前，抗抑郁药多为影响 5-HT 和/或 NE 的药物，因此，当选用 5-HT 选择性药物效果不理想时，可换用或合用 NE 选择性药物。对于年龄较大的患者，应注意排除心脏病史或青光眼的可能，否则不宜采用 TCA 类药物，而宜选用新一代抗抑郁药。

抗抑郁药种类很多，目前推荐的一线用药包括 SSRI（如帕罗西汀、舍曲林、西酞普兰、氟西汀、氟伏沙明）、SNRI（如文拉法辛）、NaSSA（如米氮平）、TCA（如氯米帕明、阿米替林等）、阿戈美拉汀和伏硫西汀等。

2. 使用方法

（1）急性期治疗　　开始时通常用逐渐加药口服法，约在一周内增加至最高治疗日剂量（表 11-1）。药物一般在 2～4 周产生疗效，治疗有效率与时间呈线性关系，若用药 6～8 周无效，可考虑换用机制不同的药物，但不应过早换药。

（2）巩固期治疗　　症状缓解后，应继续巩固治疗 6～8 个月，因为此时一次抑郁发作的病程（平均 6 个月）尚未结束，停药容易复发。

（3）维持期治疗　　关于维持治疗的方案临床上意见不一，WHO 推荐单次发作抑郁，或间歇期长（＞5 年），症状轻者，可不必维持治疗。有 2 次以上复发者，特别是 5 年内复发者，维持治疗 2～5 年。

（4）药物剂量的增减　　应根据疗效和患者耐受两方面因素，使用任何一种药物都应充分考虑用药个体化。尽可能单一用药，若换用 2 种以上不同机制药物，足量、足疗程治疗后，效果仍不佳，方可考虑联合用药。在长时间使用抗抑郁药后突然停药，可能出现"撤药综合征"，表现为头晕、恶心、易激惹和失眠等症状，所以在停药时应逐渐缓慢减量，不能骤停。另外，所有抗抑郁药都可能诱发躁狂发作，所以对双相情感障碍抑郁发作患者，抗抑郁药应与抗躁狂药联用，禁用于双相快速循环型患者。

表 11-1　抗抑郁药的分类及常用药

类别	代表药	成人使用剂量范围(mg/d)
环类抗抑郁药(TCA 或多环)	丙咪嗪（imipramine）	150～300
	氯米帕明（clomipramine）	150～300
	阿米替林（amitriptyline）	150～300
	多塞平（doxepin）	150～300
	马普替林（maprotiline）	75～300
	米安色林（mianserine）	30～120
	美利曲辛（melitracen）	10～40
单胺氧化酶抑制剂(MAOI)	吗氯贝胺（moclobemide）	300～600
新型抗抑郁药		
选择性 5-HT 再摄取抑制剂(SSRI)	帕罗西汀（paroxetine）	10～60
	氟西汀（fluoxetine）	20～80
	西酞普兰（citalopram）	20～60
	氟伏沙明（fluvoxamine）	100～200
	舍曲林（sertraline）	50～200
5-HT 拮抗/再摄取抑制剂(SARI)	曲唑酮（trazodone）	50～400
5-HT 和 NE 再摄取抑制剂(SNRI)	文拉法辛（venlafaxine）	75～375
	度洛西汀（duloxetine）	30～60
NE 能和特异性 5-HT 能抗抑郁药(NaSSA)	米氮平（mirtazapine）	15～45
选择性 NE 再摄取抑制剂(NRI)	瑞波西汀（reboxitine）	4～12
褪黑素类似物	阿戈美拉汀（agomelatine）	25～50
其他	伏硫西汀（vortioxetine）	5～20
	安非他酮（amfebutamone）	150～450
	噻萘普汀（tianeptine）	25～37.5

3. 抗抑郁药与其他药物的合并使用

合用同类抗抑郁药是不合理的。但是，对有明显焦虑、紧张、烦躁、失眠症状的患者，可合并使用抗焦虑药；对激越性抑郁症，可合并使用抗精神病药。抗抑郁药合并使用精神兴奋药、抗糖皮质激素药或甲状腺素，如哌醋甲酯、氨鲁米特、美替拉酮、酮康唑、三碘甲状腺原氨酸（T_3）等，能显著增加疗效，特别是对于一些难治性抑郁症。

TCA 可加强含乙醇饮料的中枢抑制作用，降低抗惊厥药物的作用强度，并降低癫痫阈值，可抵消胍乙啶的降压作用，与甲状腺制剂合用可互相加强。MAOI 不能与 TCA 或拟交感胺类合用，否则可能产生高血压危象而致死；MAOI 药物治疗中禁用酪胺含量高的食物，MAOI 抑制酪胺的降解，产生头痛、呕吐乃至高血压危象等。

(三)抗抑郁药的不良反应及其处理

1. 三环和四环类抗抑郁药

(1)过度镇静　多数抗抑郁药具有镇静作用,但强弱不一,以阿米替林、多塞平、曲米帕明和曲唑酮最强,因此抗抑郁药可在晚间一次服用。

(2)外周抗胆碱反应　最为常见,有口干、便秘、视力模糊、排尿困难、青光眼、心动过速等,严重者出现尿路梗阻或麻痹性肠梗阻。有青光眼、前列腺增生者不宜使用。

(3)精神神经症状　有嗜睡、情绪不稳、烦躁、记忆障碍、易激惹、末梢神经炎、中枢性发热等,对有脑器质性病变史的可诱发抽搐,可用 β 受体阻断药普萘洛尔治疗。

(4)心血管系统　三环类抗抑郁药除抗胆碱作用外,对心脏有直接毒性作用,主要见于大剂量时,可引起心肌收缩力减弱、心输出量减少、心律失常、传导阻滞等。

(5)其他　可见皮疹、肝毒性,偶有粒细胞减少、恶性综合征。

自伤、自杀观念是抑郁症患者常见的表现,抗抑郁药很容易被自杀者大量吞服,其中 TCA 由于临床比较常用,且中毒剂量与治疗剂量相对较接近,应予以重视。TCA 急性中毒症状主要表现在心血管和中枢神经系统两方面。TCA 过量易引起严重的心脏毒性反应,早期常为窦性心动过速、血压增高或低血压,继而出现室上性心动过速、房扑、房颤及传导阻滞,持续的室内传导阻滞是药物严重中毒的标志,可导致心脏停搏。中枢神经系统方面主要为中枢抑制或兴奋,如躁动、谵妄、昏迷、反射亢进、瞳孔扩大等。TCA 可引发抽搐,加重心脏负担和意识障碍。

抢救除一般措施外,重点是纠正心血管毒性反应,可用毒扁豆碱 1~2 mg 肌注或静脉注射,由于该药半衰期短,故要反复用药维持。效果不佳时可用利多卡因或苯妥英钠静脉滴注;在 10% 葡萄糖液 500 ml 内加 10% 氯化钾 10 ml 和正规胰岛素 8 U 静脉滴注,对心肌有较好的保护及促进康复作用。抽搐通常可用苯妥英钠、地西泮、罗拉西泮等肌注或静注。由于 TCA 作用时间较长,故恢复后仍应密切观察几天。

闭角型青光眼、对本类药物过敏及心肌梗死恢复期者均禁止使用。排尿困难、眼压较高、心绞痛、心律失常、甲状腺功能亢进、脑器质性精神障碍、精神分裂症等慎重使用。

2. 单胺氧化酶抑制剂

常见的不良反应有失眠、口干、便秘、性功能减退、视力模糊、体位性低血压等,最严重的反应是对肝实质的损害,此类药物与 TCA 或酪胺含量高的食物合用时,可发生高血压危象,出现头痛、血压升高、呕吐、昏迷等症状,可用短效 α 受体阻断药治疗,如酚妥拉明 50 mg 静注,或氯丙嗪 50 mg 肌注。

3. SSRI 抗抑郁药

此类药物副反应少,较安全,其不良反应与中枢神经及消化道 5-HT 受体兴奋有关,而胆碱受体兴奋和心血管不良反应少。

(1)神经系统　头痛,头晕,焦虑,紧张,乏力,口干,多汗,震颤,痉挛发作。

(2)胃肠道　恶心,呕吐,纳差,便秘,腹泻。其中,氟西汀因有抑制食欲的不良反应而被用于制作减肥药,导致药物滥用

(3)性功能障碍　如阳痿、射精延时、快感缺乏。

(4)5-HT 综合征　SSRI 与 MAOI、氯米帕明、丁螺环酮合用,SSRI 类药物联用或过量使

用时，可导致严重的神经系统 5-HT 活动过度，表现为三方面：神经系统症状，如肌肉阵挛、震颤、强直、抽搐、头痛、眼球震颤；精神症状，如易激惹、幻觉；其他症状，如发热、心律失常，甚至死亡。一旦出现 5-HT 综合征，应立即停用上述药物，补液、利尿、对症处理，并给予普萘洛尔和噻庚啶等 5-HT 受体阻断药。

4. 其他新型抗抑郁药

中、高剂量文拉法辛可能导致血压增高；米氮平可致食欲、体重增加；阿戈美拉汀可能引起肝毒性，禁用于肝炎病毒携带者/患者及肝功能损伤患者。

二、躁狂症的药物治疗

躁狂症在美国精神疾病分类中被归入双相情感性障碍类。躁狂症可分为原发性和继发性，其兴奋、冲动需及时处理。抗躁狂药也称为情感稳定剂（mood stabilizers）。躁狂症治疗最常用的是碳酸锂。锂盐的作用机制尚未明确。锂离子通过离子通道进入细胞后，可置换细胞内钠，降低细胞兴奋性；可抑制中枢 NE 和 DA 释放并增加再摄取；抑制对 NE 敏感的腺苷酸环化酶，减少 cAMP 生成；抑制 PLC/IP3 通路。这些可能与锂盐抗躁狂作用有关。能改善躁狂症状的药物还有：①非典型抗精神病药氯氮平、奥氮平和利培酮等；②抗癫痫药卡马西平、丙戊酸钠、拉莫三嗪、托吡酯等；③钙离子阻断药维拉帕米等。

1. 临床应用

目前认为，锂盐仍是躁狂症特别是轻症躁狂的首选药，锂盐对于双相情感障碍的躁狂和抑郁发作也有预防作用，对快速循环型情感障碍的疗效较差。

锂盐治疗需一周才能奏效，为了控制患者的高度兴奋症状以防患者衰竭和保护周围人的安全，应在治疗开始时合并抗精神病药（如氟哌啶醇）或电抽搐等治疗。开始锂盐治疗前，应对患者进行必要的体格检查，并要告知患者锂盐治疗的常见副反应。

对身体情况良好的患者，开始剂量为 $250\sim500$ mg/d，$2\sim3$ d 后酌情逐渐增加，应监测血清锂浓度（在服药 12 h 后取血），直至达到稳态血药浓度，以后可一至数月复查一次。成人常用日剂量为 $500\sim1500$ mg。由于锂盐的半衰期为 24 h，理论上说每日剂量可以一次给药，但由于该药的消化系统副反应大，故常分 $2\sim3$ 次给药。本药治疗安全指数低，治疗量和中毒量很接近，故应根据血清浓度来调节剂量。锂的血清治疗浓度为 $0.6\sim1.2$ mmol/L，维持治疗浓度为 $0.4\sim0.8$ mmol/L；老年人应减量，治疗浓度为 $0.4\sim0.8$ mmol/L；1.4 mmol/L 应视为有效浓度的上限，超过此值极易中毒。在治疗过程中，可根据临床症状适当增减剂量。

利尿药、某些非甾体抗炎药、卡马西平及苯妥英钠可升高血锂浓度；甲基多巴可在血锂浓度不增加的情况下引起锂中毒；茶碱可降低血锂浓度；钠盐可促进锂排泄；锂可增加钙通道阻滞药的作用。有报道，锂盐与氟哌啶醇合用可加重神经系统毒性。

2. 锂盐的不良反应及防治

不良反应特点见表 11-2，包括恶心、呕吐、腹泻、多尿、多饮、手抖、乏力等，尤其是肾功能损害，因为锂盐经肾排泄。锂盐的肾毒性大多是可逆的，停药后可好转，但长期治疗也可引起不可逆损害，故应定期复查肾功能。锂盐的胃肠道反应很常见，特别是恶心及腹泻，如在开始治疗时出现这种症状，以后可逐渐消失；如在治疗过程中出现，则提示可能过量；有时即使在治疗剂量范围内亦可出现中毒症状。

表 11-2　锂盐的不良反应

不良反应	早期	后期	接近中毒	不良反应	早期	后期	接近中毒
恶心、稀便	＋	－	－	甲状腺肿	－	＋	－
呕吐、腹泻	＋	－	＋	黏液性水肿	－	＋	－
手细颤	＋	＋	－	呆滞、困倦	－	－	＋
手粗颤	－	－	＋	眩晕	－	－	＋
多尿、烦渴	＋	＋	－	构音不清	－	－	＋
体重增加	－	＋	－	意识障碍	－	－	＋

＋：阳性；－：阴性。

　　锂盐中毒可分轻、中、重度。轻度中毒的血浓度在 $1.5\sim2.0$ mmol/L,表现为口干、呕吐、腹痛、共济失调、发音不清、眼球震颤、兴奋或昏睡、肌张力减退；中度中毒的血浓度在 $2.0\sim2.5$ mmol/L,表现为持续的恶心、呕吐、食欲减退、视力模糊、肌肉颤动、肢体阵挛、腱反射亢进、抽搐发作、谵妄、昏厥、脑电图异常、木僵、昏迷、循环衰竭；重度中毒的血浓度超过 2.5 mmol/L,表现为全身性刺激、持续抽搐、少尿(肾功能衰竭),甚至死亡。

　　一旦发现中毒,必须立即停药,并进行血锂浓度、电解质、肾功能、心电图等检查。如为一次误服大量药物而中毒,可立即催吐、洗胃、吞服活性炭；如为积蓄中毒,应立即补液,注意保持电解质平衡,并进行支持心肾功能、抗惊厥治疗。当血锂浓度超过 4 mmol/L 时,应进行持续血液透析,直至血锂浓度降至 1.5 mmol/L 以下或临床症状基本好转。

3. 禁忌证

　　原有肾病者不宜用此药,有甲状腺功能低下者经相应治疗后方可使用,有心脏窦房结功能障碍者不宜使用,孕妇或可能怀孕的妇女慎用。

第二节　焦虑症的药物治疗

　　焦虑症(anxiety state)又称焦虑性神经症(anxiety neurosis),表现为焦虑、紧张、恐惧等情绪障碍,伴头晕、胸闷、心悸、呼吸急促、口干、尿频、尿急、出汗、震颤等自主神经系统症状以及运动性不安。焦虑是最常见的情感反应之一,也是各型神经症的中心症状。根据焦虑症的临床症状和病理特点,可分为广泛性焦虑症和惊恐发作。广泛性焦虑症常合并其他焦虑性和情感性障碍；惊恐发作是反复出现强烈的惊恐感,伴濒死感以及严重的自主神经系统症状。焦虑症发病一部分是由于社会心理因素所致,一部分无明确的因素。目前认为,生物学因素可能与乳酸盐堆积,NE 能、DA 能、5-HT 能和 GABA 能等神经功能失调,β 肾上腺素能受体高度兴奋等有关。

一、抗焦虑药的药理作用

　　抗焦虑药主要用以减轻焦虑、紧张、恐惧及稳定情绪,兼有镇静催眠作用,一般不引起自主神经系统症状和锥体外系反应。

1. 苯二氮䓬类(benzodiazepines, BDZ)

此类药物以往称为弱安定药(minor tranquilizer),目前应用最为广泛。BDZ 的主要药理作用是抗焦虑、镇静催眠、抗惊厥和中枢性骨骼肌松弛作用,各种 BDZ 的药理作用相似,只有强弱之分而无本质差别。BDZ 的作用机制主要与 BDZ 受体有关,通过增加 GABA 的神经元抑制功能而起效。也有报道,BDZ 的作用至少有一部分通过调节 5-HT 和 NE。

2. 抗抑郁药

某些抗抑郁药通过影响 NE、5-HT 发挥作用,能够治疗各种焦虑障碍,作用效果与苯二氮䓬类相近,且无耐受性,同时有抗抑郁作用,但起效慢,常需 2 周左右时间,常用三环类和新一代抗抑郁药。三环类药物治疗效果较好,但不良反应较大;新一代抗抑郁药疗效好,不良反应小,有逐渐代替苯二氮䓬类和三环类药物的趋势。

3. 阿扎哌隆类

此类药物是一类新型抗焦虑药,药理作用与 BDZ 完全不同,可激活突触前 5-HT$_{1A}$ 受体,降低 5-HT 合成;在海马和皮质,对突触后 5-HT$_{1A}$ 受体是部分激动剂;对多巴胺 D$_2$ 受体有拮抗作用;但对惊恐发作效果差。代表药物有丁螺环酮和坦度螺酮。

4. 抗组胺药

抗组胺药能可逆地与组胺受体结合,竞争性阻断组胺的作用,H$_1$ 组胺受体与变态反应、中枢兴奋有关。抗组胺药亦用于镇静催眠,其抗焦虑效果也可能与镇静作用有关,但作用不如苯二氮䓬类明显,常用的有盐酸羟嗪、异丙嗪、苯海拉明。

5. β 受体阻断药

β 受体阻断药能与去甲肾上腺素能神经递质或 β 受体激动剂竞争 β 受体,可拮抗 β 型拟肾上腺素作用和交感神经兴奋所致的肾素释放,其抗焦虑机制尚不清楚,代表药有普萘洛尔等。

6. 氟哌噻吨美利曲辛片

氟哌噻吨美利曲辛片是氟哌噻吨和美利曲辛的复方制剂。氟哌噻吨抑制 D$_1$、D$_2$ 受体,起到镇静、抗精神病作用;美利曲辛是一种三环类药物,可增高突触间隙 NE、5-HT 浓度。

二、抗焦虑药的临床应用

1. 药物的选择

理想的抗焦虑药物应符合以下标准:①耐受性好,不良反应小;②能消除焦虑,但不至于过度镇静;③能产生松弛作用,而不引起共济失调;④无成瘾性。根据以上标准,有人将抗焦虑药分为两代,第一代是苯二氮䓬类、三环类药物、抗组胺药、β 受体阻断药;第二代包括氟哌噻吨美利曲辛片、阿扎哌隆类和新一代抗抑郁药。

(1)苯二氮䓬类　是目前应用最广泛的抗焦虑药,既是抗焦虑药,也是镇静催眠药。起效快,适应证广,安全性较高,故为普遍采用。其药物种类繁多,应根据焦虑特点和药物特性选择。抗焦虑以氯硝西泮、阿普唑仑、艾司唑仑效果较好;镇静催眠以氟西泮、硝西泮、地西泮的作用好;肌肉松弛作用则以地西泮、氯硝西泮为好;治疗惊恐发作以阿普唑仑的效果最好。

苯二氮䓬类的主要不良作用为:①过度镇静,在服药后 2 h 最明显,因此应避免服药后从事驾驶或高空作业等有危险的工作;②耐药和成瘾,可以用小剂量、短期、间断用药或交叉用药的方法加以预防,疗程一般不超过 6 周,停药时应缓慢减量;③矛盾反应,少数伴有性格异常或脑器质性病变者可发生脱抑制现象,如失眠、恶梦、多汗、心动过速、焦虑、恐惧、敏感、攻击性、幻觉妄想等症状,一般随着用药时间的延长及剂量的增加可自行消退;④还可引起记忆损害,影响认知能力;⑤偶尔可见肝功能受损、粒细胞减少、紫癜、皮疹等。

（2）三环类药物 虽然对惊恐发作的治疗效果较好，但由于不良反应较大，故不作为首选药。

（3）新一代抗抑郁药以帕罗西汀、文拉法辛、米氮平为代表，疗效好，不良反应小，有逐渐代替苯二氮䓬类和三环类药物的趋势，尤其适用于有抑郁症状、苯二氮䓬类药物依赖以及老年患者。治疗对伴有明显自主神经系统功能障碍，如心悸、心动过速、震颤、多汗等症状的患者，应加用β受体阻断药。

（4）阿扎哌隆类以丁螺环酮和坦度螺酮为代表，主要用于广泛性焦虑症，治疗伴严重失眠者尚需加用催眠药。由于丁螺环酮镇静作用轻，故对驾驶汽车等无大的影响，目前尚未报道有药物依赖。坦度螺酮较常见的不良反应有嗜睡、步态蹒跚、恶心、肝酶升高等，故应嘱患者在服药过程中不得从事伴有危险的机械性作业。

（5）氟哌噻吨美利曲辛片 可用于各种焦虑障碍、神经衰弱等，常见的不良反应有锥体外系反应、失眠、口干、便秘等。

2. 使用方法

临床常用药物的剂量见表11-3。苯二氮䓬类易形成药物依赖，故疗程不应太长，以数周为限，过一时期再重复治疗，这样可以减少药物耐受性，也可以防止药物依赖性的产生，为防止症状复发或出现戒断症状，撤药要慢，一般在2~6个月内完成。由于新一代抗抑郁剂起效较慢，故在初始阶段可加用小剂量苯二氮䓬类药物，一般临床缓解需4~8周，维持用药3~6个月，为预防复发，最好在症状缓解后继续按治疗剂量服用一年，长期服药的患者减药应慢，每2周减量一次并观察。

表 11-3 常用抗焦虑药的剂量

中文药名	英文药名	剂量(mg/d)
地西泮	diazepam	5~40
氟西泮	flurazepam	15~30
硝西泮	nitrazepam	5~10
劳拉西泮	lorazepam	1~3
氯硝西泮	clonazepam	4~8
艾司唑仑	estazolam	1~6
阿普唑仑	alprazolam	2~3
三唑仑	triazolam	0.25~0.50
丁螺环酮	buspirone	5~60
氟哌噻吨美利曲辛片	flupentixol-melitracen tablets	1~2 片
盐酸羟嗪	hydroxyzine	50~150
普萘洛尔	propranolol	40~120
帕罗西汀	paroxetine	20~60
文拉法辛	venlafaxine	150~375
米氮平	mirtazapine	15~45
坦度螺酮	tandospirone	30~60

第三节　抗精神病药

精神分裂症是一种常见的病因尚未完全阐明的精神疾病,多起病于青壮年,有特殊的思维、知觉、情感、行为等多方面的障碍,精神活动与环境不协调,一般无意识或智能障碍。精神分裂症的发病与遗传、神经生化改变、社会环境、脑组织和脑结构变化、神经发育异常等因素有关。

近年来发现中枢单胺类神经递质在保持和调节正常精神活动中起重要作用,因此提出了相应的学说:如 DA 功能亢进假说、5-HT 和 NE 功能障碍假说、DA/5-HT 平衡障碍假说、单胺类递质病理性甲基转移学说、NMDA 受体功能低下学说。这些学说推动了药物治疗的研究和发展,也是抗精神病药物治疗的理论基础。然而中枢 DA、NE、5-HT、ACh、组胺及其他递质系统存在着复杂的相互作用,因此单纯用一种递质功能改变解释精神分裂症的病理机制及抗精神病药的作用机制是不够全面的。

抗精神病药主要用于治疗精神分裂症和其他具有精神病性症状的精神障碍,能有效地控制患者的精神运动性兴奋、幻觉妄想、敌对情绪、思维障碍、奇特行为等精神症状,非典型类药物还可以改善淡漠退缩、思维贫乏等阴性症状。

一、抗精神病药的药理作用及分类

抗精神病药的作用很复杂,对中枢和外周的多种受体有拮抗作用,但精确机制尚无定论,目前的研究主要集中在 D_2 受体和 $5-HT_{2A}$ 受体,而 M 受体、肾上腺素受体和 H_1 受体则主要与不良反应有关(表 11-4)。

表 11-4　抗精神病药受体阻断与治疗效果和不良反应的关系

作用	治疗效果	不良反应
阻断 D_2 受体	改善阳性症状	锥体外系反应:肌张力异常、类帕金森病、静坐不能、迟发运动障碍、兔唇综合征。内分泌影响:催乳素浓度增高(泌乳素水平增高、月经紊乱、性功能减退)
阻断 M_1 受体	减轻锥体外系反应	视力模糊、引发或加剧青光眼、口干、窦性心动过速、便秘、尿潴留、记忆障碍
阻断 $5-HT_{2A}$ 受体	改善阴性症状,减轻锥体外系反应	未明
阻断 H_1 受体	镇静	镇静、嗜睡、体重增加、增强中枢抑制药的作用
阻断 α_1 受体	未明	增强哌唑嗪、多沙唑嗪等的抗高血压作用,体位性低血压、头晕、反射性心动过速
阻断 α_2 受体	未明	减弱可乐定、胍那苄、甲基多巴等的抗高血压作用

抗精神病药物种类很多,根据药物药理作用特点,以及药物研制先后,可分成典型(第一代)抗精神病药和非典型(第二代)抗精神病药。

典型抗精神病药的主要作用为阻断 D_2 受体,有较常见的锥体外系不良反应,可导致血清催乳素增高,主要控制阳性症状,而对阴性症状的治疗效果不佳。根据临床效应和不良反应可分成以氯丙嗪、硫利达嗪、氯普噻吨(泰尔登)为代表的高剂量/低效价,以奋乃静、氟哌啶醇、氟奋乃静、氟哌噻吨等为代表的低剂量/高效价两类。前者镇静作用强,对心、肝等脏器的毒性大,锥体外系反应相对较轻,需要剂量大;后者镇静作用小,锥体外系反应大,对心、肝等脏器的不良反应相对轻。

非典型抗精神病药以舒必利(sulpiride)、氯氮平(clozapine)为代表,通常较少发生锥体外系不良反应和血清催乳素增高,对阴性症状治疗效果好。近年来,又涌现了不少新型非典型抗精神病药(表 11-5),根据药理作用分为:①5-HT 和 DA 受体拮抗药,如利培酮、齐哌西酮、舍吲哚、帕利哌酮。②多受体作用药,如氯氮平、奥氮平、奎地平、喹硫平。③选择性 D_2/D_3 受体拮抗药,如舒必利、阿米舒必利。④D_2、$5-HT_{1A}$受体部分激动剂/$5-HT_{2A}$受体部分拮抗药,如阿立哌唑。

表 11-5　新一代抗精神病药作用的受体和剂量

药　　物	作用受体	剂量(mg/d)
氯氮平(clozapine)	D_1，D_2，$5-HT_{2A}$，α_1，α_2，H_1，ACh	$200\sim400$
舒必利(sulpiride)	D_2	$200\sim600$
阿米舒必利(amisulpride)	D_2，D_3	$100\sim800$
利培酮(risperidone)	D_2，$5-HT_{2A}$，α_1，α_2，H_1	$2\sim16$
奥氮平(olanzapine)	D_1，D_2，D_4，$5-HT_{2A}$，α_1，H_1	$2.5\sim17.5$
齐拉西酮(ziprasidone)	D_1，D_2，$5-HT_{2A}$，α_1	$80\sim160$
喹硫平(quetiapine)	D_1，D_2，$5-HT_{2A}$，α_1，H_1	$50\sim750$
舍吲哚(sertindole)	D_1，D_2，$5-HT_{2A}$，α_1	$4\sim20$
阿立哌唑(aripiprazole)	D_2，$5-HT_{2A}$，α_1	$2\sim30$
佐替平(zotepine)	D_1，D_2，D_3，D_4，$5-HT_{2A}$，$5-HT_{2C}$，NE	$150\sim300$
帕利哌酮(paliperidone)	D_2，$5-HT_{2A}$，α_1，α_2，H_1	$6\sim12$

根据化学结构的不同,又可分成以下几类:①吩噻嗪类,据侧链不同又可分为脂肪胺类(如氯丙嗪)、哌啶类(如硫利达嗪)、哌嗪类(如奋乃静);②硫杂蒽类,代表药有氯丙噻吨、氟哌噻吨;③丁酰苯类,如氟哌啶醇、五氟利多;④苯甲酰胺类,如舒必利、阿米舒必利;⑤二苯二氮䓬类,如氯氮平、奥氮平、喹硫平;⑥苯丙异恶唑类,如利培酮、帕利哌酮。

二、抗精神病药的临床应用

精神分裂症的治疗是一种对症治疗,其症状可分为阳性症状、阴性症状和认知障碍。阳性症状指典型的幻觉、荒谬偏执的妄想、不合情理的恐惧以及思维紊乱;阴性症状则指情感淡漠、情绪退缩、言语内容贫乏以及快感体验丧失;认知障碍包括记忆缺陷和智能低下,患者的社会功能受损。抗精神病药物能使某些病例的症状完全消失,自知力也可恢复,但对于有些病例却只能使症状有所减轻,不能使其完全恢复。抗精神病药远期疗效主要与能否维持用药有关。

1. 药物的选择

抗精神病药品种繁多,各种药的适应范围不尽相同,患者对治疗的反应因药而异,因人而异。抗精神病药不像抗菌药物那样具有"作用谱",它主要根据症状群选药。有些药物主要针对兴奋躁动、幻觉、妄想等阳性症状,有些药物则针对阴性症状。

临床选用抗精神病药没有固定的模式,需考虑以下情况:①明确诊断,根据各药的适应证进行选择(表 11-6、表 11-7)。②了解既往用药史,并考虑家族类似病史者用药史。③全面检查患者,注意性别、年龄、个体差异及并存的躯体疾病,完成必要的实验室检查。④注意病程急剧、阳性症状明显者,与病程迁延、阴性症状明显者的用药不同。

表 11-6　部分抗精神病药的常用剂量及对不同精神症状的疗效

症状	药物及剂量(mg/d)							
	氯丙嗪 300～600	奋乃静 20～60	氯噻吨 80～200	氟奋乃静 10～40	三氟噻吨 2～12	氟哌啶醇 10～40	氯氮平 200～400	舒必利 600～1200
兴奋	+++	+	++	?	+	++	+++	−
焦虑	++	+	++	?	?	?	++	−
幻觉妄想	+++	++	++	++	++	++	++	++
联想障碍*	+++	++	+++	+++	+++	++	++	++
木僵违拗	+	+	++	++	++	+	++	++
情感淡漠	+	+	++	+++	+++	++	++	++
躁狂	++	+	++	?	?	++	++	++
抑郁	−	+	++	?	++	−	?	++
失眠	+++	+	++	−	−	?	+++	−

　　* 指急性精神分裂症联想障碍。评分:"−"无作用;"?"可疑;"+"弱;"++"中;"+++"强。

表 11-7　部分非典型抗精神病药的临床疗效比较*

症状	氯氮平	利培酮	氨磺必利	奥氮平	舍吲哚	佐替平	喹硫平	齐拉西酮
阳性症状	+++	+++	+++	+++	+++	+++	+++	+++
继发性阴性症状	+++	++	+++	++	++	++	++	++
初期阴性症状	+	++	±	±				±
焦虑症状	++	++	−	+	±			±
抑郁症状	++	++	++	++	±		±	±
认知症状	+	++	−	±		++		±

　　* 证据强度等级:"+++"很强;"++"强;"+"中;"±"间接临床证据;"−"无临床试验证据。

2. 使用方法

(1)急性期治疗　症状比较重的患者往往没有自知力,不愿甚至拒绝治疗。所以首先要保证药物进入体内,如不能口服可采用肌内注射,尽量避免静脉注射,这是由于血液中的药物浓度突然增加或减少,会给患者带来严重不良反应。对于首次发作的患者,加药更要慎重,宜以小剂量开始,渐加至有效剂量,具体用法应实行个体化。急性期治疗期间每药用至足量,疗程用足,尽量单一用药,不宜反复更换药物。治疗持续时间应视病情而定,一般需 6～8 周。

（2）巩固期治疗　在急性期症状得到控制后,应继续以治疗剂量持续一段时间加以巩固,防止已缓解的症状复燃或波动,一般以 3～6 个月为宜。

（3）维持期治疗　精神分裂症容易复发,且往往有"发作一次,阴性症状严重一点"的趋势,复发率最高的时期在病情恢复后的 1～2 年,所以首发患者至少应持续治疗 1～2 年。复发患者至少 2～5 年,有 3 次以上发作者,需终生服药;对于慢性迁延患者也需要长期维持治疗。维持剂量应是能够巩固疗效、防止复发的最低药量,一般为治疗量的 1/3～1/2,应考虑患者的病程长短、治疗难易、不良反应、依从性、个体差异等。对维持用药的要求是,一要有效,二要副反应少,三要用法简便,目前普遍采用的是长效针剂或利培酮等药物。

（4）抗精神病药物联合应用　对于抗精神病药的合用问题,有不同的看法,多数认为两种或以上抗精神病药物合用,会导致医生无法判断哪种药起主要的治疗作用,哪种药产生主要的不良反应,且合用药物的不良反应可能协同,因此除非必要或有临床指征,一般不主张联用。如几次换药后仍不见效,可考虑合并用药。另外,有的患者在口服某种药物时,病情得到一定缓解,但又未达到痊愈时,可合并一种长效针剂,这种口服与针剂结合、长效与短效结合的方法,目前已被普遍采用,而且患者也乐于接受。

在精神分裂症患者合并抑郁时,是否应该合用抗抑郁药应视情况而定,如果抑郁是分裂症的症状之一,那么即使在不用抗抑郁药的情况下,也会随其他症状同时好转;如果是精神病后抑郁或药源性抑郁,那么抗抑郁药的应用还是合适的。

临床上往往将抗帕金森病药与抗精神病药合用,以减轻锥体外系反应,但不是所有患者都出现锥体外系副反应,且抗帕金森病药本身有较重的不良反应,如肠麻痹、尿潴留,且有可能加重迟发性多动症,因此应在出现锥体外系副反应时合并应用,而不宜作为预防药物。由于锥体外系反应是一种不自主动作,在睡眠时会自动消失,所以宜在白天使用。

（5）区分精神分裂症和情感性精神障碍　在诊断未肯定为精神分裂症或是情感性精神障碍时,用抗精神病药往往会掩盖症状,增加诊断难度,以致耽误正确治疗。在这种情况下,可对症给予一些镇静催眠药或苯二氮䓬类药物,同时观察病情变化,反复多次进行精神检查,得到比较确切的诊断后,才开始正规、足量的抗精神病药治疗。

三、抗精神病药的不良反应

1. 一般不良反应

治疗初期常见过度镇静,以氯丙嗪和氯氮平最明显。由于大多数抗精神病药具有中枢和外周抗胆碱能、抗肾上腺素能作用,可产生腹泻或便秘、心动过速或心动过缓、口干或流涎、多尿或排尿障碍、发热或体温过低、多汗或无汗等交感和副交感症状互为交错的临床症状。2020年 1 月,FDA 加强警告氯氮平引起的便秘可能罕见地发展为严重肠道并发症(包括肠道完全阻塞)。

2. 锥体外系反应

锥体外系反应是长期大量应用抗精神病药物最常见的共同不良反应,尤其是典型的抗精神病药物,其发生率与药物剂量、疗程、个体因素有关。

（1）类帕金森病(药源性帕金森病)　表现为肌张力增高、面容呆板(面具脸)、动作迟缓、肌肉震颤等。这是 DA 受体阻滞,ACh 相对亢进所致,可用苯海索、东莨菪碱等药降低 ACh 功能,以达到新的平衡。

(2)急性肌张力障碍　多出现于用药后 1～5 d，由于舌、面、颈及背部肌肉痉挛，患者出现强迫性张口、伸舌、斜颈、呼吸运动障碍及吞咽困难。治疗方法是应用抗胆碱药，肌注东莨菪碱0.3 mg 往往有效。

(3)静坐不能　出现坐立不安，反复徘徊，患者大都主诉不适，或向医生提出治疗要求。可用普萘洛尔 10 mg，每日 2～3 次；或用苯海索、东莨菪碱治疗，小剂量地西泮的效果也较佳，实在无效时可以减少剂量或更换品种。

(4)迟发性运动障碍(tardive dyskinesia，TD)　是长期大量应用抗精神病药后引起的特殊而持久的运动障碍，表现为不自主的刻板运动，停药后仍长期不消失，甚至恶化，抗胆碱药反可使症状加重。有的 TD 患者如在早期停药，或许症状能够缓解；有的病例尤其是较晚期，即使停药，症状也不能消除。据报道，卡马西平或氯硝西泮有治疗作用，异丙嗪也有一定效果，美国双盲试验证实维生素 E 对轻度 TD 有效。

3. 药源性精神障碍

药源性精神障碍主要有兴奋、意识障碍、抑郁和紧张综合征。由于机制不明，缺乏有效治疗措施，可尝试使用电抽搐、异丙嗪、肌松药、DA 受体激动药等，应与原发的精神症状区分，严重时应停用原来所用的抗精神病药。

4. 恶性综合征(neuroleptic malignant syndrome，NMS)

在用药过程中突然出现高热、肌强直、意识障碍和植物神经功能紊乱，多见于应用高效价药物，特别是频繁换药或多种药物合用等，多在治疗初期出现，进展迅速，可导致患者死亡。一旦发生，停用有关药物，可选用 DA 受体激动药(如金刚烷胺或溴隐亭)以及肌松药缓解。

5. 其他

氯丙嗪可引起过敏反应，常见皮疹、光敏性皮炎，少数出现肝细胞内微胆管阻塞性黄疸。氯氮平可引起严重的粒细胞减少。氯丙嗪和氯氮平可产生类癫痫波，诱导癫痫发作，故有抽搐史的患者应慎用。还有代谢和内分泌失调、下肢周期性麻痹等不良反应。

6. 禁忌证

抗精神病药的禁忌证包括：①严重心血管疾病，如心力衰竭和重症高血压等；②严重肝、肾疾病，如急性肾炎、肾功能不全；③严重中枢性抑制或昏迷；④血液病或造血功能不良；⑤抗精神病药过敏。此外，急性感染、老人、孕妇、儿童慎用。吩噻嗪类药物不宜与肾上腺素合用，以免引起肾上腺素作用逆转所致的严重低血压。

7. 抗精神病药的中毒及处理

超量服用抗精神病药会引起中毒，由于急性抗精神病药中毒患者往往处于不同程度的认知障碍，因此很难明确是何种药物中毒。在抗精神病药物中吩噻嗪类是应用最广泛、用量最多的药物，最容易出现中毒。吩噻嗪类中毒症状复杂多样，主要是中枢抑制和低血压，还有各种急性锥体外系不良反应和抗胆碱能作用引起的症状，如震颤、肌张力升高、角弓反张、尿潴留、肠麻痹、心跳加快等。

急性中毒的抢救除应用一般的解毒(如催吐、洗胃、利尿、透析)、支持和对症治疗外，可以应用哌醋甲酯(利他林)10 mg 肌注或静滴，效果较好，较重病例可继续静滴较大剂量，直至意识恢复，然后以肌注或口服维持 1～2 d。血压过低时，应先纠正血容量不足，如仍不能升压，可对症应用 NE、间羟胺、多巴胺等 α 受体激动药，但切忌应用肾上腺素等 α、β 受体激动药或 β 受体激动药。

案例解析：

患者确诊抑郁症，社会功能受损，自知力受损，予文拉法辛联合氟西汀控制症状，但因用药期间擅自停药，出现协调和平衡障碍、手掌部电击感、肌束震颤等，考虑为撤药反应。文拉法辛和氟西汀均会出现撤药症状，需避免骤然停药。氟西汀的撤药症状包括头晕、感觉障碍、睡眠障碍、乏力、激越或焦虑、恶心和/或呕吐、震颤和头痛等。文拉法辛的撤药症状包括轻躁狂、意识模糊、失眠或嗜睡、感觉异常、耳鸣、眩晕、协调和平衡障碍、震颤、恶心或呕吐等。以上反应一般为自限性，恢复先前治疗剂量即可缓解，如需药物减量或停药，需缓慢逐渐减量。

患者抑郁症较重，暂时不能停止用药。大量资料显示氟西汀对人类无致畸作用，可在怀孕期间使用。但是，孕妇使用文拉法辛的安全性尚未建立，除非必需，否则文拉法辛不应用于孕妇，故建议患者暂时避孕，待抑郁症状好转，文拉法辛减量甚至停药以后再考虑备孕。

（张翔南、张纬萍、陈忠）

第十二章　神经系统疾病用药的临床药理

案例：
　　男性,58 岁。主诉右手震颤,静止时明显,并妨碍了正常的书写,同时还存在头前倾、躯干前曲、屈膝的站立姿态,走路时右脚拖拽,转弯时姿势不稳,但日常生活可以自理。体格检查发现面部表情减少,右上臂和右腿均有震颤和强直,并且有运动变换困难。初步诊断为帕金森病。给予多巴胺受体激动剂普拉克索治疗,从小剂量开始,逐渐增加剂量至获得满意疗效。三年以后,他因症状加重来院就诊,医生加用美多芭,症状缓解。请分析医生的用药原则。

　　神经系统疾病种类很多,其治疗药物一般为对症治疗药,如镇静催眠药、抗癫痫药、抗惊厥药、中枢兴奋药、镇痛药、抗脑水肿药等。目前,随着人口老龄化进程的加快,老年人多发的神经退行性疾病日益引起关注,虽然仍然缺乏有效治疗药物,但是缓解症状、减缓病变进程的药物得到充分的重视。因此,本章介绍帕金森病、阿尔茨海默病、癫痫的治疗药物。

第一节　抗帕金森病药

　　帕金森病(Parkinson's disease, PD)又称震颤麻痹(paralysis agitans),是中老年人常见的中枢神经系统变性疾病,以静止性震颤、肌强直、运动迟缓和姿势反射异常为主要特征,其主要病理生化特征为黑质多巴胺能神经元选择性变性与丢失,导致纹状体多巴胺含量下降。PD大体分为原发性 PD、继发性 PD 和症状性 PD 三种。继发性 PD 是指由颅脑损伤、动脉硬化、感染、基底节肿瘤或钙化、中毒(如一氧化碳、二硫化碳、锰、汞、氰化物等)、药物(如利血平、吩噻嗪类和丁酰苯类药物等)等引起帕金森症状者;症状性 PD 是指具有典型的 PD 症状和体征,且伴有自主神经、小脑或大脑皮层等障碍的一组疾病;原发性 PD 的发病机制迄今未明。

　　帕金森病通常所指的是原发性 PD。在正常情况下,机体的运动功能受多种神经递质的影响,其中,黑质-纹状体系统多巴胺(dopamine, DA)和乙酰胆碱(acetylcholine, ACh)两种神经递质的动态平衡,在维持机体的运动功能中起重要作用。由于 PD 患者黑质-纹状体系统 DA含量显著降低,ACh 含量相对增加,因此调整黑质-纹状体系统 DA 含量和 DA 能作用,恢复递质间动态平衡,仍是当前 PD 治疗的基础。目前,抗 PD 药物大体分为左旋多巴、DA 受体激动药、促多巴释放药、B 型单胺氧化酶(MAO-B)抑制药、儿茶酚氧位甲基转移酶(COMT)抑制药、抗胆碱药等。

一、左旋多巴替代疗法

1.体内过程

左旋多巴(levodopa, L-dopa)口服后基本在小肠上段吸收,0.5～2 h 达血浆峰浓度。其吸收与食物、胃排空、胃液 pH 值等有关，餐后服药吸收速率减慢，血浆峰浓度减少约 30%；富含中性氨基酸、芳香族氨基酸的高蛋白饮食明显减少其吸收和转运。左旋多巴 95% 在外周脱羧转化为 DA，可产生外周不良反应；约 1% 在脑内转化为 DA，产生治疗作用。DA 经 MAO 和 COMT 作用，最终形成高香草酸（HVA），小部分转化为去甲肾上腺素和肾上腺素。口服后 24 h 约 80% 以 DA 代谢产物形式随尿液排出，极少量随粪便排出，血浆半衰期（$t_{1/2}$）为 1～3 h。

2. 药理作用

PD 患者脑内 DA 减少，而 DA 不能直接透过血-脑屏障，故临床以 DA 的前体左旋多巴替代。由于左旋多巴仅约 1% 可透过血-脑屏障进入脑内，因此需服用大剂量才能提高纹状体 DA 水平。左旋多巴转化为 DA 后，主要通过作用于 D_2 受体发挥作用，对少动、强直作用强，对情感淡漠、抑郁亦有一定疗效，对震颤作用较弱。

3. 临床应用

目前，左旋多巴仍是治疗 PD 最有效、最基本的药物，被誉为 PD 药物治疗的"金标准"。左旋多巴对原发性 PD 多有明显疗效，而对症状性 PD 疗效欠佳或无效；对轻、中度 PD 患者多有较好疗效，对晚期重症患者则疗效较差。

（1）剂量　左旋多巴给药应遵循小剂量起始，逐渐增量，按个体需要调整剂量，尽量以最小的剂量，获得最好的疗效。推荐最初常用剂量为 0.0625 g，每日 2 次，数日后增至每日 3 次，缓慢增加剂量及服药次数（至 0.125～0.25 g，每日 3～4 次），直至有明显疗效而不出现恶心、呕吐等不良反应为止。

（2）服药时间　由于食物对胃排空的影响，且所含氨基酸还对左旋多巴透过肠黏膜和血-脑屏障有竞争作用，减少其吸收，因此推荐餐前 1 h 或餐后至少 1.5 h 服用。对于口服左旋多巴的 PD 患者，应提倡早餐、中餐以碳水化合物为主，晚餐以蛋白质为主的食谱。

（3）疗程　此药须长期服用。约 50% 用药的患者在 5 年后出现疗效减退、症状波动、运动障碍等并发症（即晚期左旋多巴衰竭），10 年后发生率达 80%。虽然左旋多巴衰竭与病情进展有关，但长期用药可能加速病情进展。

（4）病程　早发型不伴智能减退患者可用复方左旋多巴（左旋多巴＋多巴脱羧酶抑制剂），早期启动治疗、有效控制症状。对于晚发型或伴智能减退者，首选复方左旋多巴。

（5）与多巴脱羧酶抑制剂合用　为减少左旋多巴在外周脱羧，减少其外周不良反应，同时增加脑内含量，增强其治疗作用，降低其用量。

4. 不良反应

不良反应主要为 DA 所致，通过减量多可得到控制，仅个别病例需停药。

（1）消化系统　约 80% 的患者可出现胃肠道反应，常见恶心、呕吐、厌食等，主要由于治疗初期增量过快或过大。缓慢增量可减少胃肠道反应，另外还可短期加用多潘立酮（吗丁林）。避免使用干扰左旋多巴疗效的丁酰苯类、吩噻嗪类、硫杂蒽类及甲氧氯普胺等止吐药。少数患者出现胃肠道出血、腹泻、便秘等，应根据病情减量或停用，并对症治疗。与外周多巴脱羧酶抑制剂合用，胃肠道反应发生率减少至 20% 以下。

（2）心血管系统　约 30% 的患者在治疗初期可出现较轻的体位性低血压，随剂量缓慢递增和耐受性逐渐增加，多可逐渐减轻或消失。部分患者可有胸闷、心悸、心律失常，一般不需抗心律失常治疗，也很少需停药。少数患者有眩晕或晕厥。剂量个体化及与外周多巴脱羧酶抑制剂合用有助于减轻心血管反应。

（3）神经系统　约 80％的患者 10 年后出现疗效减退、症状波动、运动障碍等并发症，长期使用 500 mg/d 以上者，可能引起更多运动不良反应，主要表现为：①症状波动，主要包括剂末运动恶化（end-of-dose deterioration）和开关现象（on-off）。剂末运动恶化定义为在一剂左旋多巴末期，PD 症状可预知地再现。"开"是指能运动，"关"则指处于僵直不动状态。开关现象是指伴随异动症的"开"期与"关"期在一剂左旋多巴药效时间内，甚至在全天内不停地转换。开关往往与血浆浓度无关，无法预测，多发生于疾病晚期。对此类患者，可采用缩短用药间隔时间，增加用药次数；也可改用左旋多巴控释剂；或加用长半衰期的多巴胺受体激动剂、MAO-B 抑制药、COMT 抑制药等。②异动症，表现为头、手、足、肢体、躯干非自主性晃动，眼球运动障碍，偶有伴随呼吸急促或呼吸节律不规整。根据病程、临床表现与服药的关系，一般将异动症发作类型分为剂峰异动症、双相异动症、关期肌张力障碍。剂峰异动症多在用药后 1 h、血清左旋多巴浓度达高峰时出现，随着药物剂量的减少，症状可以改善；双相异动症则多在剂量的开始和剂末出现，即在服药间歇的起始及终止时出现，在最大药效时并无异动症发作，通常影响下肢。关期肌张力障碍多在清晨或夜间发作，服药后随着疗效逐渐减退，伴发腿、足部位的痛性痉挛。对于剂峰异动症，可进行以下处理：①减少左旋多巴用量，或同时加用 DA 受体激动药或 COMT 抑制药；②加用金刚烷胺或氯氮平等；③使用左旋多巴控释剂者可换用常释剂。对于双相异动症：①使用左旋多巴控释剂者可换用常释剂；②加用长半衰期 DA 受体激动剂或 COMT 抑制药。对于晨起肌张力障碍可在睡前服用复方左旋多巴控释剂或长效 DA 受体激动剂。

（4）精神行为改变　常见焦虑、狂躁、幻觉、妄想、抑郁、失眠、噩梦、梦境逼真等，多见于合用外周多巴脱羧酶抑制剂者，一般不需停用左旋多巴，减少其剂量常可缓解症状。部分患者的精神症状常随运动症状而波动，在"关"期表现为焦虑、抑郁，在"开"期出现欣快、轻度躁狂，控制运动症状可缓解伴随的精神症状。对于严重幻觉和妄想，可用非经典抗精神病药如氯氮平等；对于抑郁或/和焦虑，可选用 5-羟色胺再摄取抑制剂或 DA 受体激动剂；对于易激惹，可用劳拉西泮和地西泮；对于认知障碍，可用胆碱酯酶抑制如利斯的明、多奈哌齐、加兰他敏等。

5. 药物相互作用

（1）维生素 B_6 可增强外周脱羧酶活性，使左旋多巴在外周转化为 DA 的速率加快，血浓度降低，进入脑内的量减少，既降低其疗效，也增加其外周不良反应。小剂量维生素 B_6（5 mg/d）可削弱或消除单用左旋多巴的疗效，但多不影响同时合用多巴脱羧酶抑制药（DDC-I）的治疗作用。

（2）丁酰苯类、吩噻嗪类、硫杂蒽类、利血平、萝芙木生物碱类、甲氧氯普胺（胃复安）、苯妥英、罂粟碱等削弱、拮抗左旋多巴的作用；金刚烷胺、抗酸药、D_2 受体激动药、左旋丙炔苯丙胺和 COMT 抑制药则可增强其作用，并可产生运动不良反应和精神障碍。

（3）甲基多巴可减弱左旋多巴的作用；左旋多巴与其他抗高血压药合用时，可累加性降低血压；与大剂量抗胆碱药合用可延缓胃排空，影响左旋多巴的吸收与疗效。

（4）非选择性 MAO 抑制药（如苯乙肼、异丙肼）能增强外周 DA 的效应，与左旋多巴合用可诱发高血压危象。在使用左旋多巴前，此类药物应至少停用 2 周。

（5）全身麻醉前应停用左旋多巴，术后应尽早重新给予同剂量左旋多巴。左旋多巴治疗较长时间中断时，需重新逐渐调整剂量。

二、其他增强 DA 能功能的药物

1. 多巴脱羧酶抑制药(DDC-I)

DDC-I 包括卡比多巴(carbidopa)和苄丝肼(benserazide)。本类药物不能透过血-脑屏障，单独使用无治疗作用，但可抑制左旋多巴在外周脱羧转化为 DA，与左旋多巴合用能增加其进入脑内的含量，增强其治疗作用，减少外周不良反应。

本类药物常与左旋多巴组成复方制剂，卡比多巴与左旋多巴的复方制剂(信尼麦片 Sinemet)有 1：4(控释片卡比多巴 50 mg＋左旋多巴 200 mg，又称息宁)和 1：10(卡比多巴 25 mg＋左旋多巴 250 mg，或卡比多巴 10 mg＋左旋多巴 100 mg)两种。其中，控释片在胃内不断溶解，缓慢释放和吸收，血药浓度相对稳定，持续时间相对较长，可治疗 PD 和症状性 PD。苄丝肼与左旋多巴以 1：4 比例组成复方制剂称为美多芭片(Medopa，苄丝肼 50 mg＋左旋多巴 200 mg，或苄丝肼 25 mg＋左旋多巴 100 mg)；弥散型美多芭含苄丝肼 25 mg＋左旋多巴 100 mg，置于水中呈悬浮状，便于口服，加快胃内排空速率，提高左旋多巴吸收，迅速达到治疗阈值浓度，使处于"关"期状态的患者迅速缓解症状，因而适用于"开"期延迟、午后"关闭"、晨僵、剂末肌张力障碍、吞咽障碍、鼻饲的患者。

2. B 型单胺氧化酶抑制药(MAOI-B)

MAO-B 在脑内 DA 降解中起重要作用。司来吉兰(selegiline)是一种不可逆的 MAO-B 抑制药，小剂量时选择性抑制 MAO-B，但大剂量对 A 型和 B 型 MAO 都有抑制作用。每日口服 10 mg 盐酸司来吉兰可增加脑内 DA 水平，延长 DA 的作用；但对肠道 MAO-A 无作用，常不诱发心动过速、血压升高、头痛、呕吐等急性交感神经效应。该药可用于早发型患者；或与复方多巴合用治疗晚发型疗效减退、症状加重患者，可减少左旋多巴引起的症状波动。

司来吉兰本身不良反应少，但其在脑内可转化为甲基苯丙胺和少量苯丙胺，对少数患者有精神振奋作用，可引起失眠，推荐服药时间应在早晨和中午，午后勿用此药。少见的不良反应有头昏、体位性低血压、心律失常等。胃溃疡者慎用。本药与左旋多巴合用时，可产生 DA 能不良反应，如恶心、幻觉、运动障碍等，减少左旋多巴用量可减轻或消除该不良反应。应避免与哌替啶和其他阿片类药物合用。

3. 促多巴胺释放剂

金刚烷胺(amantadine)的主要作用机制是增强突触前合成和释放 DA，减少 DA 重摄取，还有抗胆碱能作用。本品可改善 PD 患者的各种主要症状，其中，对强直、少动等症状的作用较好，对震颤作用相对较弱；但疗效维持时间较短，约 1/3 的患者在 1 个月后疗效即有轻至中度减退。与左旋多巴合用有协同作用。金刚烷胺适用于早发型患者的药物治疗。不良反应较少，可产生类似抗胆碱能药的不良反应。25％的患者可出现焦虑、幻觉、谵妄、嗜睡等，尤与抗胆碱能药合用时易出现。长期大剂量口服本品后，可因儿茶酚胺释放引起局部血管收缩和血管通透性改变，导致下肢网状青斑，踝部水肿，一般无需特殊治疗。癫痫、严重胃溃疡、肾功能不全、肝病患者慎用，哺乳期妇女禁用。

4. 多巴胺受体激动药

溴隐亭(bromocriptine)是麦角碱类物质，可直接激动 D_2 受体，对 D_1 受体、外周 DA 受体、α 受体的作用弱。小剂量溴隐亭可选择性作用于垂体的 D_2 受体，抑制催乳素分泌，用于治疗溢乳和闭经；增大剂量可激动黑质-纹状体的 D_2 受体。麦角类 DA 受体激动剂可导致心脏瓣膜病变和肺、胸膜纤维化,因此,目前已不主张使用,其中培高利特在国内已停用。

罗匹尼罗(ropinirole)、普拉克索(pramipexole)、吡贝地尔(piribedil)是非麦角生物碱类选择性 D_2 受体激动药,能直接激动 D_2 受体,改善 PD 症状,可单用于治疗早发型帕金森病患者,或与复方多巴合用治疗晚发型疗效减退、症状加重患者。这类药物的长半衰期制剂能避免对纹状体突触后膜 DA 受体产生"脉冲"样刺激,减少或推迟运动障碍并发症发生。副作用与左旋多巴相似,但症状波动和异动症发生率低,而体位性低血压、脚踝水肿、精神异常发生率高。

DA 激动剂剂量应从小剂量开始,逐渐增加剂量至获得满意疗效而不出现副作用为止。

5. 儿茶酚氧位甲基转移酶抑制药(COMT-I)

COMT 可将 DA 代谢成 3-甲氧基多巴,其抑制药可减少这一代谢而提高 DA 含量。

(1)托卡朋(tolcapone,答是美)　是第二代低毒、高选择性 COMT 抑制药,能透过血-脑屏障。托卡朋单独使用无效,与左旋多巴合用对各期 PD 均有明显疗效,能延迟症状波动的产生,减少每日左旋多巴的需要量及用药次数,维持疗效至少 1 年。不良反应多数为运动障碍、恶心、呕吐、腹泻、便秘、体位性低血压、肌痉挛、幻觉、谵妄、口干、失眠等,降低合用的左旋多巴剂量可得到缓解。另外,托卡朋还会导致肝功能损害,需严密监测肝功能,尤其在用药之后的前 3 个月。

(2)恩托卡朋(entacapone,珂丹)　是一种高效、选择性、可逆的口服 COMT 抑制药,很少能透过血-脑屏障进入脑内,通过提高左旋多巴的生物利用度及延长其半衰期发挥治疗作用。恩托卡朋单用无效,与左旋多巴合用治疗各期 PD 患者,可改善开关现象。本药不良反应轻微而短暂,常见有运动障碍,其次为恶心、呕吐、食欲减退、上腹部不适、眩晕、头痛、疲乏等,可减少合用的左旋多巴剂量而加以控制。服用此药可致尿色变黄。

三、抗胆碱药

本类药物主要有苯海索(trihexyphenidyl,安坦)。本品能阻断中枢及周围胆碱能受体,外周抗胆碱能作用较弱,约为阿托品的 1/10～1/2。苯海索对震颤的疗效较好,对强直、少动的疗效较差,主要用于以震颤为主的早期轻症 PD 以及不能耐受左旋多巴的患者,常与左旋多巴合用。对震颤较轻的 PD 患者(尤其是老年患者),不主张早期使用本药,以免影响 ACh 功能而损害记忆。用药期间要定期复查认知功能,一旦发现患者的认知功能下降则应立即停用。不良反应有口干、瞳孔散大、尿潴留、心动过速、精神障碍等抗胆碱能反应,减量或停药可使上述症状缓解或消失。禁用于麻痹性肠梗阻、前列腺肥大、闭角型青光眼、幽门狭窄患者;慎用于甲亢性心功能不全、高热、心动过速者。不宜与三环类抗抑郁药合用,以免加重不良反应。

四、抗 PD 药的临床合理使用

根据临床症状严重度的不同,可以将帕金森病的病程分为早期和中晚期,即将 Hoehn-Yahr 1～2.5 级定义为早期,Hoehn-Yahr 3～5 级定义为中晚期。疾病一旦发生,将随着时间的推移而渐进性加重。有证据提示,在疾病早期阶段的病程进展较后期阶段要快。因此,一旦早期诊断,即应尽早开始治疗。早期治疗分为非药物治疗(主要由运动疗法等)和药物治疗,而治疗药物有疾病修饰治疗药物和症状性治疗药物。疾病修饰治疗药物除了可能的疾病修饰作用外,也具有改善症状的作用;症状性治疗药物除了能够明显改善疾病症状外,部分也兼有一定的疾病修饰作用。疾病修饰治疗的目的是延缓疾病的进展,目前临床上可能有疾病修饰作用的药物主要包括 MAO-B 抑制剂和 DA 受体激动剂、大剂量辅酶 Q_{10} 等。

症状性治疗的目的是控制症状，改善运动障碍。如果患者日常生活和工作能力受到影响，则应该给予症状性治疗药物。对于早发型患者，在不伴有智能减退的情况下，可有如下选择：①非麦角类 DA 受体激动剂；②MAO-B 抑制剂；③金刚烷胺；④复方左旋多巴；⑤复方左旋多巴＋COMT 抑制剂。需根据不同患者的具体情况而选择不同方案。若遵照美国、欧洲的治疗指南应首选方案①、②或⑤；若患者由于经济原因不能承受高价格的药物，则可首选方案③；若因特殊工作之需，力求显著改善运动症状，或出现认知功能减退，则可首选方案④或⑤；也可在小剂量应用方案①、②或③时，同时小剂量联合应用方案④。对于震颤明显而其他抗帕金森病药物疗效欠佳的情况下，可选用抗胆碱能药，如苯海索。对于晚发型或伴有智能减退的患者，一般首选复方左旋多巴治疗。随着症状的加重，疗效减退时可添加 DA 受体激动剂、MAO-B 抑制剂或 COMT 抑制剂治疗。尽量不应用抗胆碱能药物，尤其针对老年男性患者，因其具有较多的副作用。而对于晚期患者，应力求继续改善运动症状，并努力处理可能产生的运动并发症和非运动症状。

总之，抗 PD 药的用药原则是早期诊断、早期治疗，坚持"剂量滴定"，即从小剂量开始，缓慢增加剂量，力求应用最小的剂量，获得最好的疗效。不同患者对药物治疗的敏感性不同，需因人而异，用药"个体化"。尽可能避免、推迟或减少药物的副作用和运动并发症。抗 PD 药对原发性 PD 的疗效较好，但对继发性 PD 或症状性 PD 的疗效不佳或完全无效。因此，应力求综合治疗，包括针对病因的治疗。

第二节　抗阿尔茨海默病药

阿尔茨海默病（Alzheimer's disease，AD）是发生于老年期常见的中枢神经系统退行性疾病，临床上多隐匿起病，以进行性智能减退、行为紊乱和认知功能障碍为主要特征。其主要病理改变为皮层弥漫性脑萎缩，胆碱能、5-羟色胺能、去甲肾上腺素能神经元大量减少，并可见老年斑、神经元纤维缠结、颗粒性空泡小体等病变。目前，其病因和发病机制不明，可能与脑内胆碱能神经功能紊乱、β-淀粉样蛋白沉积、tau 蛋白引起神经纤维缠结以及基因突变等因素有关。AD 的诊断近三十年来有了很大的进展，在诊断方面，新的标准不断推出，极大地提高了诊断的准确性，但治疗仍以改善症状、阻止痴呆的进一步发展、维持残存的脑功能、减少并发症为主要原则。

目前，用于治疗 AD 的药物都仅能改善神经功能，包括胆碱酯酶抑制剂、兴奋性氨基酸受体拮抗药等。其他如中草药、神经肽、增强脑代谢功能的药物、抗氧化剂等，也可能有一定的治疗效果。

一、胆碱酯酶抑制剂（ChEI）

胆碱酯酶抑制剂（cholinesterase inhibitors，ChEI）增加突触间隙乙酰胆碱含量，是现今治疗轻中度 AD 的一线药物，主要包括多奈哌齐、卡巴拉汀、加兰他敏和石杉碱甲。多奈哌齐、卡巴拉汀、加兰他敏治疗轻中度 AD 在改善认知功能、总体印象和日常生活能力的疗效确切，并且多奈哌齐、卡巴拉汀对治疗中重度 AD 也有效果。研究证实尽早使用 ChEI 效果更好，且轻度 AD 治疗效果优于中度 AD。ChEI 存在剂量效应关系，中重度 AD 患者可选用高剂量的

ChEI 作为治疗药物,但应遵循低剂量开始逐渐滴定的给药原则,并注意药物可能出现的不良反应。

1. 多奈哌齐(donepezil,安理申)

(1)体内过程　本品口服吸收较好,服药后约 4 h 达血浆峰浓度,血浆 $t_{1/2}$ 为 70 h 左右,服药后约 15 d 达血药稳态。本品主要以原形经肾排除,或通过细胞色素 P_{450} 系统代谢,一般不受肝或肾病影响。

(2)药理作用　多奈哌齐为一种新型六氢吡啶衍生物,是第二代可逆性乙酰胆碱酯酶抑制剂(AChE-I)。本品对中枢神经系统 AChE 具有高度选择性,能提高中枢神经系统突触中 ACh 的浓度,改善 AD 患者的痴呆症状,抑制酶活性的持续时间较长;无外周作用,对心肌或小肠平滑肌无作用。

(3)临床应用　目前多推荐每日 5 mg,1 个月后逐步递增到每日 10 mg;如果能耐受,尽可能用 10 mg/d 剂量,较高剂量可能获得较好疗效,但也容易产生胆碱能不良反应。

(4)不良反应　多奈哌齐不良反应较少,常见有恶心、呕吐、腹泻、尿潴留、头昏、疲劳、失眠和肌肉痉挛,但症状轻微而短暂,并在继续治疗中消失;少数患者血清肌酸激酶轻度增高。本品无肝毒性,不需检测肝功能。

2. 利斯的明(rivastigmine,卡巴拉汀,艾斯能)

(1)体内过程　口服后迅速吸收且较完全,约 1 h 达血浆峰浓度,生物利用度约 36%,与食物同服可延长其吸收。血浆蛋白结合率约 40%,易透过血-脑屏障,表观分布容积为 0.8~2.7 L/kg,主要通过 AChE 介导的水解作用而迅速代谢,细胞色素 P_{450} 很少参与其代谢,主要以其代谢产物从肾排泄,其原形及代谢物在体内无蓄积,$t_{1/2}$ 约 1 h。

(2)药理作用　利斯的明是一种假不可逆的选择性氨基甲酸酯亚型 AChE-I,与 AChE 的酯解部位结合后解离非常缓慢,使 AChE 在数分钟内无法恢复活性(即"假不可逆性"),增加 ACh 浓度,提高胆碱能神经功能。AD 患者脑中 ACh 水平由两种酶共同调节,即 AChE 和丁酰胆碱酯酶(BuChE),本品对两种胆碱酯酶均有抑制作用。

(3)临床应用　能改善 AD 患者的认知和日常生活能力,较高剂量对日常生活能力的改善更明显;还能改善患者的精神行为异常,改善程度可与抗精神病药相当。对 AD 或疑似 AD 患者,应尽早治疗才能达到最佳疗效。最低有效剂量为每日 3 mg,早晚 2 次,与餐同服,每日 6~12 mg,可显著改善各期患者的日常生活能力和认知功能。

(4)不良反应　少见且程度多较轻、短暂,主要与外周胆碱能神经过度兴奋有关。常见有恶心、呕吐、腹泻;未发现有肝毒性、心血管及肺功能损害。慎用于病窦综合征或伴严重心律失常者、严重溃疡病、呼吸系统疾病以及尿道梗阻、痉挛者。

3. 加兰他敏(galanthamine)

(1)体内过程　本品口服吸收较迅速、完全,约 45 min 达血浆峰浓度,生物利用度为 85% 左右,能透过血-脑屏障,$t_{1/2}$ 为 5~7 h,部分经肝代谢。

(2)药理作用　加兰他敏是从石蒜科植物紫花石蒜或黄花石蒜中提取的生物碱,属可逆性抗胆碱酯酶药,但其抗胆碱酯酶作用较弱。

(3)临床应用　口服剂量 20 mg/d,3 d 后改为 40 mg/d。用药 6 个月后能改善50%~60%患者的记忆。

(4)不良反应　本品可逆性抑制 AChE 的作用较弱,但对中枢神经系统作用较强。本品毒性较小,患者较易耐受,偶有流涎、眩晕、心动过缓等,严重时可用阿托品对抗。剂量应由小剂量逐渐增大,避免发生不良反应。支气管哮喘、心绞痛及心动过缓、癫痫者禁用。

4. 石杉碱甲(huperzine A,哈伯因)

本品是从石杉科石杉属植物蛇足石杉(千层塔)中分离得到的一种生物碱,被列为第二代 AChE-I。

(1)体内过程　本品用量极小,目前尚未见人体药代动力学的研究资料。大鼠口服后吸收迅速,约 $10\sim30$ min 达血浆峰浓度,生物利用度约 96.9%。血浆蛋白结合率约 17%,分布以肝、肾最高,脑内以皮层、海马等区域较高。主要通过尿液以原形及代谢产物排出体外,24 h 内排出一次剂量的 73%,粪便仅排出 2.3%。

(2)药理作用　本品是选择性、可逆性 AChE-I,作用弱于多奈哌齐,强于他克林。可在胆碱能突触处抑制 AChE,增加突触间隙 ACh 含量,从而改善 AD 患者的记忆、认知和行为能力;同时,能易化神经肌肉接头的递质传递。

(3)临床应用　口服石杉碱甲后,约 58% 的患者记忆、认知功能得到显著改善。有效剂量为 0.1 mg,每日 2 次口服,每日剂量不超过 0.45 mg。

(4)不良反应　较少见,主要为恶心、呕吐、腹泻、头昏等,减少剂量可消失,一般不需处理。无肝毒性。禁用于癫痫、肾功能不全、机械性肠梗阻、尿路梗阻、心绞痛、心动过缓及支气管哮喘等患者。

二、兴奋性氨基酸受体拮抗药

谷氨酸能神经递质功能障碍(尤其 NMDA 受体功能异常时)会引发痴呆并加速病情进展。盐酸美金刚(memantine)是另一个 AD 治疗一线药物,是 FDA 批准的第一个用于中重度痴呆治疗的药物。明确诊断的中重度 AD 患者可以选用美金刚,或美金刚与多奈哌齐、卡巴拉汀联合治疗,对出现明显精神行为症状的重度 AD 患者,尤其推荐 ChEI 与美金刚联合使用。

(1)体内过程　美金刚口服给药,血浆蛋白结合率为 45%,在人体内,约 80% 以原形存在,主要代谢产物都不具有 NMDA 受体拮抗药活性。本品消除半衰期为 $60\sim100$ h,99% 以上经肾脏排泄。肾小管还可重吸收美金刚,在尿液呈碱性时,本品的肾脏清除率下降到 $1/9\sim1/7$。

(2)药理作用　美金刚是一种具有中等程度亲和力的非竞争性 NMDA 受体拮抗药,可阻止谷氨酸兴奋性毒性造成的神经元损伤,改善 AD 患者的日常功能、认知和行为以及总体病情,对中重度 AD 患者疗效确切。美金刚与 ChEI 合用治疗中重度 AD,能有效改善患者认知功能及日常生活能力,且与单独使用 ChEI 相比,并不增加不良反应发生率。

(3)临床应用　成人每日最大剂量为 20 mg,为了减少副作用的发生,在治疗的前 3 周应按每周递增 5 mg 的方法逐渐达到维持剂量。

(4)不良反应　常见有幻觉、意识混沌、头晕、头痛、疲倦等,少见肌张力增高、呕吐、性欲增加、焦虑和膀胱炎等;可能诱发癫痫发作。

三、其他药物

中药含有多种有效成分,具有发挥多种作用靶点的药理特点,符合 AD 多因素、多种病理机制的退行性疾病发病特点。临床研究显示银杏叶提取物对 AD 治疗有效,但还缺乏足够的循证医学数据。

具有神经保护和神经修复功能的脑蛋白水解物的试验结果表明,脑蛋白水解物对轻中度 AD 患者认知功能有显著改善作用。能增强脑代谢能力的奥拉西坦对延缓老年人脑功能衰退和提高信息处理能力有效,但没有充足证据证实吡拉西坦有效,所以此类药物的有效性还有待商榷。

先前研究中曾认为抗氧化剂维生素 E 可以延迟 AD 患者发病的进程,但样本量少,结论尚待探讨。与此类似,非甾体抗炎药降低 AD 发病风险的结果也存在争议。

针对临床医生曾经广泛使用的尼麦角林、尼莫地平、司来吉兰等药物的分析研究,也没有足够的循证医学证据证实上述药物对改善 AD 临床症状有效。

近年来国际上开展了多项针对 AD 病因治疗的临床试验,这些试验主要是针对 Aβ 蛋白的产生、清除以及 tau 蛋白的治疗,但治疗效果尚需进一步观察。

第三节　抗癫痫药

癫痫(epilepsy)是一种反复发作的神经系统疾病,是由于脑部病灶区的神经元兴奋性过高而出现异常同步化放电并向周围正常组织扩散,导致大脑功能短暂性失调的综合征。临床上出现两次(间隔至少 24 h)的非诱发性癫痫发作即被诊断为癫痫。据统计,全球约有 5000 万癫痫患者,其中中国约有 900 万的癫痫患者,且以每年 40 万左右在增加。癫痫发作的临床表现取决于病灶所在的部位及异常兴奋性所累及的神经组织和范围,因此具有多样性,表现为短暂的运动、感觉或(和)精神异常,多伴有脑电图异常。

癫痫的分类较为复杂。国际抗癫痫联盟(International League Against Epilepsy, ILAE)根据临床表现和脑电图特征将癫痫发作分为局灶性发作、全面性发作和不明类型发作。局灶性发作(focal seizures)是指发作恒定地起源于一侧大脑半球内,呈局限性或广泛分布的致痫网络,并有着放电的优势传导途径,可以继发累及对侧半球。局灶性发作包括单纯部分性发作(不伴意识障碍)和复杂部分性发作(精神运动性发作或颞叶癫痫伴意识障碍)。全面性发作(generalized seizures)是指发作起源于双侧大脑皮质及皮质下结构所构成的致痫网络中的某一点,并快速波及整个网络。每次发作起源点在网络中的位置均不固定。全面性发作又可以分为全面强直-阵挛发作(大发作)、失神发作、肌阵挛发作、阵挛发作、强直发作、失张力发作等。不明类型发作主要包括癫痫持续状态(全面性强直阵挛发作持续状态、失神发作持续状态、复杂部分发作持续状态和部分性癫痫持续状态)、某些特定情况下的发作(反射性发作、诱因引起的发作和周期性发作)。

一、常用抗癫痫药物

目前常用药物为丙戊酸钠、卡马西平、奥卡西平、拉莫三嗪等,而苯妥英钠、苯巴比妥等药物由于不良反应大,现在较少使用。

1. 丙戊酸钠(sodium valproate)

(1)药动学　口服吸收迅速、完全,1~2 h 血药浓度达峰,连续 1~3 d 达稳态。血浆蛋白结合率约为 90%,V_d 为 0.12~0.25 L/kg。90% 经肝代谢。血浆 $t_{1/2}$ 为 9~18 h,肝损伤时延长。

(2)药理作用机制　可能涉及:①抑制脑内 GABA 转氨酶,减慢 GABA 的代谢;易化

GABA 合成酶-谷氨酸脱羧酶的活性,使得 GABA 形成增加;抑制 GABA 的转运体,减少 GABA 的摄取,使脑内 GABA 含量增高;提高突触后膜对于 GABA 的反应性,从而增强 GABA 能神经突触后抑制。②阻滞 Na^+ 通道和 L 型 Ca^{2+} 通道,高浓度时还能增加胞膜钾电导,低浓度时能使膜超极化。

(3)临床应用 为广谱抗癫痫药,临床上对各种类型癫痫具有一定疗效。对失神发作疗效优于乙琥胺,因具有肝毒性,一般不作为首选;对精神运动性发作疗效与卡马西平相似;对全面性大发作的疗效不如苯妥英钠和苯巴比妥。

(4)禁忌证 肝病或明显肝功能损害时禁用;肝病、肾病、血液病患者,孕妇和哺乳期妇女禁用。

(5)不良反应 胃肠道刺激症状,如恶心、呕吐、食欲减退,发生率为 20%,宜饭后服用。偶有镇静、头痛、共济失调等。用药 3～6 个月约有 40% 的患者可出现转氨酶升高,用药期间应注意监测肝功能。极少数可发生暴发性肝炎,2 岁以下儿童在合用其他抗癫痫药时较易发生。

(6)药物相互作用 抑制肝药酶,可使巴比妥、乙琥胺等药物的血药浓度增加;可与苯妥英钠竞争血浆蛋白结合;肝药酶诱导剂或抑制剂可影响丙戊酸钠的代谢。

(7)注意事项 宜从小剂量开始,逐渐增量,最大日用量为 1.8 g。血药浓度的个体差异较大,故应监测血药浓度。

2. 卡马西平(carbamazepine)

(1)药动学 口服生物利用度 70%～85%,6～8 h 血药浓度达峰,食物可减慢其吸收。口服 3～6 d 达稳态,V_d 约为 1 L/kg。98% 被肝药酶 CYP3A4 代谢,单剂,$t_{1/2}$ 平均为 36 h;可诱导肝药酶对自身的代谢,长期用药其 $t_{1/2}$ 缩短,一般成人为 10～25 h,小儿为 7～20 h,其血药浓度可下降 50%。最低有效浓度为 4 $\mu g/ml$,安全治疗有效浓度为 4～12 $\mu g/ml$。

(2)药理作用 降低神经元细胞膜对 Na^+ 和 Ca^{2+} 的通透性,提高神经元的兴奋阈,抑制大脑神经元高频放电和冲动的传播,因而对癫痫病灶的异常放电及其放电扩散均有抑制作用。此外,还可能促进 GABA 神经元传递,增强其突触后抑制。

(3)临床应用

1) 对多种类型癫痫有效,其中对单纯局灶性发作和精神运动性发作疗效最好,对全面性大发作疗效较好,对失神发作和肌阵挛发作效果差或无效。

2) 治疗三叉神经痛、舌咽神经痛和躁狂症。

(4)禁忌证 心脏房室传导阻滞;血小板、血常规及血清铁严重异常;有骨髓抑制病史;心、肝、肾功能不全;孕妇和哺乳期妇女;对本药及三环类抗抑郁药过敏者。

(5)不良反应 复视、共济失调、恶心、呕吐、眩晕、头痛、嗜睡、皮疹等。有效治疗浓度与中毒浓度接近甚至重叠,大于 12 $\mu g/ml$ 即可引起中毒反应,表现为骨髓抑制、粒细胞减少、心律失常、肝损害、幻觉、抽搐等。

(6)药物相互作用 可诱导肝药酶,加速自身代谢,连续使用数周后其稳态血药浓度逐渐降低;也可加快口服抗凝药(如华法林)、口服避孕药、苯妥英钠、丙戊酸钠、苯二氮䓬类等药物的代谢;丙戊酸钠和西咪替丁等肝药酶抑制剂可抑制卡马西平的代谢。

(7)注意事项 为了避免浓度相关性不良反应的发生,用药期间应监测血药浓度。

3. 奥卡西平(oxcarbazepine)

奥卡西平是一种新型抗癫痫药,是卡马西平的10-酮衍生物,治疗癫痫发作的适应证及作用机制与卡马西平相同。该药物是一种无活性前体物,在肝脏内迅速转变为10-羟基代谢产物,发挥抗癫痫作用。口服吸收完全,生物利用度为96%,主要以10-羟基代谢产物葡萄糖醛酸形式排泄。其抗癫痫作用弱于卡马西平,达到相同的治疗效果需要的临床剂量比卡马西平高50%。其优点是肝药酶诱导作用很弱,药代动力学相互作用极少,变态反应少见,仅25%与卡马西平有交叉过敏反应,因此患者对其耐受性较好。

4. 拉莫三嗪(lamotrigine)

口服吸收完全,经肝代谢,单用$t_{1/2}$为25～35 h,与苯妥英钠、卡马西平、苯巴比妥或扑米酮合用时血药浓度下降,$t_{1/2}$可缩短为15 h。与丙戊酸钠合用数周,可使丙戊酸钠血浆浓度降低25%,而丙戊酸钠可减慢拉莫三嗪的代谢。拉莫三嗪的药理作用特点类似苯妥英钠和卡马西平,可阻断电压依赖性Na^+通道,通过减少Na^+离子内流而增加神经元的稳定性。拉莫三嗪可在不影响正常神经元电生理活动的同时,选择性抑制癫痫灶内神经元去极化和高频放电过程,从而阻止病灶异常放电。拉莫三嗪还能阻滞N型和P/Q型Ca^{2+}通道,通过阻止病性放电的扩散发挥抗癫痫作用。单用或作为辅助药物用于治疗成人局灶性发作、继发性全面性发作、失神发作等。对新发的局灶性发作和继发性全面性发作,拉莫三嗪和卡马西平疗效相近,但患者对拉莫三嗪耐受较好。拉莫三嗪广谱、低毒,对原发性和继发性癫痫均有效,可见皮疹、头晕、复视、恶心等不良反应。

5. 托吡酯(topiramate)

托吡酯对最大电休克、戊四唑和电点燃癫痫模型均有抑制作用,其机制可能与抑制神经元电压依赖性Na^+内流,促进GABA功能有关。对难治性局灶性发作和继发性全面性发作疗效显著。多作为辅助用药,也可单用。口服吸收迅速,1.4～3 h血药浓度达峰,主要以原形从尿中排出,$t_{1/2}$为25～47 h。最佳治疗血药浓度可能为3.4～5.2 $\mu g/ml$。不良反应有嗜睡、疲乏、体重减轻、皮疹等;血药浓度过高可引起厌食,思维减慢,注意力不集中,认知障碍;可降低雌二醇血浆浓度。成人用量为每日200～400 mg。

6. 苯妥英钠(phenytoin sodium,大仑丁,dilantin)

(1)药动学 口服吸收慢而不规则,药物制剂和个体差异对吸收影响大,达峰时间3～12 h,口服治疗量(每日0.3～0.6g)需6～10 d才能达到有效血浆浓度(10～20 $\mu g/ml$)。血浆蛋白结合率为85%～90%。95%的药物被CYP2C9/10和CYP2C19代谢,再与葡萄糖醛酸结合自肾排出。血浆浓度在低或中浓度治疗量时,按一级动力学方程式消除,$t_{1/2}$为12～36 h。

(2)药理作用 在无明显镇静的剂量时即有抗癫痫作用,阻止惊厥的发生,但不能消除癫痫的先兆症状。抗癫痫的机制可能涉及:①降低Na^+、K^+、Ca^{2+}跨细胞膜的通透力,对许多可兴奋细胞具有抑制作用;对处于异常兴奋状态的Na^+通道的亲和力增高,阻滞作用增强;②阻止异常放电向周围神经元的扩散,可能与它抑制突触传递的强直后增强(post tetanic potentiation,PTP)有关。

(3)临床应用

1)癫痫:主要用于治疗强直-阵挛性发作和局灶性发作;对精神运动性发作和单纯性局灶性发作也有效;对失神发作和肌阵挛发作无效,甚至会增加发作频率;静脉注射用于癫痫持续状态。由于毒副作用较大,现已不作为一线抗癫痫用药。

2)外周神经痛:如三叉神经、舌神经和坐骨神经等疼痛。可能与其稳定神经细胞膜有关。

3)心律失常。

(4)不良反应　较多,治疗浓度与中毒浓度较近。

1)一般刺激症状:口服可出现厌食、恶心、呕吐和腹痛等,饭后服用可减轻。静脉注射可致静脉炎。

2)中枢神经系统症状:具有剂量相关性。当血药浓度为 $20\sim40\ \mu g/ml$ 时,可出现眼球震颤、共济失调、眩晕、复视;当血药浓度为 $40\sim50\ \mu g/ml$ 时可致精神错乱;当血药浓度大于 $50\ \mu g/ml$ 时可出现昏睡、昏迷。由于治疗量个体血药浓度差异悬殊,故有条件时应检测血药浓度。小儿中毒症状不易被发现,故不宜使用。

3)慢性毒性反应:长期应用可引起牙龈增生,多见于儿童和青少年,发生率约 20% ,可能与从唾液排出的药物刺激胶原组织增生有关,良好的口腔卫生可减轻症状,一般停药 $3\sim6$ 个月后可自行消退。低血钙、佝偻病、骨软化和骨质疏松,可能与其诱导肝药酶而加速维生素 D 的代谢有关。巨幼红细胞性贫血,这与其干扰叶酸的吸收和代谢,以及抑制二氢叶酸还原酶活性有关。女性可见多毛症,男性见乳房增生。有致畸作用,孕妇禁用。

4)过敏反应:较少见,可出现皮肤瘙痒、皮疹(发生率 $2\%\sim5\%$)、粒细胞减少、血小板减少和再生障碍性贫血。

(5)药物相互作用　保泰松、磺胺类和水杨酸类可竞争血浆蛋白结合;肝药酶抑制剂如氯霉素、异烟肼以及肝药酶诱导剂如巴比妥类药物、卡马西平等可影响其血药浓度。苯妥英钠也是较强的肝药酶诱导剂,可加快多种底物(包括自身)的代谢。

(6)注意事项

1)一般连续口服用药 $7\sim10$ d 才能达到稳定血药浓度,因而确定治疗是否有效、是否需增加剂量均应等待 $7\sim10$ d。若用本药替换其他抗癫痫药物时也需 $7\sim10$ d 的交替过程。

2)由于起效慢,可先用苯巴比妥等作用较快的药物控制发作,然后换用苯妥英钠,但应逐步撤除前用药物,更换过程需要两药合用 $7\sim10$ d,不宜长期合用。

3)由于呈强碱性,刺激性大,不宜肌内注射,治疗癫痫持续状态宜静脉注射。静脉注射时应进行心电图和血压监测。成人静脉注射量为 $10\sim15$ mg/kg,最大速率为 50 mg/min。儿童按每日 5 mg/kg 开始给药,剂量调整探索方法同成人,其静脉注射量为 $15\sim20$ mg/kg,最大速率为 30 mg/min。

4)血药浓度的个体差异较大,肝对苯妥英钠的代谢能力有饱和性;新生儿和老年人血浆蛋白结合率降低,因此临床应用需注意剂量个体化。

7. 乙琥胺(ethosuximide)

(1)药动学　口服吸收完全,3 h 血药浓度达峰,连续服药 $7\sim10$ d 达稳态血药浓度。有效血药浓度为 $40\sim100\ \mu g/ml$,患者一般可耐受 $160\ \mu g/ml$ 。血浆蛋白结合率低,快速分布到各组织, V_d 为 0.7 L/kg。不在脂肪组织中蓄积。长期用药时脑脊液内的药物浓度与血浆浓度近似。儿童需 $4\sim6$ d 血浆浓度达到稳态。控制失神发作的有效血浆浓度为 $40\sim100\ \mu g/ml$ 。成人血浆 $t_{1/2}$ 为 $40\sim50$ h,儿童约 30 h。经肝代谢,约 25% 以原形随尿排出。

(2)药理作用　能对抗戊四唑所致的惊厥,只有在麻醉剂量对小鼠最大电休克发作才有效。机制可能与抑制神经元 T 型 Ca^{2+} 通道有关。

(3)临床应用　临床治疗失神发作的首选药物,对其他癫痫类型无效。对难控制的失神发作可与丙戊酸钠合用。

（4）不良反应　厌食、恶心、呕吐等胃肠道症状，发生率为40％。也可见倦怠、乏力、头晕、头痛等。偶见嗜酸性粒细胞增多症或粒细胞缺乏症，严重者发生再生障碍性贫血，故用药期间应监测血象。

（5）注意事项　停药宜逐渐减量。定期检查血、尿常规及肝、肾功能。本品与甲琥胺、苯琥胺可发生交叉过敏反应，停药应逐渐减量防止出现失神状态。与三环类抗抑郁药、吩噻嗪类抗精神病药合用，可降低抗惊厥效应。可在餐间服用，以减少对胃部的刺激。

8. 左乙拉西坦（levetiracetam）

左乙拉西坦是吡拉西坦（脑复康）的同类物，于1999年在美国正式批准使用，是一种新型抗癫痫药。左乙拉西坦口服吸收迅速而完全，1.3 h血浆浓度达峰值。半衰期为6～8 h，2/3以原形经肾排出体外。它的作用机制尚未阐明，可能与选择性结合突触囊泡蛋白 SV_2A，通过影响囊泡功能调节兴奋性神经递质谷氨酸的释放有关。本品单药用于治疗部分性发作和肌阵挛发作，也可作为添加药物用于难治性局灶性发作、全身性强直阵挛发作以及肌阵挛发作的辅助治疗。常见不良反应有嗜睡、无力、共济失调、头晕等。较严重的不良反应包括情绪和行为改变。

9. 加巴喷丁（gabapentin）

加巴喷丁可抑制最大电休克发作的强制性后肢伸展，抑制戊四唑引起的阵挛性发作。可单独或作为辅助用药，治疗局灶性发作或其继发性全面性发作。还可用于治疗偏头痛和慢性钝痛。其药效学机制可能与抑制各型 Ca^{2+} 通道有关。在人体内主要以原形从尿中排出。单用时，$t_{1/2}$ 为5～9 h，合用时对其他抗癫痫药的血药浓度无影响。患者耐受良好，可出现嗜睡、头晕、共济失调、眼颤等不良反应。

10. 苯二氮䓬类（benzodiazepine）

特异性地与苯二氮䓬类受体结合，增强脑内 GABA 功能。另外，还能提高 Ca^{2+} 依赖性 K^+ 电导，减弱神经元的兴奋性。

地西泮（diazepam）是治疗癫痫持续状态的首选药，静脉注射显效快，安全性较大。硝西泮（nitrazepam）主要用于治疗失神发作和非典型失神发作等。氯硝西泮（clonazepam）和氯巴占（clobazam）的抗癫痫谱较广，对各型癫痫均有效，尤其对失神发作、非典型失神性发作和肌阵挛发作疗效突出。

癫痫持续状态，地西泮静脉注射10～20 mg，注射速率不应超过每分钟2 mg。小儿按0.3～0.5 mg/kg 计算，5岁以下每次不超过5 mg，5岁以上每次不超过10 mg/kg。

硝西泮成人维持量每日0.5 mg/kg，小儿每日1 mg/kg。氯硝西泮成人维持量每日0.05～0.2 mg/kg，小儿每日0.1～0.2 mg/kg。

11. 苯巴比妥（phenobarbital）

（1）药理作用　能抑制癫痫病灶神经元的高频异常放电，并阻止异常放电的扩散，作用机制主要是激动突触后膜上的 $GABA_A$ 受体，Cl^- 通道开放时间延长，使细胞膜超极化。可能还涉及：①抑制突触前膜 Ca^{2+} 的摄取，减少某些神经递质（去甲肾上腺素和ACh 等）的释放；②减弱或拮抗谷氨酸受体作用。

（2）临床应用　临床对癫痫全面性大发作和癫痫持续状态效果良好，对单纯性局灶性发作及精神运动性发作也有效，但对失神发作无效。由于苯巴比妥透过血-脑屏障需要一定的时间,静脉注射也需十几分钟起效,因而癫痫持续状态时宜先用异戊巴比妥或苯二氮䓬等起效迅速的抗癫痫药迅速制止惊厥,而后用本药维持治疗。

(3)禁忌证　禁用于严重肝、肾功能不全及肝硬化、严重肺功能不全、支气管哮喘、呼吸抑制、血卟啉病、贫血、糖尿病未控制等患者;可通过胎盘屏障,亦可通过乳汁泌出,故孕妇和哺乳期妇女慎用。

(4)不良反应　较轻,常有一过性嗜睡和困倦。小儿可出现兴奋性不安、活动过多等现象。较大剂量可出现嗜睡、精神萎靡、共济失调等副作用,用药初期较明显,长期使用则产生依赖性。偶可发生巨幼红细胞贫血、白细胞减少和血小板减少。

(5)注意事项　长期用于治疗癫痫时,不可突然停药,以免引起癫痫发作,甚至出现癫痫持续状态。本品为肝药酶诱导剂,与其他药物联合应用时应注意相互影响。

12. 扑米酮(primidone)

扑米酮又称去氧苯比妥(desoxyphenobarbital)或扑痫酮(midone),化学结构与苯巴比妥类似。口服吸收迅速完全,3 h 血药浓度达高峰,$t_{1/2}$ 为 7~14 h。在体内转化成苯巴比妥和苯乙基丙二酰胺,仍有抗癫痫作用,且消除较慢,长期服用有蓄积作用。扑米酮对大发作及局限性发作疗效较好,可作为精神运动性发作的辅助药。与苯妥英钠和卡马西平合用有协同作用,故不宜与苯巴比妥合用。扑米酮与苯巴比妥相比并无特殊优点,且价格较贵,故只用于其他药物不能控制的患者。扑米酮可引起镇静、嗜睡、眩晕、共济失调、复视、眼球震颤,偶见粒细胞减少、巨幼红细胞性贫血、血小板减少,因此,用药期间应监测血象。严重肝、肾功能不全者禁用。

二、抗癫痫药物的应用原则

癫痫是一种慢性疾病,治疗方式包括药物治疗和手术治疗。抗癫痫药物是癫痫治疗最重要和最基本的措施,也往往是癫痫的首选措施。抗癫痫药物可能需要终身服用,理想的治疗药物应具备疗效高、毒性低、抗癫痫谱广、价格便宜等优点。现有抗癫痫药物都是控制癫痫发作的药物,根据发作类型选择药物是治疗癫痫的基本原则。70%左右新诊断的癫痫患者可以通过服用单一抗癫痫药使发作得到控制,所以初始治疗的药物选择非常重要,选药正确可以增加治疗的成功率。在用药时须注意如下几点:

(1)应在明确诊断后决定是否用药,选择安全、有效、价廉的药物进行治疗。

(2)应根据癫痫病情、类型和药物特点选择合适的药物(表12-1)。

(3)单纯性癫痫最好选用一种有效药物,一般先从小剂量开始,逐渐增量,获得理想疗效时进行维持治疗。若用单种药难以奏效,或混合型癫痫患者常需合并用药。联合用药时,应选择作用机制不同的药物,同时考虑两药的不良反应和相互作用。

(4)治疗过程中不宜随便更换药物。必需时,须采用过渡用药方法,即在原药的基础上加用新药,待其发挥疗效后再逐渐减量、撤掉原药。

(5)对于长期使用抗癫痫药的患者,须注意毒副作用,密切观察并定期进行血象、肝肾功能等的检查。苯妥英钠、卡马西平、丙戊酸钠和乙琥胺等抗癫痫药的有效浓度和中毒浓度较为接近,且有些药物的血药浓度个体差异较大,故用药时最好监测血药浓度,根据血药浓度并结合患者对药物的反应调整剂量。

(6)坚持连续服药,严格停药指征,即使症状完全控制后,也不随意停药,至少维持 2 年再逐渐停药,否则可能导致复发或加重发作。

表 12-1 根据癫痫发作的分类合理选择抗癫痫药物

癫痫类型	临床特征	一线药物	二线药物	其他可考虑药物
局灶性发作	根据癫痫激活的病灶区域不同而有不同的表现,持续时间为20 s至2 min,通常伴有无目的地拍打唇部、扭动手部等动作,或可伴随意识丧失	卡马西平、拉莫三嗪、奥卡西平、左乙拉西坦、丙戊酸钠	加巴喷丁、托吡酯、唑尼沙胺、氯巴占	苯巴比妥、苯妥英钠
全面强直-阵挛发作	表现为意识丧失,持续全身肌肉收缩(强直),之后为间隔性的肌肉收缩(阵挛),脑电呈高幅度棘波或棘慢波,发作后呈现长时间的中枢神经系统全面抑制	丙戊酸钠、拉莫三嗪、卡马西平、奥卡西平、左乙拉西坦、苯巴比妥	托吡酯、氯巴占	苯妥英钠
失神发作	突然意识丧失,伴有凝视、突然停止正在进行的动作等,持续时间低于30 s,脑电呈3Hz左右高幅同步化棘波	乙琥胺、丙戊酸钠、拉莫三嗪	左乙拉西坦、氯硝西泮、托吡酯	氯巴占、唑尼沙胺
肌阵挛发作	极其短暂(约1 s)触电样肌肉收缩,全身发作或仅限于某一肢端发作,脑电表现为特有的短暂爆发性多棘波	丙戊酸钠、左乙拉西坦、托吡酯	氯硝西泮	氯巴占、唑尼沙胺
失张力发作	表现为头部、躯干或肢体肌肉张力突然丧失或减低,发作之前没有明显的肌阵挛或强直成分。发作持续约1～2 s或更长。发作时EEG表现为短暂全面性2～3 Hz多棘-慢波综合发放或突然电压降低	丙戊酸钠	拉莫三嗪	托吡酯、卢非酰胺
癫痫持续状态	指发作的长时间持续状态,至少5 min,反复抽搐,持续昏迷,不及时解救会危及生命	地西泮、劳拉西泮、咪达唑仑	苯巴比妥、丙戊酸钠	硫喷托钠、丙泊酚、托吡酯、左乙拉西坦

案例解析:

患者属于早发型 PD。在不伴有智能减退的情况下,可选择非麦角类 DA 受体激动剂,因此医生给他进行普拉克索的个体化治疗。DA 激动剂应从小剂量开始,逐渐增加剂量至获得满意疗效而不出现副作用为止。对于症状加重的患者可以加用复方多芭制剂、MAO-B 抑制剂或 COMT 抑制剂。美多芭为苄丝肼与左旋多巴以 1∶4 比例组成的复方制剂,苄丝肼可以抑制左旋多巴在外周脱羧转化为 DA,与左旋多巴合用能增加其进入脑内的含量,增强其治疗作用,减少外周不良反应。

(胡薇薇、汪仪、陈忠)

第十三章　心血管系统疾病用药的临床药理
Ⅰ.心功能不全和心律失常治疗药物

案例：

　　女性，60岁，10余年前无明显诱因出现胸闷、气促，休息后能部分缓解，活动及劳累时症状明显，无腹胀少尿等，于当地医院诊断"风湿性心脏病"，住院治疗后症状缓解。此后10余年来每年冬天均会出现胸闷、气促，症状同前。5年前因"尿量减少"就诊于当地医院，予"呋塞米片"口服治疗后症状有所缓解。半个月前患者再次出现胸闷气促，以活动及夜间平卧时明显，伴腹胀、便秘、少尿。入院查体：体温37℃，脉率69次/min，呼吸18次/min，血压107/63 mmHg；神志清，精神可，消瘦貌，巩膜轻度黄染，二尖瓣面容，口唇未见明显发绀，两肺呼吸音粗，双肺可闻及散在哮鸣音，未及湿啰音。心界区左下扩大，左侧锁骨中线第6肋间左侧1.5 cm处见心尖搏动弥散及震颤，心率98次/min，心律绝对不齐，胸骨左缘第2肋间可闻及3级吹风样收缩期杂音，胸骨左缘第3、4肋间可闻及5级收缩期杂音，并向心尖及心底传导，心尖区可闻及中度滚筒样舒张期杂音，肝脾肋下未及，肝颈返流征阴性，移动性浊音阴性，双下肢无明显浮肿。胸片：风湿性心脏病，两肺淤血。心脏超声：风湿性心脏病联合瓣膜病变：①二尖瓣重度狭窄；②主动脉瓣中度狭窄伴轻度关闭不全；③三尖瓣中等量反流；④肺动脉增宽，中度肺动脉高压；⑤左心耳内血栓形成，左房内血流瘀滞，射血分数63.8%。请为该患者制订合理的治疗方案。

第一节　心功能不全的药物治疗

一、心力衰竭发生机制及药物治疗

　　心功能不全(cardiac insufficiency)也称心力衰竭(heart failure，HF)，是各种心脏疾病的终末期表现。心力衰竭是由各种原因造成心脏结构和功能的异常改变，使心室收缩射血和(或)舒张充盈功能发生障碍，从而引起的一组复杂临床综合征，主要表现是活动耐量的下降(呼吸困难、疲乏)和液体潴留(肺淤血、体循环淤血及外周水肿)。心力衰竭以往称为充血性心力衰竭(congestive heart failure)，但许多患者、尤其是早期患者的充血、水肿症状并不明显，往往以活动受限为主要表现，故现改为心力衰竭。由于医疗技术和治疗措施的发展，发生心血管事件的患者存活率增高。

　　依据左心室射血分数(left ventricular ejection fraction，LVEF)，心力衰竭可分为射血分数降低的心力衰竭(heart failure with reduced left ventricular ejection fraction，HFrEF)、射血分数临界性心力衰竭(heart failure with mid-range ejection fraction，HFmrEF)和射血分数保留的心力衰竭(heart failure with preserved left ventricular ejection fraction，HFpEF)。HFrEF定义为LVEF<40%，HFmrEF定义为LVEF 40%～49%，HFpEF定义为LVEF

≥50%。LVEF 是心力衰竭患者分类的重要指标,也与预后及治疗反应相关。关于心力衰竭药物治疗的随机对照临床试验主要纳入 HFrEF 患者,而对于 HFpEF,有效的治疗方案尚未明确,主要是针对患者的基础心脏疾病进行综合治疗。

心力衰竭是一种慢性、自发进展性疾病,很难根治,但可预防。2001 年美国心脏病学会及美国心脏学会根据心力衰竭发生发展的过程,将心力衰竭分为 4 期(表 13-1)。心力衰竭的阶段划分正是体现了重在预防的概念,其中预防患者从阶段 A 进展至阶段 B,即防止发生结构性心脏病,以及预防从阶段 B 进展至阶段 C,即防止出现心力衰竭的症状和体征,尤为重要。

表 13-1 心力衰竭发生发展的各阶段

阶段	定义	患病人群
A(前心力衰竭阶段)	存在发展为心力衰竭的危险因素,尚无明确的心脏结构或功能异常,也无心力衰竭的症状和(或)体征	高血压、冠心病、糖尿病患者;肥胖、代谢综合征患者;有应用心脏毒性药物史、酗酒史、风湿热史,或心肌病家族史者等
B(前临床心力衰竭阶段)	存在与心力衰竭发生高度相关的心脏结构病变,无心力衰竭的症状和(或)体征	左心室肥厚、无症状性心脏瓣膜病、以往有心肌梗死史的患者等
C(临床心力衰竭阶段)	存在基础心脏结构病变,有或曾经有心力衰竭的症状和(或)体征	有结构性心脏病变伴气短、乏力、运动耐量下降者等
D(难治性终末期心力衰竭阶段)	进行性结构性心脏病变,虽经积极的内科治疗,休息时仍有症状,且需要特殊干预	因心力衰竭反复住院,且不能安全出院者;需长期静脉用药者;等待心脏移植者;应用心脏机械辅助装置者

根据心力衰竭发生的时间、速率、严重程度可分为慢性心力衰竭和急性心力衰竭。慢性心力衰竭是指在原有慢性心脏病基础上逐渐出现心力衰竭症状、体征,是缓慢的进展过程,一般均有代偿性心脏扩大或肥厚及其他心脏代偿机制参与。急性心力衰竭是指一组多种病因引起的急性临床综合征,心力衰竭症状和体征迅速发生或急性加重,严重威胁生命,必须立即进行医疗干预,通常需要紧急入院。慢性心力衰竭症状、体征稳定 1 个月以上称为稳定性心力衰竭。慢性稳定性心力衰竭恶化称为失代偿性心力衰竭,如失代偿突然发生则称为急性心力衰竭。急性心力衰竭的另一种形式为心脏急性病变导致的新发心力衰竭,如急性大面积心肌梗死、急性重症心肌炎、急性心脏瓣膜病可导致急性左心衰竭,急性肺动脉栓塞时可导致急性右心衰竭。急性心力衰竭的患者症状严重,血流动力学不稳定,严重时出现急性肺水肿或心源性休克,需要紧急处理。急性和慢性心力衰竭的治疗有显著的区别:急性心力衰竭重在缓解急性症状,稳定血流动力学,纠正组织缺氧和代谢紊乱,降低死亡风险;慢性心力衰竭的治疗重在减少因急性失代偿而住院,改善生活质量,降低死亡率和猝死发生率。

纽约心脏学会(New York Heart Association, NYHA)的心功能分级是评价运动能力和症状的严重程度,心力衰竭症状量化对于评估治疗的有效性和判断预后有实用价值,可用于反映患者的症状随病程或治疗而发生的变化,还提供重要的预后信息。NYHA 分级越高,死亡风险越高。Ⅰ级:活动不受限。一般体力活动不引起过度疲劳、心悸、气喘或心绞痛。Ⅱ级:活动轻度受限制。休息时无自觉症状,一般体力活动可引起过度疲劳、心悸、气喘或心绞痛。Ⅲ级:活动明显受限。休息时可无症状,但小于一般体力活动即可引起过度疲劳、心悸、气喘或心绞痛。Ⅳ级:不能从事任何体力活动,休息状态下也出现心力衰竭症状,体力活动后加重。

(一)与心力衰竭发病相关的机制

1. 顿抑心肌、冬眠心肌和预适应

(1)顿抑心肌(stunned myocardium)　顿抑心肌是指由冠脉再灌注挽救的有生存能力的心肌细胞,在缺血后呈现短暂的收缩能力异常,可持续数小时至数天。心肌缺血缓解后,心室收缩性能不良并非不可逆。有时在缺血缓解后数天,甚至数周,心脏可以完全恢复功能。

(2)冬眠心肌(hibernating myocardium)　冬眠心肌是指缺血心肌细胞仍有生活能力,但其收缩性能被慢性抑制。收缩功能被抑制是保护机制,是在缺氧情况下,左室功能下调,以减少氧的需求。因此,顿抑心肌是伴随再灌注发生的急性事件,冬眠心肌代表可持续数月至数年的慢性左室功能异常,它们的存在是药物治疗恢复心肌功能的基础。

(3)心肌缺血"预适应"现象　心肌缺血"预适应"现象指反复短暂的心肌缺血发作,可能提供对抗心肌缺血损伤的一些保护作用。已证实腺苷等活性成分的释放与之密切相关。

2. 神经-内分泌系统的变化

近年来研究发现,心力衰竭时神经内分泌系统被过度激活,既是心力衰竭的代偿机制之一,又是加重心肌重构,促进心力衰竭恶化,缩短患者寿命的重要因素。基于这些研究发现,心力衰竭的治疗策略发生了重大改变。

(1)交感神经系统　交感神经是血液循环系统最主要而敏感的调节者。正常时,脑干交感神经中枢受抑制性和兴奋性传入冲动调节,感受器包括位于心脏的左室、左房和右房入口处以及主动脉弓、颈动脉窦的压力感受器以及位于颈动脉窦的化学感受器。心力衰竭时,因中心静脉压升高,心肺容量增大,心输出量降低,致使心肺容量感受器下调,窦弓压力感受器反射钝化;低氧血症可刺激化学感受器。这些变化均可兴奋交感神经并促进其末梢释放去甲肾上腺素(norepinephrine,NE)。血中 NE 浓度的升高与心力衰竭程度呈正相关,增高的儿茶酚胺可引起外周血管阻力增加、心肌肥厚并限制冠状动脉对肥厚心肌的供血,导致心肌缺血坏死;还可导致心率加快、心律失常、心肌细胞凋亡,加重心力衰竭。

(2)肾素-血管紧张素-醛固酮系统(renin-angiotensin-aldosterone system,RAAS)　该系统也是生理性血液循环调节机制之一,对维持血压和水钠平衡具有重要作用。心力衰竭时肾血流量减少,循环中 NE 刺激肾小球旁器细胞 β 受体,限钠和利尿药的应用可减少 Na^+ 负荷,均可导致肾素分泌增加,促进循环中血管紧张素Ⅰ(angiotensin Ⅰ,Ang Ⅰ)合成增加,Ang Ⅰ在血管紧张素转化酶(angiotensin converting enzyme,ACE)的作用下,转化为血管紧张素Ⅱ(angiotensin Ⅱ,Ang Ⅱ)。Ang Ⅱ可激活其 1 型受体(AT_1 受体),至少产生 3 种效应,一是促进醛固酮分泌,造成水钠潴留;二是收缩血管,造成外周阻力增高;三是促进心肌或血管平滑肌细胞增生,导致心肌重构或血管壁增厚。

除了血液循环外,心肌局部肾素-血管紧张素系统也可被激活而产生 Ang Ⅱ,心肌产生的 Ang Ⅱ可促进局部交感神经末梢释放 NE,增加心肌耗氧量,引起冠脉收缩造成心肌缺氧,心脏贮备功能降低,诱发心律失常;同时,引起心肌肥厚和间质增生,导致心脏重构。

(3)其他内分泌激素　①血管加压素(arginine vasopressin,AVP),心力衰竭时血中 AVP 升高。②心房利钠肽(atrial natriuretic peptide,ANP,心钠素),心力衰竭早期血中 ANP 增高,心力衰竭持续时间过长,发展到严重阶段 ANP 不增加。ANP 具有排钠和血管扩张作用,可抑制 Ang Ⅱ、交感神经-儿茶酚胺和 AVP 的产生,减轻水钠潴留,降低心脏前后负荷,具有重要代偿意义。③血管内皮依赖性松弛因子(endothelium dependent relaxing factor,

EDRF)，主要是一氧化氮(nitric oxide，NO)，心力衰竭时 NO 介导的扩血管效应明显降低，且与心力衰竭程度呈正相关。④内皮素(endothelins，ETs)，心力衰竭时血中 ET_1 增高，且与心力衰竭严重性呈正相关。⑤前列环素 I_2(prostacyclin，PGI_2)及前列腺素 E_2(prostaglandin E_2，PGE_2)，在心力衰竭失代偿患者中，PGI_2 和 PGE_2 产生增加，可减轻水钠潴留和心脏负荷，防止肾功能不全。

3. 心肌 β 肾上腺受体信号转导通路的变化

心肌 β 肾上腺受体信号转导系统是指 β 受体-G 蛋白-腺苷酸环化酶(adenylyl cyclase，AC)-cAMP-蛋白激酶 A(protein kinase A，PKA)系统，它们对心肌舒缩功能起重要的调控作用。已证实心力衰竭时这个系统有多环节障碍。首先是 β 受体下调，在心力衰竭时 β 受体长期与高浓度 NE 接触，使心肌对儿茶酚胺正性肌力和正性频率调控效应钝化或丧失，β 受体数量下调；β 受体与兴奋性 G 蛋白(Gs)偶联障碍，AC 活力降低，cAMP 浓度减少，造成心肌舒缩功能障碍。长期用小剂量 β 受体阻断药可上调 $β_1$ 受体，恢复心肌正常反应性，并通过抑制交感神经亢进和肾素-血管紧张素系统激活而发挥治疗作用。

(二)心力衰竭的药物治疗

慢性心力衰竭的治疗策略自 20 世纪 90 年代以来已有重大的转变：从旨在改善短期血液动力学状态转变为长期的修复性策略，以改变衰竭心脏的生物学性质；从采用强心、利尿、扩血管药物转变为神经内分泌抑制剂，并积极应用非药物的器械治疗。心力衰竭的治疗目标不仅是改善症状、提高生活质量，更重要的是针对心肌重构的机制，防止和延缓心肌重构的发展，从而降低心力衰竭的病死率和住院率。心力衰竭的治疗包括药物治疗和非药物治疗。非药物治疗有心脏再同步化治疗(cardiac resynchronization therapy，CRT)、植入型心脏转复除颤器(implantable cardioverter-defibrillator，ICD)、兼具 CRT 和 ICD 两者功能的心脏再同步化治疗除颤器(defibrillator with cardiac resynchronization therapy，CRT-D)、心室机械辅助装置或心脏移植等。根据心力衰竭发病机制(图 13-1)，药物治疗可分为主要改善血流动力学及神经体液调节两个方面。

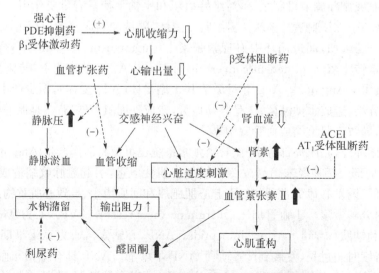

图 13-1 心力衰竭的主要病理生理改变及其药物治疗

1. 改善血流动力学为主的药物

(1)利尿药　可以增加尿量,减少血容量,减轻心脏前负荷;用药后期则通过降低血管平滑肌内的 Na^+ ,减弱血管平滑肌对去甲肾上腺素等血管收缩物质的反应,进而降低心脏后负荷。代表药物有氢氯噻嗪、呋塞米等。

(2)血管扩张药　主要扩张静脉的药物可减少回心血量,降低静脉压,减轻心脏前负荷;主要扩张小动脉的药物可降低外周阻力,减轻心脏输出阻力,不仅降低心脏后负荷,还增加心输出量;对动静脉都有扩张作用的药物则兼有上述两方面动力学效应。代表药物有硝酸酯类、硝普钠(sodium nitroprusside)及重组人脑利钠肽(recombinant human brain natriuretic peptide,rhBNP;又名奈西立肽,nesiritide)。

(3)正性肌力药　增强心肌收缩,增加心输出量,缓解由于组织低灌注导致的症状,保证重要脏器供血。代表药物有 β_1 受体激动药、磷酸二酯酶(phosphodiesterase,PDE)Ⅲ抑制剂及钙增敏剂。传统的强心苷类药物已很少作为正性肌力药用于急性心力衰竭的治疗。

2. 改善神经体液调节为主的药物

(1)血管紧张素转化酶抑制药(angiotensin-converting enzyme inhibitors,ACEI)　ACEI能竞争性地阻断 Ang Ⅰ 转化为 Ang Ⅱ ,起到扩张血管及抗增生作用;还能作用于激肽酶Ⅱ,抑制缓激肽的降解,提高缓激肽水平,发挥有益作用,是被证实能降低心力衰竭患者病死率的第一类药物,也是循证医学证据积累最多的药物。代表药物有卡托普利、依那普利等。

(2)血管紧张素Ⅱ受体阻断药(angiotensin receptor blockers,ARB)　ARB 通过阻断 Ang Ⅱ 与其 1 型受体(AT_1)结合,阻断或改善因 AT_1 受体过度兴奋导致的不良作用,还可能通过加强 Ang Ⅱ 与其 2 型受体(AT_2)结合发挥有益效应。用于不能耐受 ACEI 的心力衰竭患者。代表药物有氯沙坦、缬沙坦、厄贝沙坦等。

(3)血管紧张素受体脑啡肽酶抑制药(angiotensin receptor neprilysin inhibitors,ARNI)　ARNI 是 ARB 与脑啡肽酶抑制剂的复方制剂。脑啡肽酶抑制剂可抑制脑啡肽酶,延缓利钠肽、缓激肽和其他肽类的降解,增强利尿、尿钠排泄、心肌松弛和抗心肌重构,降低心力衰竭患者的发病率和死亡率。代表药物为沙库巴曲缬沙坦(sacubitril valsartan)。

(4)醛固酮受体拮抗药(mineralocorticoid receptor antagonist,MRA)　醛固酮对心肌重构,特别是对心肌细胞外基质促进纤维增生的不良影响独立和叠加于 Ang Ⅱ 的作用。长期应用 ACEI 或 ARB 时,起初醛固酮降低,随后即出现"逃逸现象"。因此,加用醛固酮受体拮抗药,可抑制醛固酮的有害作用,降低心力衰竭患者的死亡率。代表药物有螺内酯和依普利酮。

(5)β受体阻断药　β受体阻断药是一种很强的负性肌力药,以往一直被禁用于心力衰竭的治疗。然而临床试验表明,该药治疗初期对心功能有明显抑制作用,LVEF 降低;但长期治疗可以减轻心力衰竭时交感神经及儿茶酚胺对心脏的过度刺激,恢复 β_1 受体的正常功能,使之上调,改善心功能,提高 LVEF;还能延缓或逆转心肌重构,降低心力衰竭患者的死亡率。但并非所有的β受体阻断药都有同样的治疗心力衰竭的作用,临床试验有效的β受体阻断药有三种:卡维地洛(carvedilol)、缓释型美托洛尔(sustained release metoprolol)及比索洛尔(bisoprolol)。

(6)I_f 通道抑制剂　通过抑制窦房结中的 I_f 通道减慢心率,使舒张期延长、冠状动脉血流量增加,改善心肌缺血。对于窦性心律的心力衰竭患者,可带来生存获益。代表药物为伊伐布雷定(ivabradine)。

（7）地高辛 长期以来,强心苷对心力衰竭的治疗均归因于正性肌力作用,即强心苷通过抑制心肌细胞膜 Na^+-K^+ ATP 酶,使细胞内 Na^+ 水平升高,促进 Na^+-Ca^{2+} 交换,提高细胞内 Ca^{2+} 水平,从而发挥正性肌力作用。然而,强心苷的有益作用可能部分与非心肌组织 Na^+-K^+ ATP 酶的抑制有关,即强心苷并非只是正性肌力药物,而是通过降低神经内分泌系统的活性起到治疗心力衰竭的作用。地高辛(digoxin)是唯一经过安慰剂对照临床试验评估的强心苷制剂,目前应用最为广泛。

3. 其他药物

治疗心力衰竭的原发病变,控制诱发因素,也是治疗所必需,包括抗高血压,抗心肌缺血,控制感染,纠正水、电解质、酸碱代谢失衡等方面。急性左心功能衰竭时可用吗啡减轻紧张焦虑情绪、扩张血管和减轻短促呼吸。对于已经使用了一种正性肌力药仍有心源性休克的患者,可以考虑使用升压药(首选去甲肾上腺素),以升高血压和增加重要器官的灌注。

二、心力衰竭的常用治疗药物

(一)肾素-血管紧张素-醛固酮系统抑制药

1. 血管紧张素转化酶抑制药(ACEI)

ACEI 可抑制血管紧张素 II 的生成、减少缓激肽的代谢,对控制各类心力衰竭症状、延长寿命、降低死亡率均有益处,是公认的治疗慢性心力衰竭的基石和首选药物。

（1）药理作用 ①减少 Ang II 的生成。ACEI 通过抑制 ACE 活性,降低血液循环及心血管局部组织 Ang II,从而减轻醛固酮生成、血管收缩、心脑肾血流动力学异常变化、心血管细胞肥大增生,缓解和防治心力衰竭患者心脏重构。②减少缓激肽降解。缓激肽也受 ACE 的作用而降解,因此,ACEI 还能抑制缓激肽降解,增强缓激肽的扩血管作用,并有助于抑制血小板聚集及心血管增生。③抑制交感神经递质释放。ACEI 通过减少 Ang II 的产生,抑制 Ang II 促进交感神经末梢 NE 释放的作用,降低心血管交感神经张力;同时,还减少血循环中 NE 和醛固酮水平,提高心钠素受体对 ANP 反应的敏感性。

（2）临床应用 ACEI 已被证明可降低心力衰竭患者的死亡率和发病率,故对全部有症状的患者,如果没有禁忌证或不能耐受,均推荐使用。为了达到 RAAS 的充分抑制,ACEI 应上调到最大可耐受的剂量。有证据表明,大多数心力衰竭患者使用 ACEI 未达目标剂量。ACEI 还被推荐治疗无症状的左室收缩功能不全,以降低心力衰竭患者的死亡风险。慢性心力衰竭患者常用的 ACEI 及其剂量参见表 13-2,应从小剂量开始,逐渐递增,直至达到目标剂量。调整到合适剂量应终生维持使用,避免突然撤药。使用期间需监测血压、血钾和肾功能。如果血肌酐增高>30%,应减量,如仍继续升高,应停用。

表 13-2 慢性心力衰竭患者常用的 ACEI 及其剂量

药物	起始剂量(mg)	目标剂量(mg)
卡托普利(captopril)	6.25 tid	50 tid
依那普利(enalapril)	2.5 bid	10~20 bid
福辛普利(fosinopril)	5~10 qd	40 qd
赖诺普利(lisinopril)	2.5~5 qd	20~40 qd

续表

药物	起始剂量(mg)	目标剂量(mg)
培哚普利(perindopril)	2 qd	8~16 qd
雷米普利(ramipril)	1.25~2.5 qd	10 qd
贝那普利(benazepril)	2.5 qd	10~20 qd
喹那普利(quinapril)	5 bid	20 bid
群哚普利(trandolapril)	1 qd	4 qd

qd—每日1次；bid—每日2次；tid—每日3次。

(3)不良反应　常见的有两类：①与AngⅡ抑制有关，如低血压、肾功能恶化、高血钾；②与缓激肽积聚相关，如咳嗽和血管神经性水肿。禁忌证：曾发生严重ACEI不良反应的患者(如血管神经性水肿)、严重肾功能衰竭和妊娠妇女。慎用：双侧肾动脉狭窄、血清肌酐＞265.2 μmol/L(3 mg/dl)、血钾＞5.5 mmol/L，伴症状性低血压(收缩压 < 90 mmHg)、左心室流出道梗阻(如主动脉瓣狭窄、肥厚型梗阻性心肌病)等。

2. 血管紧张素Ⅱ受体阻断药(ARB)

血管紧张素Ⅱ受体分为AT_1与AT_2两种亚型，AT_1受体分布于心、血管、脑、肾、肾上腺球状带、血管运动中枢、口渴中枢、垂体等；AT_2受体主要分布于肾上腺髓质。ARB与AT_1受体特异性结合，阻断AngⅡ与AT_1受体结合，增强AngⅡ与AT_2受体结合。ACEI虽为治疗心力衰竭的重要药物之一，但无法阻断非ACE依赖途径产生内源性AngⅡ。AT_1受体拮抗药的特点：①对AT_1受体有高亲和力、高选择性和高度特异性阻断作用，很少出现代偿性高肾素血症。②无ACE抑制作用，不升高缓激肽，无咳嗽、血管神经性水肿等不良反应。③直接在受体水平上阻断AngⅡ的作用，能更完全地阻断AngⅡ的作用。但ACEI的部分药理作用与缓激肽增加有关，因此ARB并不能完全替代ACEI。目前，ACEI仍是治疗慢性心力衰竭的首选药物，ARB推荐用于因为咳嗽或血管性水肿而无法耐受ACEI的患者。

(1)药理作用　①阻断AngⅡ与AT_1受体结合，从而阻断或改善因AT_1过度兴奋导致的诸多不良作用，如血管收缩、水钠潴留、组织增生、胶原沉积、促进细胞坏死和凋亡等，这些都是在心力衰竭发生发展中起作用的因素；②加强AngⅡ与AT_2受体结合，发挥血管舒张等有益效应。

(2)临床应用　ARB已被证明可降低不能耐受ACEI的心力衰竭患者的死亡率和发病率，推荐用于不能耐受ACEI的心力衰竭患者。从小剂量开始，逐步将剂量增至目标推荐剂量或可耐受的最大剂量。与ACEI类似，使用期间需监测血压、血钾和肾功能。慢性心力衰竭患者常用的ARB及其剂量参见表13-3。

表13-3　慢性心力衰竭患者常用的ARB及其剂量

药物	起始剂量(mg)	目标剂量(mg)
坎地沙坦(candesartan)	4~8 qd	32 qd
缬沙坦(valsartan)	20~40 bid	160 bid
氯沙坦(losartan)	25~50 qd	50~150 qd

(3)不良反应 与 ACEI 相似,可引起低血压、肾功能不全和高钾血症等,应从小剂量开始使用,开始应用及改变剂量的 1～2 周内,应监测血压(包括不同体位血压)、肾功能和血钾。与 ACEI 相比,干咳发生率较少,但极少数患者也会发生血管性水肿。

3. 血管紧张素受体脑啡肽酶抑药(ARNI)

ARNI 具有 ARB 与脑啡肽酶抑制剂的双重药理作用。该类中的第一个药物是沙库巴曲缬沙坦(sacubitril valsartan),临床研究显示,与 ACEI(依那普利)相比,本品可进一步降低心力衰竭患者的发病率和死亡率。但该类药物上市时间较短,长期用药安全性仍有待验证。

(1)药理作用 ①选择性阻断 AT_1 受体,减少血管收缩、水钠潴留和心肌肥厚;②抑制脑啡肽酶,延缓利钠肽、缓激肽和其他肽类的降解,高浓度的 A 型利钠肽(A-type natriuretic peptide,ANP)和 B 型利钠肽(B-type natriuretic peptide,BNP)通过与利钠肽受体结合和 cGMP 生成增多,发挥利尿、增加尿钠排泄、心肌松弛和抗心肌重构的作用。

(2)临床应用 对于使用 ACEI 或 ARB、β 阻滞剂和醛固酮受体拮抗药优化治疗仍有症状的心力衰竭的非卧床患者,推荐使用 ARNI 替代 ACEI 或 ARB,以进一步降低心力衰竭患者的住院和死亡风险。本品所含缬沙坦比其他剂型配方中缬沙坦的生物利用度更高,本品中 26 mg、51 mg、103 mg 缬沙坦的生物利用度,分别相当于其他剂型配方中 40 mg、80 mg 和 160 mg。临床研究中,以本品所含两种成分的总量为准,即沙库巴曲/缬沙坦 24 mg/26 mg,49 mg/51 mg 和 97 mg/103 mg 分别称为 50 mg,100 mg 和 200 mg。起始剂量为每次 100 mg、2 次/天,在未服用 ACEI 或 ARB 患者或服用低剂量上述药物的患者中,用药经验有限,推荐起始剂量为 50 mg、2 次/天,根据患者耐受情况,每 2 至 4 周倍增一次,直至达到每次 200 mg、2 次/天的目标维持剂量。为了减少引起血管性水肿的风险,在启用本品治疗前,需停用 ACEI 至少 36 h。

(3)不良反应 可引起低血压、肾功能不全、高血钾和血管性水肿。

4. 醛固酮受体拮抗药(MRA)

MRA 的代表药物为螺内酯(spironolactone,安体舒通)和依普利酮(eplerenone),可阻滞醛固酮与其受体结合,抑制醛固酮对心脏的有害作用,降低心力衰竭患者的死亡率和住院率,改善心力衰竭症状。

(1)药理作用 醛固酮对心肌重构,特别是对心肌细胞外基质促进纤维增生的不良影响独立和叠加于 Ang Ⅱ 的作用。衰竭心脏心室醛固酮生成及活化增加,且与心力衰竭严重程度成正比。长期应用 ACEI 或 ARB 时,起初醛固酮降低,随后即出现"逃逸现象"。因此,加用醛固酮受体拮抗药,可抑制醛固酮的有害作用,对心力衰竭患者有益。

(2)临床应用 对于已使用 ACEI(或 ARB)和 β 受体阻断药治疗,仍持续有症状的心力衰竭患者,推荐使用醛固酮受体拮抗药治疗,以进一步降低死亡率和住院率。从小剂量开始,逐渐加量。依普利酮(eplerenone):初始剂量 12.5 mg、1 次/天,目标剂量 25～50 mg、1 次/天;螺内酯(spironolactone):初始剂量 10～20 mg、1 次/天,目标剂量 20 mg、1 次/天。使用后定期监测血钾和肾功能,如血钾＞ 5.5 mmol/L,应减量或停用。

(3)不良反应 可引起肾功能不全和高血钾。螺内酯可引起男性乳房增生症,为可逆性,停药后消失。

(二)其他改善神经体液调节的药物

1.β受体阻断药

β受体阻断药治疗初期对心功能有明显抑制作用,但长期治疗可以减轻心力衰竭时交感神经及儿茶酚胺对心脏的过度刺激,上调$β_1$受体,改善心力衰竭患者的临床情况和左室功能,降低患者死亡率和住院率。

(1)药理作用　①抑制交感神经功能过度亢进,减慢心率,降低心肌耗氧量,延长舒张期血液充盈及冠脉灌注时间,改善心室舒缩功能。同时增强副交感神经活性,防止致命性心律失常包括心室纤颤的发生。②降低血液中过高的儿茶酚胺水平,减轻儿茶酚胺引起的心肌细胞凋亡。直接和间接抑制肾素-血管紧张素系统活性,降低血浆中肾素、Ang Ⅱ、内皮素、血管加压素的分泌,消除血管活性物质对心脏的有害作用,并降低心脏前后负荷。与ACEI联用有协同作用。③长期应用β受体阻断药,使下调的β受体上升,恢复心脏对β受体刺激的敏感性,纠正β受体-G蛋白-AC系统信号转导通路障碍。同时,由于恢复细胞内cAMP水平,降低Ca^{2+}转运,提高肌浆网Ca^{2+}-ATP酶活性,加速胞内Ca^{2+}再摄取,防止Ca^{2+}超负荷引起迟后除极而致心律失常、猝死等并发症。④卡维地洛(carvedilol)除上述作用外,还阻断$α_1$受体,可降低心脏前后负荷,以及具有抗氧化、抑制平滑肌细胞增生、延缓动脉粥样硬化发生、减轻和缓解心血管重构等作用。

(2)临床应用　无禁忌证的心力衰竭患者可早期应用β受体阻断药,以减慢病程进展,减少猝死。对于症状稳定的患者,β受体阻断药可与ACEI一起使用。禁忌证包括水钠潴留、血容量不足、近期静脉注射强心药、心动过缓或有呼吸道病变。这些患者在症状改善后,应重新考虑是否能使用β受体阻断药。推荐使用琥珀酸美托洛尔(metoprolol succinate)、比索洛尔(bisoprolol)或卡维地洛(carvedilol)这3种β受体阻断药。从极小量开始,一般为目标剂量的1/8(表13-4),每2～4周剂量递增1次,滴定的剂量及过程需个体化。这样的用药方法是由β受体阻断药治疗心力衰竭发挥独特的生物学效应所决定的。这种生物学效应往往需持续用药2～3个月才逐渐产生,而初始用药主要产生的药理作用是抑制心肌收缩力,可能诱发和加重心力衰竭,为避免这种不良影响,起始剂量需小,递加剂量需慢。用药期间应密切观察血压和心率。静息心率是评估心脏β受体有效阻断的指标之一,通常心率降至55～60次/min的剂量为β受体阻断药应用的目标剂量或最大可耐受剂量。

表13-4　慢性心力衰竭患者常用的β受体阻断药及其剂量

药物	起始剂量(mg)	目标剂量(mg)
比索洛尔	1.25 qd	10 qd
卡维地洛	3.125 bid	25～50 bid
琥珀酸美托洛尔	11.875～23.75 qd	142.5～190 qd

(3)不良反应　可引起疲乏、水肿及心力衰竭加重、心动过缓及房室传导阻滞、低血压等。伴二度及以上房室传导阻滞、活动性哮喘和反应性呼吸道疾病患者禁用。突然停药或减量过快时,可出现停药反应,因此撤药需缓慢。

2.心脏窦房结起搏电流(I_f)选择性特异性抑制剂

伊伐布雷定(ivabradine)是第一个窦房结起搏电流(I_f)选择性特异性抑制剂,以剂量依赖

性方式抑制窦房结 I_f，降低窦房结冲动的发放频率，减慢心率，降低窦性心律心力衰竭患者的死亡率和住院率，改善患者生活质量。

（1）药理作用　静息状态下，细胞处于超极化状态，窦房结起搏细胞能够自发地产生缓慢和舒张期去极化，使膜电位趋向于阈电位以产生下一个动作电位。I_f 通道是由超极化激活的内向钠、钾离子流，它决定舒张期去极化曲线趋向于阈电位的斜率，因此控制着连续动作电位的间隔。I_f 抑制剂可选择性阻断这一电流，降低静息及运动时的心率。由于心率减缓，舒张期延长，冠状动脉血流量增加，可产生抗心绞痛和改善心肌缺血的作用。

（2）临床应用　伊伐布雷定适用于窦性心律，使用 ACEI 或 ARB、β 受体阻断药、醛固酮受体拮抗药，已达到推荐剂量或最大耐受剂量，心率仍然 ≥70 次/min 并持续有症状的心力衰竭患者。起始剂量 2.5 mg、2 次/天，根据心率调整用量，最大剂量 7.5 mg、2 次/天，患者静息心率宜控制在 60 次/min 左右，不宜低于 55 次/min。

（3）不良反应　心动过缓、光幻症、视力模糊、心悸、胃肠道反应等，均少见。

3. 地高辛

地高辛（digoxin）是唯一一个经过安慰剂对照临床试验评估，对慢性心力衰竭治疗有效的强心苷类药物。地高辛对心力衰竭患者总死亡率的影响为中性，对于心力衰竭的主要益处是减轻症状和改善临床状况，在不影响生存率的情况下降低住院率。

（1）药理作用　①抑制心肌细胞膜 Na^+-K^+ ATP 酶，使细胞内 Na^+ 水平升高，促进 Na^+-Ca^{2+} 交换，提高细胞内 Ca^{2+} 水平，从而发挥正性肌力作用，增强心肌收缩力；②通过抑制迷走神经传入神经纤维 Na^+-K^+ ATP 酶，增加迷走神经张力，抑制交感神经活性，还可通过提高颈动脉窦压力感受器的灵敏度，进一步降低交感神经、RAAS 的活性，从而降低窦房结的自律性，减慢房室结传导速率，延长有效不应期，减慢心房扑动、心房颤动时的心室率。

（2）临床应用　适用于已应用利尿剂、ACEI（或 ARB）、β 受体阻断药、醛固酮受体拮抗药，仍持续有症状的慢性心力衰竭患者，尤其适用于伴有快速心室率的心房颤动患者。已应用地高辛者不宜轻易停用。目前多采用维持量疗法 0.125～0.25 mg/d，即自开始便使用固定的剂量，并继续维持；对于 70 岁以上或肾功能受损者，宜用小剂量 0.125 mg、1 次/天或隔日 1 次。如为控制心房颤动患者的心室率，可采用较大剂量 0.375～0.50 mg/d，但这一剂量不适用于心力衰竭伴窦性心率患者。使用期间应严格监测地高辛中毒等不良反应，必要时监测药物浓度，建议心力衰竭患者血清地高辛的浓度范围为 0.5～1.0 μg/L。

（3）不良反应　①心律失常，如室性心律失常、房室传导阻滞等；②胃肠道症状，如厌食、恶心和呕吐；③神经精神症状，如视觉异常、定向力障碍、昏睡及精神错乱等。通常这些不良反应常出现在血清地高辛浓度 > 2.0 μg/L 时，但也可见于地高辛水平较低时，尤其是在合并低血钾、低血镁、甲状腺功能低下的患者。如出现中毒反应，应立即停药。对过速性心律失常，轻者可口服钾盐，重者应静脉滴注钾盐，严重者宜使用苯妥英钠。发生室性心动过速和心室颤动可选用利多卡因治疗，心动过缓及二、三度房室传导阻滞宜使用阿托品或临时起搏器治疗，严重的地高辛中毒者可使用地高辛抗体解救。

（三）减轻心脏负荷的药物

1. 利尿药

利尿药通过增加尿钠排泄改善心力衰竭的症状，是唯一能充分控制和有效消除液体潴留的药物，是心力衰竭标准治疗中必不可少的组成部分，但单用利尿剂治疗并不能维持长期的临床稳定。

(1)药理作用　利尿药抑制水钠吸收而减轻水肿,降低肺楔压,减轻肺淤血和前负荷,改善左室功能,治疗心力衰竭起效快。但长期应用会激活肾素-血管紧张素系统,不利于心功能改善,一般与 ACEI 和 β 受体阻断药合用治疗慢性心力衰竭有症状的患者。

(2)临床应用　有液体潴留证据的所有心力衰竭患者均应给予利尿剂。利尿剂能减轻心力衰竭患者的充血症状和体征,但其对死亡率和发病率的影响尚未在临床试验中得到证明。利尿治疗的目的是用最低的剂量达到和维持正常的血容量。建议从小剂量开始,逐渐增加剂量直至尿量增加,体重每天减轻 0.5～1.0 kg 为宜。一旦症状缓解、病情控制,即以最小有效剂量长期维持,并根据液体潴留的情况随时调整剂量。每天体重的变化是最可靠的监测利尿剂效果和调整利尿剂剂量的指标。治疗心力衰竭的利尿剂包括:①袢利尿剂,包括呋塞米(furosemide,速尿)、托拉塞米(torasemide)和布美他尼(bumetanide,丁尿胺),主要作用于髓袢升支粗段髓质和皮质部,抑制 Na^+-K^+-2Cl^- 同向转运,影响尿液稀释和浓缩过程而产生强大利尿作用,可快速改善心力衰竭患者的症状,特别适用于有明显液体潴留或伴有肾功能受损的患者。急性心力衰竭时推荐静脉用袢利尿剂,以改善症状。袢利尿剂的剂量与效应呈线性关系,剂量不受限制,但剂量过大时易导致肾功能恶化。使用期间监测尿量、肾功能和电解质。②噻嗪类利尿剂,常用药物为氢氯噻嗪(hydrochlorothiazide,双氢克尿噻),主要作用于远曲小管,抑制 Na^+-Cl^- 同向转运,影响尿液稀释过程而发挥中等利尿作用。适用于有轻度液体潴留、伴有高血压而肾功能正常的慢性心力衰竭患者。氢氯噻嗪 100 mg/d 已达最大效应,再增量也无效。③保钾利尿剂,包括醛固酮受体拮抗药(如螺内酯)、阿米洛利(amiloride)和氨苯蝶啶(triamterene),有保钾利尿作用,主要作用于集合管和末段远曲小管,螺内酯拮抗醛固酮的作用,氨苯蝶啶和阿米洛利抑制上皮细胞 Na^+ 通道,利尿作用弱,用于治疗难治性心力衰竭伴严重水肿患者。④血管加压素Ⅱ型(V_2)受体拮抗药,托伐普坦(tolvaptan)是首个 V_2 受体拮抗药,具有仅排水不利钠的作用,适用于伴顽固性水肿或低钠血症者,建议剂量为 7.5～15.0 mg/d 开始,疗效欠佳者逐渐加量至 30 mg/d。

轻度心力衰竭患者小剂量利尿剂即反应良好,随着心力衰竭的进展,利尿剂反应逐渐不佳。心力衰竭进展和恶化时常需加大利尿剂剂量,最终大剂量也无反应,即出现利尿剂抵抗。此时,可尝试以下方法:①增加利尿剂剂量:可在严密监测肾功能和电解质的情况下根据临床情况增加剂量。应用过程中应监测尿量,并根据尿量和症状的改善状况调整剂量。②静脉推注联合持续静脉滴注:静脉持续和多次应用可避免因为利尿剂浓度下降引起的钠水重吸收。③2 种及以上利尿剂联合使用:临床研究表明低剂量联合应用,其疗效优于单一利尿剂的大剂量,且不良反应更少。联合应用利尿剂仅适合短期应用,并需更严密监测,以避免低钾血症、肾功能不全和低血容量。也可加用托伐普坦。④应用增加肾血流的药物:如小剂量多巴胺或奈西立肽(nesiritide),改善利尿效果和肾功能、提高肾灌注,但益处不明确。⑤纠正低氧、酸中毒、低钠、低钾等,尤其注意纠正低血容量。

(3)不良反应　利尿剂可引起水、电解质紊乱和酸碱代谢失衡,过度利尿可导致血容量不足、循环衰竭和氮质血症。利尿剂的使用可激活 RAAS 系统和交感神经系统,故应与 ACEI(或 ARB)和 β 受体阻断药联用。另外,长期大剂量使用还可引起皮疹和听觉障碍等。

2. 血管扩张药

血管扩张药通过扩张容量血管和阻力血管而减轻前、后负荷,改善心室泵血功能。

（1）药理作用　可降低左、右心室充盈压和全身血管阻力，也降低收缩压，从而减轻心脏负荷，但没有证据表明血管扩张剂可改善预后。

（2）临床应用　对于收缩压 > 90 mmHg（和无症状性低血压）的急性心力衰竭患者，为缓解症状，应当考虑静脉用血管扩张剂。①硝酸酯类，代表药物为硝酸甘油（nitroglycerine）和硝酸异山梨酯（isosorbide dinitrate），主要是扩张静脉容量血管、降低心脏前负荷，较大剂量时可同时降低心脏后负荷，在不减少每搏输出量和不增加心肌耗氧的情况下减轻肺淤血。硝酸甘油静脉给药，一般采用微量泵输注，从 10～20 μg/min 开始，以后每 5 min 递增 5～10 μg/min，直至心力衰竭的症状缓解或收缩压降至 100 mmHg 左右；硝酸异山梨酯静脉滴注剂量 1 mg/h，根据症状、体征可以增加到不超过 10 mg/h。病情稳定后逐步减量至停用，突然终止用药可能会出现反跳现象。硝酸酯类药物长期应用均可能产生耐药。收缩压<90 mmHg 或较基础血压降低>30%、严重心动过缓（<40 次/min）或心动过速（>120 次/min）患者不宜使用硝酸酯类药物。②硝普钠（sodium nitroprusside）：能均衡地扩张动脉和静脉，同时降低心脏前、后负荷，适用于严重心力衰竭、伴有高血压以及伴肺淤血或肺水肿患者。宜从小剂量 10～20 μg/min开始静脉滴注，以后酌情每 5～10 min 递增 5～10 μg，直至症状缓解、血压由原水平下降 30 mmHg 或血压降至 100 mmHg 左右为止。由于具有强的降压效应，用药过程中要密切监测血压，调整剂量；停药应逐渐减量，以免反跳。通常疗程不超过 72 h。长期用药可引起氰化物和硫氰酸盐中毒，合并肾功能不全患者尤其谨慎。静脉输注时需要避光。③奈西立肽（nesiritide），具有扩张静脉、动脉和冠脉，降低前、后负荷，增加心输出量，增加钠盐排泄，抑制肾素-血管紧张素系统和交感神经系统的作用，无直接正性肌力作用。可作为血管扩张剂单独使用，也可与其他血管扩张剂（如硝酸酯类）合用，还可与正性肌力药物合用，给药时间通常在 3 d 以内。

在慢性心力衰竭的治疗中无证据支持应用直接作用的血管扩张剂或 α 受体阻断药。常合用硝酸酯类以缓解心绞痛或呼吸困难的症状，硝酸酯类和肼屈嗪（isosorbide dinitrate and hydralazine）的复方制剂可能对非洲裔美国心力衰竭患者有益，但对中国患者缺乏证据。

（3）不良反应　①低血压，最为严重，尤其静脉给药时突然发生低血压引起反射性心率过速，心肌耗氧量增加，进一步恶化心功能。宜从小剂量开始，逐步递增。②血容量不足，尤其使用利尿药后再用血管扩张药，会导致心排血量降低，应禁用。③交感神经和肾素-血管紧张素系统激活，与 β 受体阻断药、ACEI 合用，可阻断代偿性激活。④禁忌证：收缩压 < 90 mmHg，或持续低血压伴症状，尤其有肾功能不全的患者，以避免重要脏器灌注减少；严重阻塞性心瓣膜疾病，如主动脉瓣狭窄或肥厚型梗阻性心肌病；二尖瓣狭窄患者也不宜应用。

（四）正性肌力药

1. β₁ 受体激动药

通过激动 β₁ 受体而加强心肌收缩性，常用多巴胺（dopamine）和多巴酚丁胺（dobutamine）。

（1）药理作用　多巴胺小剂量[< 3 μg/(kg·min)]时主要兴奋多巴胺受体，有轻度正性肌力和肾血管扩张作用，中等剂量[3～5 μg/(kg·min)]时主要兴奋 β 受体，可增加心肌收缩力和心输出量，大剂量[> 5 μg/(kg·min)]主要激动 α 受体，使外周血管阻力增加。多巴酚丁胺能激动 β₁ 受体而加强心肌收缩性，对 α 受体的激动作用弱，故对外周血管影响小。

（2）临床应用　一般从小剂量开始，逐渐增加剂量，短期应用。使用时需监测血压、心率和心律。

（3）不良反应　可引起窦性心动过速、心肌缺血和心律失常。正在应用 β 受体阻断药的患者不推荐应用。

2. 磷酸二酯酶 3 抑制剂

氨力农（amrinone，氨利酮）及米力农（milrinone，米利酮）为磷酸二酯酶 3 抑制剂，具有正性肌力及血管扩张作用。

（1）药理作用　选择性抑制心肌和平滑肌的磷酸二酯酶同工酶 3，抑制 cAMP 降解而升高细胞内 cAMP 水平，发挥强心与直接扩血管作用。

（2）临床应用　主要应用米力农，$25 \sim 75\ \mu g/kg$ 静脉注射（$> 10\ min$），继以 $0.375 \sim 0.75$ $\mu g/(kg \cdot min)$ 静脉滴注。

（3）不良反应　低血压和心律失常。有研究表明米力农可能增加心脏不良事件发生率和病死率。

3. 钙增敏剂

左西孟旦（levosimendan）是一种钙增敏剂，通过结合于心肌细胞上的肌钙蛋白 C（troponin C，TnC）促进心肌收缩，还通过介导 ATP 敏感的钾通道而发挥血管舒张作用和轻度抑制磷酸二酯酶的效应。

（1）药理作用　心肌细胞中的肌钙蛋白是心肌收缩过程调节的核心。左西孟旦与 TnC 结合，增加 TnC 与 Ca^{2+} 复合物的构象稳定性而不增加细胞内 Ca^{2+} 浓度，促进横桥与细肌丝的结合，增强心肌收缩力而不增加心肌耗氧量，并能改善心脏舒张功能；同时激活血管平滑肌的 K^+ 通道，扩张组织血管，以及轻度抑制磷酸二酯酶的作用。

（2）临床应用　左西孟旦可增加急性失代偿心力衰竭患者的每搏输出量与左室射血分数，改善临床症状，使患者的 B 型脑钠肽水平明显下降。先给予负荷量 $6 \sim 12\ \mu g/kg$ 静脉注射（$> 10\ min$），继以 $0.05 \sim 0.2\ \mu g/(kg \cdot min)$ 滴注，维持用药 24 h；如血压偏低患者，可不予负荷量，直接静脉滴注维持量 24 h。应用期间一旦出现快速心律失常应立即停药。左西孟旦的代谢产物 R-1896 为左西孟旦的乙酰化物质，同为钙增敏剂，其血流动力学效应可持续 $7 \sim 10$ d。

（3）不良反应　可引起头痛、低血压、心律失常。

4. 强心苷

传统的洋地黄类制剂已很少作为正性肌力药物用于急性心力衰竭的治疗。洋地黄类强心苷主要适应证是房颤伴快速心室率（> 110 次/min）的急性心力衰竭患者。可选用毛花苷丙（西地兰）$0.2 \sim 0.4\ mg$ 缓慢静注；必要时 $2 \sim 4$ h 后再给 $0.2 \sim 0.4\ mg$，直至心室率控制在 80 次/min 左右或 24 h 总量达到 $1.0 \sim 1.4\ mg$。使用洋地黄之前，应描记心电图确定心律，了解是否有急性心肌梗死、心肌炎或低血钾等，急性心肌梗死后 24 h 内应尽量避免用洋地黄药物；单纯性二尖瓣狭窄合并急性肺水肿时，如为窦性心律不宜使用洋地黄制剂，因洋地黄能增加心肌收缩力，使右室排血量增加，加重肺水肿；但若为二尖瓣狭窄合并二尖瓣关闭不全的肺水肿患者，可用洋地黄制剂。用药期间需警惕洋地黄中毒表现，及时纠正低钾血症和低镁血症。洋地黄类强心苷的药理作用和不良反应参见地高辛。

第二节　心律失常的药物治疗

心律失常是心脏搏动的频率和节律异常的总称，根据频率的快慢又分为缓慢型和快速型。

缓慢型心律失常包括窦性心动过缓、窦性静止、窦房传导阻滞、房室传导阻滞等。快速型包括窦性心动过速、室上性心律失常（如房性早搏、室上性心动过速、心房扑动及心房颤动）及室性心律失常（如室性早搏、室性心动过速、心室扑动及心室颤动）。心律失常的治疗包括药物治疗和非药物治疗。植入型心脏起搏器已经成为缓慢型心律失常最有效的治疗措施。导管射频消融技术、心律转律起搏器等非药物治疗，在快速型心律失常治疗上发展很快，如心律转律起搏器已成为治疗室性心动过速的有效方法。相比之下，抗心律失常药物的研究进展缓慢。本节主要介绍治疗快速型心律失常的药物。

一、抗心律失常药物的分类

抗心律失常药物的传统分类方法是 1989 年由英国牛津大学 Vaughan Williams 教授根据药物对心脏电生理特性的影响特点提出来的，他将抗心律失常药分为四类：Ⅰ类药物——钠通道阻滞药，根据药物对不同稳态钠通道的亲和力以及阻断钠通道后钠通道恢复的时间，可将Ⅰ类药分为Ⅰa、Ⅰb 和Ⅰc 三个亚型；Ⅱ类药物——β 肾上腺素受体阻断药；Ⅲ类药物——钾通道阻滞药；Ⅳ类药物——钙拮抗药。2018 年 10 月，Lei 等学者在 Vaughan Williams 分类法基础上，在 *Circulation* 杂志上发布了抗心律失常药物新的分类方法，共分为 8 大类。新分类方法几乎包括了目前所知的所有抗心律失常药物及可能的作用靶点，不仅包括快速性心律失常，也包括缓慢性心律失常的治疗药物。

1. 0 类——环核苷酸门控（HCN）通道抑制剂或起搏电流抑制剂

通过抑制 HCN 通道，减少起搏电流（I_f），从而降低 4 相去极化的速率，抑制细胞内 Ca^{2+} 活动及窦房结自律性，起到减慢窦性心率的作用，适用于稳定型心绞痛、心率≥70 次/min 的心力衰竭患者，如伊伐布雷定（ivabradine）。

2. Ⅰ类——电压依赖性钠通道阻滞药

新分类方法保留了Ⅰa～Ⅰc 类，新增了Ⅰd 类。

（1）Ⅰa 类　适度阻滞钠通道，主要阻断开放型钠通道，τ_{rec} 在 1～10 s，延长动作电位时程（APD），抑制折返激动的形成，具有广谱抗心律失常作用，如奎尼丁（quinidine）、普鲁卡因胺（procainamide）、丙吡胺（disopyramide）等。

（2）Ⅰb 类　轻度阻滞钠通道，主要阻断失活型钠通道，τ_{rec} 甚短，<1 s，缩短 APD，对心室肌细胞的作用更大，如利多卡因（lidocaine）、苯妥英（phenytoin）、美西律（mexiletine）等。

（3）Ⅰc 类　明显阻滞钠通道，阻断开放型和失活型钠通道，对开放型和失活型的作用强度相等，τ_{rec} 非常长，>10 s，几乎不影响动作电位时程，具有广谱抗心律失常作用，如普罗帕酮（propafenone）、氟卡尼（flecainide）、莫雷西嗪（moracizine）。

（4）Ⅰd 类　晚钠电流阻滞剂，选择性抑制出现于复极期、幅度较低且持续时间长的晚期钠电流，从而缩短 APD，增加复极储备，主要用于稳定型心绞痛、室性心动过速的患者，如雷诺嗪（ranolazine）。

3. Ⅱ类药物——自主神经和腺苷受体抑制剂或激动剂

这类药物的共同作用靶点是 G 蛋白偶联受体触发的信号通路，新分类方法保留了Ⅱa 类，新增了Ⅱb～Ⅱe 类。

（1）Ⅱa　β 肾上腺素受体阻断药，可用于治疗多种快速性心律失常，包括：①非选择性 β 肾上腺素受体阻断药，如卡维地洛（carvedilol）、普萘洛尔（propranolol）和纳多洛尔（nadolol）；

②选择性 β_1 肾上腺素受体阻断药,如阿替洛尔(atenolol)、比索洛尔(bisoprolol)、美托洛尔(metoprolol)等。

(2)Ⅱb　非选择性 β 肾上腺素受体激动剂,可增快三度房室阻滞患者心室逸搏的频率,如异丙肾上腺素(isoproterenol)。

(3)Ⅱc　毒蕈碱型 M_2 受体抑制剂,可用于窦房结或希氏束以上起源的缓慢性心律失常的治疗,不适用于起源于希氏束及以下的房室阻滞,如阿托品(atropine)、山莨菪碱(anisodamine)、东莨菪碱(scopolamine)。

(4)Ⅱd　毒蕈碱型 M_2 受体激动剂,可用于终止室上性快速性心律失常或减慢心房扑动或心房颤动合并的快速心室率,如卡巴胆碱(carbachol)、毛果芸香碱(pilocarpine)、乙酰甲胆碱(methacholine)、地高辛(digoxin)。

(5)Ⅱe　腺苷 A_1 受体激动剂,可用于终止室上速及部分特发性室性心动过速,也可用于鉴别宽 QRS 波群心动过速,如腺苷(adenosine)和 ATP。

4. Ⅲ类药物——钾通道阻滞药与开放剂

新分类方法保留了原来的钾通道阻滞药Ⅲa 类,新增了Ⅲb 和Ⅲc 类。

(1)Ⅲa 类　电压门控钾通道阻滞药,包括:①非选择性钾通道阻滞药,如胺碘酮(amiodarone)、决奈达隆(dronedarone);②Kv11.1(HERG)通道介导的快速钾通道阻滞药,如多非利特(dofetilide)、伊布利特(ibutilide)、索他洛尔(sotalol);③Kv7.1 通道介导的慢速钾通道阻滞药,尚未上市;④Kv1.5 通道介导的超快钾通道阻滞药,如维纳卡兰(vernakalant);⑤Kv1.4 和 Kv4.2 通道介导的短暂钾离子外向电流阻滞剂,如替地沙米(tedisamil)。

(2)Ⅲb 类　代谢依赖钾通道开放剂,目前用于治疗心绞痛及高血压,如尼可地尔(nicorandil)、吡那地尔(pinacidil)。

(3)Ⅲc 类　递质依赖钾通道阻滞药,可用于治疗心房颤动,如 BMS 914392,还处于研究阶段。

5. Ⅳ类药物——钙触控调节剂

分为 5 个亚类,其中Ⅳc、Ⅳd 和Ⅳe 类药物是处于研究中的靶点,临床无相关药物。

(1)Ⅳa 类　细胞膜钙通道阻滞药,包括非选择性的苄普地尔(bepridil)和选择性针对 $Ca_v1.2$ 和 $Ca_v1.3$ 通道的维拉帕米(verapamil)和地尔硫草(diltiazem)。维拉帕米和地尔硫草主要用于治疗室上性心动过速、无器质性疾病的室性心动过速患者和心房颤动患者的心率控制。

(2)Ⅳb 类　肌浆网钙释放通道抑制剂,用于治疗儿茶酚胺敏感性室性心动过速,如普罗帕酮(propafenone)、氟卡尼(flecainide),是新分类中唯一的跨两个亚类的抗心律失常药物。

(3)Ⅳc 类　肌浆网钙离子——ATP 酶激动剂。

(4)Ⅳd 类　细胞膜钠钙离子交换抑制剂。

(5)Ⅳe 类　钙调蛋白激酶和磷酸化酶抑制剂。

6. Ⅴ类药物——机械敏感性通道阻滞药

抑制瞬时受体电位通道(TRPC),如 TRPC3 或 TRPC6。TRPC 亚类可以调节心肌细胞肥大的过程,目前没有临床应用中的药物。

7. Ⅵ类药物——缝隙连接通道阻滞药

通过改变缝隙连接蛋白的电导或表达发挥作用,目前没有临床应用中的药物。

8. Ⅶ类药物——上游靶向调节剂

这类药物不针对心律失常本身,但可降低心律失常导致的病死率及猝死率,改善患者预后。机制为对器质性心脏病患者心脏的结构重构和炎症反应相关的心律失常的发生发展有抑制作用。临床应用的药物包括肾素-血管紧张素-醛固酮系统抑制药(ARB 和抗醛固酮药),ω-3脂肪酸和他汀类药物。

二、抗心律失常药物的临床应用

(一)不同心律失常的选药

1. 窦性心动过速

常由运动、感情、疼痛等引起,一般不需治疗。但也可由某些疾病引起,如甲状腺功能亢进、发热、心力衰竭等,此时应根据原发病加以治疗,对确有心悸、交感神经明显兴奋者,可酌情用镇静药,无效时可用 β 受体阻断药如普萘洛尔、美托洛尔,亦可用钙通道阻滞药维拉帕米等。伊伐布雷定可降低窦房结自律性,治疗不适当性窦性心动过速(inappropriate sinus tachycardia,IST)有效。

2. 房性早搏或房室交界性早搏

无合并器质性心脏病的患者无须用药,合并器质性心脏病、频发且有症状的早搏、或早搏诱发房颤或室上速者应治疗,可选用 β 受体阻断药、普罗帕酮、维拉帕米、丙吡胺、胺碘酮或奎尼丁等。

3. 阵发性室上性心动过速

常发生在年轻无器质性心脏病患者,多数为房室或窦房结折返引起,部分是由于心房异位起搏点的自律性增高所致。其发作有突发突止的特点,可以持续数小时或更久,患者可以仅感心率快,或感到轻度胸痛和呼吸短促,尤其是发作持久时。临床上常表现为发作趋向频繁,持续时间延长,从可自行转律到需要药物转律,射频消融可根治。常用药物有普罗帕酮、维拉帕米、腺苷等,一般不主张预防用药。

4. 心房扑动与心房颤动

心房扑动(房扑)与心房颤动(房颤)是发生于心房内的、冲动频率较房性心动过速更快的心律失常。当心房异位起搏点的频率达 250～350 次/min,心房收缩快而协调为房扑。若频率>350 次/min 且不规则,则为房颤。房扑和房颤的治疗原则相同,主要治疗目标是控制症状和预防血栓栓塞。心室率控制和节律控制都可以改善症状,但都无法明确改善生存率。

(1)节律控制 节律控制是指恢复并维持窦性心律,可通过使用抗心律失常药物、经导管射频消融手术、电复律等方法来进行复律。目前,尚无研究表明节律控制在主要心血管事件和总体预后上优于心室率控制,但对于心室率控制后症状仍不缓解或心室率不易控制、年轻、心动过速性心肌病、初发房颤、急性疾病或一过性诱因导致的房颤等患者可考虑节律控制治疗。电转律成功率较高,但操作稍复杂,需镇静或麻醉;药物复律方法简单,患者易于接受,但成功率低于电复律。对于血流动力学稳定患者,药物复律可先于电复律;血流动力学不稳定时,电复律是最佳选择。氟卡尼和普罗帕酮适用于没有结构性心脏病的患者;伊布利特是一种替代药物,但存在尖端扭转型室速风险;维纳卡兰可用于轻度心力衰竭患者,包括缺血性心脏病患者,只要患者不伴有低血压或严重主动脉瓣狭窄;胺碘酮可用于心力衰竭及缺血性心脏病患者。复律后维持窦性心律的药物有胺碘酮、决奈达隆、氟卡尼、普罗帕酮、丙吡胺、索他洛尔和多非利特。

（2）控制心室率　控制心室率是房颤治疗的基本目标之一，常用药物为 β 受体阻断药、非二氢吡啶类钙拮抗药、强心苷类和胺碘酮。β 受体阻断药是房颤心室率控制的一线药物；非二氢吡啶类钙拮抗药因具有负性肌力作用，不宜用于 LVEF 降低的心力衰竭患者；强心苷类药物主要控制静息心室率，对活动后心室率控制效果不佳，但因其有正性肌力作用，可作为心力衰竭伴房颤患者的治疗药物；胺碘酮作为控制心室率的最后一种手段，仅用于上述药物使用后仍不能控制室率患者的联合治疗。

（3）抗血栓治疗　血栓栓塞并发症是房颤致死致残的主要原因，缺血性脑卒中是最常见的类型。因此，预防房颤引起的血栓栓塞事件，是房颤治疗策略中重要的一环。房颤伴瓣膜性心脏病（主要指风湿性瓣膜病二尖瓣狭窄或置入了机械心脏瓣膜）患者血栓栓塞风险增加，推荐使用维生素 K 拮抗药华法林（warfarin）进行抗凝治疗。而对于非瓣膜性房颤患者，推荐使用 CHA_2DS_2-VASc 评分系统（表 13-5）进行血栓风险评分。CHA_2DS_2-VASc 评分≥2 分的非瓣膜性房颤患者推荐使用口服抗凝药物，0 分者不需要使用抗血小板或抗凝药物，评分为 1 分的男性和 2 分的女性，可以考虑使用口服抗凝药物。口服抗凝药可以使用华法林，也可以使用新型抗凝药，如凝血酶抑制剂达比加群（dabigatran），以及 Ⅹa 因子抑制剂利伐沙班（rivaroxaban）和阿哌沙班（apixaban）。华法林预防房颤血栓效果肯定，但用药期间需监测国际标准化比率（international normalized ratio，INR）。INR 的监测频度应视患者具体情况而定，应用华法林治疗初期，至少每 3～5 日检测一次 INR，当 INR 达到目标值、华法林剂量相对固定后，每 4 周检测一次即可。华法林的抗凝作用易受食物、药物、疾病因素的影响，用药期间应尽可能保持食物中维生素 K 的摄入均衡，如患者在接受华法林治疗过程中应用了可能影响华法林作用的药物或发生其他疾患，则应增加检测频率，并视情况对华法林剂量做出调整。新型口服抗凝药物无须监测。目前的临床研究显示，新型口服抗凝药物在预防非瓣膜性房颤患者血栓栓塞事件方面不劣于、甚至优于华法林，且具有更好的安全性；但因上市时间尚短，仍需加强上市后安全性监测并积累临床应用经验，并且不适用于伴发瓣膜性心脏病的房颤患者。

表 13-5　房颤 CHA_2DS_2-VASc 评分系统

危险因素	分数
充血性心力衰竭 　心力衰竭的症状/体征或左室射血分数降低的客观证据	1
高血压 　至少两次静息血压＞140/90 mmHg 或正在降压治疗	1
年龄≥75 岁	2
糖尿病 　空腹血糖＞125 mg/dl（7 mmol/L）或口服降糖药物和/或胰岛素治疗	1
既往卒中，短暂性脑缺血发作，或血栓栓塞	2
血管疾病 　既往心肌梗死，外周动脉疾病，或主动脉斑块	1
年龄 65～74 岁	1
性别（女性）	1

6. 室性心律失常

室性心律失常包括室性早搏(室早)、非持续性与持续性室性心动过速(室速)、心室扑动(室扑)和心室颤动(室颤)。室性心律失常的治疗,需根据心电图图形、发作时间、有无器质性心脏病、预后等方面综合管理,不能盲目应用抗心律失常药物。室性心律失常的药物治疗包括中止发作和远期预防。

(1)中止发作的药物选择 心脏骤停多为无脉性室速和室颤所致,首选胺碘酮治疗;急性冠脉综合征患者使用β受体阻断药可降低室颤发生率;持续性单形性室速可使用普鲁卡因胺或胺碘酮;反复单形性室速,推荐使用胺碘酮、β受体阻断药或普鲁卡因胺;多形性室速、室速风暴,可使用β受体阻断药、胺碘酮,对于急性心肌梗死引起的多形性室速,也可使用利多卡因;对起源于右室流出道的特发性室速可选用维拉帕米、普罗帕酮、β受体阻断药、腺苷或利多卡因;对左室特发性室速,首选维拉帕米;对于尖端扭转型室速,首选硫酸镁,无效时可使用利多卡因、美西律或苯妥英,异丙肾上腺素通过增快心率有助于控制扭转型室速,但可能使部分室速恶化为室颤,使用时应小心。

(2)远期预防的药物选择 β受体阻断药是预防室性心律失常的唯一的一线药物,只有当该药的剂量已达靶剂量或最大耐受量仍然无效时可考虑应用胺碘酮或索他洛尔。应针对心力衰竭、缺血性心脏病等积极治疗,以降低室性心律失常的发生率及死亡率。

(二)抗心律失常药物的致心律失常作用

抗心律失常药主要治疗快速型心律失常,但在应用过程中,可使原有的心律失常加重或诱发新的心律失常,后者即称为药物的致心律失常(proarrhythmia)作用。其发生机制可能与药物对正常和异常心肌组织的作用不同、药物在心脏组织中分布浓度不同、造成心脏电活动不均一性有关;另一种可能机制是抗心律失常药可以引起早后除极的触发活动。Ⅰa类药物延长APD与复极化,易致2、3相中电位振荡。此外,抗心律失常药常能延长APD,从而增加迟发后除极电位的幅度,易引起触发活动,导致尖端扭转型室性心动过速。

致心律失常的发生率随药物而不同,使用单个药物约为6%～28%,平均13.7%。如英卡尼、氟卡尼、氯卡尼分别为28.1%、13.8%、14.6%;利多卡因、美西律、莫雷西嗪分别为16%、14.1%及14.5%;奎尼丁、普鲁卡因胺分别为11%或12%等。由于抗心律失常药的致心律失常现象,临床应用时应更加慎重。一旦发现该反应,首先停用所使用的抗心律失常药,且不采用同类抗心律失常药,测定血浆电解质浓度,包括血钾和血镁,然后根据具体情况给予不同处理。

案例解析:

本患者为风湿性心脏病、心瓣膜病引起的慢性心力衰竭,本次住院是由于慢性心力衰竭急性加重。首先应给予利尿药治疗,首选袢利尿剂静脉使用,可联用醛固酮受体拮抗药;因患者血压偏低,不宜使用扩血管药物;如利尿效果不佳,可使用正性肌力药,如多巴胺等;患者心力衰竭好转后可将袢利尿剂改为氢氯噻嗪,长期使用。此外,患者合并心房颤动,心超发现左心耳内血栓,需使用华法林抗凝,在心力衰竭好转可使用β受体阻断药控制心室率。

(徐慧敏、王梦令、张纬萍)

第十四章　心血管系统疾病用药的临床药理
Ⅱ.高血压和缺血性心脏病治疗药物

案例：

　　男性,78岁,10余年前在社区体检时发现血压偏高,约180/100 mmHg,因自觉无不适未服药治疗。1年前因活动后偶感胸闷到当地医院就诊,给予硝苯地平片降压治疗,血压仍控制不佳。6 h前无明显诱因下出现胸闷、胸痛不适,前胸部为主,伴乏力气促,自服救心丸未见好转,胸痛持续不能缓解,遂来急诊。查心电图示:窦性心律,广泛前壁异常Q波伴ST段弓背型抬高。请为该患者制订合理的治疗方案。

第一节　高血压的药物治疗

一、概述

　　高血压是最常见的慢性病,也是心脑血管疾病最主要的危险因素,其脑卒中、心肌梗死、心力衰竭及慢性肾脏病等主要并发症,不仅致残、致死率高,而且严重消耗医疗和社会资源,给家庭和社会造成沉重负担。2017年11月,美国高血压指南将高血压定义修改为血压≥130/80 mmHg,但中国高血压诊断标准仍采用收缩压≥140 mmHg(1 mmHg＝0.133 kPa)和(或)舒张压≥90 mmHg的标准。根据血压升高水平,又进一步将高血压分为1级、2级和3级(表14-1)。高血压及血压水平是影响心血管事件发生和预后的独立危险因素,但是并非唯一决定因素,大部分高血压患者还有血压升高以外的心血管危险因素(如吸烟、血脂异常、肥胖、早发心血管病家族史等)。根据血压水平、心血管危险因素、靶器官损害、临床并发症和糖尿病进行心血管风险分层,将高血压分为低危、中危、高危和很高危4个层次。高血压大多数病因不明,称为原发性高血压;约5％～10％的高血压有明确病因,称为继发性高血压。

表 14-1　中国高血压防治指南(2018 年)对高血压的分类及定义

类别	收缩压(mmHg)		舒张压(mmHg)
正常血压	<120	和	<80
正常高值	120～139	(或)	80～89
高血压	≥140	(或)	≥90
1级高血压(轻度)	140～159	(或)	90～99
2级高血压(中度)	160～179	(或)	100～109
3级高血压(重度)	≥180	(或)	≥110
单纯收缩期高血压	≥140	和	<90

　　注:若患者的收缩压与舒张压分属不同的级别,则以较高的分级为准。单纯收缩期高血压也可按照收缩压水平分为1、2、3级。

　　治疗高血压的主要目的是最大限度地降低心脑血管并发症发生和死亡的总体危险。高血压患者常伴有其他危险因素、靶器官损害或临床疾患，需要进行综合干预，在治疗高血压的同时，干预所有其他的可逆性心血管危险因素（如吸烟、血脂异常或肥胖等），并适当处理同时存在的各种临床情况。抗高血压治疗包括非药物和药物两种方法，降压药物治疗的时机取决于心血管风险评估水平，大多数患者需长期、甚至终生坚持治疗。治疗期间需定期测量血压，规范治疗，改善治疗依从性，尽可能实现降压达标，坚持长期、平稳、有效地控制血压。

（一）高血压发病因素及抗高血压药作用环节

1. 中枢神经和交感神经

　　大脑皮层、皮层下及脑干等多个脑区对血压有调节作用，这些脑区功能失调，就可引起外周交感神经兴奋性增加，血压增高。这一过程涉及一系列改变，包括心血管调节中枢兴奋、肾上腺髓质分泌、交感神经节兴奋、交感神经末梢释放去甲肾上腺素、血管平滑肌等效应器官的肾上腺素受体激动等，并引发增压效应。因此，作用于上述不同环节的药物都具有抗高血压作用。作用于该系统的药物有：①中枢性降压药（可乐定、甲基多巴等）；②神经节阻断药（樟磺咪芬等）；③去甲肾上腺素能神经末梢阻滞药（利血平、胍乙啶等）；④肾上腺素受体阻断药，如 α_1 受体阻断药哌唑嗪等；β 受体阻断药普萘洛尔、美托洛尔等；α 及 β 受体阻断药拉贝洛尔、卡维地洛、阿罗洛尔等。

2. 肾素-血管紧张素-醛固酮系统（renin-angiotensin-aldosterone system，RAAS）

　　由肾小球旁细胞分泌的肾素（renin）可将血管紧张素原水解为血管紧张素Ⅰ（Ang Ⅰ），Ang Ⅰ活性弱，经过肺循环中血管内皮表面的血管紧张素转化酶（angiotensin converting enzyme，ACE）作用后转化为活性较强的 Ang Ⅱ。Ang Ⅱ作用于其受体（AT_1 受体），产生如下作用：①收缩小动脉平滑肌，增高外周阻力。Ang Ⅱ的加压作用为肾上腺素的 10～40 倍；②作用于交感神经末梢，增加交感神经末梢释放去甲肾上腺素；③刺激肾上腺皮质球状带，促进醛固酮分泌，进而增加肾小管远端及集合管对 Na^+ 的吸收，导致水钠潴留。作用于肾素-血管紧张素系统（RAS）的抗高血压药物主要有血管紧张素转化酶抑制药（angiotensin-converting enzyme inhibitors，ACEI）及血管紧张素Ⅱ受体（AT_1）阻断药（angiotensin receptor blockers，ARB）。肾素抑制剂可通过抑制肾素的活性发挥降压作用，但目前尚未在我国上市。

3. 血管功能异常

　　（1）血管平滑肌收缩　　血管平滑肌收缩增强是血压增高的主要因素。钙通道阻滞药、钾通道开放药和其他血管平滑肌扩张药可减弱血管平滑肌收缩，具有降压作用。

　　（2）管壁弹性改变　　高血压病主要病变在小动脉。凡使小动脉痉挛、增殖或硬化，使之口径变小，动脉壁顺应性减小的病变都可升高血压；能舒张小动脉平滑肌、抑制其增殖、减轻血管硬化的药物，则可降低血压或减少高血压并发症。

　　（3）内皮功能异常　　血管内皮释放的一氧化氮（nitric oxide，NO）是内源性血管舒张因子；血管内皮释放的内皮素是内源性血管收缩因子。含硝基的药物（如硝酸甘油、硝普钠）可释放 NO，进而激活鸟苷酸环化酶，增加血管平滑肌细胞内 cGMP，进一步激活依赖于 cGMP 的蛋白激酶，使肌球蛋白轻链去磷酸化而使血管平滑肌松弛，血管扩张，可用于急性高血压症状的控制。

4. 其他

血液黏滞度、血管舒缓素-激肽系统、前列腺素系统、胰岛素抵抗等因素也参与某些高血压或高血压症状的发生。影响这些环节的药物都有一定的抗高血压应用价值。

二、常用抗高血压药

(一)利尿药

1. 药理作用

用药早期因为利尿作用使血容量减少而降低血压,后期由于长期排钠,使小动脉平滑肌细胞内缺 Na^+ ,减少 Na^+-Ca^{2+} 交换,细胞内 Ca^{2+} 减少,使血管平滑肌对缩血管物质的反应性减小。部分利尿药除利尿作用外,尚有扩血管作用,如吲达帕胺(indapamide)。利尿药可单独用于轻度高血压患者,或者与其他降压药合用,常作为抗高血压的基础用药。

2. 临床应用

(1)氢氯噻嗪(hydrochlorothiazide,双氢克尿噻,双克)作用于肾单位远曲小管近端 Na^+-K^+ ATP 酶,是最常用于治疗高血压的利尿药,对正常人无降压作用,而对高血压患者以降低收缩压为主,特别适合老年高血压、难治性高血压、心力衰竭合并高血压和盐敏感性高血压等患者。氢氯噻嗪 12.5～25 mg/d 即可抗高血压,同时可伴有 RAS 激活、尿酸、总胆固醇、甘油三酯、低密度脂蛋白、极低密度脂蛋白升高。

(2)高效利尿药,如呋塞米(furosemide,速尿)作用于肾单位髓袢升支粗段 Na^+-K^+-$2Cl^-$ 共转运子,作用强而迅速,抗高血压作用则与剂量成正比。适用于重度高血压危象、慢性肾功能不全伴高血压等的治疗。

(3)保钾利尿药,如螺内酯(spirolactone,安体舒通)常与其他排钾利尿药合用,以增加利尿效应及减少钾的排出,尤其是合并心功能不全或心肌梗死的患者,禁用于合并肾功能衰竭和高血钾的患者。

3. 不良反应

除了保钾利尿,利尿药最常见的不良反应是低钾,一般能耐受,但对正在服用地高辛的患者,或有心律失常、急性心肌梗死、左室功能衰竭的患者则有危险性。长期用药可出现低血钾、低血氯、低血镁、高尿酸血症、高血钙、高血糖、高血脂等;偶致氮质血症。电解质紊乱常表现为疲倦、乏力、恶心、呕吐、眩晕、食欲不振等。用药时应注意血电解质紊乱;与强心苷合用或肝功能严重不良时必须补钾,以免诱发心律失常或肝昏迷;痛风患者禁用噻嗪类利尿药,高血钾与肾衰竭患者禁用醛固酮受体拮抗药。合用 ACEI 或 ARB 时,对糖尿病、肾功能不全者,补钾应慎重。

(二)肾上腺素受体阻断药

1. β 受体阻断药

本类药物是高血压的基础用药之一,包括:①选择性 β_1 受体阻断药,如美托洛尔、阿替洛尔、比索洛尔等;②非选择性 β 受体阻断药,如普萘洛尔、吲哚洛尔、氧烯洛尔等。两类药物又分为有或无内在拟交感活性两种。选择性 β_1 受体阻断药治疗高血压的作用优于非选择性 β 受体阻断药,特别对伴有肺阻塞性疾病或 1 型糖尿病患者。具有内在拟交感活性的 β 受体阻断药(吲哚洛尔、氧烯洛尔等)对高血压伴肺阻塞性疾病、房室传导减慢、潜在性心力衰竭患者或糖尿病患者,优于无内在拟交感活性的 β 受体阻断药。β 受体阻断药还能用于心绞痛、心律失常的治疗,长期应用尚有抑制与逆转高血压引起的左心室肥厚的作用。

(1)药理作用　抗高血压有关的作用包括:①阻断心脏 β_1 受体,减慢心率,减弱心肌收缩,使心输出量减少;②阻断肾小球旁细胞 β 受体,减少肾素释放;③阻断交感神经末梢突触前膜上的 β 受体,抑制正反馈调节作用,使去甲肾上腺素释放的作用减弱或消失;④阻断中枢 β 受体;⑤促进前列腺素(prostaglandin,PG)的合成。

(2)临床应用　β 受体阻断药适用于伴快速性心律失常、冠心病、慢性心力衰竭、交感神经活性增高以及高动力状态的高血压患者。①普萘洛尔(propranolol,心得安)是最经典的非选择性 β 受体阻断药,降压作用缓慢、持久、中等偏强,适用于治疗轻、中度原发性及肾性高血压。目前临床已经很少使用,仅用于甲状腺功能亢进(甲亢)伴有高血压的患者。②美托洛尔(metoprolol,美多心安,倍他乐克)是选择性 β_1 受体阻断药,无内在拟交感活性,有膜稳定作用,作用强度相当于普萘洛尔,略小于阿替洛尔。适用于轻、中度高血压,高血压伴心绞痛或心肌梗死或心律失常或甲亢患者,年龄<50岁高血压患者,特别是对心率增快、脉压大的患者疗效优于利尿剂,对肾功能不良者亦可应用。美托洛尔的不良反应较普萘洛尔轻而短暂。③阿替洛尔(atenolol,氨酰心安)也是选择性 β_1 受体阻断药,降压作用快而持久,强度中等,对水钠潴留影响较其他 β 受体阻断药小,延缓血糖水平恢复的作用也较其他 β 受体阻断药小。不良反应较普萘洛尔轻,对 β_2 受体影响小,诱导支气管收缩作用不明显,高血压伴肺阻塞性疾病慎用。但临床研究显示,该药并不能降低高血压患者病死率或主要心血管病事件的发生。④比索洛尔(bisoorolol)也是选择性 β_1 受体阻断药,降压效果与美托洛尔相当,对 β_1 受体的选择性较阿替洛尔和美托洛尔更高,故对呼吸系统的影响作用轻微。对糖脂代谢无明显影响,中枢神经系统不良反应较少。

应用本类药物时应注意剂量个体化,小剂量开始口服逐渐增加直至降压满意为止。不宜突然停药,突然停药可导致血压骤升,冠心病患者可诱发心绞痛、心律失常、心肌梗死等,一般须2周内逐渐减量停药。

(3)不良反应　常见的不良反应有疲乏、肢体冷感、胃肠不适等,可引起心动过缓、低血压、昏厥、房室传导阻滞、诱发或加重心力衰竭、诱发或加重哮喘、鼻塞、流涕、雷诺氏现象(外周血管收缩、四肢厥冷、间隙性跛行、脉搏无法触及等),还可能影响糖、脂代谢。合并哮喘、二度及以上房室传导阻滞和严重心动过缓的高血压患者禁用。慢性阻塞性肺疾病、运动员、周围血管病或糖耐量异常者慎用。

2. α_1 受体阻断药

选择性阻断血管平滑肌突触后膜的 α_1 受体,使血管扩张,外周阻力降低,血压下降,对心率无明显影响,心排出量不变或稍增,对血脂可产生有益的影响,不易产生耐受性。常用药物有哌唑嗪(prazosin)、多沙唑嗪(doxazosin)、特拉唑嗪(terazosin)、乌拉地尔(urapidil)等。

(1)药理作用　选择性阻断血管平滑肌突触后膜的 α_1 受体,使血管扩张,致外周血管阻力下降及回心血量减少,从而降低收缩压和舒张压。哌唑嗪、多沙唑嗪、特拉唑嗪能阻断前列腺 α_1 受体,改善轻、中度良性前列腺增生的排尿困难,适用于高血压伴前列腺增生患者。乌拉地尔具有拮抗突触后膜 α_1 受体和外周 α_2 受体双重阻断作用,还可激活中枢 5-羟色胺 1A 受体,降低延髓心血管调节中枢的交感反馈而降低血压;还有轻度 β_1 受体阻断作用,降压的同时不引起反射性心动过速;降压时伴有外周阻力下降,肾血流量增加,扩张静脉、动脉,能降低心脏前后负荷,降低肺动脉高压,改善心搏出量;不引起水钠潴留,对血糖、血脂无不良影响,不增加颅内压,因此适用于各种高血压急症。

(2)临床应用 不作为一般高血压治疗的首选药,适用于高血压伴前列腺增生患者,也用于难治性高血压患者的治疗。开始给药应在入睡前,以预防发生体位性低血压,使用中注意测量坐、立位血压,口服给药最好使用控释制剂。①哌唑嗪降压作用中等偏强,作用快,服用时可出现首剂现象,不良反应较其他同类药常见。②特拉唑嗪降压作用与哌唑嗪相当,半衰期较长,约12 h,降压作用缓和而持久,较少发生体位性低血压。③多沙唑嗪是长效血管平滑肌选择性 α_1 受体阻断药,阻断 α_1 受体强度为哌唑嗪的1/2,但作用时间长,半衰期达22 h,较少发生体位性低血压。④乌拉地尔静脉用药5 min内起效,30~60 min的降压幅度可达25%左右,适用于治疗重度高血压、高血压伴急性左侧心力衰竭、高血压危象,手术前、中、后的控制性降压。

(3)不良反应 常见头晕、头痛、瞌睡、无力、心悸、恶心等,减少剂量可逐渐减轻。严重不良反应为首剂现象,表现为首次用药0.5~2 h后出现严重体位性低血压、眩晕、心悸,可伴有晕厥、意识丧失,在剂量过大、剂量增加过快或合用其他降压药时易于发生,首次服药建议减半使用。长期应用5%的患者可发生呕吐、腹泻、便秘、腹部不适等。偶致阳痿、阴茎勃起异常、幻觉、感觉异常、关节痛、短暂白细胞计数下降、血尿酸浓度升高等。也可能发生各种皮肤反应。

3. α、β受体阻断药

本类药物具有 α、β受体的阻断作用,兼两种阻断药的特点,对 β受体的阻断作用强于对 α受体的阻断作用,但比值有差异,如卡维地洛(carvedilol)对 α、β受体的阻断作用比值为1∶10,阿罗洛尔(arotinolol)为1∶8,拉贝洛尔(labetalol,柳胺苄心定)口服时为1∶3,静注时为1∶6.9。

(1)药理作用 ①阻断心脏 β_1 受体可减慢心率,延缓房室传导,抑制心肌收缩,从而降低血压,减少心肌耗氧;②阻断肾小球旁细胞 β_1 受体可抑制肾素分泌,抑制 RAAS 活性,发挥降压作用;③阻断血管平滑肌突触后膜 α_1 受体可扩张血管,降低外周血管阻力,降低血压,扩张冠状动脉,增加肾脏血流;④直接作用于中枢神经系统 β受体,通过降低交感神经张力而降低血压。由于 α、β受体阻断药具有 β受体和 α受体双重阻断作用,所以能部分抵消彼此的不良反应,例如减轻 α_1 受体阻断所引起的反射性心动过速,减少或消除由于 β受体阻断而导致的外周血管收缩和糖、脂代谢异常。

(2)临床应用 与 β受体阻断药一样,适用于伴快速性心律失常、冠心病、慢性心力衰竭、交感神经活性增高以及高动力状态的高血压患者。阿罗洛尔、卡维地洛和拉贝洛尔对 β受体和 α_1 受体阻断强度不一,因此临床效果存在一定差异,加之不同患者对药物反应性不同,用药需遵循个体化原则。卡维地洛主要用于伴有冠心病、心力衰竭、慢性肾脏病、糖脂代谢异常的患者;阿罗洛尔适用于以舒张压升高为主的中青年患者,合并慢性肾脏病、原发性震颤的高血压患者;拉贝洛尔适用于妊娠高血压、高血压合并脑卒中的患者,静脉制剂也可用于高血压急症、高血压脑病、手术后高血压及麻醉中控制血压等。一般从小剂量开始,根据患者血压和心率反应以及耐受状况调整剂量。长期应用此类药物不宜骤然停药,如需停用应在1~2周内逐渐减量。

(3)不良反应 可产生 β受体阻断药与 α受体阻断药的不良反应,一般发生在治疗早期,症状轻微而短暂。有头晕、疲乏、恶心、呕吐、食欲减退、感觉异常、鼻充血、射精困难、阳痿、水肿等。静注时可产生体位性低血压,并可能伴晕厥、意识丧失;也可能诱发与加重心力衰竭、心动过缓、房室传导阻滞等。

(三)作用于肾素-血管紧张素-醛固酮系统的抗高血压药

1. 血管紧张素转化酶抑制药(ACEI)

本类药物包括卡托普利(captopril)、依那普利(enalapril)、福辛普利(fosinopril)、螺普利(spirapril)、贝那普利(benazepril)、雷米普利(ramiperil)、培哚普利(perindorpril)、西拉普利(cilazapril)、喹那普利(quinapril)、赖诺普利(lisinopril)等。

(1)药理作用 ①抑制血管组织中的 ACE,使 Ang Ⅰ 不能转变为 Ang Ⅱ,从而松弛血管平滑肌;减弱 Ang Ⅱ 促去甲肾上腺素释放的作用。②抑制缓激肽水解酶,使缓激肽增多,发挥扩血管作用。③促进血管内皮释放血管内皮松弛因子(endothelial-derived relaxing factor, EDRF)及内皮依赖性超极化因子,促进血管扩张。④减少醛固酮分泌,减轻水钠潴留。上述作用导致血管扩张、血压降低、心脏前后负荷减轻。此外,还有促进 PGE_2、PGI_2 形成,抑制与逆转动脉壁、心室肥厚,抗动脉粥样硬化,改善心脏舒缩功能,保护肾等作用。

(2)临床应用 ACEI 降压作用明确,大多 1 h 内出现降压效应,但需要几天甚至几周才能达到最大降压效应,对糖脂代谢无不良影响。限盐或加用利尿剂可增加 ACEI 的降压效应。尤其适用于伴慢性心力衰竭、心肌梗死后伴心功能不全、心房颤动预防、糖尿病肾病、非糖尿病肾病、代谢综合征、蛋白尿或微量白蛋白尿患者。除卡托普利、赖诺普利外,大多数 ACEI 是前体药物,需在体内经肝和消化道水解成活性代谢产物而发挥作用。大多数 ACEI 主要经肾排泄,肾功能不全可严重影响 ACEI 的排泄,但福辛普利和螺普利经肝及肾消除几乎相等,因此,在肝功能不全或肾功能不全时可相互代偿。

(3)不良反应 最常见不良反应为持续性干咳,多见于用药初期,症状较轻者可坚持服药,不能耐受者可改用 ARB。其他不良反应有低血压、皮疹,偶见血管神经性水肿及味觉障碍。长期应用有可能导致血钾升高,应定期监测血钾和血肌酐水平。禁忌证为双侧肾动脉狭窄、血管神经性水肿、高钾血症及妊娠妇女。

2. AT_1 受体阻断药(ARB)

参与血压调节的受体主要为 AT_1 受体。自 1992 年第一个非肽类 AT_1 受体阻断药氯沙坦(losartan)在临床使用以来,目前已有厄贝沙坦(irbesatan)、替米沙坦(telmisartan)、缬沙坦(valsartan)、坎地沙坦(candesartan)、奥美沙坦(oimesartan)等。由于组织中的 Ang Ⅱ 主要是经糜酶代谢产生的,ACEI 对 Ang Ⅱ 的阻断作用并不完全,而 ARB 可完全阻断 Ang Ⅱ 的作用,避免了"Ang Ⅱ 逃逸现象",具有较好的降压效果。

(1)药理作用 阻断 Ang Ⅱ 与 AT_1 受体结合引起的血管收缩、醛固酮释放等生物效应,从而降低血压。

(2)临床应用 ARB 降压药效呈剂量依赖性,适用于轻、中、重度高血压患者,尤其适用于伴左心室肥厚、心力衰竭、心房颤动预防、糖尿病肾病、冠心病、代谢综合征、微量白蛋白尿或蛋白尿患者,以及不能耐受 ACEI 的高血压患者。替米沙坦对 AT_1 受体的阻断作用最强,半衰期长达 24 h,并具有选择性激动过氧化物酶体增殖物激动受体(peroxisome proliferators-activated receptors, PPAR)-γ 的作用,可改善糖脂代谢。替米沙坦主要通过胆汁排泄,因此不应用于胆汁淤积、胆道梗阻或严重肝功能不全者,在轻中度肝功能损害的患者中需慎用并减少剂量,其他 ARB 可通过肝、肾双通道排泄。氯沙坦具有降尿酸作用,适用于伴有高尿酸血症的高血压患者。

（3）不良反应 少见,但不良反应并不随剂量增加而增加,偶有腹泻,长期应用可升高血钾,应注意监测血钾及肌酐水平变化。双侧肾动脉狭窄、妊娠妇女、高钾血症者禁用。

(四)钙通道阻滞药

根据激活方式的不同,钙通道分为电压门控型(分为 L、T、N、P 等亚型)和配体门控型,钙通道阻滞药对电压门控钙通道的阻滞作用比较强。钙通道阻滞药分类方法较多,世界卫生组织在 1987 年将钙通道阻滞药分为选择性钙通道阻滞药和非选择性钙通道阻滞药两大类;又根据其化学结构和药理作用不同,将钙通道阻滞药进一步分为六类。在临床中,主要根据化学结构分为二氢吡啶类[如硝苯地平(nifedipine,硝苯吡啶)、尼群地平(nitrendipine)、非洛地平(felodipine)、尼卡地平(nicardipine)、伊拉地平(isradipine)、氨氯地平(amlodipine)等]和非二氢吡啶类[如维拉帕米(verapamil)、地尔硫草(diltiazem)]。

（1）药理作用 选择性阻断电压依赖钙通道,使细胞外钙不能进入细胞内,导致平滑肌、心肌细胞内钙缺乏,从而扩张小动脉,降低外周阻力,使血压下降。

（2）临床应用 用于抗高血压的钙通道阻滞药主要是二氢吡啶类药物,为抗高血压基础用药之一,适用于各种轻、中度或重度高血压,尤其是单纯性收缩压升高的老年患者。本类药物的优点是:①不影响脂代谢、糖代谢及电解质平衡,较少引起水钠潴留,无耐受性;②不引起体位性低血压、哮喘、性功能障碍;③抑制和逆转高血压患者心肌、血管肥厚,减少动脉硬化灶;④增加尿酸清除率,适用于高血压伴痛风及老年患者;⑤兼有抗心绞痛与抗心律失常作用;⑥停药时很少出现停药反应。硝苯地平、非洛地平半衰期较短,为平稳降压,最好选择缓释和控释剂型。氨氯地平半衰期为 40～50 h,拉西地平亲脂性高、作用时间长,是比较理想的口服降压药物。

（3）不良反应 反射性交感神经激活导致心跳加快、面部潮红、脚踝部水肿、牙龈增生等。二氢吡啶类钙通道阻滞药没有绝对禁忌证,但心动过速与心力衰竭患者应慎用。急性冠状动脉综合征患者一般不推荐使用短效硝苯地平。非二氢吡啶类钙通道阻滞药的常见不良反应包括抑制心脏收缩功能和传导功能,有时也会出现牙龈增生。二至三度房室传导阻滞、心力衰竭患者禁忌使用。

(五)其他抗高血压药

1. 主要作用于中枢神经系统的抗高血压药

第一代中枢性降压药有可乐定(clonidine)、甲基多巴(methyldopa)、胍那苄(guanabenz)、胍法辛(guanfacine),新一代咪唑啉受体激动药有莫索尼定(moxonidine)和利美尼定(rilmenidine)。

（1）药理作用 本类药物激动延脑中枢 α_2 受体,可乐定和新一代药物可作用于延髓腹外侧核咪唑啉 I_1 受体,抑制中枢神经系统发放交感神经冲动,致使心率减慢,心排出量减少,外周血管阻力降低,并能抑制肾素释放。

（2）临床应用 一般作为二线药物治疗中、重度高血压;通常与其他降压药物联用,增强降压效果。可乐定可用于降压与偏头痛的治疗,甲基多巴是妊娠高血压的首选药物。

（3）不良反应 常见口干、嗜睡、便秘、乏力等不良反应。长期应用可乐定后突然停药,可引起血压再度增高,宜缓慢减量后停药。

2. 血管扩张药

本类药物包括直接扩张血管平滑肌药[如肼屈嗪（hydralazine，肼苯哒嗪）、硝普钠（sodium nitroprusside）]和钾通道开放药[如米诺地尔（minoxidil）、二氮嗪（diazoxide）等]。也可根据对动、静脉选择性差异，分为主要扩张小动脉药（如肼屈嗪、米诺地尔、二氮嗪）和对动、静脉均有舒张作用的药物（如硝普钠）。

（1）药理作用　松弛血管平滑肌，降低外周血管阻力而降压。长期应用可增高交感神经活性和增强肾素活性。

（2）临床应用　不宜单用，一般作为二线药物治疗，常与利尿剂和 β 受体阻断药等合用，以提高疗效、减少不良反应。硝普钠主要用于高血压危象，需临用前配制，避光静脉滴注。

（3）不良反应　头痛、眩晕、颜面潮红、低血压、心悸等，与扩血管作用有关。长时期大剂量使用肼屈嗪可引起类红斑狼疮综合征。硝普钠长期或大剂量应用，可由于硫氰化物蓄积而发生中毒，可导致甲状腺功能减退。二氮嗪可抑制 β 细胞分泌胰岛素而引起高血糖。

三、高血压病的治疗原则

高血压发病率呈逐年增加并有年轻化趋势，预防与治疗问题显得非常突出。高血压除心血管系统的病理生理改变外，内外环境许多因素影响高血压发病过程，因此治疗与预防应从多方面着手。高血压治疗一般分为非药物治疗与药物治疗。

(一)非药物治疗

主要指生活方式干预，即去除不利于身体和心理健康的行为和习惯。其不仅可以预防或延迟高血压的发生，还可以降低血压，提高降压药物的疗效，从而降低心血管风险。包括：①控制钠盐摄入，<5 g/d，增加钾盐摄入；②控制体重；③戒烟；④不过量饮酒，每日酒精摄入量男性不超过 25 g，女性不超过 15 g；⑤体育运动，如步行、慢跑、骑车、游泳等，坚持每天 30 min 左右；⑥减轻精神压力，保持心理平衡。

(二)药物治疗

1. 理想的抗高血压药

应具备以下特点：①降压作用显著，降压时间长，持续平稳，血压的谷/峰（T/P）比率应<50%。②可口服，服药次数少，每天 1～2 次为佳。③不引起水钠潴留，无耐受性，不引起肾素增加及不良的脂代谢作用。④抑制与逆转高血压引起的左心室及血管肥厚。⑤与其他降压药合用有协同作用，无拮抗作用。但是，所有药物都难以完全符合这些条件，应根据患者特点选药，或适当联合用药以取长补短。目前推荐使用的一线降压药物为钙通道阻滞药、ACEI、ARB、利尿剂和 β 受体阻断药。

2. 用药基本原则

总目标是通过降压治疗使高血压患者的血压控制在理想的范围，以期降低心脑血管疾病和肾病死亡及患病率。

（1）降压目标　在患者能耐受的情况下，逐步降压达标。①一般高血压患者，血压<140/90 mmHg；②年龄≥80 岁且未合并糖尿病或慢性肾脏疾病的高血压患者，血压<150/90 mmHg。

（2）治疗原则　治疗高血压的主要目的是降低心脑血管并发症的发生和死亡风险，因此治疗原则为:①降压达标:不论采用何种治疗,将血压控制在目标值以下是根本。②平稳降压:告知患者长期坚持生活方式干预和药物治疗,保持血压长期平稳至关重要;此外,长效制剂有利于每日血压的平稳控制,对减少心血管并发症有益,推荐使用。③综合干预管理:选择降压药时应综合考虑其合并症情况;此外,对于已患心血管疾病及具有某些危险因素的患者,应考虑给予抗血小板及调脂治疗,以降低心血管疾病再发及死亡风险。

(3)联合用药　对血压≥160/100 mmHg、高于目标血压 20/10 mmHg 或高危及以上患者,起始即可采用小剂量 2 种药物联合治疗,或用固定配比复方制剂。联合用药需选择作用机制不同的药物联合应用。联合应用时,各药的剂量要适当调整,以免降压过快或过低,导致心、脑、肾供血不足。钙通道阻滞药可与 ACEI、ARB、利尿剂、β受体阻断药任意一种联用,也可使用 ACEI/ARB 与利尿药联用,如患者合并冠心病或心力衰竭,则推荐使用 ACEI/ARB 与 β受体阻断药联用,不推荐 ACEI 与 ARB 联用。若两药联合降压仍未达标,可采用三种药物联合,可选择钙通道阻滞药＋ACEI/ARB＋利尿剂,或钙通道阻滞药＋ACEI/ARB＋β受体阻断药的联用方案。

(4)治疗方案的个体化　抗高血压药存在明显的个体差异,应根据年龄、血压水平、伴随疾病状况(如肝肾功能、心血管状况)、危险因素(如肥胖、糖尿病、高脂血症、家族史等)、生理生化状况(如心率、血浆肾素水平)、对降压药的治疗反应以及不良反应耐受程度选药,逐步摸索出最优药物、最适剂量与用法,达到最小不良反应,长期用药的目的。此外,还需考虑患者个人意愿或长期承受能力。

3. 高血压伴合并症时的选药

在存在合并症的情况下,可优先选择某类降压药物(表14-2),有时可将这些临床情况称为适应证。

表 14-2　根据适应证选择抗高血压药

强适应证	利尿药	β受体阻断药	ACEI	ARB	钙通道阻滞药
左心室肥厚			√	√	√
稳定型冠心病		√	√	√	√
心肌梗死后	√	√	√	√	
心力衰竭	√	√	√	√	
心房颤动预防			√	√	
颈动脉内膜增厚					√
蛋白尿/微量白蛋白尿			√	√	
糖尿病			√	√	
肾功能不全	√		√	√	
脑血管病	√		√	√	√
老年人	√		√	√	√
血脂异常			√	√	

第二节　缺血性心脏病的药物治疗

一、概述

缺血性心脏病(ischemic heart disease)是冠状动脉(冠脉)粥样硬化等病变引起的冠脉腔狭窄或阻塞,冠脉痉挛导致心脏局部血液灌流量绝对或相对不足,造成心肌缺血、坏死等改变。

1. 缺血性心脏病的临床表现

缺血性心脏病有 5 种基本类型,各型临床表现可以单独或合并出现。

(1)隐匿型　无心肌缺血症状或症状不典型,但有心电图或其他心肌缺血证据。

(2)心绞痛型　为一过性心肌供血不足引起,表现为发作性胸骨后疼痛。①稳定型心绞痛,是由于劳力引起心肌缺血,导致胸部及附近部位的不适,可伴心功能障碍,但没有心肌坏死。②不稳定型心绞痛,包括静息型、初发型、恶化型心绞痛,多是由于冠状动脉粥样斑块破裂,伴有不同程度的表面血栓形成及远端血管栓塞所致。变异型心绞痛是不稳定型心绞痛中的一种特殊类型,表现为静息心绞痛,是由冠状动脉痉挛引起的。

(3)心肌梗死型　冠状动脉的粥样斑块硬化破裂、血栓形成,使心肌严重缺血缺氧,持续时间长,造成心肌细胞坏死。典型症状为胸前区剧烈疼痛,休息和硝酸甘油不能缓解,疼痛时间长达 30 min 以上,并有心电图 ST-T 的演变和出现 Q 波,伴血清心肌酶变化。急性期常可合并心力衰竭、心律失常,甚至心源性休克。

(4)心力衰竭和心律失常型　表现为心脏扩大、心功能不全、心律失常,为长期心肌缺血导致心肌纤维化所致,又称缺血性心肌病。

(5)猝死型　心肌缺血引起心肌电生理紊乱,发生严重心律失常而致突然死亡。

急性冠脉综合征(acute coronary syndrome, ACS)是指冠状动脉内不稳定的粥样斑块破裂或糜烂引起血栓形成所导致的心脏急性缺血综合征,涵盖了 ST 段抬高型心肌梗死(ST-elevation myocardial infarction, STEMI)、非 ST 段抬高型心肌梗死(non-ST-segment myocardial infarction, NSTEMI)和不稳定性心绞痛(unstable angina, UA),其中 NSTEMI 与 UA 合称非 ST 段抬高型急性冠脉综合征(NSTE-ACS)。

2. 缺血性心脏病的药物治疗

临床常用治疗缺血性心脏病的药物有:①抗心绞痛和心肌缺血药,常用药物有硝酸酯类、β受体阻断药、钙通道阻滞药等;②抗血栓药物;③调血脂药物;④血管紧张素转化酶抑制药。

二、抗心绞痛和心肌缺血药物

心肌对氧的需求增加和冠脉供血供氧不足,是心绞痛发作的主要原因。

1. 决定心肌耗氧量的因素

①心室等容收缩时的心室壁张力。张力大小可用 $\pi p r^2$ 表示,式中,p 是心室等容收缩时压力,与心脏的后负荷即动脉压正相关;r 指心室腔(主要是左心室)的半径,与心脏的前负荷正相关。②心率与射血时间。射血时间越长、频率越快,心肌耗氧量越大。③心肌收缩力和收缩速率,也明显影响心肌耗氧量。

2. 决定心脏冠脉血流量的因素

主要有两个：冠脉灌注压和冠脉血管阻力。灌流量与灌注压成正比，与冠脉阻力成反比。心肌血流灌注主要在心脏舒张期进行，特别是心内膜下层心肌的供血量与心室腔内的压力密切相关，冠脉粥样硬化不仅降低冠脉的灌注压，同时增加冠脉阻力，使心肌供血显著减少。此外，血液的黏滞度、血氧饱和度和神经体液因素均可影响心肌的供血和耗氧量。

3. 抗心绞痛药物作用环节

药物作用主要通过减少心肌耗氧量、增加冠脉供血来缓解供血供氧不足的矛盾，表现在：①舒张全身静脉血管，减少回心血量，降低心脏前负荷，减少心腔容积；舒张外周小动脉，降低血压，减轻心脏后负荷，使心肌的需氧量明显降低。②舒张冠状动脉，解除冠状动脉痉挛或扩张侧支循环血管，增加缺血区域的供血供氧，从而解除临床症状。抗心绞痛药物主要有三类：硝酸酯类、β受体阻断药、钙通道阻滞药。

(一)硝酸酯类

硝酸酯类(nitrates)药物已有百余年临床应用历史，代表药为硝酸甘油(nitroglycerin)、硝酸异山梨酯(isosorbide dinitrate)和5-单硝酸异山梨酯(isosorbide 5-mononitrate)。

1. 抗心绞痛作用

硝酸酯类扩张多种平滑肌，尤其是静脉平滑肌。扩张血管作用与本类药物在内皮细胞中生成NO有关，NO激动血管平滑肌细胞中鸟苷酸环化酶，促进GTP转化为cGMP，兴奋cGMP依赖蛋白激酶，使肌球蛋白轻链去磷酸化而松弛平滑肌。其抗心绞痛作用特点有以下方面：

(1)扩张容量血管　小剂量就明显减少回心血量，降低左心室舒张末期压力，使心室容积变小，降低室壁张力，减小心肌耗氧量。

(2)降低外周血管阻力　较大剂量可扩张小动脉，降低外周血管阻力，减轻心脏后负荷，降低室壁张力和心肌耗氧量。但过大剂量可致血压明显下降，反射性加快心率，增强心肌收缩力，反而加重心肌缺血、缺氧程度。

(3)扩张较大的冠状动脉分支　如扩张输送血管和侧支血管，促进心肌供血，特别是当冠状动脉处于痉挛状态时，可明显缓解冠脉痉挛。

(4)促进心肌血流的重新分布　血管扩张造成左心室舒张末期压力降低，有利于血液从心外膜流向缺血的心内膜下层区域。此外，扩张侧支血管后，由于非缺血区域的小血管阻力大于缺血区，使得血流从非缺血区的输送血管经侧支血管流向缺血区，改善缺血区的血供。

2. 临床应用

硝酸酯类药会反射性增加交感神经张力使心率加快，因此常联合负性心率药物如β受体阻断药或非二氢吡啶类钙通道阻滞药治疗慢性稳定性心绞痛。联合用药的抗心绞痛作用优于单独用药。

硝酸甘油口服有明显的首过消除，生物利用度仅为约10%；舌下含服能在口腔黏膜迅速吸收，但血浆半衰期仅2~8 min，故舌下含服或喷雾用硝酸甘油常作为心绞痛发作时缓解症状用药，也可在运动前数分钟使用，以减少或避免心绞痛发作。长效硝酸酯制剂如硝酸异山梨酯、5-单硝酸异山梨酯的首过消除较低，可口服给药；主要用于降低心绞痛发作的频率和程度，并可能增加运动耐量。长效硝酸酯类不适宜用于心绞痛急性发作的治疗，而适宜用于慢性长期治疗。每天用药时应注意给予足够的无药间期，以减少耐药性的发生。如劳力型心绞痛患者日间服药,夜间停药,皮肤敷贴片白天敷贴,晚上除去。

以往认为急性心肌梗死患者忌用硝酸甘油,因药物所致的血压下降,心率加快会促进心肌梗死的进一步发展。近年认为,硝酸甘油可降低左心室充盈压,缓解心肌梗死合并心力衰竭患者的肺淤血和外周低灌注;同时,使心肌耗氧量下降,改善心肌缺血性损伤所致的心电图改变,其作用优于血管扩张药硝普钠。

3. 不良反应

(1)常见不良反应　有搏动性头痛、面颈胸部皮肤潮红,低血压;反射性加快心率,加强心肌收缩力,引起心悸,加重心绞痛症状;眼内压、颅内压升高,故青光眼及颅内压增加者禁用。第1次含用硝酸甘油时,应注意可能发生体位性低血压。

(2)耐受性　持续应用硝酸甘油易出现耐受现象,与用药剂量和使用频率有关,为避免或减少耐药现象出现,可每天停药 8~12 h,如在夜间停止使用。耐受性可能与血管内皮细胞在硝酸甘油作用下产生 NO 时大量消耗巯基有关。

(3)其他　大剂量可引起高铁血红蛋白血症;少数患者有过敏反应,如药疹。长期应用本类药物可产生"依赖性",如突然停药,可能产生严重心肌缺血、心肌梗死甚至猝死。

低血压、颅内出血、急性青光眼者禁用硝酸酯类;使用治疗勃起功能障碍的磷酸二酯酶抑制剂,如西地那非等,用药 24 h 内不能应用硝酸酯制剂,以避免引起低血压,甚至危及生命。梗阻性肥厚型心肌病及有严重主动脉瓣狭窄的患者应慎用,否则易导致晕厥。

(二)β 受体阻断药

各种 β 受体阻断药在受体选择性、脂溶性和内在拟交感活性方面有较大的差异,但在治疗心绞痛时的作用相似。

1. 抗心绞痛作用

(1)降低心肌耗氧量　阻断心肌 β_1 受体可抑制交感神经兴奋对心脏的作用,减慢心率,减弱心肌收缩力,降低心肌代谢,从而降低心肌耗氧量。

(2)改善心肌缺血区的供血供氧　心率减慢及心脏舒张期延长,有利于血液从心外膜区域流向缺血的心内膜下层;同时,也有利于血液通过侧支流向低阻力的缺血区域。

(3)改善心肌代谢　抑制 β 受体兴奋引起的脂肪分解,减少游离脂肪酸生成,促进缺血区对葡萄糖的摄取,保护线粒体结构和功能,提高组织的氧利用率,保证心肌能量供应。

(4)其他　抗血小板聚集,抑制血栓形成,减少微血管障碍,稳定细胞膜作用,降低心肌梗死发生率和梗死后死亡率。美托洛尔等尚有抗心律失常及抗动脉粥样硬化作用。

由于 β 受体阻断药的负性频率、负性肌力作用,可使心室容积和射血时间增加,还使 α 受体兴奋性相对增强而增加冠脉阻力,从而减少冠脉血流量和增加心肌耗氧量,抵消其疗效。故主张这类药物和硝酸酯类合用,达到取长补短、增强疗效、减少用量的目的。

2. 临床应用

对心绞痛的疗效肯定,可减少心绞痛发作频率,减轻程度,提高运动耐受量,延长患者寿命。β 受体阻断药应作为伴有高血压和快心率、有室上性心动过速病史(包括心房颤动)或心肌肥厚的稳定性心绞痛患者的首选治疗药物。但对变异型心绞痛无效,甚至使症状加剧、病情恶化,这可能是由于 β 受体阻断后外周血管和冠脉收缩。β 受体阻断药尚有抗高血压和抗心律失常作用,故对伴有高血压或心律失常的心绞痛患者更为适合。倾向于使用选择性 β_1 受体阻断药,如美托洛尔、阿替洛尔、比索洛尔,以及具有 α 和 β 受体阻断的药物,如卡维地洛和拉贝洛尔。

3. 不良反应

多数心绞痛患者能耐受 β 受体阻断药。一般不良反应有皮疹、恶心、呕吐、腹泻、乏力、低血压等;严重者有心脏抑制,可诱发或加重心力衰竭、加重病窦综合征和房室传导阻滞,故严重心力衰竭、窦性心动过缓、重度房室传导阻滞患者禁用。用药期间应经常监测患者心率、血压,休息时心率不应$<$50 次/min。还可诱发支气管哮喘,有哮喘病史及慢性阻塞性肺病患者,慎用 β 受体阻断药;美托洛尔和阿替洛尔虽选择性阻断心脏 β_1 受体,但较大剂量仍能阻断 β_2 受体,诱发支气管哮喘。长期用药后突然停药,可导致停药反应。

(三)钙通道阻滞药

钙通道阻滞药的种类很多,大多数药物对缺血性心脏病有不同程度的防治作用。

1. 抗心绞痛作用

对外周小血管、冠状动脉、脑血管等均有不同程度的扩张作用,其中对动脉平滑肌的扩张作用明显,对静脉平滑肌作用弱。扩张外周血管可降低外周血管阻力,减轻心脏后负荷,减少心肌耗氧量;但过度扩张外周血管,血压下降可反射性增加交感活性,导致心率加快、心肌收缩力加强、心肌耗氧量增加,反而会引发或加剧心绞痛症状,因此建议使用长效钙通道阻滞药。

地尔硫䓬有负性肌力、负性频率、负性传导作用,能降低窦房结自律性、减弱心肌收缩力和减慢收缩速率、降低心肌耗氧量。另外,钙通道阻滞药可抑制心肌缺血时交感神经递质释放;降低血小板聚集性,改善血液流变学;减轻心肌细胞内钙超载引起的线粒体功能和结构损害。氨氯地平等部分钙通道阻滞药还可改善内皮功能,抑制血管平滑肌细胞增殖。

2. 临床应用

已经使用足量硝酸酯和 β 受体阻断药的患者,或不能耐受硝酸酯和 β 受体阻断药的患者或变异性心绞痛患者,可以使用钙通道阻滞药控制进行性缺血或复发性缺血。ACS 在没有联合使用 β 受体阻断药时,应避免使用快速释放的短效二氢吡啶类,因其可增加不良事件的发生。肺水肿或严重左心室功能不全者应避免使用维拉帕米和地尔硫䓬。慢性心力衰竭患者可以耐受氨氯地平和非洛地平缓释片。不能耐受 β 受体阻断药的患者,如需减慢心率、控制心绞痛,可选用非二氢吡啶类钙通道阻滞药维拉帕米和地尔硫䓬。

硝苯地平能明显扩张外周血管,如果剂量偏大,可反射性兴奋交感神经,不仅增加心肌耗氧量,还可因明显扩张冠脉阻力血管而引起"窃流"现象,反而减少缺血区供血供氧。地尔硫䓬和维拉帕米对外周血管和冠脉扩张作用较弱,不易发生上述不利的继发作用;但是,维拉帕米较易产生心动过缓,相对而言,地尔硫䓬对心脏传导抑制作用弱于维拉帕米。因此,地尔硫䓬是较安全有效的抗心绞痛钙通道阻滞药。

3. 不良反应

(1)扩血管有关的不良反应　强烈扩血管可致头痛、潮红、眩晕、低血压及体位性低血压,硝苯地平最为明显,故低血压者禁用硝苯地平。硝苯地平还可引起水钠潴留,常表现为胫前区、踝部水肿。

(2)心脏抑制　大剂量维拉帕米可引起窦性心动过缓、房室传导阻滞,故病窦综合征、Ⅱ~Ⅲ级房室传导阻滞、心力衰竭、低血压等患者禁用维拉帕米。地尔硫䓬抑制心脏的发生率较低,但在大剂量应用或静脉注射时也可出现。

（3）其他　如消化道症状、乏力等。

(四)其他抗心绞痛药物

1. 曲美他嗪(trimetazidine)

曲美他嗪通过抑制线粒体 3-酮烷酰辅酶 A 硫解酶(3-ketoacyl-CoA thiolase,3-KAT),抑制脂肪酸 β 氧化,刺激葡萄糖的有氧氧化,提高心肌细胞的能量产生。曲美他嗪不影响氧的需求,但提高了缺血心肌细胞的代谢效率,可提高运动耐量,减少慢性稳定型心绞痛发作和短效硝酸盐的使用。不推荐曲美他嗪应用于帕金森病、帕金森综合征其他相关运动障碍患者,以及严重肾功能损害患者(肌酐清除率< 30 ml/min)。

2. 尼可地尔(nicorandil,硝烟酯)

钾通道开放剂,增加细胞膜的 K^+ 通透性,选择性扩张冠脉。在增加冠状动脉血流量的同时不影响血压、心率及心脏传导系统,无耐药性,可长期应用。由于其作用机制与其他抗心绞痛药物不同,故当疗效不佳时可联用。临床研究显示尼可地尔可改善患者结局,但主要是减少心绞痛患者住院率,而非死亡率和心肌梗死的发生率。常见不良反应为头痛、返流、心动过速、脸红和低血压。罕见严重不良反应,如皮肤、黏膜和眼溃疡。禁用于心源性休克、伴有左心室衰竭、低血压和特异性体质的患者。尼可地尔与阿司匹林联用可能会增加胃肠道溃疡、穿孔和出血的风险。

3. 伊伐布雷定(ivabradine)

窦房结 I_f 电流选择性特异性抑制剂,可显著减慢窦性心律,对于窦性心律、心率≥70 次/min 的慢性稳定型心绞痛,在合适的剂量下(最大剂量 7.5 mg bid),伊伐布雷定可改善症状并提高生活质量。伊伐布雷定无负性肌力作用,可增加冠状动脉血流储备和侧支灌注,维持血管内皮功能。与其他抗心绞痛药物(包括 β 受体阻断药,除外非二氢吡啶类钙通道阻滞药)联合使用可提供额外获益。伊伐布雷定与 β 受体阻断药具有协同作用,如果接受 β 受体阻断药治疗的患者仍有症状,加用伊伐布雷定比 β 受体阻断药加量更有效。最常见的不良反应为闪光现象(光幻视)和心动过缓,为剂量依赖性。

4. 雷诺嗪(ranolazine)

雷诺嗪可减少脂肪酸氧化,增加葡萄糖氧化,提高缺氧状态下无氧代谢,对微血管心绞痛患者可能有效,但不改善慢性稳定型心绞痛患者的预后,可有效减轻稳定型心绞痛症状,可用于心动过缓和/或低血压患者。此外,还可降低糖化血红蛋白(HbA1c)水平,因此,适用于伴发糖尿病的患者。雷诺嗪禁用于肝功能损害或肝硬化患者;雷诺嗪可延长 Q-T 间期;雷诺嗪会增加地高辛浓度,服用地高辛的患者应慎用。

5. 中药

用于防治心绞痛冠心病的制剂很多,有些有一定疗效,有些还有待于证实。可辅助治疗缺血性心脏病的有复方丹参制剂、银杏叶制剂、地奥心血康、冠心苏合丸、苏合香丸等。

三、抗心绞痛和心肌缺血药的合理用药

(一)根据抗心绞痛药物的特点选择

1. 不同抗心绞痛药物的特点

不同种类的抗心绞痛药物对心率、血压、冠脉血流、心肌收缩力、外周血管阻力等作用不同

（表 14-3），虽然都能有效改善心绞痛症状，但只有 β 受体阻断药和尼可地尔显示可改善心绞痛患者的结局事件，在进行抗心绞痛药物选择时，需根据每一类药物的药理学特点和临床获益进行用药选择。

2. 联合用药

①硝酸酯类与 β 受体阻断药联合用药时，前者作用可以抵消后者增加心室容积及室壁张力的作用，β 受体阻断药又能阻断硝酸酯类反射性兴奋交感神经的作用，抵消其心率加快、心肌收缩力增加的不利作用。所以，两药联用可以提高抗心绞痛的疗效，然而两药联用易致血压过度下降，应予以注意。②β 受体阻断药与二氢吡啶类钙通道阻滞药合用，可抵消二氢吡啶类钙通道阻滞药引起的反射性兴奋心脏，合用可预防大多数患者的心绞痛发作，使发作频率减少，并抵消彼此不利作用。③不推荐 β 受体阻断药与地尔硫䓬、维拉帕米等非二氢吡啶类钙通道阻滞药合用，因为两者均可能抑制窦房结、房室结，对心脏的抑制作用增强，合用可能严重抑制心脏，甚至导致心脏停搏，所以应当避免。

表 14-3　各类抗心绞痛药物对心血管作用的比较

药物	心率	收缩压	舒张压	外周血管阻力	心肌收缩力	冠脉舒张
硝酸酯类						
短效	↑—	↓↓	↓↓	↓—	—	↑↑↑
长效	↑—	↓	↓	↓—	—	↑↑
β受体阻断药						
心脏选择性（EF 保留）	↓↓↓	↓↓	↓↓	↑—	↓↓	—
心脏选择性（EF 下降）	↓↓↓	↓↓	↓↓	—	↓↓	—
伴血管舒张（EF 保留）	↓↓↓	↓↓	↓↓	—	↓↓	—
伴血管舒张（EF 下降）	↓↓	↓↓↓	↓↓↓	↓↓	↓	—
钙通道阻滞药						
二氢吡啶类	↑—	↓↓↓	↓↓↓	↓↓↓	↑—	↑↑↑
非二氢吡啶类	↓↓	↓↓	↓↓	↓↓	↓↓	↑↑
其他						
伊伐布雷定	↓↓	—	—	—	—	—
尼可地尔	↑	↓↓	↓↓	↓—	—	↑↑↑
雷诺嗪	—	—	—	—	—	—
曲美他嗪	—	—	—	—	—	—

　　EF：射血分数；↑：增加；↑↑：明显增加；↑↑↑：严重增加；↓：减少；↓↓：明显减少；↓↓↓：严重减少；—：无明显改变。

（二）不同病理生理状态下的抗心绞痛药物选择

1. 心率快

心率＞70 次/min 时，首选能够降低心率的药物，如 β 受体阻断药、非二氢吡啶类钙通道阻滞药（地尔硫草和维拉帕米）和伊伐布雷定。如果在使用 β 受体阻断药后心率仍然≥70次/min，可加用伊伐布雷定，但伊伐布雷定不能与地尔硫草或维拉帕米联用。血管扩张剂，如二氢吡啶类钙通道阻滞药和硝酸酯类，可能会增加心率，因此不宜选用。如果需要，可加用其他抗心绞痛药物。不推荐 β 受体阻断药和非二氢吡啶类钙通道阻滞药联用，因为存在发生严重房室传导阻滞的风险。在最佳目标心率方面，尚没有达成共识，但如果心率保持在 50～55次/min 以下，则应减少剂量。

2. 心率慢

心率≤50～55 次/min 时，禁用减慢心率的药物。优先选择二氢吡啶类钙通道阻滞药、硝酸酯类或尼可地尔，因为这些药物可反射性引起交感神经兴奋，从而加快心率；也可以考虑其他抗心绞痛药物，如雷诺嗪和曲美他嗪。

3. 高血压

首选 β 受体阻断药和二氢吡啶类钙通道阻滞药。冠状动脉疾病患者中有明显的 J 形曲线现象，因此收缩压不应低于 130 mmHg，舒张压不应低于 80 mmHg。

4. 低血压

不应使用钙通道阻滞药、硝酸酯类和 β 受体阻断药等显著降低血压的药物，优先使用伊伐布雷定（如果伴心率快）、雷诺嗪或曲美他嗪。

5. 左心室功能障碍和心力衰竭

首选 β 受体阻断药，可以在减少慢性稳定性心绞痛的同时，有效降低心血管疾病发病率和死亡率。这些有益的作用可能与该类药物的心率降低效应直接相关，因此，应避免使用有内在拟交感活性的 β 受体阻断药。在使用最佳剂量 β 受体阻断药治疗的基础上，若心率仍超过 70次/min，可加用伊伐布雷定。此外，还可选用曲美他嗪。

6. 心房颤动

心房颤动可能会由于心率增加而加重心绞痛症状，合并心房颤动的患者应优先选择 β 受体阻断药和非二氢吡啶类钙通道阻滞药。雷诺嗪已被证明可以抑制室上性心律失常和心房颤动，也可选用。

7. 血管痉挛性心绞痛

首选钙通道阻滞药和长效硝酸酯类，禁用 β 受体阻断药。

四、缺血性心脏病的其他治疗药物

除了抗心绞痛和心肌缺血药物外，针对缺血性心脏病其他发病环节，还有调脂药物预防和减轻动脉粥样硬化；抗血栓药物预防和减轻血管内血栓形成；溶栓药物溶解已经形成的血栓。这些药物除了防治缺血性心脏病外，还用于其他器官的血管功能障碍。

（一）调脂药物

纠正血脂代谢异常不仅可预防动脉粥样硬化性心血管疾病（atherosclerotic cardiovascular disease，ASCVD）的发生，而且可使 ASCVD 患者的动脉狭窄进展程度减轻。ASCVD 包括急性冠状动脉综合征、稳定型冠心病、血运重建术后、缺血性心肌病、缺血性卒中、短暂性脑缺血发作、外周动脉粥样硬化等。对高脂血症者，首先要改变生活方式，包括合理膳食（低热量、低脂肪、低胆固醇）、加强体育锻炼、远离烟草和保持理想体重等。其次，考虑药物治疗。凡能降低低密度脂蛋白胆固醇（low-density lipoprotein cholesterol，LDL-C）、非高密度脂蛋白胆固醇

(non-high-density lipoprotein cholesterol,non-HDL-C)、总胆固醇(total cholesterol，TC)、甘油三酯(triglyceride,TG)和载脂蛋白 apoB 的药物,或能提高高密度脂蛋白胆固醇(HDL-C)、载脂蛋白 apoA 的药物,均有抗动脉粥样硬化作用。血脂异常治疗的宗旨是防控 ASCVD,降低心肌梗死、缺血性卒中或冠心病死亡等心血管病临床事件发生危险。LDL-C 在 ASCVD 发病中起着核心作用,所以推荐以 LDL-C 作为首要干预靶点,而 non-HDL-C 可作为次要干预靶点。

调脂治疗是一个长期的过程,选择一种疗效佳、费用低、耐受性好的药物对多数患者显得很重要。对单种药物反应差的病例,可考虑联合用药,以发挥协同作用。目前,常用的调脂药物有以下几类。

1. 主要降低 LDL-C 的药物

(1)羟甲基戊二酰辅酶 A 还原酶抑制剂(HMG-CoA reductase inhibitors)　又称为他汀类(statins)。近 20 年来,多项大规模临床试验结果一致显示,他汀类药物在 ASCVD 一级和二级预防中均能显著降低心血管事件(包括心肌梗死、冠心病死亡和缺血性卒中等)发生危险。他汀类已成为防治这类疾病最为重要的药物。所以,为了调脂达标,临床上应首选他汀类调脂药物。他汀类药物有洛伐他汀(lovastatin)、辛伐他汀(simvastatin)、普伐他汀(pravastatin)、氟伐他汀(fluvastatin)、阿伐他汀(atrovastatin)、瑞舒伐他汀(rosuvastatin)以及匹伐他汀(pitavastatin)等。

HMG-CoA 还原酶是胆固醇体内生物合成途径中的一种限速酶,HMG-CoA 还原酶抑制药与该酶有高度亲和力,与酶结合后起竞争性阻断 HMG-CoA 向甲基二羟戊酸转化,使肝内胆固醇合成减少。由于肝内胆固醇含量下降,肝细胞的 LDL 受体基因的抑制被解除,从而增加细胞膜上高亲和力的 LDL 受体的表达,导致血浆中 LDL、IDL 大量摄入肝,血浆中 LDL-C 水平下降。由于肝内胆固醇合成减少,VLDL 的合成也减少。此外,还能改善冠状动脉内皮功能,抑制 LDL-C 氧化修饰,抑制平滑肌细胞增生,保持粥样斑块的稳定性,抑制血小板聚集和血栓的形成。他汀类药物使 LDL-C 降低 18%～55%,HDL-C 升高 5%～15%,TG 降低 7%～30%。

适用于高胆固醇血症,特别对 LDL-C 增加者(Ⅱ型)是首选的调脂药。建议晚上服用。一般耐受性良好,主要的不良反应有肝、肾功能损害,肌病、横纹肌溶解等。可有胃肠道反应,如腹胀、便秘、恶心、消化不良等,发生率 0.5%～1%;还有头晕、头痛、血清转氨酶增高、皮疹、肌肉痉挛疼痛、腹痛等。禁用于活动性肝病,血清转氨酶持续显著增高者,妊娠、哺乳期妇女,对该药过敏者。

(2)胆固醇吸收抑制剂　依折麦布(ezetimibe)是一种选择性胆固醇吸收抑制剂,通过选择性抑制小肠黏膜刷状缘一种特殊转运蛋白尼曼-匹克 C1 型类似蛋白 1(Niemann-Pick C1 like 1,NPC1L1)活性,有效减少肠道内胆固醇的吸收,降低血浆胆固醇水平以及肝脏胆固醇储量。依折麦布可使 LDL-C 降低 17%～23%,使 TC 水平降低 15% 以上。在他汀基础上加用依折麦布能够进一步降低心血管事件发生率。依折麦布推荐剂量为 10 mg/d。依折麦布的安全性和耐受性良好,其不良反应轻微且多为一过性,主要表现为头痛和消化道症状,与他汀联用也可发生转氨酶增高和肌痛等副作用,禁用于妊娠期和哺乳期妇女。

(3)前蛋白转化酶枯草溶菌素 9(proprotein convertase subtilisin/kexin type 9,PCSK9)单克隆抗体　PCSK9 是一种分泌型丝氨酸蛋白酶,主要在肝中合成和分泌,在小肠、肾和脑中也有少量表达。PCSK9 进入血液循环后,在肝与 LDL 受体上的表皮生长因子 A(epidermal growthfactor-like repeat A,EGF-A)区域结合,形成 PCSK9-LDL 受体复合物,介导 LDL 受体降解,从而降低肝对 LDL-C 的清除能力,升高血浆 LDL-C 水平。抗 PCSK9 单克隆抗体可有效阻止 PCSK9 与 LDL 受体结合,从而发挥降胆固醇作用。代表药物为 evolocumab 和 alirocumab,每 2 周或每月 1 次,皮下注射给药,可使 LDL-C 下降 $40\% \sim 60\%$,在他汀基础上加用,可进一步降低冠心病患者心血管事件发生率和全因死亡率。

(4)普罗布考(probucol,丙丁酚) 通过掺入 LDL 颗粒核心中,影响脂蛋白代谢,使 LDL 易通过非受体途径被清除,能降低 LDL-C 和 HDL-C 水平,对甘油三酯影响小;还有抗氧化及消黄色瘤作用。用于高 LDL 的高胆固醇血症,对纯合子型家族性高胆固醇血症也有明显疗效,且可用于儿童患者,耐受良好。不良反应少,有腹泻、腹痛、恶心反应;偶见嗜酸性粒细胞增加,血管神经性水肿;可能产生心电图 Q-T 间期延长,用药时应定期复查心电图。

(5)胆汁酸螯合剂(bile acid sequestrants) 这类药物是阴离子交换树脂,又称胆汁酸结合树脂,可阻断肠道内胆汁酸中胆固醇的重吸收。常用考来烯胺(cholestyramine,消胆胺)、考来替泊(cholestipol,降胆宁)等与他汀类联用,可提高调脂疗效。口服后有异味,常致恶心、腹胀、便秘等。长期应用可引起脂溶性维生素缺乏,可引起高氯性酸中毒,也可影响其他药物吸收(如噻嗪类、香豆素类、洋地黄类、甲状腺素类等)。此类药物的绝对禁忌证为异常 β 脂蛋白血症和血清 TG>4.5 mmol/L(400 mg/dl)。

(6)其他 脂必泰是一种红曲与中药(山渣、泽泻、白术)的复合制剂,具有轻中度降低胆固醇作用,该药的不良反应少见。多甘烷醇(policosanol)是从甘蔗蜡中提纯的一种含有 8 种高级脂肪伯醇的混合物,调脂作用起效慢,不良反应少见。

2. 主要降低 TG 的药物

(1)苯氧乙酸衍生物(fibrates,贝特类) 最早应用的是氯贝特(clofibrate,氯贝丁酯),以后有吉非贝齐(gemfibrozil)、非诺贝特(fenofibrate)、苯扎贝特(bezafibrate)等。主要作用是通过激活 PPARα 和激活脂蛋白脂酶(lipoprotein lipase,LPL),加速 VLDL 降解和移除,抑制脂肪组织中 TG 的分解,减少肝对游离脂肪酸的摄取,显著降低增高的血 TG 和 VLDL。主要用于高甘油三酯血症。不良反应有胃肠道反应、肝酶增高、肌痛、肌炎、乏力等,胆石症发病率增高。肝、肾功能不全及孕妇慎用或禁用。

(2)烟酸(nicotinic acid, niacin) 是广谱调血脂药,烟酸也称维生素 B_3,属人体必需维生素,大剂量可降低 TC、LDL-C 和 TG 以及升高 HDL-C 水平。调脂作用与抑制脂肪组织中的激素敏感脂酶活性、减少游离脂肪酸进入肝和降低 VLDL 分泌有关;还可抑制血小板聚集、扩张血管。适用于Ⅲ、Ⅳ、Ⅴ型高脂蛋白血症,亦可用于Ⅱ型高脂蛋白血症患者。虽然剂量越大疗效越明显,但宜从小剂量开始,饭间服用,以减轻胃刺激症状。最常见的不良反应是颜面潮红,其他有肝损害、高尿酸血症、高血糖、棘皮症和消化道不适等,许多患者不能耐受,但如坚持服药几周后,多数患者反应减轻。糖尿病、痛风、肝功能损害、消化性溃疡、妊娠、哺乳期妇女禁用。同类药物有烟酸肌醇酯(inositol nicotinate),口服后在体内逐渐分解成烟酸和肌醇,降血脂作用弱,不良反应也比烟酸少。阿西莫司(acipimox)是烟酸的衍生物,作用、应用及不良反应与烟酸相似。由于在他汀基础上联合烟酸的临床研究结果提示与单用他汀相比无心血管保护作用,目前临床已较少使用。

(3)高纯度鱼油制剂 鱼油主要成分为 ω-3 脂肪酸,主要用于治疗高 TG 血症。不良反应少见,发生率为 2%～3%,包括消化道症状,少数病例出现转氨酶或肌酸激酶轻度升高,偶见出血倾向。早期临床研究显示高纯度鱼油制剂可降低心血管事件,但未被随后的临床试验证实。

(二)抗血栓药物

1. 抗血小板聚集药物

(1)小剂量阿司匹林　能选择性抑制血小板环氧酶活性,减少血栓素 A_2 的产生,从而抑制血小板聚集。大剂量阿司匹林可抑制血管内皮细胞产生前列环素,反而不利于抗血小板聚集作用,这是因为前列环素有血管扩张和抑制血小板聚集作用。冠心病患者如无禁忌证,应每天服用阿司匹林 75～162 mg;急性冠脉综合征或冠脉置入支架的患者需在阿司匹林基础上,联合应用一种 ADP 受体拮抗药。主要不良反应为胃肠道出血或对阿司匹林过敏。

(2)ADP 受体拮抗药　通过抑制血小板 ADP 受体($P2Y_{12}$)而阻断 ADP 依赖激活的 GP Ⅱb/Ⅲa复合物,有效地减少 ADP 介导的血小板激活和聚集,有噻氯吡啶(ticlopidine)、氯吡格雷(clopidogrel)、普拉格雷(prasugrel)、替格瑞洛(ticagrelor)等。因噻氯吡啶可引起骨髓抑制等严重副作用,现已很少使用。氯吡格雷为前体药物,需肝细胞色素 P_{450} 酶代谢形成活性代谢物,替格瑞洛和普拉格雷具有更强和快速抑制血小板的作用;氯吡格雷和普拉格雷不可逆地抑制 ADP 受体,而替格瑞洛为可逆性抑制。

(3)血小板糖蛋白(glycoprotein,GP)Ⅱb/Ⅲa 受体拮抗药　GPⅡb/Ⅲa 受体的激活是血小板聚集过程中最终的共同通道,所以阻断该受体的激活,可抑制血小板聚集。本类药物包括抗 GPⅡb/Ⅲa 受体单克隆抗体阿昔单抗(abciximab),以及人工合成的肽类制剂依替巴肽(eptifibatide)、非肽类替罗非班(tirofiban)等。GPⅡb/Ⅲa 受体拮抗药可用于急性心肌梗死行介入治疗的高危或血栓负荷重的患者,有助于改善近期病死率和缺血并发症。

2. 抗凝血药

(1)肝素(heparin)　普通肝素是不同长度硫酸黏多糖的异源混合物。肝素的平均分子量为 15000。肝素与抗凝血酶结合后,增加了抗凝血酶与Ⅹa 因子的亲和力,降低了Ⅹa 活性,从而抑制了凝血酶瀑布。与抗凝血酶结合后的肝素,还可以同时抑制凝血酶(Ⅱa 因子),形成肝素-抗凝血酶-凝血酶复合物,抑制Ⅱa 因子,因此具有抗Ⅹa 和抗Ⅱa 活性。肝素是目前冠心病 ACS 治疗中广泛应用的抗凝制剂,在非 ST 段升高的 ACS 患者,早期应用普通肝素可以降低心肌梗死和冠脉缺血事件的发生率;对于 ST 段升高的心肌梗死,普通肝素被用于溶栓的辅助治疗和栓塞高危患者的预防;普通肝素是冠心病介入治疗术中最常用的抗凝剂。肝素皮下注射生物利用度低,需静脉给药,先给予负荷量,以便快速起效,然后静脉维持。用量个体差异大,治疗窗窄,用药期间需检测活化部分凝血活酶时间(APTT)来调整肝素剂量,过量可用鱼精蛋白中和。肝素可与血小板或血小板因子 4 结合,诱发抗血小板抗体,引起肝素诱导的血小板减少,故需监测血小板。

(2)低分子量肝素(low molecular weight heparin,LMWH)　是肝素经降解后分离所得,分子量为 4000～6000。与肝素相比,有较强的抗Ⅹa 因子和较弱的抗Ⅱa 因子作用,皮下注射生物利用度高,半衰期长,不良反应较少。临床常用依诺肝素(enoxaparin)、达肝素(dalteparin)和那屈肝素(nadroparin),根据患者年龄、体重、肌酐清除率调整用药剂量,使用时无须监测凝血功能,较少引起肝素诱导的血小板减少症。

(3)磺达肝癸钠(fondparinux)　分子量为 1728,只有抗Ⅹa 活性。皮下注射生物利用度接近 100%，半衰期约 17 h，常用剂量为 2.5 mg，每日 1 次。磺达肝癸钠有增加导管内血栓形成的风险，不宜单独用作冠脉介入时的抗凝治疗。

(4)凝血酶抑制剂　水蛭素(hirudin)及其衍生物比伐芦定(bivalirudin)能直接抑制凝血酶，比伐芦定是人工合成的水蛭素 20 肽类似物，能与凝血酶催化位点和阴离子外结合位点发生特异性结合，直接抑制凝血酶的活性，从而抑制凝血酶所催化和诱导的反应，其作用是可逆的，起效快，半衰期短，主要用于冠脉介入时的抗凝治疗。

(三)溶栓药

溶栓治疗快速、简便，在不具备冠脉介入治疗条件的医院或因各种原因使接受介入治疗的时间延迟时，对有适应证的急性 ST 段抬高型心肌梗死(STEMI)患者，静脉内溶栓仍是较好的选择。及时使用溶栓药物，直接或间接激活体内纤溶酶原，可迅速而较完全地溶解新形成的纤维蛋白凝块，使堵塞的冠脉重新开放。溶栓治疗愈早愈好，最好在发病 3 h 内进行，有条件时可在救护车上开始溶栓，决定是否溶栓应综合分析预期风险/效益比、合并症、出血风险、禁忌证和预期冠脉介入延迟时间。左束支传导阻滞、大面积梗死(前壁心肌梗死、下壁心肌梗死合并右心室梗死)患者溶栓获益较大。

(1)临床应用　溶栓治疗的适应证为：①起病时间<12 h，预期首次医疗接触至冠脉介入时间延迟大于 120 min，无禁忌证者应立即予以溶栓治疗；②发病时间已达 12~24 h，如仍有进行性缺血性胸痛和至少 2 个胸前导联或肢体导联 ST 段抬高>0.1 mV，或血流动力学不稳定，也可考虑溶栓治疗。

溶栓药包括特异性纤溶酶原激活剂，如阿替普酶(alteplase)、瑞替普酶(reteplase，r-PA)和替奈普酶(tenecteplase，TNK-tPA)等；非特异性纤溶酶原激活剂，如链激酶(streptokinase，SK)、尿激酶(urokinase)和重组人尿激酶原(recombinant human prourokinase)，优先选用特异性纤溶酶原激活剂。①阿替普酶(alteplase，recombinant human tissue plasminogen activator，rt-PA，tPA)：90 min 总量不超过 100 mg，先给予 15 mg 静推，随后以 0.75 mg/kg 静滴 30 min(最大剂量 50 mg)，最后以 0.5 mg/kg 静滴 60 min(最大剂量 35 mg)。②瑞替普酶：每次 10 单位 2 min 以上静推，共 2 次。③替奈普酶：30~50mg，静脉推注。④链激酶(streptokinase)：150 万单位静滴 30~60 min，可引起过敏反应。⑤尿激酶：150 万单位，静滴 30 min。⑥重组人尿激酶原：20mg 静推 3 min 内，随后 30mg 静滴 30min。

(2)不良反应　溶栓治疗的主要风险是出血，尤其是颅内出血(0.9%~1.0%)。高龄、低体重、女性、既往脑血管疾病史、入院时血压升高是颅内出血的主要危险因素。一旦发生颅内出血，应立即停止溶栓和抗栓治疗，降低颅内压，必要时使用逆转溶栓、抗血小板和抗凝的药物。

溶栓药绝对禁忌证是：①既往脑出血史或不明原因的阻滞；②已知脑血管结构异常；③颅内恶性肿瘤；④3 个月内缺血性卒中(不包括 4.5 h 内急性缺血性卒中)；⑤可疑主动脉夹层；⑥活动性出血或出血素质；⑦3 个月内严重头部闭合伤或面部创伤；⑧2 个月内颅内或脊柱内外科手术；⑨严重未控制的高血压(收缩压>180 mmHg 或/和舒张压>110 mmHg，对紧急治疗无反应)。

案例解析:

　　患者本次住院是由于冠心病急性 ST 段抬高型心肌梗死,入院后应尽早建立血管通路。患者发病已 6 h,在有条件的医院首选冠脉介入治疗,若无介入条件可选择溶栓治疗,同时需使用抗血小板药物、他汀类药物改善预后;如仍有心绞痛,可使用硝酸酯类、β 受体阻断药或钙通道阻滞药改善心绞痛症状。患者为冠心病合并高血压,降压药首选 ACEI 和 β 受体阻断药。如仍无法控制,可加用长效钙通道阻滞药,如非洛地平缓释片或氨氯地平片。

(徐慧敏、王梦令、张纬萍)

第十五章　呼吸系统疾病用药的临床药理

案例：

　　女性，47岁，主诉头疼和颈项疼。患者平时身体健康，以往有偏头疼、轻度高血压、颈椎病。目前服用的药物有氯噻酮500 mg/d，并在需要的时候服用扑热息痛。体检发现，患者血压185/105 mmHg。初步诊断高血压，给予普萘洛尔治疗。初步疗效不错，偏头疼减轻，血压稳定在145/90 mmHg。但不久后出现夜间突发严重咳嗽，听诊发现哮喘音，简单的肺功能测试发现患者存在阻塞性肺功能障碍，给予支气管扩张喷雾剂可以缓解症状。经询问患者无哮喘病史。请分析患者哮喘发作的原因，并说明下一步的治疗措施。

　　呼吸系统疾病包括感冒、上呼吸道感染、急性支气管炎、慢性支气管炎、支气管哮喘、肺炎（社区获得性肺炎、医院获得性肺炎）、肺脓肿、肺结核、肺癌以及慢性阻塞性肺疾病等，这些都是临床的常见病，给人类健康造成危害。呼吸系统疾病的药物治疗问题涉及的面很广，所用的药物种类较多，一方面包含针对病因治疗的药物，如抗细菌药物、抗真菌药物、抗病毒药物、抗结核病药物、抗寄生虫药物和抗肿瘤药物等，另一方面包含缓解症状的药物。由于呼吸系统疾病常伴有多种症状，加上有些疾病的病因比较复杂，缺乏有效的病因治疗手段，故应及时给予对症治疗，以控制症状，减轻患者的痛苦，防止疾病的发展。呼吸系统疾病的常见症状有喘息、咳嗽、咳痰与呼吸衰竭等，可以用平喘药、镇咳药、祛痰药等对症治疗。本章主要对支气管哮喘、慢性阻塞性肺病及特发性肺纤维化临床用药进行总结。

第一节　支气管哮喘的临床用药

　　支气管哮喘（以下简称哮喘）是一种常见病，以气道可逆性阻塞、气道黏膜炎症和气道高反应性为特征。哮喘的发病机制非常复杂，包括气道壁炎症、支气管平滑肌痉挛性收缩、支气管黏膜充血水肿与气道腺体分泌亢进等多个环节。儿童和成人的哮喘通常与特异性变态反应（atopy）有关。目前哮喘虽不能治愈，但可以被治疗和控制。哮喘的临床表现各不相同，治疗效果及预后因人而异。

　　凡能够缓解喘息症状的药物统称为平喘药，其主要适应证为哮喘或喘息性支气管炎。由于对哮喘发病机制的新认识，哮喘的治疗目标由过去的控制哮喘急性发作，转变为现在的防治慢性气道炎症为主，最终消除哮喘症状。根据全球哮喘防治倡议（Global Initiative for Asthma, GINA），从应用观点出发，平喘药可分为两类：长期预防性药物（control long term preventive medications）和迅速缓解性药物（quick relief medications）。前者是长期并且每日使用的药物，用于持续性哮喘，控制气道炎症，减缓疾病的进程，包括抗炎性平喘药、抗过敏平喘药和长效支气管扩张药，可预防哮喘的发作；后者能快速缓解支气管收缩及其伴随的急性症状,包括短效和速效的支气管扩张药,如 β_2 肾上腺素受体激动剂、茶碱类、抗胆碱药物等。

一、抗炎性平喘药

目前公认哮喘是一种气道慢性炎症疾患,它包括炎症细胞、介质与气道的组织和细胞间复杂的相互作用,这种相互作用导致急性支气管收缩、气道黏膜水肿、黏液分泌增加和气道重塑,从而引起气道狭窄与阻塞;炎症还可以引起气道反应性增高。抗炎性平喘药通过抑制气道炎症反应和延缓疾病发展进程,可以达到长期防止哮喘发作的效果,已成为平喘药中的一线药物。

1. 糖皮质激素

糖皮质激素(glucocorticoids,GCs)是抗炎平喘药中抗炎作用最强的一类,并且有抗过敏作用。临床研究显示,长期用 GCs 治疗哮喘可以改善肺功能、降低气道高反应性、减轻症状、降低发作的频率和严重程度,以及改善患者的生活质量。同时,对新型吸入用 GCs 的药效学与药动学的深入研究显示它们具有强大的局部抗炎作用,而全身性不良反应轻微,因此,目前吸入用 GCs 作为哮喘的第一线治疗药物已成为绝大多数学者的共识。

GCs 的给药方式有两种,即吸入给药和全身给药。

(1)吸入给药　通过吸入直接将药物送入气道,在气道内可获得较高浓度,充分发挥局部抗炎作用,并可避免或减少全身不良反应。因此,吸入型 GCs 是目前最常用的抗炎性平喘药。

目前临床常用的吸入型糖皮质激素(inhaled corticosteroids,ICS)有 5 种:二丙酸倍氯米松(beclomethasone dipropionate,BDP)、布地奈德(budesonide,BUD)、丙酸氟替卡松(fluticasone propionate,FP)、环索奈德(ciclesonide,CIC)、糠酸莫米松(mometasone furoate,MF)。

这些 ICS 的脂溶性高低顺序为 MF > FP > BUD > BDP > CIC,ICS 脂溶性高低对药物的药效学与药动学都会有一定的影响。一方面,增加药物的脂溶性也会增加对 GCs 受体(GCR)的亲和力,延长 GCR 的占领时间,增加活性 GC-GCR 复合物的稳定性,延长受体解离时间,增加局部滞留时间,从而增强 GCs 的局部抗炎作用;另一方面,ICS 的脂溶性也直接与全身作用有关。因此,单纯的脂溶性高低不能说明 ICS 治疗指数的优劣。

在吸入 ICS 后,80%~90%的药物沉积在咽部和吞咽到胃肠道,这部分药物与咽部或全身不良反应有关。仅 10%~20%的药物沉积到肺内气道产生治疗作用。这一部分可全部经肺再吸收进入全身血液循环,因为目前所用的 ICS 在肺内没有发现任何代谢灭活。全身循环中的 GCs 为经肺吸收的 GCs 和经肠吸收(由肝首过消除后剩余部分)有生物活性的 GCs 的总和,前者约占 90%,后者约占 10%。循环中的 GCs 将由肝的连续代谢而逐渐减少。血浆中游离的 ICS 浓度是产生全身性作用的主要因素,因此为了减少 ICS 的全身不良反应,理想的 ICS 应该有高血浆蛋白亲和力、低游离浓度,在肝中快速而完全地被代谢灭活的特性。FP 的血浆蛋白亲和力低,游离药物浓度高,故 FP 的全身不良反应,特别是对下丘脑-垂体-肾上腺轴的抑制作用较强。

ICS 在常用剂量时几乎不产生不良反应。ICS 的很大部分(最高达 70%)撞击而沉积在口咽部的表面和上呼吸道,沉积量随吸入制品、吸入工具与吸入技术的不同而不同。因此,GCs的主要不良反应是局部副作用,包括声音嘶哑、口咽部念珠菌病。减少 GCs 的每日吸入次数以及加用贮雾器(置于气雾剂小瓶与口腔之间)可以减少这些局部副作用。此外,气雾剂中的添加剂(抛射剂)可引起咽部刺激与咳嗽,采用干粉吸入器(不含载体粉的)就没有这些不良反应。长期吸入高剂量 GCs(BDP 或 BUD 的儿童与成人,剂量分别达到 0.4 mg/d 与大于 1.0 mg/d)也会引起全身不良反应,与全身用 GCs 引起的不良反应相同,但程度要轻得多。

布地奈德是唯一孕期 B 类 ICS。16α、17α 位亲脂性乙酰基团、C21 位游离羟基是布地奈德独特的分子结构,使其具有高受体亲和力、肝首过效应强。细胞内独特的酯化作用延长了药物在气道的滞留时间。这一酯化作用主要在肺部发生,极少在肌肉组织或血浆中产生,因此布地奈德具有高气道选择性、全身效应低、长效抗炎等优点(表 15-1)。

表 15-1　三种常用吸入型 GCs 药理特性比较

特性	二丙酸倍氯米松(BDP)	布地奈德(BUD)	丙酸氟替卡松(FP)
GCs 受体亲和力	低,只有 BUD 的 2/47,FP 的 1/45。在体内部分代谢为丙酸倍氯米松,亲和力有提高	亲和力介于 BDP 和 FP 之间	亲和力高于 BDP 和 BUD
肺内沉积率	最低,气道吸入的 $t_{1/2}$ 短	最高	低于 BUD,高于 FP
水溶性	较低,为 0.1 mg/L	高,为 14 mg/L	极低,只有 0.04 mg/L
与黏膜组织结合	在气道黏液中浓度低,与黏膜组织结合少,气道内滞留时间短	气道黏液中浓度高,与黏膜组织结合多,明显延长气道内滞留时间	气道黏液中浓度低,与黏膜组织结合少,影响其在气道内滞留时间
局部抗炎作用	较 BUD 和 FP 弱	较 BUD 强,人皮肤变白试验作用较 FP 弱,但气道内试验较 FP 强	人皮肤变白试验作用强于 BDP 和 BUD,整体试验不及 BUD
生物利用度	高,约 20%,进入血循环的可能性大	低,约 6%～10%,较少进入血循环	胃肠吸收极低,肺生物利用度高(约为 16%)
消除速率	低,仅为 0.18 L/min	高,约为 1.4 L/min	较高,约为 1.1 L/min
血浆半衰期	0.1 或 BMP* 6.5	2.8	14.4
分布容积	1.3 L/kg	2.7 L/kg	318 L/kg,反复应用易蓄积

* BMP:丙酸倍氯米松,BDP 的代谢产物。

环索奈德是具有新型释放和分布机制的新一代 ICS,其本身无药理活性,通过在靶器官肺内转化为活性代谢产物去异丁酰基环索奈德(desisobutyryl-ciclesonide,des-CIC)而发挥作用。其具有肺部沉积率高、肺部滞留时间长、血浆蛋白结合率高、口腔沉积率低、口服生物利用度低、血浆清除快等特点。临床试验证实其疗效好,安全性高。2004 年 10 月,FDA 批准了 CIC 用于治疗成人、青少年以及 4 岁和 4 岁以上儿童的持续性哮喘。

(2)全身给药　包括口服和注射给药。由于全身给药引起的不良反应较多且严重,这种给药方式受到限制,主要用于第 4 级严重持续哮喘(临床特点为:症状持续频繁发作,频繁夜间哮喘症状,体力活动受限,PEF 或 $FEV_1 \leqslant 60\%$ 预计值,变异率> 30%)。

静脉注射 GCs 常用甲泼尼龙(methylprednisolone)和氢化可的松(hydrocortisone)。适用于哮喘急性严重发作以及对口服或吸入支气管扩张剂氨茶碱和/或 β₂ 受体激动剂反应迟缓者。一般首选甲泼尼龙,其抗炎作用迅速、强大(是氢化可的松的 4～6 倍)、持久,水钠潴留轻微。

　　口服 GCs 适用于每日病情和 PEF 逐渐恶化者,常用泼尼松和泼尼松龙。剂量为 1~2 mg/(kg·d),分 3 次,不依赖皮质激素者应用 10~14 d 可完全停用,不需要逐渐减量;依赖皮质激素或病情顽固易发作者,则需长期口服,可选用泼尼松或泼尼松龙,每日或隔日顿服。

　　不管是吸入给药还是全身给药,GCs 发挥抗炎作用均有一个潜伏期,一般不能迅速缓解气流受限现象,但由于炎症控制后可改善肺功能与喘息症状,故 GCs 为长期预防性平喘药,而不是迅速缓解性平喘药。

2. 抗白三烯药物

　　半胱氨酰白三烯(cysteinyl leukotrienes,CysLTs,包括 LTC_4、LTD_4 和 LTE_4)是一类哮喘发病中重要的炎症介质。业已证明,致敏的人肺组织受抗原攻击时,多种炎症细胞(嗜酸性粒细胞、巨噬细胞、肥大细胞等)能释放 CysLTs,多环节对气道产生作用。对正常人与哮喘患者的大、小气道都有收缩作用,作用强度要比组胺强 1000 倍,而且作用持续时间也较长。CysLTs 增加气管黏液分泌,降低纤毛功能,促进气道微血管通透性增加与水肿形成,促使嗜酸性粒细胞在气道组织浸润,引起炎症反应,还能刺激 C 纤维末梢释放速激肽,引起神经源性炎症等。

　　抗白三烯药物(antileukotriene agents)是拮抗白三烯的各种生物学作用的药物。拮抗白三烯的作用可以通过两种途径:① 5-脂氧酶抑制药,如齐留通(zileuton)抑制白三烯的生物合成,使气道组织内的白三烯水平降低而发挥平喘作用;② 白三烯受体拮抗药,如扎鲁司特(zafirlukast)或孟鲁司特(montelukast),使已产生的白三烯不能与其受体结合而发挥药理作用(表 15-2)。

表 15-2　常用的抗白三烯药物

药　名	商品名	作用方式	给药途径	剂　量
扎鲁司特(zafirlukast)	安可来	阻断 CysLT 受体	口服	20~40 mg/次,2 次/日
孟鲁司特(montelukast)	顺尔宁	阻断 CysLT 受体	口服	10 mg/次,1 次/日
齐留通(zileuton)		抑制 5-脂氧酶	口服	600 mg/次,4 次/日

　　在轻、中度哮喘患者服用抗白三烯药物后,绝大多数患者可改善肺功能,缓解哮喘症状,明显降低哮喘急性发作次数。对运动性哮喘、冷空气诱发的哮喘、阿司匹林性哮喘的疗效尤为明显。与 β_2 受体激动药合用,两药有相加作用,可减少 β_2 受体激动药的用量。与 GCs 合用,可加强 GCs 的抗炎作用,减少 GCs 的用量。对有些吸入型 GCs 不能控制的哮喘患者,加用抗白三烯药物可收到控制的疗效。本类药物常见的不良反应有头痛、咽炎等,一般不需停药。

二、支气管扩张药

　　支气管扩张药是常用的平喘药,在治疗中占有重要的地位。目前,主要有 β_2 肾上腺素受体激动剂、茶碱类和抗胆碱药三类支气管扩张药。

(一)β_2 肾上腺素受体激动剂(β_2 激动剂)

　　气道 β 肾上腺素受体有两个亚型,即 β_1 与 β_2 受体,在人气道主要是 β_2 受体。β_2 受体广泛分布于气道的不同效应细胞上,当 β_2 激动剂兴奋气道 β_2 受体时,产生气道平滑肌松弛、抑制肥大细胞与中性粒细胞释放炎症介质与过敏介质、增强气道纤毛运动、促进气道分泌、降低血管通透性、减轻气道黏膜下水肿等效应,这些效应均有利于缓解或消除喘息,故本类药物对气道的作用比较全面,这是其作为控制哮喘急性发作首选药的药理基础。其中,支气管平滑肌的松弛作用是 β_2 激动剂的主要作用。β_2 激动剂和平滑肌细胞膜上的 β_2 受体结合后,引起受体构型改变,激活兴奋性 G 蛋白(G_S),从而活化腺苷酸环化酶,催化细胞内 ATP 转变为 cAMP,引起细胞内 cAMP 水平增加,转而激活 cAMP 依赖性蛋白激酶(PKA),通过 $[Ca^{2+}]_i$(细胞内游离钙浓度)的下降、肌球蛋白轻链激酶失活、钾通道开放三个途径,最终引起平滑肌松弛反应。

常用的选择性 β_2 激动剂按半衰期可分为短效、长效及超长效制剂。

短效 β_2 激动剂(short-acting β_2 adrenoceptor agonist,SABA):沙丁胺醇(salbutamol,舒喘灵)、特布他林(terbutaline,间羟舒喘灵,叔丁喘宁,博利康尼)、克仑特罗(clenbuterol,氨哮素,克喘素)等,起效迅速,但作用时间较短,可维持 4~8 h。

长效 β_2 激动剂(long-acting β_2 adrenoceptor agonist,LABA):福莫特罗(formoterol)、沙美特罗(salmeterol)作用时间较持久,可维持 8~12 h,福莫特罗还有迅速起效的特点。

超长效 β_2 激动剂(ultra-long-acting β_2 adrenergic receptor agonists,ultra-LABA):茚达特罗(indacaterol)、奥达特罗(olodaterol)、维兰特罗(vilanterol)、卡莫特罗(carmoterol)。作用时间长达 24 h,茚达特罗 5 min 内起效,且具有一定的抗炎作用,低剂量茚达特罗的受体减敏效应低于福莫特罗和沙美特罗。

选择性 β_2 激动剂的不良反应有:①心脏反应。β_2 激动剂对心脏的作用弱,但在大剂量或注射给药时,仍可引起心率加速,特别是原有心律失常的病例易发生心脏反应。②肌肉震颤。本类药物可激活骨骼肌慢收缩纤维的 β_2 受体,引起肌肉震颤,好发部位为四肢与面颈部。气雾吸入时发生率较全身给药为低。轻者感到不舒服,重者可影响生活与工作。部分患者可随着用药时间的延长而肌肉震颤逐渐减轻或消失。③代谢紊乱。β_2 激动剂增加肌糖原分解,能引起血乳酸、丙酮酸升高,并出现酮体。糖尿病患者应用时应注意引起酮中毒或乳酸中毒。由于 β_2 激动剂兴奋骨骼肌细胞膜上 Na^+-K^+ ATP 酶,使 K^+ 进入细胞内而引起血钾降低;过量应用时或与 GCs 合用时,有可能引起低钾血症,从而导致心律失常。

(二)茶碱类

1. 药理作用

茶碱在血浆浓度达到 10~20 mg/L 时,对气道平滑肌有直接松弛作用,其作用机制是多环节的,包括抑制磷酸二酯酶(PDE)、阻断腺苷受体、增加内源性儿茶酚胺的释放及免疫调节作用与抗炎作用。近年发现茶碱在较低的血浆浓度(5~10 mg/L)即具有免疫调节作用与抗炎作用,表现为抑制抗原诱发的迟发哮喘反应,减少支气管肺泡灌洗液中 CD3+ 淋巴细胞以及表达极迟激活抗原(VLA-1)的 CD4+ 淋巴细胞,而外周血中 CD4+ 淋巴细胞增加。这些作用也是茶碱发挥其抗哮喘作用,改善慢性阻塞性肺疾病(chronic obstructive pulmonary disease,COPD)患者肺功能的药理基础。茶碱能增强膈肌收缩力,减轻膈肌疲劳,这方面的作用也有利于对 COPD 的治疗。

2. 常用制剂

目前临床应用的茶碱类药物,除茶碱片剂外,还有以下三类。

(1)茶碱与不同盐或碱基形成复盐　如氨茶碱、胆茶碱分别是茶碱与乙二胺或胆碱形成的复盐,水溶性明显增加,但生物利用度并未增加,药理作用也未见加强。

（2）茶碱 N7 位以不同基团取代的衍生物　如丙羟茶碱（proxyphylline）与二羟丙茶碱（diprophylline，喘定），它们的水溶性均增加，但支气管扩张作用较茶碱为弱，生物利用度较低，半衰期亦短，临床疗效不及茶碱。

（3）缓释剂　其主要优点是血药浓度波动小，峰值与谷值之间差异不大，服药后能维持有效血药浓度，适用于慢性病例，特别是夜间频繁发作的病例更好。例如，优喘平（protheo），每片含茶碱 400 mg，每次 1 片，每日 1 次；或每次半片，每日 1～2 次。

茶碱的不良反应包括胃肠道症状（恶心、呕吐），心血管系统症状（心动过速、心律失常、血压下降），神经系统症状（不安、失眠、易激动，严重者惊厥、昏迷，甚至呼吸心跳停止而死亡）。氨茶碱的不良反应较多，尤其静注大剂量时；二羟丙萘碱、胆茶碱、缓释片的不良反应较轻。

（三）抗胆碱药

在哮喘患者，气道内炎症介质一方面刺激气道传入神经末梢部位，另一方面激活胆碱能神经节，引起气道胆碱能神经活性增高。同时，哮喘患者的气道高反应性，使气道对乙酰胆碱的反应性增高，而且哮喘患者受抗原攻击也可加强胆碱能神经反射。由此可见，胆碱能神经功能亢进可能参与气道平滑肌收缩反应。胆碱能神经在气道的分布不均匀，在大气道分布多，在小气道分布少，所以胆碱能神经张力增高，主要使大气道的口径缩小，对小气道口径影响小；应用抗胆碱药后，主要使大气道松弛，当小气道收缩明显时才有一定的松弛作用。在 COPD 的小气道有纤维化，往往有不可逆的气道狭窄，此时，胆碱能神经的张力高低可明显影响气道的口径，应用抗胆碱药可降低胆碱能神经活性，明显改善肺通气功能。抗胆碱药对改善 COPD 通气功能的疗效，较对哮喘的疗效为好；相反，β_2 激动剂对 COPD 的支气管扩张作用较差。所以，在某些 COPD 患者抗胆碱药的疗效较 β_2 激动剂为佳。

常用的抗胆碱药按半衰期长短可分为短效和长效制剂。

短效抗胆碱药（short-acting muscarinic antagonists，SAMA）：异丙托溴铵（ipratropium bromide）、氧托溴铵（oxitropium bromide）

长效抗胆碱药（long-acting muscarinic antagonists，LAMA）：噻托溴铵（tiotropium bromide）、格隆溴铵（glycopyrrolate）、阿地溴铵（aclidinium bromide）、芜地溴铵（umeclidinium）。

异丙托溴铵与氧托溴铵对 M 胆碱受体亚型 M_1、M_2、M_3 无明显选择性；噻托溴铵对 M_3 胆碱受体有一定的选择性，对胆碱能神经突触前 M_2 胆碱受体阻断作用弱，不会增加胆碱能神经释放乙酰胆碱而减弱药物的平喘作用，故该药的作用较异丙托溴铵强 3 倍。这三个抗胆碱药不同于阿托品，它们对气道平滑肌具有较高的选择性，有较强的气道松弛作用，而对心血管系统等的作用不明显。临床上主要采用气雾吸入给药，不良反应少见，可长期应用，长期应用也未发现耐药与明显不良反应。少数患者有口干、口苦感。在老年病例不会引起尿滞留。对痰量与痰黏稠度均无明显影响，对支气管的清除能力也无明显改变。气道松弛作用强度：异丙托溴铵 ＜ 氧托溴铵 ＜ 噻托溴铵；作用持续时间：异丙托溴铵 ＜ 氧托溴铵 ＜ 噻托溴铵。

三、抗过敏平喘药

抗过敏平喘药是指具有炎症细胞膜稳定作用或炎症介质阻断作用的药物，由于其平喘作用起效较慢，不适用于哮喘急性发作期的治疗，临床上主要用于预防哮喘的发作。本类包括炎症细胞膜稳定剂，如色甘酸钠（cromolyn sodium）、奈多罗米钠（nedocromil sodium）以及 H_1 受体阻断药，如酮替芬（ketotifen）。

(一)色甘酸钠

色甘酸钠无支气管扩张作用与抗组胺作用,也不具有 GCs 样作用与拟肾上腺素作用。它对哮喘患者由抗原诱发的早期哮喘反应(EAR)与迟发哮喘反应(LAR)均有抑制作用。其作用机制有以下三个环节:① 稳定肥大细胞膜。色甘酸钠抑制大鼠、狗、猴与人肺组织的肥大细胞由抗原诱发的过敏介质释放,但不阻断豚鼠肺肥大细胞与人皮肤肥大细胞的过敏介质释放。本品可能在肥大细胞的细胞膜外侧的钙通道部位与 Ca^{2+} 形成复合物,加速钙通道关闭,使钙内流受到抑制,从而阻止肥大细胞脱颗粒。② 抑制气道感觉神经末梢与气道神经源性炎症。色甘酸钠抑制二氧化硫、缓激肽、冷空气、甲苯二异氰酸盐、运动等引起的支气管痉挛;色甘酸钠也抑制犬无髓鞘的 C 纤维神经末梢的放电现象。③ 对其他炎症细胞的作用。色甘酸钠既阻断肥大细胞介导的 EAR,也抑制巨噬细胞与嗜酸性粒细胞介导的 LAR,长期应用色甘酸钠可减轻气道高反应性。色甘酸钠为非脂溶性药物,口服吸收极少(仅 1%),临床必须采用粉剂定量雾化吸入器(MDI)方式吸入。不良反应少见,偶有咽喉与气管刺痛感或支气管痉挛,必要时可同时吸入 β_2 激动剂预防。

(二)奈多罗米钠

作用与色甘酸钠相似,但强于色甘酸钠,具有节减激素的作用;当吸入激素的局部不良反应影响患者继续使用时,可配合奈多罗米钠吸入以减少激素的吸入次数。奈多罗米钠的不良反应极少见。

(三)酮替芬(噻哌酮)

除了具有类似色甘酸钠的作用外,还有:①强大的 H_1 受体阻断作用,即直接对抗组胺的作用;②预防和逆转 β_2 受体的"向下调节",加强 β_2 激动剂的平喘作用。临床上本品可单独应用或与茶碱类、β_2 激动剂合用来防治轻、中度哮喘。不良反应有短暂的镇静、疲倦、头晕、口干等。

四、生物靶向药物

哮喘的慢性气道炎症主要是由 Th_2 免疫反应过度增强所驱动。Th_2 免疫反应过度增强的表现有体内 IL-4、IL-5、IL-13、IgE 水平升高和气道内嗜酸性粒细胞增多等。但近年也发现部分哮喘患者体内 Th_2 细胞因子水平不高。因此,根据 Th_2 细胞因子水平的高低,哮喘可分为高 Th_2 和低 Th_2 两种表型。近年来,针对高 Th_2 表型患者的生物靶向治疗药物成为哮喘新药开发的热点之一。

(一)抗 IgE 单抗

奥马珠单抗(omalizumab, Xolair)是第一个在国外上市、用于哮喘治疗的抗 IgE 单抗。临床研究结果已证实,奥马珠单抗可以减少重症哮喘的急性发作率,也可以在一定程度上改善生活质量、哮喘症状和肺功能等。2006 版 GINA 就开始推荐奥马珠单抗作为哮喘的第 5 级治疗,即经过吸入大剂量糖皮质激素并联合 LABA 等其他控制药物治疗后,症状仍未控制的重症过敏性哮喘。2018 版 GINA 则推荐将过去的第 5 级治疗改称为"叠加"治疗,即不单独用于哮喘治疗,只是在 ICS/LABA 等常规控制药物基础上的治疗选择。需根据患者血清 IgE 水平及体重来确定奥马珠单抗合适的给药剂量和频率。每次给药的剂量为 70～600 mg 皮下注射,每 2～4 周注射 1 次。长期使用奥马珠单抗治疗的安全性良好,也不增加注射后发生恶性肿瘤的风险。主要不良反应为注射部位的局部反应。需要重视的是注射后的过敏反应,有个别报道注射后发生危及生命的过敏反应。所以,注射后的严密观察非常重要。

(二)抗 IL-5 单抗和抗 IL-5R 单抗

嗜酸性粒细胞在引发哮喘、哮喘严重程度及哮喘发作中发挥了关键作用。越来越多的证据表明,对于嗜酸性粒细胞计数升高的哮喘患者,除基于指南的治疗策略外,利用一种 IL-5 抑制剂可能改善患者的哮喘控制并降低哮喘发作的频率。FDA 已批准了 GSK 的美泊珠单抗(mepolizumab, Nucala),以及 Teva 的瑞利珠单抗(reslizumab, Cinqair)两个抗 IL-5 单抗用于治疗重症哮喘。这些单抗可以减少近 50% 的急性加重,减少约 1/3 的急诊或住院率,还可以减少口服激素剂量,改善哮喘控制和肺功能等。2017 年 11 月 16 日,美国 FDA 批准了阿斯利康的人源化、无岩藻糖基化 IL-5Rα 亚基单克隆抗体 benralizumab 上市。该单抗可以募集自然杀伤细胞直接、快速地诱导嗜酸性粒细胞几乎完全耗竭,批准用于 12 岁及以上具有嗜酸性表型的重度哮喘患者的附加维持治疗。对于重症哮喘,benralizumab 能有效减轻糖皮质激素依赖。2018 版 GINA 第 5 级治疗新增了重症嗜酸性粒细胞型哮喘的 2 型靶向生物制剂 benralizumab。

(三)抗 IL-4R 单抗

抗 IL-4 受体单抗(dupilumab)可以特异性地与 IL-4 受体的亚基结合,可以同时抑制白细胞介素 4 和 13 信号通路。在针对嗜酸性粒细胞增多的中重度患者临床研究中发现,dupilumab 可以减少近 90% 的急性发作,显示出非常好的治疗效果。2019 版 GINA 已将其列入重症哮喘的第 5 步治疗药物。

(四)抗 IL-13 单抗

抗 IL-13 单抗(lebrikizumab)治疗重症哮喘的结果显示,对骨膜蛋白(Th_2 反应标志物)水平高的患者可以减少超过 50% 的急性加重,但对骨膜蛋白低的患者则几乎无效。该结果证明,只有针对高 Th_2 表型患者抗 IL-13 单抗才有更好的临床疗效。

五、平喘药的临床应用及注意事项

哮喘是一种气道慢性炎症性疾病,迄今为止,哮喘尚不能根治。由于哮喘具有反复发作的特点,若不给予恰当的治疗,哮喘症状可持续多年甚至终身,并可导致肺源性心脏病、呼吸衰竭等并发症,甚至猝死。因此,在哮喘急性发作期,根据病情合理和有计划地进行治疗固然很重要,但不能仅满足于控制急性发作,而应着眼于哮喘长期治疗。

哮喘治疗的目标应包括:①尽快控制哮喘症状至最轻乃至无任何症状,包括夜间无症状;②使哮喘发作次数减到最少,甚至不发作;③$β_2$ 激动剂用量减至最少,乃至不用;④所用药物副作用最小,乃至没有;⑤活动不受任何限制,与正常人一样生活、工作、学习。

(一)根据哮喘的病情变化采用阶梯式治疗

哮喘的病因非常复杂,不同患者的诱发因素均不相同,哮喘严重程度在不同的患者各不相同,且同一患者在不同时间内严重程度亦不相同。哮喘症状多变,在非急性发作期,哮喘病情可以是间歇发作、轻度、中度和严重。在急性发作期,病情可以是轻度、中度、重度和危重。哮喘的阶梯式治疗方案,即用药的数目和次数在哮喘恶化时增加(升级治疗),在哮喘得到控制后减少(降级治疗),以达到用尽可能少的药物控制哮喘。由于阶梯式治疗方案的选择取决于患者病情的严重程度,因而正确评估病情,确定哮喘严重程度的分级是至关重要的。可以通过症状和体征评估哮喘的严重性,但单纯依靠这些方法可能会误导。因此,要求所有患者都应定期测定最大呼气流量(PEF)和/或一秒用力呼气容积(forced expiratory volume in one second,FEV_1),以提供可靠的客观检查结果。在确定患者的哮喘严重程度后,应根据每个人的具体情况(即个体化),判定是在较高的级别开始治疗,以尽快控制哮喘,并随后减少治疗(降级治疗),还是从较低的级别开始治疗,并按需要增加治疗(升级治疗),见图 15-1。如经过某一级治疗,患者出现控制失败标志,如更频繁的哮喘发作、支气管扩张剂用量增加、PEF 下降或变异率增加,则应升级治疗;相反,如经过某一级治疗,患者症状明显减轻,支气管扩张药的用量和次数减少,PEF 得到较大改善或恢复正常,提示哮喘得到很好控制,此时,即可考虑逐步降级治疗。一般情况下,在哮喘被控制且继续维持治疗 3 个月后,可进行减少维持药物的降级治疗。对较严重患者,经逐步升级的治疗症状才得到控制,主张继续维持治疗 6 个月,使病情完全稳定后再缓慢地逐步降级治疗。在逐步降级治疗过程中,要继续监测 PEF 的变化,观察症状、体征,如果患者的症状再度加重,应将治疗方案重新恢复到原来级数。

2009 版 GINA 第一次提出"表型"这一概念,并提出基于表型的分类将有助于哮喘的治疗及判断疾病的预后。根据诱导痰中炎症细胞的类型,将哮喘的炎症表型分成 4 型:嗜酸性粒细胞性哮喘、中性粒细胞性哮喘、少粒细胞性哮喘以及混合粒细胞性哮喘,所占比例分别为 40.9%、20.4%、31.2% 和 7.5%。呼出气一氧化氮分数(fraction of exhaled nitric oxide,FENO)是一种新型、无创、检测方便的生物标志物,主要与过敏性气道炎症相关。2017 版 GINA 首次对 FENO 在哮喘诊治中的价值进行了评价和推荐。FENO 在以 2 型气道炎症为特征的哮喘患者中较高。2018 版 GINA 提出了以 FENO 指导治疗,以控制症状和降低风险。在儿童和年轻人的研究中,FENO 指导的治疗与基于当前指南的治疗相比,可显著减少急性发作次数和急性发作频率。在不吸烟的成人患者无显著差异。FENO 支持 ICS 启动治疗,但目前不能安全地被推荐来决定不用 ICS 治疗。最可能从 FENO 指导的治疗中获益的人群及监测最佳频率仍需要进一步研究。

(二)应用平喘药物的注意事项

1. 正确掌握用药方法

吸入用药可以使较高浓度的药物迅速到达病变部位,因而起效迅速,同时吸入用药所需药物剂量较小,全身不良反应较轻,故应大力提倡。医务人员应指导患者正确掌握吸入技术,以期发挥更好的药效。

定量雾化吸入器(MDI)便于携带,使用方便。主要操作步骤如下:打开盖子,摇匀药液,进行缓慢的深呼吸,呼气至功能残气位,张大口,把 MDI 喷嘴衔在口中,以慢而深的方式经口吸气,同时揿压 MDI 活瓣而喷药,吸气末尽量长时间屏气,然后经鼻缓慢呼气,1~3 min 后再重复上述过程。部分体弱或重症患者,尤其是老人和幼儿难以正确吸入,对此可应用各种类型的储雾器,使 MDI 释出的药雾暂时停留于储雾器内;然后,患者从容地吸入药雾。采用碟式或干粉吸入器更易为患者掌握,且可避免 MDI 中所含氟利昂对呼吸道的刺激和对大气环境的影响。

亦可应用空气压缩机(或高流量氧气)通过射流式雾化吸入装置进行吸入治疗,吸入方法简便,患者不需要专门训练,适用于无法正确使用 MDI 的患者或病情较重者。病情严重需进行机械辅助通气的患者,也可通过呼吸机上的雾化吸入装置进行吸入治疗。

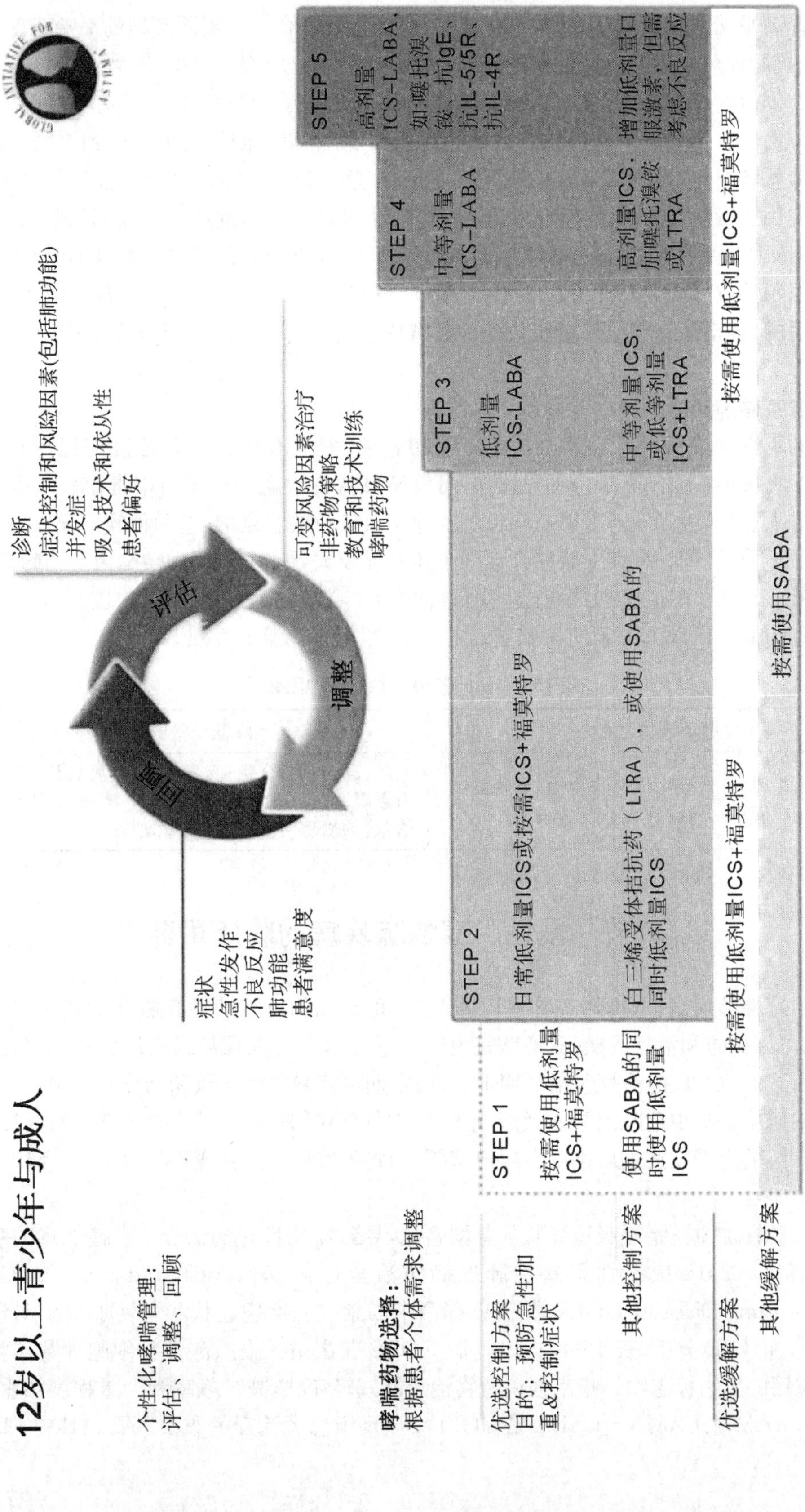
GLOBAL INITIATIVE FOR ASTHMA
12岁以上青少年与成人
个性化哮喘管理：
评估、调整、回顾
评估
调整
回顾
诊断
症状控制和风险因素(包括肺功能)
并发症
吸入技术和依从性
患者偏好
可变风险因素治疗
非药物策略
教育和技术训练
哮喘药物
症状
急性发作
不良反应
肺功能
患者满意度
哮喘药物选择：
根据患者个体需求调整
优选控制方案
目的：预防急性加重&控制症状
STEP 1
按需使用低剂量ICS+福莫特罗
STEP 2
日常低剂量ICS或按需ICS+福莫特罗
STEP 3
低剂量ICS-LABA
STEP 4
中等剂量ICS-LABA
STEP 5
高剂量ICS-LABA，如:噻托溴铵、抗IgE、抗IL-5/5R、抗IL-4R
其他控制方案
使用SABA的同时使用低剂量ICS
白三烯受体拮抗药（LTRA），或使用SABA的同时使用低剂量ICS
中等剂量ICS，或低等剂量ICS+LTRA
高剂量ICS，加噻托溴铵或LTRA
增加低剂量口服激素，但需考虑不良反应
优选缓解方案
按需使用低剂量ICS+福莫特罗
按需使用低剂量ICS+福莫特罗
其他缓解方案
按需使用SABA

图15-1　12岁以上青少年与成人哮喘稳定期治疗方案（GINA，2019）

2. 平喘药的联合用药问题

为了提高平喘的疗效,减少药物不良反应,临床上常联合应用不同类型的平喘药。例如茶碱与 GCs、抗胆碱药合用具有协同作用,但与 β_2 激动剂联合应用需谨慎,因为这种合用易于诱发心律失常,如欲合用该两药应适当减少剂量。GCs 与 β_2 激动剂的合用,既有有利的方面,也有不利的方面。β_2 激动剂可快速控制哮喘的症状和发作,GCs 使气道炎症得到控制而最终消除哮喘的症状和发作,两者可以取长补短,而且 GCs 能上调 β_2 受体,增加 β_2 激动剂的反应性,纠正反复应用 β_2 激动剂的低敏感现象,阻止 β_2 激动剂耐受性的发展。但高剂量吸入 β_2 激动剂,通过 cAMP 水平增加,激活 PKA,活化的 cAMP 反应成分结合蛋白(CREB)可结合 GCR,从而对抗内源性或外源性 GCs 的抗哮喘作用,所以目前认为长期、大剂量、常规吸入 β_2 激动剂是不合适的,甚至是有害的。为了快速缓解哮喘急性发作,可适当、小剂量、按需吸入 β_2 激动剂。

3. 注意茶碱药动学的种族差异和个体差异

茶碱的不良反应发生率与其血药浓度密切相关,安全有效的血药浓度应保持在 $5\sim15$ mg/L,如>20 mg/L 则不良反应明显增多,可见茶碱的有效血药浓度与中毒血药浓度十分接近。与西方人相比,中国人对茶碱有较低的清除率及较长的半衰期,这种种族差异在小儿表现得更加明显。而且,同一种族中茶碱代谢的个体差异较大,受生理、病理与配伍药物的影响(表 15-3),临床用药过程中应密切注意这些因素的存在,必要时可作治疗药物监测(therapeutic drug monitoring,TDM),并及时调整茶碱的用量,以获得满意的疗效。

表 15-3 影响茶碱消除的各种因素

促进消除的因素	降低消除的因素
吸烟、妊娠、高蛋白-低碳水化合物食物、苯妥英钠、苯巴比妥、卡马西平、利福平、异丙肾上腺素	老年、高碳水化合物-低蛋白食物、肝硬化、充血性心力衰竭、肺心病、流感、流感疫苗接种、红霉素、普萘洛尔、别嘌醇、竹桃霉素、罗红霉素

第二节 慢性阻塞性肺疾病的临床用药

慢性阻塞性肺疾病(COPD)简称慢阻肺,是一种常见的以持续性呼吸道症状和气流受限为特征的,可以预防和治疗的疾病,通常是由于大量暴露于有毒颗粒或气体引起的气道和/或肺泡异常所致。COPD 的治疗包括早期干预、稳定期治疗和急性加重期治疗。其中,早期干预中最重要的措施是减少危险因素如吸烟、室内外空气污染、职业暴露等的暴露。研究证明,任何年龄或烟龄的患者在戒烟后都可有效地减缓一秒用力呼气容积(FEV_1)的下降和病情发展的速率。

COPD 急性加重是指呼吸道症状的急剧恶化,导致需要额外的治疗。急性加重的病因常是呼吸道感染。2018 版慢性阻塞性肺疾病防治全球倡议(Global Initiative for Chronic Obstructive Lung Disease,GOLD)指南依据两个因素——疾病症状和急性加重史对慢阻肺患者进行 A、B、C、D 分组(表 15-4)。2019 版 GOLD 首次纳入血嗜酸性粒细胞计数作为指导 ICS 临床应用的生物标志物。指南强调药物治疗能减轻症状,减少频率和严重程度加重,改善健康状况。LAMA、LAMA+LABA 是 GOLD B~D 组患者治疗的重要基石。其中,LAMA

是所有分组患者的首选单药治疗药物。对于 GOLD B 类患者：起始治疗推荐 LAMA 或 LABA。如果症状持久或刚开始的时候患者就有严重的呼吸困难，则推荐 LAMA 和 LABA 联用；GOLD C 类患者：LAMA 预防急性加重优于 LABA，因此对于 C 类患者的起始治疗更加推荐 LAMA。如果进一步加重，推荐 LAMA 和 LABA 联合治疗，其优于 LABA 和 ICS 的联合治疗；GOLD D 类患者：起始治疗推荐 LAMA 和 LABA 联合应用，在预防急性加重方面，LAMA＋LABA 优于 LABA＋ICS。2019 版 GOLD 指出应基于患者的临床症状和治疗反应考虑进行升阶梯或降阶梯治疗，采纳基于已有的有效性和安全性数据制作的升级和降级策略。应当随时评估升级治疗的反馈，而在缺乏临床获益和/或出现不良反应时可能也需考虑降级治疗。对于在接受治疗后症状缓解、可能仅需较少药物即可控制病情的 COPD 患者，也可以考虑降级治疗。对于调整了治疗方案的患者，尤其是降级治疗的，应该进行严密的医疗监护。升级治疗尚未被系统性地验证，降级治疗的研究有限且仅限于 ICS。此外，纤毛功能障碍、黏液高分泌、细菌定植增加、气道炎症与氧化应激等均为慢阻肺发病的重要机制，祛痰/抗氧化药治疗 COPD 已经成为中国专家共识。

表 15-4　COPD 稳定期药物治疗推荐方案(GOLD，2019)

患者分组	首选建议	替代治疗	其他可用选择
A	SAMA/SABA	LAMA/LABA /SABA+SAMA	茶碱类
B	LAMA/LABA	LAMA+LABA	SABA/SAMA/茶碱类
C	ICS+LABA /ICS+LAMA	LAMA+LABA /LAMA+PDE4i /LABA+PDE4i	SABA+/SAMA 茶碱类
D	ICS+LABA /ICS+LAMA	ICS+LABA+LAMA /ICS+LABA+PDE4i /LAMA+LABA /LAMA+PDE4i	羧甲司坦 N-乙酰半胱氨酸 SABA/SAMA 茶碱类

一、ICS＋LABA 和 LABA＋LAMA 联合疗法

ICS＋LABA 和 LABA＋LAMA 两种双联疗法是临床上中重度 COPD 患者通常会采用的治疗手段。有证据证明，LABA＋LAMA 较之 ICS＋LABA 对于气流受限有显著的、持续的和临床意义的改善，同时前者对于低急性加重风险的 COPD 患者(约 80% 患者既往 1 年有 1 次中重度急性加重病史)，在预防急性加重方面疗效更佳。但在另一方面，研究表明与单独使用 LABA 相比，在有频繁急性加重史的患者中，ICS＋LABA 联合使用可显著降低中重度急性加重的年发生率，并改善肺功能。对于大多数纯慢阻肺而无炎症的患者，第一步时使用 LABA 和 LAMA 可能获益。但在某些患者中，联合 ICS 是非常有价值的，如慢阻肺-哮喘重叠征患者。但目前 ICS＋LABA 与 LAMA＋LABA 在急性加重高风险患者中的疗效比较缺乏足够的证据支持。

(一)常用制剂

目前临床上较为广泛应用的 ICS 和 LABA 的复方吸入制剂包括布地奈德＋福莫特罗

（320＋9 μg）、氟替卡松＋沙美特罗（500＋50 μg）和丙酸倍氯米松＋福莫特罗（100＋6 μg）。一些每日仅需 1 次给药的 LABA 和 ICS 组成的复方制剂，例如糠酸氟替卡松＋维兰特罗（vilanterol）和莫米松＋茚达特罗（indacaterol）组成的复方吸入器已经上市。其他如卡莫特罗（carmoterol）和奥达特罗（olodaterol）正在进行临床试验中。已获批的 LAMA＋LABA 固定剂量的吸入制剂包括格隆溴铵＋马来酸茚达特罗、芜地溴铵＋维兰特罗、噻托溴铵＋奥达特罗、阿地溴铵＋福莫特罗和格隆溴铵＋福莫特罗。此外，LABA＋LAMA＋ICS 的三药复方吸入剂（布地奈德、福莫特罗、噻托溴铵）也已经上市，其他三药复方吸入剂，如布地奈德＋福莫特罗＋格隆溴铵、莫米松＋茚达特罗＋格隆溴铵和糠酸氟替卡松＋维兰特罗＋芜地溴铵等正在进行临床试验。

（二）临床效果

2014 年，葛兰素史克（GSK）和 Theravance 公司启动的 COPD 治疗途径告知（InforMing the PAthway of COPD Treatment，IMPACT）（ClinicalTrials. gov：NCT02164513）研究是一项具有里程碑意义的随机、双盲、平行、多中心的Ⅲ期临床研究。该研究为期 52 周，纳入 37 个国家共计 10355 例 COPD 患者（来自中国的数据超过 500 例），受试者均为 CAT 评分≥10，既往 1 年至少 1 次急性加重病史的 COPD 患者（约 70％为 GOLD D 组）。研究旨在比较 ICS＋LABA＋LAMA 三联治疗与 ICS＋LABA 和 LABA＋LAMA 两种双联治疗在年中重度急性加重率方面的疗效差异。结果显示 ICS＋LABA＋LAMA 与 ICS＋LABA 和 LABA＋LAMA 相比，可更好地降低年中重度急性加重率和导致住院的重度急性加重率。

Lipson 等人基于 IMPACT 研究，比较 LABA＋LAMA（乌美溴铵＋维兰特罗，UMEC＋VI）和 ICS＋LABA（糠酸氟替卡松＋维兰特罗，FF＋VI）两种双联疗法对降低高风险 COPD 患者急性加重风险的疗效差异，以及对症状控制、肺功能改善方面的影响。结果显示，在急性加重方面，FF＋VI 对降低 COPD 急性加重风险明显优于 UMEC＋VI，结合 IMPACT 研究中对比三联疗法的研究结果，表明包含 ICS 的治疗（ICS＋LABA＋LAMA 和 ICS＋LABA）在降低慢阻肺急性加重风险方面，均优于双支扩剂治疗，提示含 ICS 的治疗方案在高风险慢阻肺患者中降低未来急性加重风险方面的价值。在改善肺功能方面，LABA＋LAMA 治疗方案对于患者的 FEV_1 的改善明显优于 ICS＋LABA，但在 CAT 及 SGRQ 评分方面没有显著差异，说明 LABA＋LAMA 方案可能更适合于低风险患者，在改善症状的同时降低未来风险、改善肺功能。

二、罗氟司特

罗氟司特（roflumilast）为选择性磷酸二酯酶 4（phosphodiesterase 4，PDE4）抑制剂，通过抑制 PDE4 的活化，使细胞内 cAMP 浓度增加，从而抑制炎症细胞活性。在大量的临床前动物模型上均呈现出较好的抗炎作用。此外，罗氟司特可以降低表皮生长因子引发的 MUC-5AC 在人体气道上皮细胞的表达，从而增强黏膜纤毛的清除能力，改善通气情况；可以改善暴露于香烟烟雾中正常人气道囊性纤维化跨膜传导调节因子（cystic fibrosis transmembrane conductance regulator，CFTR）的功能，以控制纤毛周围合适的液体量来保证纤毛的摆动及黏液运输；其氧化物能有效预防香烟烟雾提取物诱导的上皮间充质转变，从而保护肺泡上皮细胞。罗氟司特及其氧化物还能减少多种细胞中 ROS 的生成，包括中性粒细胞、肺动脉血管平滑肌细胞以及气道上皮细胞等。罗氟司特与 ICS 或 LABA 联用时，其抗炎作用更加显著。

(一)临床药动学

罗氟司特经口服进入机体后,在细胞色素氧化酶 P_{450}(cytochrome P_{450},CYP450)家庭成员 CYP3A4 和 CYP1A2 作用下代谢为氧化物,后者可进一步脱烷基或与葡萄糖醛酸结合,形成一系列的同样具有较高 PDE4 选择性的代谢产物。进食高脂早餐后,罗氟司特达到血药峰浓度的时间延迟了 1 h,血药峰值下降了 40%,而罗氟司特的代谢产物的代谢不受进食影响。由于后者发挥了约 90% 的 PDE4 抑制作用,因此可以认为进食对罗氟司特的药动学影响不明显。对于肾功能异常和肝功能损害患者,罗氟司特的药动学个体差异显著。严重肾功能损害患者,罗氟司特的 AUC 和 C_{max} 较正常人低 1% 和 6%,$t_{1/2}$ 延长 19%;而其氧化物的消除半衰期延长 30%,但其差异没有统计学意义,因此无需调整剂量。轻度肝功能异常患者,罗氟司特及其氧化物的 AUC 较正常人升高 51% 和 24%,C_{max} 增加 3% 和 26%。中度肝功能异常患者,罗氟司特的 AUC 较正常人升高 92% 和 41%,C_{max} 增加 26% 和 40%。因此肝功能异常者使用罗氟司特时,需要及时调整剂量。

(二)临床应用

罗氟司特作为第一个 PDE4 抑制剂,在 2010 年 7 月 6 日和 2011 年 2 月 24 日分别被欧盟和美国食品药品管理局(FDA)批准用于治疗 COPD,并在 2010 年写入 GOLD 指南,成为中、重度及极重度 COPD 患者的替代选择,且在预防急性加重的药物选择中亦推荐使用该类药物。口服罗氟司特可以有效治疗中度至重度的 COPD 患者,它不是支气管扩张剂,但在Ⅲ期和Ⅲ/Ⅳ期临床试验中对肺功能具有积极作用。汇总分析和荟萃分析表明罗氟司特能显著降低中度至严重 COPD 患者急性加重的风险,特别是在更严重的患者,和/或具有慢性支气管炎、咳嗽和咳痰等情况的患者。

2016 年,钟南山院士团队进行了 24 周的亚洲人群中严重及极严重 COPD 患者(包括汉族、Malay 和印度人,$n=626$)多中心随机双盲平行对照Ⅲ期临床试验,将患者平均分为两组:罗氟司特 500 μg/d 或安慰剂,初始终点是支气管扩张药使用前 FEV_1 的变化。结果显示罗氟司特能持续增加使用支气管扩张药前的 FEV_1,同时对于继发终点使用支气管扩张剂后的 FEV_1,及使用支气管扩张剂前后的 FVC 均有改善作用,副作用主要是腹泻(6.0%),安慰剂组为 1.0%。因此,罗氟司特对于肺功能改善有重要作用,同时亚洲人群耐受性好。这些均提示罗氟司特是严重及极严重 COPD 患者的理想选择。

有报道,动物实验中罗氟司特增加了感染铜绿假单胞菌的小鼠的死亡率,增加组织的细菌负荷和传播,而铜绿假单胞菌是重症 COPD 主要的病原体。当然在接受抗炎药物(如 ICS)的 COPD 患者已观察到呼吸道感染风险增加;但罗氟司特与安慰剂的不良事件发生率没有差异,且罗氟司特能降低 COPD 患者心脏事件的发生率。另外,罗氟司特可能对皮质类固醇耐受性 COPD 患者有益,与 ICS、LABA、LAMA 具有协同作用。因此对于罗氟司特的临床应用,需进一步开展更多国际性、大规模、多中心综合临床研究来验证其有效性并减少药物不良反应,为 COPD 的有效控制提供新途径。

(三)疫苗

推荐≥ 65 岁的老年患者注射 13 价肺炎球菌联合疫苗(PCV13)和 23 价肺炎球菌多糖疫苗(PPSV23),PPSV23 也推荐用于有慢性心力衰竭等合并症的 COPD 患者。一项通过系统综述纳入 12 项 COPD 患者注射疫苗的随机研究表明:尽管没有证据显示注射疫苗能够减少明确的肺炎球菌肺炎(相对少见)的发生风险,但接种多价肺炎球菌疫苗可以显著降低患者感染社区获得性肺炎的风险。疫苗免疫能够降低 COPD 急性加重的可能性,中等质量的证据提示 COPD 患者接种肺炎球菌疫苗能够获益,但现有证据尚不足以比较不同类型肺炎球菌疫苗的差异。

第三节　特发性肺纤维化的临床用药

特发性肺纤维化(idiopathic pulmonary fibrosis,IPF)是一种病因不明,慢性进行性纤维化性间质性肺炎,病变局限在肺,主要表现为进行性加重的呼吸困难,伴限制性通气功能障碍和气体交换障碍,导致低氧血症,甚至呼吸衰竭,预后差。一般主要发生在 60 岁以上有吸烟史的老年人身上。仅在美国,每年都有 40000 人死于 IPF。IPF 的诊断需要排除所有已知能导致肺纤维化疾病的原因,并且其在 CT 和病理上的表现与普通间质性肺炎(UIP)一样,均在影像学上呈现胸膜下基膜网状异常和蜂窝样改变,伴或不伴牵引性支气管扩张,且在病理上呈现肺实质的纤维化和蜂窝肺斑片状受累为主的胸膜下/旁成纤维细胞灶的分布和存在。在过去十年,对 IPF 发病机制的认识有了实质性提高,从最初认为 IPF 是一个炎症过程,到目前大多数学者认为是上皮细胞的反复损伤,进而有大量的伤口修复,最终导致肺纤维化的一个过程。因此近十年的治疗方向也从抗炎、免疫抑制转向伤口修复及其纤维化过程。

基于以上研究,美国 FDA 于 2014 年 10 月批准了两种新药(吡非尼酮和尼达尼布)用于治疗 IPF。2015 年,美国胸科学会(American Thoracic Society,ATS)、欧洲呼吸学会(European Respiratory Society,ERS)、日本呼吸学会(Japanese Respiratory Society,JRS)和拉丁美洲胸科学会 (American Thoracic Association,ALAT)共同发布的特发性肺纤维化治疗指南中,按照证据等级,将新型治疗药物分为 4 级,分别为强烈推荐(strong recommendation for use)、条件推荐(conditional recommendation for use)、条件反对(conditional recommendation against use)、强烈反对(strong recommendation against use)。指南强烈反对使用强的松＋硫唑嘌呤＋N-乙酰半胱氨酸三联疗法,因为新研究结果显示三联疗法可增加死亡率和住院率。同时还强烈反对使用抗凝药、伊马替尼和安贝生坦,特别是在没有其他适应证时不应对 IPF 患者使用华法林抗凝。条件性推荐使用尼达尼布和吡非尼酮是指南首次推荐 IPF 特定治疗。在明确定义的人群中,尼达尼布和吡非尼酮可缓减疾病进展,表现为缓减 FVC 下降速率一年以上,临床有意义的终点结果降低,如死亡率和急性发作。在 2017 版德国 IPF 指南中吡非尼酮获一致积极推荐。特发性肺纤维化治疗国际指南推荐意见见表 15-5。

表 15-5　特发性肺纤维化治疗国际指南推荐意见 2015 年版

药物	推荐意见
抗凝药(华法林)	强烈反对使用[#]
强的松＋硫唑嘌呤＋N-乙酰半胱氨酸三联疗法	强烈反对使用[+]
选择性内皮素受体拮抗药(安贝生坦)	强烈反对使用[+]
伊马替尼,单靶点酪氨酸激酶抑制剂	强烈反对使用[#]
内皮素受体双重拮抗药(马西替坦、波生坦)	条件性反对使用[+]

药物	推荐意见
磷酸二酯酶 5 抑制剂(西地那非)	条件性反对使用#
吡非尼酮	条件性推荐使用#
尼达布尼(多靶点酪氨酸激酶抑制剂)	条件性推荐使用#
抗酸治疗	条件性推荐使用*
N-乙酰半胱氨酸单药治疗	条件性反对使用+
抗肺动脉高压治疗 IPF 相关的肺动脉高压	之前推荐的重新评估被推迟
肺移植:单侧 VS 双侧肺移植	单侧 VS 双侧肺移植治疗推荐方案被推迟

#:＋＋＋－,疗效评估的可信性中度;+:＋＋－－,疗效评估的可信性低;*:＋－－－,疗效评估的可信性很低。

(一)吡非尼酮

吡非尼酮(pirfenidone)是在 1974 年由 Marnac 有限公司(TX,USA)的 Solomon B Margolin 发现的。2008 年,吡非尼酮作为孤儿药物,在日本获准用于 IPF 的治疗,2008 年 2 月,欧盟药品管理局建议欧盟各国允许吡非尼酮上市。吡非尼酮是一类口服具有生物活性的合成的吡啶酮类化合物,能够抑制纤维化进程。尽管其作用机制还未完全阐明,但是从细胞和动物模型中已有的数据显示吡非尼酮具有抗炎、抗氧化及抗纤维化特性。

1. 临床评价

吡非尼酮的早期研究即 CAPACITY 研究,汇总分析了两个独立的研究方案:研究 004 (ClinicalTrials. gov, numbers NCT00287729)招募了 435 例患者,随机分配到高剂量吡非尼酮(2403 mg/d)、低剂量吡非尼酮(1197 mg/d)治疗组和安慰剂组。研究 006(ClinicalTrials. gov, numbers NCT00287716)招募了 344 例患者,随机分配到高剂量吡非尼酮(2403 mg)治疗组和安慰剂组。为避免异质性,研究着重观察两项研究的高剂量组,发现吡非尼酮能降低患者死亡率(RR 为 0.70,95％CI 为 0.47～1.02)、减少 FVC 的下降量(标准差为 0.23,95％CI 为 0.06～0.41)。随后,吡非尼酮对特发性肺纤维化的疗效和安全性评估(Assessment of Pirfenidone to Confirm Efficacy and Safety in Idiopathic Pulmonary Fibrosis)研究进一步验证高剂量吡非尼酮治疗 13 周开始显效,能降低肺功能的恶化程度,降低死亡率,改善 6 min 步行距离,延长无进展生存期。据 2014 年美国胸科学会年会和新英格兰医学杂志发表的两项Ⅲ期临床试验 1000 多名患者的临床研究结果显示,服用吡非尼酮胶囊 12 个月能延长无进展生存期,延缓 FVC 下降,降低死亡风险。目前推荐该药治疗轻至中度 IPF 患者,不推荐用于严重肺功能损伤及有严重合并症的 IPF。

2. 不良反应

最常见的不良反应是胃肠道反应和皮肤反应。

(二)尼达尼布

尼达尼布(nintedanib)是首个用于 IPF 治疗的小分子酪氨酸激酶抑制剂(TKI)。在体外,尼达尼布可显著抑制在成纤维细胞中由 PDGF-BB 和 VEGF 刺激的 PDGFR 和 VEGFR 的磷酸化,从而抑制成纤维细胞增殖、迁移和转化的信号通路。

1. 临床评价

特发性肺纤维化急性加重的发病率与死亡率高,也是导致特发性肺纤维化患者住院和死亡的主要原因。随机对照研究评估了尼达尼布对 IPF 患者的疗效,汇总分析显示,尼达尼布治疗组死亡的 RR 为 0.70(95%CI 为 0.47~1.03),急性加重风险比为 0.47(95%CI 为 0.17~1.29)。尼达尼布治疗组 FVC 下降超过 10%的患者比例更少(RR 为 1.15,95%CI 为 1.06~1.25)。INPULSIS-1 和-2 研究进一步验证了前期研究结果。应用尼达尼布治疗 1 年,患者 FVC 年下降幅度可减少 50%以上。根据临床研究结果分析,尼达尼布更适用于治疗轻至中度 IPF 患者,对于中度 IPF 的疗效尚有待进一步评价。尼达尼布是唯一能够显著降低特发性肺纤维化急性加重风险的治疗方案,急性加重风险下降 68%。

2. 不良反应

最常见的不良反应是胃肠道反应,其中最频繁的是腹泻及肝转氨酶升高。

案例解析:

该患者是由于服用非选择性 β 受体阻断药普萘洛尔引发医源性哮喘。治疗措施是让患者停用普萘洛尔,改用血管紧张素转化酶抑制药(ACEI),同时给予 β_2 受体激动剂。如果病情没有改善,可以加用吸入性糖皮质激素或短期口服糖皮质激素。

(汤慧芳、应颂敏)

第十六章 消化系统疾病用药的临床药理

案例:

男性,58 岁,因黑便 4 d、呕吐咖啡样物 1 d 入院,伴头晕乏力、心悸,无晕厥及四肢湿冷,无腹痛,小便正常。近期体重无明显下降。有高血压病史 10 年,服用氨氯地平 5 mg/d、阿司匹林 100 mg/d 治疗。患者有吸烟史 28 年,18 支/d,未戒烟。血常规示 Hb 69 g/L、血细胞比容 0.26。粪潜血试验阳性。胃镜示胃窦小弯侧见一不规则、半月形、厚白苔、深凹陷溃疡,约 2.5 cm×4 cm,周边黏膜水肿、质软、边界清楚。因患者正在服用阿司匹林,未活检。C¹³ 呼气试验阳性。初步诊断为胃溃疡合并出血(A₁ 期,Forrest Ⅲ),幽门螺杆菌(+)。请问:该患者的发病原因是什么? 应采取哪些治疗措施? 治疗依据是什么?

第一节 消化性溃疡病的临床用药

消化性溃疡主要指发生于胃和十二指肠的慢性溃疡。消化性溃疡是一种界限清晰、累及肌层的局限性组织缺失,至少达黏膜下层,常常累及固有肌层或更深。胃溃疡是指发生于贲门与幽门之间的胃黏膜肌层炎性坏死性病变。物理和化学因素的刺激、机体的应激状态、某些病原菌的感染都可引起胃溃疡。十二指肠溃疡是指胃酸和胃蛋白酶接触的十二指肠黏膜发生局限性的超过黏膜肌层的溃破。

一般认为,消化性溃疡是由于胃肠黏膜的保护因子和损害因子失平衡所致。保护因子主要包括胃黏液和 HCO_3^- 的分泌、黏膜上皮细胞更新、前列腺素等;损害因子包括胃酸-胃蛋白酶的消化作用、幽门螺杆菌(*Helicobacter pylori*,Hp)感染、药物不良反应等。胃酸增多是溃疡病发生的关键因素。胃酸由胃腺壁细胞产生,其分泌受多种因素调节:①胆碱能神经节后纤维支配胃,其末梢释放的乙酰胆碱(acethycholine, ACh)作用于壁细胞上的 M_3 受体,促进胃酸分泌。②ACh 还作用于胃黏膜中的嗜铬细胞(ECL 细胞)的 M_1 受体,使之释放组胺,组胺再作用壁细胞上的 H_2 受体,使胃酸分泌增多。③ACh 也作用于胃黏膜中的 G 细胞,使之释放胃泌素,激活壁细胞上的胃泌素受体,从而增加胃酸分泌,胃泌素还作用于 ECL 细胞上的胆囊收缩素 B(CCK-B)受体,促进组胺释放,从而促进胃酸分泌。④ACh 作用于 D 细胞,使之释放生长抑素(somatostatin, SS),SS 作用 ECL 细胞上的生长抑素Ⅱ(SS-Ⅱ)受体,减少组胺释放,也作用于 G 细胞,减少胃泌素释放,抑制胃酸分泌。⑤ECL 细胞能释放组胺,其组胺的释放为 ACh 和胃泌素所促进,为 SS 所抑制;释出的组胺除作用于壁细胞的 H_2 受体,促进胃酸分泌外,还作用于 ECL 细胞的组胺受体(H_3 受体),抑制组胺释放,也作用于支配壁细胞和 ECL 细胞的胆碱能神经末梢上的 H_3 受体,减少 ACh 释放,参与胃酸分泌的调节。

消化性溃疡确诊后一般采用综合性治疗措施,包括内科治疗、药物治疗、并发症治疗和外科治疗。消化性溃疡的治疗原则是:①消除症状;②促进溃疡愈合;③防治并发症;④预防溃疡复发。抗溃疡病药是指能减轻溃疡病症状,促进溃疡愈合,防止溃疡病复发,减少溃疡病并发症的药物,在消化性溃疡治疗中起重要作用。其作用环节包括抑制损害因子和加强保护因子两个方面。目前常用的抗溃疡病药有抗酸药、抑制胃酸分泌的药物、抗 Hp 药和胃肠黏膜保护药等。

一、常用抗消化性溃疡病药物

(一)抗酸药

碳酸氢钠、碳酸钙、氧化镁、氢氧化铝等抗酸药为弱碱性药,口服后在胃内直接中和胃酸,升高胃内 pH,使胃蛋白酶活性降低,起抗溃疡病作用。此外,有些抗酸药如氢氧化铝、三硅酸镁等还能形成胶状保护膜,覆盖于溃疡面和胃黏膜,起保护溃疡面和胃黏膜作用。

抗酸药中和胃酸作用快,故可迅速缓解溃疡病的症状,也能促进溃疡愈合。作用持续时间仅 1.5~2 h,夜间抗酸作用不足。单用抗酸药复发率高达 50%,且对肠运动功能有影响,故较少以单药应用,大多组成复方制剂应用,使作用增强,不良反应减少。常用复方制剂如胃舒平,就是由氢氧化铝、三硅酸镁、颠茄浸膏等组成,兼具抗酸和解痉作用。

由于抗酸药的吸附和络合作用,故不宜与四环素类药物同服。抗酸药升高胃内 pH,使弱酸性药物如诺氟沙星在胃内离子化,减少胃内药物的吸收。当可吸收的抗酸药经肾排出时,使尿液碱化,可促进奎尼丁等自肾小管的重吸收。抗酸药的作用与胃内充盈度有关,胃内容物将近排空或完全排空后,抗酸药才能充分发挥抗酸作用,故抗酸药应在餐后 1~1.5 h 后,或晚间临睡前服用,可中和夜间大量分泌的胃酸。

(二)H_2 受体阻断药

1. 药理作用

组胺激动壁细胞 H_2 受体后,使细胞内 cAMP 浓度升高,从而激活 H^+-K^+ ATP 酶,促进胃酸分泌。H_2 受体阻断药通过阻断壁细胞上的 H_2 受体,抑制基础胃酸分泌和夜间胃酸分泌,也抑制胃泌素及 M 受体激动药引起的胃酸分泌,对胃黏膜有保护作用。

2. 常用药物

常用的 H_2 受体阻断药抑制胃酸分泌作用较抗胆碱药强而持久,治疗溃疡病的疗程短,溃疡愈合率也高,不良反应也较少。

(1)西咪替丁(cimetidine,甲氰咪胍) 抑制基础胃酸分泌、夜间胃酸分泌和各种刺激引起的胃酸分泌,也减少胃蛋白酶分泌,可保护胃黏膜。口服生物利用度为 58%~89%,血药峰浓度约 1.44 $\mu g/ml$,达峰时间 1~2 h,有效血浓度为 0.5 $\mu g/ml$。体内分布广,可经胎盘到达胎儿体内,血浆蛋白结合率约 19%。部分在体内代谢,$t_{1/2}$ 约 1.9 h,肾功能受损时 $t_{1/2}$ 延长。用于溃疡病患者能缓解症状,促进溃疡愈合,每日 1 g,疗程 4 周,十二指肠溃疡愈合率约 78%,胃溃疡愈合率约 68%。维持治疗为每日睡前一次服 400 mg,用于预防复发。

不良反应发生率为 1%~5%。一般反应表现为头痛、头晕、乏力、腹泻、便秘、肌肉痛、皮疹、皮肤干燥、脱发。中枢神经系统反应可见嗜睡、焦虑、定向力障碍、幻觉。对内分泌系统有抗雄激素作用,促催乳素分泌作用,出现精子数减少,性功能减退,男性乳腺发育,女性溢乳等;此外还可偶见心动过缓、肝肾功能损伤、白细胞减少等。西咪替丁抑制肝药酶,抑制苯二氮䓬类、华法林、苯妥英、普萘洛尔、茶碱、奎尼丁等的体内生物转化,使这些药物血浓度升高。与四环素、酮康唑、阿司匹林同服,可使这些药物吸收减少。

（2）雷尼替丁（ranitidine，呋喃硝胺）　其药动学及药效学特点与西咪替丁相似，但抑制胃酸的作用为西咪替丁的 4～10 倍，抑制肝药酶的作用较西咪替丁弱，治疗量不改变血催乳素和雄激素浓度。可缓解溃疡病症状，促进溃疡愈合。每次口服 150 mg，每日 2 次或睡前一次服用 300 mg，4 周为一疗程。十二指肠溃疡愈合率为 62%～96%，疗程延长至 8 周，溃疡愈合率可适当提高。对胃溃疡患者，4～6 周为一疗程，溃疡愈合率为 59%～88%，每日 150 mg，连服12 个月，可减少溃疡的复发。不良反应常有头痛、头晕、幻觉、躁狂等，静注可致心动过缓，偶见白细胞和血小板减少、血转氨酶活性升高、男性乳房发育等，停药后恢复。

（3）法莫替丁（famotidine，甲磺噻脒）　抑制胃酸的作用为西咪替丁的 40～50 倍，为雷尼替丁的 7～10 倍，不抑制肝药酶，无抗雄激素作用，也不影响血催乳素浓度。可缓解溃疡病症状，促进溃疡愈合，每次 20 mg，每日 2 次或睡前一次服 40 mg，4～8 周为一疗程，十二指肠溃疡愈合率为 71%～92%；剂量同上，疗程为 8 周，胃溃疡愈合率为 91%～97%，每晚睡前服 20mg，连服 6 个月，可降低溃疡病复发率。不良反应发生率约 2.8%，常见消化道反应，可见恶心、食欲不振、腹胀、便秘、腹泻；还可有头晕、头痛、耳鸣。偶见皮疹、白细胞减少、血转氨酶升高。罕见心率加快、血压上升、颜面潮红、月经不调等。

（4）其他　尼扎替丁（nizatidine，爱希）和罗沙替丁（roxatidine）的作用与雷尼替丁相似，均用于治疗溃疡病，前者每次口服 150 mg，每日 2 次，或睡前一次服 300 mg，疗程为 4～8 周，睡前服 150mg 用以维持治疗，防溃疡复发；后者每次口服 75 mg，每日 2 次，疗程为 6～8 周，维持量为睡前服 75 mg。乙溴替丁（ebrotidine）抑制胃酸分泌的作用似雷尼替丁，尚能促进上皮细胞增生，保护胃黏膜和抗 Hp，用于治疗胃十二指肠溃疡或腐蚀性反流性食管炎，每晚一次口服 400～800 mg，疗程 6～9 周。

（三）质子泵抑制药（proton pump inhibitor, PPI）

1. 药理作用

胃 H^+-K^+ ATP 酶又称质子泵，由 α 和 β 两亚单位组成。在壁细胞处于相对静止状态时，H^+-K^+ ATP 酶主要在胞浆内的小管囊泡上；当壁细胞受到刺激后，该酶由胞浆移至壁细胞的分泌小管膜上，并被激活。激活时，H^+-K^+ ATP 酶被磷酸化，将 H^+ 转移至胞外，又与胞外 K^+ 结合，将 K^+ 转运至胞内。H^+-K^+ ATP 酶的半衰期为 50～72 h。

现用的 PPI 为弱碱性物质，其 pK_a 约为 4，进入壁细胞分泌小管后，在酸性环境转化为亚磺酰胺类化合物，与酶的 α 亚单位巯基结合，使酶失活，抑制胃酸分泌。抑酸作用强而持久，可使胃内 pH 升高至 7。单次用药后 24 h，大部分胃酸分泌仍受抑制，同时也减少胃蛋白酶分泌。此外，体内、外实验证明 PPI 对 Hp 有抗菌作用。PPI 抑制 Hp 的机制为 PPI 在酸性环境中活性增强，并可穿透黏液层与 Hp 表层的尿素酶结合，抑制尿素酶的活性而达到抑制 Hp 的作用。

2. 常用药物

（1）奥美拉唑（omeprazole，洛赛克，losec）　奥美拉唑可明显抑制正常人及溃疡病患者的基础胃酸分泌及组胺、五肽胃泌素等刺激引起的胃酸分泌，抑制胃酸作用强，每天 40 mg，连服 8 d，24 h 胃液 pH 平均升高至 5.3。抑制胃酸作用持久，一次口服 40 mg，3 d 后胃酸分泌仍被部分抑制，连续服用的抑制胃酸分泌效应强于单次服用。由于胃内 pH 升高，反馈性促进胃黏膜细胞分泌胃泌素，升高血中胃泌素水平。体外试验证明，奥美拉唑有抗 Hp 作用，其 MIC_{50}

为 25 μg/ml，MIC$_{90}$为 25～32 μg/ml；体内试验证明，能增强抗菌药对 Hp 的根除率。

奥美拉唑的口服生物利用度约 35%，反复用药可提高到 60%，达峰时间 1～3 h，一次服用 30 mg 的血药峰浓度为 0.56 mg/L。食物可减少其吸收，故应餐前空腹服用。体内分布以胃、十二指肠中含量高，尤以壁细胞中最高，肝、肾、甲状腺中含量亦高，脑组织中含量低。血浆蛋白结合率高达 95%～96%。奥美拉唑在壁细胞酸性环境中活化成亚磺酰胺类化合物，再经肝药酶代谢，其羟化过程与 S-甲妥英羟化酶有关，S-甲妥英低代谢者，奥美拉唑代谢率亦较低。主要经肾排出，部分随粪便排出，$t_{1/2}$为 0.5～1 h。

奥美拉唑可缓解溃疡病症状，亦促进溃疡愈合。本药可口服或静脉给药，一般每日口服 1 次 20 mg，疗程 4、6、8 周不等。如 4 周疗程的十二指肠溃疡愈合率约 97.8%，胃溃疡愈合率约 77.6%。每周 2 次，每次 20 mg 维持治疗，半年溃疡病复发率明显降低到 4.8%。

埃索美拉唑(esomeprazole)为奥美拉唑的左旋异构体，经 CYP3A4 和 CYP2C19 代谢，抑酸作用强于其他 PPI，治疗消化性溃疡、阿司匹林胃黏膜损伤及出血并发症等疗效确切，复发率低，能快速有效促进溃疡愈合。此外，奥美拉唑和埃索美拉唑口服可用于 1 岁以上儿童胃食管反流以及食管糜烂的治疗。

(2)兰索拉唑(lansoprazole，达克普隆，takepron)　抑制胃酸分泌作用及抗 Hp 作用较奥美拉唑为强。口服易吸收，但对胃酸不稳定，生物利用度约 85%，食物可影响吸收。服用 30 mg 后，血药峰浓度为 0.75～1.15 mg/L，达峰时间为 1.5～2.2 h。经肾和胆汁排出，$t_{1/2}$为 1.3～1.7 h，肝功能受损时 $t_{1/2}$延长。用于缓解溃疡病症状，促进溃疡愈合，每日 1 次服用 30 mg，疗程 4、6、8 周不等。以 4 周为一疗程，十二指肠溃疡愈合率约 90%，胃溃疡愈合率约 65.5%。亦用于根除 Hp 的治疗。

(3)泮托拉唑(pantoprazole)　抗溃疡病作用与奥美拉唑相似，但在 pH 3.5～7 条件下较稳定，用于缓解溃疡病症状，促进溃疡愈合。泮托拉唑每日口服 1 次，每次 40 mg，疗程可为 4、6、8 周。可用于根除 Hp 的治疗。

(4)雷贝拉唑(rebeprazole)　抗溃疡病作用与奥美拉唑相似，体外抗 Hp 作用较强。雷贝拉唑每日 1 次，每次 20 mg，疗程可为 4、6、8 周。可用于根除 Hp 的治疗。

3. 不良反应及用药注意事项

PPI 的不良反应发生率为 1.1%～2.8%，在神经系统有头痛、头昏、失眠、外周神经炎；在消化系统有口干、恶心、呕吐、腹胀、腹痛、便秘；其他有男性乳腺发育、皮疹、溶血性贫血等。长期大剂量应用可能产生肺炎和艰难梭状芽杆菌感染，营养不良(镁、铁、维生素 B$_{12}$缺乏)、骨质疏松性骨折、急性和慢性间质性肾炎、横纹肌溶解、贫血和血小板减少。近年来也有病例报告奥美拉唑可诱发急性肝功能衰竭、隐源性肝脓肿及痛风性关节炎急性发作。奥美拉唑用药时应注意：① 与华法令、地西泮、苯妥英等药合用，可使上述药物体内代谢减慢；② 慢性肝病有肝功能减退者，用量宜酌减；③ 长期服用者，应定期检查胃黏膜有无肿瘤样增生。

(四)抗胆碱药

1. 药理作用

胃受胆碱能神经支配，胆碱能神经末梢释放的乙酰胆碱，可直接作用于壁细胞上的 M$_3$受体，促进胃酸分泌，也可作用于 G 细胞、D 细胞、ECL 细胞，间接影响胃酸分泌。抗胆碱药阻断 M 受体，抑制胃酸分泌，发挥抗溃疡病作用，所作用的 M 受体为 M$_1$ 与 M$_3$，在壁细胞以 M$_3$ 受体为主。

2. 常用药物

治疗溃疡病的抗胆碱药分为非选择性 M 受体阻断药(如阿托品等)和选择性 M 受体阻断药(如哌仑西平等),主要阻断 M_1 受体;尚无可供临床应用的 M_3 受体阻断药。非选择性 M 受体阻断药,如阿托品(atropine)、山莨菪碱(anisodamine,654-2)、溴化丙胺太林(propantheline bromide,普鲁本辛)等仅用于溃疡病发作时胃部疼痛的止痛,很少用于溃疡病的长时间治疗。

(1)哌仑西平(pirenzepine) 可抑制基础胃酸分泌以及五肽胃泌素刺激引起的胃酸分泌与夜间胃酸分泌。其作用与阻断胃的 M_1 和 M_3 受体有关。口服吸收不完全,生物利用度约25%,食物可减少其吸收,故宜餐前空腹服用。血药浓度达峰时间为 2~3 h,有效血药浓度为70~169 μg/ml。血浆蛋白结合率约12%。体内分布广,以肝、肾内含量为高,脾、肺、心次之,不易进入脑细胞。体内代谢少,经肾和肠道排出,$t_{1/2}$ 约 10~11 h。

溃疡患者用后能明显缓解症状,促进溃疡愈合。治疗胃溃疡,每日口服 100~150 mg,疗程为 8 周,溃疡愈合率约 90%;治疗十二指肠溃疡,每日口服 100~150 mg,疗程 6 周,溃疡愈合率约 52%~87%。随访一年,复发率约 30%,疗程结束后给予 6 个月的维持治疗,则复发率下降至 18.7%。

(2)替仑西平(telenzepine) 抗胆碱作用较哌仑西平强 6 倍,对 M_1 受体亲和力比阿托品强 5 倍,作用持续时间较长。口服易吸收,服后 1~4 h 血药浓度达峰值,血浆蛋白结合率为30%~50%,经肾排出,$t_{1/2}$ 约为 14 h。用于治疗溃疡病,每次 3 mg,睡前服用,对十二指肠溃疡的疗效与每日 2 次服用哌仑西平 50 mg 相似。

3. 不良反应及用药注意事项

不良反应以消化道症状为多见,主要为口干,其次为视物模糊;神经系统反应多见为头痛、眩晕、嗜睡;未见对肝、肾功能有明显影响。替仑西平不良反应较少而轻,常见为口干、便秘、视物模糊等。注意事项:①抗胆碱药延长红霉素在胃内停留的时间,使红霉素易被胃酸破坏疗效下降,故不宜与红霉素同时应用。②抗胆碱药使肠蠕动减弱,使药物(如地高辛或呋喃妥因)在小肠停留时间延长,增加药物吸收,使血药浓度过高,导致中毒。③抗胆碱药与抗组胺药或三环类抗抑郁药合用,可使后两药抗胆碱作用增强。

(五)胃泌素受体阻断药

丙谷胺(proglumide)有抑制胃酸分泌作用,可能是与胃泌素竞争受体所致;也促进黏液合成,增强胃黏膜的黏液-HCO_3^- 盐屏障,从而发挥抗溃疡作用。口服后吸收迅速,生物利用度约60%~74%,达峰时间 2 h。每次服 400 mg,每日 3 次,血药浓度可达 2 μg/ml,有效血药浓度为 1.5 μg/ml,主要分布于肝、肾、胃肠道,由肾和随粪便排出,$t_{1/2}$ 约 3.3 h。每次服 400 mg,每日 3 次,4~6 周为一疗程,可缓解症状,亦能促进溃疡愈合,愈合率为 35.4%~45.5%。不良反应少,偶有口干、腹胀、食欲减退、腹泻、便秘等反应。

(六)胃黏膜保护药

1. 药理作用

胃黏膜屏障包括细胞屏障和黏液-HCO_3^- 盐屏障。细胞屏障由胃黏膜细胞顶部的细胞膜和细胞间的紧密连接组成;黏液-HCO_3^- 盐屏障则由胃黏膜细胞分泌的黏液和 HCO_3^- 盐组成。黏液是一种糖蛋白,富含氨基己糖和丝氨酸、苏氨酸和脯氨酸等成分。黏液与 HCO_3^- 相混合,覆盖于黏膜细胞表面,形成具有 pH 梯度的黏液不动层,使接近腔面的 pH 约为 1~2,而接近黏膜细胞面的 pH 为 7,可防止胃酸、胃蛋白酶损伤胃黏膜细胞。胃黏膜屏障功能受损时,可导致溃疡病发作。因此,需要用药物增强胃黏膜屏障。

2. 常用药物

(1)前列腺素衍生物   米索前列醇(misoprostol,喜克溃)能抑制胃酸分泌,一次服用 200 μg 后,抑酸作用持续 3.0～5.5 h,也抑制胃蛋白酶分泌。在低于抑制胃酸分泌的剂量时,能促进黏液和 HCO_3^- 盐分泌,增强黏液-HCO_3^- 盐屏障;增强黏膜细胞对损伤因子的抵抗;促进胃黏膜受损上皮细胞的重建和增殖,增强细胞屏障;还增加胃黏膜血流。

口服后吸收迅速,生物利用度约 70%～90%,达峰时间 0.5～1 h。血浆蛋白结合率约 85%,胃肠道、肝、肾中的浓度高于血药浓度 6～7 倍,体内代谢后经肾排出,$t_{1/2}$ 约 1.44～1.77 h。本品每日服 4 次,每次 200 μg,疗程 4～8 周,可缓解症状,亦促进溃疡愈合。对非甾体抗炎药相关性胃溃疡的高危人群有预防作用。不良反应发生率约 13%,主要反应为腹痛、腹泻、恶心、腹部不适;也有头痛、头晕等不适。孕妇及前列腺素过敏者禁用。

恩前列素(enprostil, gardrin)的作用似米索前列醇,其特点是作用持续时间长,一次用药,抑制胃酸作用持续 12 h;能明显抑制胃泌素释放,对长期服用奥美拉唑引起的高胃泌素血症有明显减轻作用。可缓解溃疡病症状和促进溃疡愈合。每次口服 35 μg,每日 2 次,疗程 4～6 周。不良反应似米索前列醇,但腹泻发生率高达 13.7%。

(2)硫糖铝(sucralfate)   硫糖铝在胃内能黏附于胃、十二指肠黏膜表面,增加黏膜表面不动层厚度、黏性、疏水性,与溃疡面的亲和力为正常黏膜的 6 倍,因此在溃疡面形成保护屏障。此外,还能促进胃、十二指肠黏膜合成前列腺素 E_2,增强表皮生长因子、碱性成纤维细胞生长因子的作用,促进溃疡愈合,并能抑制 Hp。

口服仅 0.5%～2.2% 被吸收,血铝浓度约 23 μg/L,停药血铝含量很快降至正常。每次口服 1 g,每日 4 次,疗程 4～8 周。治疗十二指肠溃疡的疗程为 4 周,溃疡愈合率为 79%;治疗胃溃疡的疗程为 8 周,溃疡愈合率为 60%。每日 2 g 维持治疗,可降低溃疡病复发率。用后可见恶心、口干、便秘;也有出现头痛、皮疹、荨麻疹者;罕见胃石和低磷酸盐血症。

用药时应注意:①本药在酸性环境中起保护胃、十二指肠黏膜作用,故不宜与碱性药合用。②与布洛芬、吲哚美辛、氨茶碱、四环素、地高辛合用,能降低上述药物的生物利用度。③能减少甲状腺素的吸收,服药期间可使 24 h 血 T_4 降低。

(3)胶体次枸橼酸铋(colloidal bismuth subcitrate,三钾二枸橼酸铋,枸橼酸铋钾)   本品中和胃酸作用弱,能抑制胃蛋白酶活性,在胃及十二指肠内覆盖于溃疡面起保护作用。促进黏膜合成前列腺素,增加黏液和 HCO_3^- 盐分泌,增强胃黏膜屏障能力。还能抑制 Hp,其 MIC 约为 4～8 mg/L;可降低 Hp 的致病作用,延缓 Hp 对抗菌药产生抗药性。

口服后仅 0.2% 被吸收,血药浓度一般低于 58 μg/L,黏液中铋浓度高于 2～16 mg/L。吸收的铋大部分经肾和胆汁排出,有肝肠循环,未吸收的铋经粪便排出,$t_{1/2}$ 为 20～30 d。每次口服 120 mg,每日 4 次,餐前 0.5 h 服用,疗程一般为 4 周,十二指肠溃疡愈合率为 58%～93%,胃溃疡愈合率为 55%～91%。当血铋浓度高于 100～500 μg/L 时可见脑病,表现为精神紊乱、肌痉挛、运动失调等;亦可见消化系统反应,表现为恶心、呕吐、腹痛、腹泻。用药后可使大便变黑,应向患者说明。严重肝、肾功能不全者及孕妇禁用。

近年来开发的枸橼酸铋雷尼替丁(ranitidine bismuth citrate),为雷尼替丁与枸橼酸铋形成的化合物,对 Hp 的根除率可达 25%。

（4）替普瑞酮（teprenone，施维舒，selbex）　本品能增加胃黏液合成、分泌，使黏液层中的脂类含量增加，疏水性增强，防止胃液中 H^+ 回渗作用于黏膜细胞。增加胃黏膜前列腺素 E_2 合成，促进黏膜细胞再生，增加胃黏膜血流量，从而发挥抗溃疡病作用。口服后易吸收，用后 $8 \sim 10\ h$ 到达血药峰浓度，约 90% 与血浆蛋白结合，主要随尿和粪便排出。每次口服 $50\ mg$，每日 3 次，能减轻溃疡病症状，促进溃疡愈合。不良反应少见，偶见恶心、口渴、腹胀、腹痛、腹泻，其他可有皮疹、瘙痒、血转氨酸轻度升高。

（5）麦滋林（marzulene）　麦滋林由 99% 的谷氨酰胺（glutamine）和 0.3% 的水溶性薁（azulene）组成，前者增加胃黏膜前列腺素 E_2 合成，促进黏膜细胞增殖，增加黏液合成，增强黏膜屏障；后者有抑制炎症反应，抑制胃蛋白酶活性。可减轻溃疡病症状，促进溃疡愈合。每次口服 $0.67\ g$，每日 3 次，疗程 4 周，胃溃疡愈合率为 $50.0\% \sim 61.5\%$；疗程 8 周，十二指肠溃疡愈合率 21%；与西咪替丁每日 $800\ mg$ 合用，疗程 $6 \sim 8$ 周，溃疡愈合率可达 $95.5\% \sim 100\%$。不良反应发生率在 0.55% 以下，常见恶心、呕吐、便秘、腹泻、腹痛，个别患者有面部潮红。

（6）思密达（smecta，十六角蒙脱石，dioctahedral semectite）　本品系八面体氧化铝组成的多层结构，口服后不吸收，对消化道黏膜有很强的覆盖能力，增加胃黏液合成，使胃黏液中磷脂含量增加，提高黏液层的疏水性，增强黏液屏障；促进胃黏膜上皮修复，增强胃黏膜细胞屏障，增加胃黏膜血流量；尚有抗 Hp 作用。每次口服 $3\ g$，每日 3 次，可缓解溃疡病症状，也促进溃疡愈合。不良反应少见，可有食欲不振、便秘等。

（7）瑞巴匹特（rebamipide，膜固思达，mucosta）　为新型胃黏膜保护药，可促进黏膜组织再生修复，减轻组织炎症反应，增强黏膜屏障功能，抑制氧化应激反应等；还可抑制 Hp 所致的黏膜炎症反应，保护胃黏膜屏障；也可诱导胃黏膜 COX-2 表达，增加胃黏膜 PGE_2 的合成，逆转非甾体抗炎药引起的胃黏膜损伤。本药口服吸收较好，餐后吸收延缓，口服后 $2\ h$ 左右血药浓度达峰值，血浆蛋白结合率为 98%，$t_{1/2}$ 为 $1.5 \sim 2\ h$。大部分以原形从尿中排出，肾功能障碍患者半衰期延长。

本品用量为 $100\ mg/$次，3 次$/$日。主要用于治疗胃溃疡、急性胃黏膜损伤和药源性胃炎。可与质子泵抑制药及阿莫西林联合应用根除 Hp 感染，通常疗程为 2 周。不良反应包括偶发药疹样湿疹、皮疹等过敏症状；便秘、腹胀感、腹痛和恶心，以及肝功能障碍、黄疸、谷草转氨酶和谷丙转氨酶升高、白细胞减少、血小板减少、乳腺肿胀、月经异常等。

（8）其他　伊索拉定（irsogladine，盖世龙，gaslon）及吉法酯（gefarnate，五烯酯，合欢香叶酯）可增加胃黏膜血流量，提高胃黏膜屏障功能。用于治疗胃及十二指肠溃疡、急慢性胃炎等。

（七）抗幽门螺杆菌药

1. 幽门螺杆菌感染与溃疡病

Hp 寄居于胃及十二指肠的黏液层与黏膜细胞之间，对黏膜产生损伤作用，引发溃疡。据国外统计资料，十二指肠溃疡患者 Hp 阳性率约 $93\% \sim 97\%$，胃溃疡患者 Hp 阳性率为 70%；国内资料表明，Hp 阳性率分别为 73.1% 和 71.9%，且 Hp 阳性与溃疡病的复发有关，经一年随访，Hp 阳性者溃疡病复发率为 $74\% \sim 79\%$，而 Hp 阴性者的复发率为 $20\% \sim 27\%$，说明 Hp 感染与溃疡病密切相关。

2. 抗幽门螺杆菌药

常用的抗 Hp 药分为两类，一类为抗溃疡病药，如含铋制剂、H^+-K^+ ATP 酶抑制药、硫糖铝等，抗 Hp 作用较弱，单用疗效较差，上文已述；第二类为抗菌药，分为：① 抗生素。抗 Hp 抗生素有阿莫西林(amoxycillin,羟氨苄青霉素)、庆大霉素(gentamicin)、四环素(tetracycline)、克拉霉素(clarythromycin,甲基红霉素)等,与铋制剂或 H^+-K^+ ATP 酶抑制药合用,可提高对 Hp 的根除率。② 合成抗菌药。常用呋喃唑酮(furazolidone,痢特灵)、甲硝唑(metronidazole,灭滴灵)、替硝唑(tinidazole),常与其他药物合用。阿莫西林抗 Hp 感染作用强,不易产生耐药,不过敏者不良反应发生率低,是根除 Hp 感染治疗的首选抗生素。青霉素过敏者可用耐药率低的四环素替代阿莫西林。青霉素过敏者可选择:四环素+甲硝唑或呋喃酮、四环素+左氧氟沙星、克拉霉素+呋喃酮、克拉霉素+甲硝唑、克拉霉素+左氧氟沙星。

3. 治疗幽门螺杆菌感染的方案

单一药物、二联用药治疗 Hp 的根除率较低,现在通常采用三联或四联用药。

(1)三联疗法　目前根治 Hp 的一线方案,在全球被接受和使用,标准的 PPI 为基础的疗法:PPI+2 种抗生素(阿莫西林和克拉霉素,或甲硝唑和克拉霉素),比如奥美拉唑 20 mg,每日 2 次,阿莫西林 500 mg,每日 3~4 次,甲硝唑 400 mg,每日 3~4 次,10~14 d 为一疗程,对耐甲硝唑的 Hp 感染,以克拉霉素 500 mg,每日 3 次代替。近年来此疗法的根除率下降至70%~85%,部分原因是克拉霉素、甲硝唑耐药性的增加。PPI 大多数经 CYP2C19 代谢,此酶存在基因多态性(快代谢,中速代谢,慢代谢),雷贝拉唑和埃索美拉唑受此影响小,可优先选用。

(2)四联方案　PPI+铋剂+2 种抗生素(阿莫西林+克拉霉素,或甲硝唑+四环素),比如奥美拉唑 20 mg,每日 2 次,胶体次枸橼酸铋 120 mg,每日 4 次,甲硝唑 500 mg,每日 3 次,四环素 500 mg,每日 4 次,疗程为 7~10 d。

进行 Hp 治疗方案前,应了解患者前期抗生素应用史并将此纳入决策过程。对于无大环内酯类治疗史、又生活于克拉霉素耐药率较低地区的患者,一线治疗可用克拉霉素三联疗法。大多数患者更适合采用含铋剂的四联疗法,或含有 PPI、克拉霉素、阿莫西林、甲硝唑的同步治疗。一线治疗失败时,补救治疗应避免使用已使用过的抗生素。如果患者用含克拉霉素的一线治疗,补救治疗可用铋剂四联疗法或左氧氟沙星方案;如果患者一线用铋剂四联疗法,优先选择含克拉霉素或左氧氟沙星的补救治疗方案。

二、抗消化性溃疡病药物的临床应用

(一)活动性溃疡的常规治疗

常用于治疗活动性溃疡的药物有 H_2 受体阻断药、H^+-K^+ ATP 酶抑制药、抗酸药、硫糖铝等。H_2 受体阻断药以雷尼替丁、法莫替丁应用较多,白天分次服药或睡前一次服用均可。H^+-K^+ ATP 酶抑制药现多用奥美拉唑,由于药物需在活动的壁细胞内酸性环境中活化,以餐前 0.5 h 服用为宜。硫糖铝的抗溃疡病作用近年又受到重视。

(二)预防溃疡病复发的用药

溃疡病经常规治疗后,对高危人群(指有溃疡病并发症史者、频繁复发的溃疡病者、难治溃疡等)常需药物维持治疗,预防其复发,常用雷尼替丁、法莫替丁、奥美拉唑、硫糖铝,用药方法分为:① 每日维持治疗,即以药物治疗量的一半,每日用药治疗。② 间歇全程治疗,即当患者出现严重症状复发或有内镜溃疡时,给予 4~8 周全量药物治疗。③ 按需治疗,即症状性自我疗法,出现症状即自行服药,症状消失即停药。以上方法以每日维持治疗为多用。预防复发用药的持续时间,一般为 6 个月至 1 年,亦有认为需维持治疗 3～5 年者。Hp 感染是溃疡病复发的原因之一,如有 Hp 感染,应以抗菌药予以根除,以防溃疡病复发。

(三)Hp 感染的药物治疗

Hp 感染的根除常用铋制剂和/或奥美拉唑加两种抗菌药治疗。联合用药治疗 Hp 感染有 3 个问题需注意:①Hp 对甲硝唑和克拉霉素的抗药性:若对甲硝唑耐药,则在含甲硝唑的联合方案中改用克拉霉素;对耐克拉霉素者,则以甲硝唑替代联合方案中的克拉霉素。②不良反应的处置:严重的不良反应如伪膜肠炎,其发生率约 0.1%～0.5%;次要的不良反应如恶心、腹泻等可高达 30%～50%。③Hp 根除的证实:可用碳同位素标记脲呼吸试验、血清 Hp 抗体滴度测定、内镜检查,以胃镜检查和病理活体样本检查为可靠。

(四)难治性溃疡的药物治疗

难治性溃疡是指用常规治疗方案经 8～12 周治疗而不愈合的溃疡。对难治性溃疡,现常以奥美拉唑 40 mg/d 治疗;Hp 感染引起者,用抗菌药根除。

(五)非甾体抗炎药(NSAIDs)诱发溃疡的药物治疗与预防

对该类溃疡,应停用 NSAIDs,或改用不易诱发溃疡的抗炎药,如萘丁美酮(nabumetone),并以雷尼替丁或法莫替丁治疗。如必须继续使用 NSAIDs,则选用 PPI 治疗。NSAIDs 诱发溃疡常伴有 Hp 感染,如有 Hp 感染,则应以抗菌药根除治疗。至于预防 NSAIDs 诱发溃疡,则主张用米索前列醇。

第二节　炎症性肠病的临床用药

炎症性肠病(inflammatory bowel disease,IBD)是一类特殊的肠道炎性疾病,其具有"三高二低"的特征(患病率、致残率和癌变风险高,治愈率和发病年龄低)。目前,IBD 的发病率有逐年上升趋势,其发病群体趋于年轻化,且复发率和术后并发症发生率较高,成为当今最具挑战性的疾病。IBD 的主要临床特征包括腹痛、腹泻、体重减轻和直肠出血等,有些患者还可出现不同程度的全身症状,包括溃疡性结肠炎(ulcerative colitis, UC)和克罗恩病(Crohn's disease, CD),是一种可影响肠道所有部位的慢性特发性肠道炎性疾病。UC 病变主要局限于大肠黏膜与黏膜下层,以溃疡为主,多累及直肠和远端结肠,但可向近段扩展至全结肠,呈弥漫性分布,病情轻重不等,呈反复发作的慢性病程,多见于青壮年。病因和发病机制尚未明确,目前认为主要与免疫异常有关。CD 以非干酪性肉芽肿性炎症为特征,病变部位多在末段回肠,其次为结肠,亦可累及消化道其他部位,呈局限性或节段性分布,病程多迁延,呈发作、缓解交替出现,重症者迁延不愈,常伴有各种并发症,预后不良。

IBD 的病因和发病机制尚未完全明确,目前普遍认为具有多种危险因素,包括遗传、免疫、感染等。IBD 是一种不可治愈的疾病,其治疗目标是诱导并维持临床缓解以及黏膜愈合,防治并发症,改善患者生命质量,加强对患者的长期管理。目前 IBD 治疗主要包括药物、手术、营养支持等。近年来,随着分子生物学技术的进展,肠道微生态及其代谢改变在疾病发生发展中的作用逐渐被认识,微生态治疗 IBD 也取得了一定疗效。

一、常用药物

常用治疗药物为氨基水杨酸类、肾上腺皮质激素类、免疫抑制剂和生物制剂。

(一)氨基水杨酸类

1. 柳氮磺吡啶(salicylazosulfapyridine，SASP 或 sulfasalazine，SSZ)

(1)体内过程　口服后小部分在胃肠道吸收，可形成肝肠循环。大部分未被吸收的 SASP 在回肠末端和结肠被细菌分解为 5-氨基水杨酸(5-ASA)和磺胺吡啶，残留部分自粪便排出。5-ASA 几乎不被吸收，而磺胺吡啶大部分被吸收入血液循环，并代谢为乙酰化产物从尿中排出，且可出现在母乳中，故认为 SASP 的不良反应主要由磺胺吡啶引起。

(2)药理作用　SASP 对炎症性肠病的治疗作用主要在于 5-ASA，而磺胺吡啶主要起载体作用，阻止 5-ASA 在胃和十二指肠吸收，仅在肠道碱性条件下，肠道细菌使重氮键断裂而释出有效成分 5-ASA。5-ASA 滞留在结肠内，与肠上皮接触而发挥抗炎和免疫抑制作用，其机制可能与抑制肠黏膜局部和全身抗炎免疫反应及清除氧自由基等有关。

(3)临床应用　SASP 作为治疗轻至中度 UC 的主药沿用至今，也是维持缓解最有效的药物，在重度 UC 中亦作为辅助治疗。SASP 片剂除口服外，将药片研磨后加入生理盐水及激素等对左半结肠病变的患者进行灌肠治疗可收到较好疗效。SASP 栓剂也是有效剂型，药物可深抵直肠乙状结肠区域发挥作用。

(4)不良反应　不良反应较多，常见于用药的前 2～3 个月，可分为两类。一类是剂量相关性的，由于磺胺吡啶在血液中过度积聚所致，有恶心、呕吐、食欲减退、头痛、脱发、叶酸吸收不良等，多发生在口服剂量每日超过 4 g 时，当剂量减少到每日 2～3 g 时可改善；另一类为特异性变态反应，与剂量无关，主要有皮疹、溶血性贫血、支气管痉挛、粒细胞缺乏症、肝炎、纤维性肺泡炎、肺嗜酸性粒细胞增多症等，需要定期复查血常规和肝功能，一旦出现须改用其他药物。

(5)药物相互作用　碱化尿液可增加磺胺吡啶在尿液中的溶解度，促进其排泄增多，不良反应减少；与抗凝药、苯妥英钠、口服降糖药、巴比妥类、甲氨蝶呤等合用，可竞争取代这些药物的蛋白结合部位，使其作用延长，毒性增加，需注意调整剂量；与洋地黄类或叶酸合用使其吸收减少，血药浓度降低，须随时观察洋地黄类的作用与疗效；与丙磺舒合用，肾小管分泌磺胺会被抑制，致血中的磺胺浓度上升，作用延长，容易中毒。

(6)用法　SASP 服用剂量应根据患者对治疗的反应情况及对药物的耐受性来决定，初始剂量为 0.5 g/次，2 次/日，无明显不良反应者每 1～2 d 加 0.5 g，至 3～4 g/d，维持 2～3 周，无效再增至 4～5 g/d，疗程 8 周，然后减量至 2 g/d，维持 6～12 个月。

(7)注意事项　SASP 片剂应与饭同时服用，应用肠溶片能降低胃肠道不良反应的发生率。禁用于磺胺及水杨酸过敏者，对呋塞米、磺酰基类、噻嗪类利尿剂、碳酸酐酶抑制药过敏者，对本品也会过敏；应慎用于血小板或粒细胞减少、肠道或尿路阻塞、6-磷酸葡萄糖脱氢酶缺乏、血紫质病、肝肾功能不全者。治疗过程中还应注意：①治疗前做全血检查，后每月复查一次；②尿液检查，观察有无磺胺吡啶结晶，长期服用可出现尿路结石。

2. 5-氨基水杨酸(5-ASA)

5-ASA 为 SASP 的有效成分，但口服 5-ASA 后迅速从小肠吸收，无足量药物到达结肠，难产生疗效，故 5-ASA 微粒多采用高分子材料包裹，增加其到达病变局部而发挥治疗作用。5-ASA 不良反应明显减少，但价格昂贵，主要应用于磺胺过敏者和 SASP 有严重不良反应者。新型 5-ASA 类药物有：

(1)巴柳氮(balsalazide)　采用无不良反应的载体取代磺胺吡啶，由一分子 4-氨基苯丙氨酸与 5-ASA 结合而成。

（2）奥沙拉秦（olsalazine）　口服后在结肠可分解成 2 个 5-ASA 分子。

（3）美沙拉秦（mesalazine）　采用高分子材料膜包裹 5-ASA 微粒制成的缓释片或控释片，可在限定时间内或 pH 环境中于远端回肠和结肠释放出 5-ASA。

（4）5-ASA 灌肠剂和肛栓剂　适用于病变在远端结肠者，常与口服制剂并用，较各类制剂单用更好。

（二）糖皮质激素类

糖皮质激素可抑制磷脂酶 A，减少白细胞介素-1（IL-1）、白三烯（LT）及血小板活化因子（PAF）等介质生成，从多个步骤减轻炎症性肠病的炎症反应，同时缓解毒性症状，近期疗效较好，主要用于 SASP、5-ASA 疗效不佳者及重症急性发作期或暴发型患者。长期应用易产生副作用，如情绪改变、向心性肥胖、满月脸、高血压等，且不能防止复发，故症状好转后，即应逐渐减量直至停药。如泼尼松开始用量为 0.75～1 mg/（kg・d），达到症状完全缓解开始逐步减量，每周减 5 mg，减至 20 mg/d 时每周减 2.5 mg 至停用，快速减量会导致早期复发。

新型糖皮质激素类药物分子量大、局部浓度高，吸收后经肝迅速清除，可达到局部抗炎作用强而全身不良反应少的目的。代表药物为布地奈德（布地缩松，budesonide）和间苯磺酸泼尼松龙（prednisolone metasulphobzoate）。布地奈德与类固醇受体结合能力较泼尼松强 15 倍，抗炎作用强，口服后其前体形式可达回肠各段，吸收后迅速被肝完全代谢，仅 10％进入循环；结肠给药后直接经门静脉至肝被清除，从而避免了全身不良反应，而局部活性较全身为高，有利于左半结肠病变的局部治疗。口服该药控释剂可选择性在末段回肠和回盲部发挥抗炎作用，不良反应发生率低于 30％。一般口服用量为每日 3 mg/次，3 次/天，一般在 8～12 周临床缓解后改为 3 mg/次，2 次/天。疗程可较泼尼松等一般糖皮质激素类制剂长，甚至主张用于维持治疗。

（三）免疫抑制剂

这类药物可通过干扰嘌呤的生物合成，或作用于免疫反应的某一点而治疗炎症性肠病。常用药物有硫唑嘌呤（azathioprine，AZA）、6-巯基嘌呤（mercaptopurine，6-MP）、甲氨蝶呤（methotrexate，MTX）和环孢素（cyclosporin），用于水杨酸制剂和糖皮质激素无效的顽固性溃疡性结肠炎的治疗，可减少糖皮质激素的用量，但一般用药 3 ～ 6 个月才显效，限制了其临床应用。

免疫抑制剂的不良反应较多，包括恶心、呕吐等胃肠道反应，骨髓抑制引起的白细胞减少，皮疹、变态反应性发热和肝功能异常，少数人用药后发生胰腺炎。长期用药有引起皮肤肿瘤和恶性淋巴瘤的报道。不良反应与剂量和变态反应有关，一般来说，当减少剂量或停药后，不良反应可消失。用药过程中应严密观察患者的血常规、肝功能变化。

用法：6-MP 从 50 mg/d 开始，逐渐增加至 2 mg/（kg・d）维持；硫唑嘌呤从 50 mg/d 开始，逐渐增加至 2.5 mg/（kg・d）维持；甲氨蝶呤从每周 25 mg 开始，肌内注射，2 个月后改为每周 10～15 mg，口服；环孢素 5～7.5 mg/（kg・d），口服，疗程 1 年。

（四）抗 TNF-α 药物

1. TNF-α 单抗

TNF-α 是单核巨噬细胞产生的具有多种生物学效应的炎症介质，研究已证实 IBD 患者病情与其肠道黏膜中的 TNF-α 表达水平密切相关，抑制 TNF-α 表达能够显著缓解 IBD 病情。比如英夫利昔单抗(infliximab)、阿达木单抗(adalimumab)、赛妥珠单抗(certolizumab pegol)等。

英夫利昔单抗(IFx)是正式批准用于 IBD 治疗的首个生物制剂,能有效改善患者临床症状,促进黏膜修复,窦道愈合,改善患者生活质量,其临床疗效已被证实且已被批准用于儿童患者。IFx 是一种由基因工程生产的人-鼠嵌合体 IgG_1 单克隆抗体,其作用机制是与可溶性和跨膜的 TNF-α 相结合,抑制表达 TNF-α 受体的细胞的功能,并通过 Fc 段介导 T 淋巴细胞的补体结合作用诱导细胞凋亡,产生抗体依赖的细胞毒作用。对于传统药物无效或不良反应明显的难治性 IBD 病例,IFx 的使用均有显著效果。但该药也有局限性,部分 CD 患者对 IFx 耐药。阿达木单抗是一种完全人源化的 IgG_1 类单克隆抗 TNF-α 抗体,可作为其他 TNF-α 单克隆抗体失效或无效时的替代药品。赛妥珠单抗是人源化抗 TNF-α 单克隆抗体 Fab 片段,免疫原性较弱,也不会激活补体,已获美国 FDA 批准用于临床。

维持缓解方面,IFx 5 mg/kg 或 10 mg/kg,每 8 周给药一次,或阿达木单抗 40 mg 每周或隔周给药,或赛妥珠单抗 400 mg,每 4 周给药均证实有效。不良反应类似,主要不良反应是抗体产生、输液反应及药物性红斑狼疮等,长期应用可导致严重的免疫缺陷,增加感染结核杆菌、组织胞浆菌、隐球菌及曲霉菌的风险。

2. 沙利度胺(thalidomide)

沙利度胺具有免疫调节作用,能够抑制单核细胞产生 TNF-α,Th_1 细胞产生 IL-12、IFN-γ,促进 Th_2 细胞产生 IL-4、IL-5。另外,VEGF 的表达可能在 IBD 慢性炎症反应的致病过程中发挥重要作用。沙利度胺能够抑制 VEGF,减少人肠道微血管内皮细胞的激活。鉴于其抗 TNF-α 作用以及免疫调节、抑制新生血管形成等作用,同时又具备价格低廉的优点,沙利度胺成为 IBD 诱导、维持缓解的新策略,有研究支持其在 CD 诱导缓解治疗中效果尤为显著。

(五)α4β7 整合素抗体

那他珠单抗(natalizumab)是一种基因工程制造的 IgG_4 人鼠嵌合性的抗整合素 α4 单克隆抗体,其作用机制是通过抑制阻断整合素-4 信号来阻止炎症细胞从血液中迁移到炎症部位,并且此药能选择性阻断迁移的炎症细胞。多项随机对照临床试验表明,那他珠单抗用于 C 反应蛋白(CRP)升高的活动性 CD 可达到有效的临床缓解。

(六)抗菌药

尽管炎症性肠病可能与感染有关,但目前还不能明确究竟为何种感染,因此抗生素还不能单独用于炎症性肠病的治疗,主要用于重症或伴中毒性巨结肠的溃疡性结肠炎。甲硝唑和环丙沙星为 CD 治疗中最常用的抗生素,适用于各种并发症的治疗。另外,CD 急性发病以及慢性渗透性 CD 患者可应用甲硝唑和(或)环丙沙星,但没有客观证据支持急性 UC 患者需要应用此类抗生素,暴发性结肠炎时可作为经验用药。至于一些新的抗生素如利福昔明(利福霉素 SV 的半合成衍生物),有报道在一些 UC 患者应用美沙拉嗪后恶化的左侧结肠炎、溃疡性结肠袋炎、慢性耐药性溃疡性结肠袋炎患者加用利福昔明后可达到 70%～80% 的缓解。

二、治疗方案

在中国,UC 发病率明显高于 CD,UC 和 CD 的治疗选择也有所不同。

(一)UC 的药物治疗选择

UC 的治疗以用美沙拉嗪为首选,治疗无效再积极行激素治疗,而激素治疗无效或耐药的治疗考虑使用免疫抑制剂。这些药物为许多患者提供了选择，但仍有超过 35% 的患者无法从现有的药物治疗获益。目前应用最多的生物制剂是 TNF-α 单抗制剂，包括英夫利昔单抗、阿达木单抗、赛妥珠单抗等，但部分患者对这些生物制剂表现为不敏感。根据 2017 年意大利炎症性肠病研究组(IG-IBD)发布的炎症性肠病的治疗安全性指南，炎症性肠病强调个体化治疗，口服美沙拉嗪用于治疗轻度到中度活动性 UC 和维持期的治疗，肾上腺皮质激素主要用于中度至重度 UC 的治疗，而免疫抑制剂如硫唑嘌呤(AZA)或巯嘌呤(MP)等，由于起效缓慢，通常用于肾上腺皮质激素的辅助治疗，英夫利昔单抗和阿达木单抗被建议用于对常规治疗(包括免疫抑制剂或肾上腺皮质激素治疗)无效的患者，药物控制不佳和有癌变等的溃疡性结肠炎需手术治疗。

(二)CD 的药物治疗选择

1. 不同部位 CD 的分级治疗方案

结肠型 CD 首选氨基水杨酸类药物，无效者换用或加用糖皮质类固醇激素；小肠型或回肠型 CD 首选糖皮质激素，可同时用氨基水杨酸类制剂，无效者可试用硫唑嘌呤和甲硝唑，若仍无效，可手术治疗。

2. 不同严重程度 CD 治疗方案的选择

轻度病例可用氨基水杨酸类药物和甲硝唑；中度病例口服糖皮质激素 7~28 d；无效者换用硫唑嘌呤或 6-巯基嘌呤，若仍无疗效，可改为甲氨蝶呤等药物；重度病例则应静脉使用糖皮质激素和(或)环孢素，给予胃肠外营养，必要时考虑手术治疗。

(三)新策略

传统的 IBD 治疗方案为"上阶梯"方式，即先采用激素诱导缓解，若病情进展再采用激素与硫唑嘌呤联合治疗，若方案仍失败，最后采用生物制剂。但是，近年来提到一种新的"下阶梯"或早期积极的治疗方案，较传统"上阶梯"方案有更强的黏膜愈合能力，缓解更快，患者总缓解率也更高。"下阶梯"方案即早期采用 IFx(3 剂)和硫唑嘌呤联合治疗，之后单用 IFx，如果需要可加用激素。已有的临床研究结果表明：早期应用 IFx 可以降低 CD 的手术率、缩短住院时间和激素用量。

案例解析：

患者为抗血小板药物相关胃肠损伤的高危人群，根除 Hp 和预防性应用 PPI 对减少消化道损伤非常关键。PPI 是共识推荐的预防抗血小板药物(如阿司匹林和氯吡格雷)相关消化道损伤的首选药物。埃索美拉唑治疗阿司匹林胃黏膜损伤及出血并发症的疗效确切，能快速有效促进溃疡愈合，同时辅以胃黏膜保护剂，能有效提高溃疡愈合质量。

因此该患者的治疗措施为：停用阿司匹林，予补充血容量及埃索美拉唑针剂 40 mg bid 治疗 1 周。因 C[13] 呼气试验阳性，予根除 Hp 方案治疗 10 d：埃索美拉唑 20 mg bid＋阿莫西林 1.0 g bid＋克拉霉素 0.5 g bid＋枸橼酸铋钾 220 mg bid。为进一步提高溃疡愈合质量，Hp 根除治疗后，给予埃索美拉唑 20 mg bid＋替普瑞酮 50 mg tid 4 周。嘱患者如需使用阿司匹林则应辅助使用埃索美拉唑 20 mg qd 以预防消化道损伤。

（汤慧芳、来利华）

第十七章　内分泌及代谢性疾病用药的临床药理

> **案例：**
>
> 男性,58 岁。主诉:全身乏力伴心慌 3 个月。午餐前有时会出现阵发性心慌,不能耐受饥饿,进食后可缓解。无多饮、多食及多尿,无体重下降。无吸烟、饮酒等不良嗜好。母亲患有糖尿病。体格检查:身高 170 cm、体重 90 kg、体重指数(BMI)30.75 kg/m², 体温 36.5℃、心率 75 次/min、呼吸 19 次/min、血压 120/70 mmHg,神志清,精神好。甲状腺不大,手抖症阴性。心肺听诊未闻及异常。腹软,腹型肥胖,腹部皮肤无紫纹。双下肢无水肿。辅助检查:糖化血红蛋白(HbA1c)6.1%,空腹血糖 5.48 mmol/L,OGTT 2 h 血糖 9.22 mmol/L。肝功能、肾功能、血尿酸、血脂均正常,甲状腺功能正常,心电图无异常。请问:该患者是否需要进行药物干预? 应如何选择药物的类型和剂量?

内分泌及代谢性疾病涉及面广、种类繁多,本章主要讨论临床常见的糖尿病、骨质疏松症及肥胖用药的临床药理。

第一节　糖尿病的药物治疗

糖尿病(diabetes mellitus)是以糖代谢紊乱、血糖过高为主要特征的慢性疾病,由遗传和环境因素相互作用而引起。糖尿病患者因胰岛素分泌绝对或相对不足以及靶组织细胞对胰岛素敏感性降低,引起糖、蛋白质、脂肪、水和电解质等一系列代谢紊乱,常导致脑卒中、心肌梗死、下肢坏疽、肾功能衰竭和双目失明等严重并发症。糖尿病分为:①1 型糖尿病。主要指由于胰岛 β 细胞破坏而导致内生胰岛素或 C 肽水平降低,临床上易出现酮症酸中毒(diabetic ketoacidosis,DKA)等特点。②2 型糖尿病,占糖尿病患者的 90% 左右,常在中、老年发病。病程进展缓慢或反复加重,中晚期常伴有一种或多种慢性并发症。多数患者在早中期可用饮食控制和口服降糖药控制血糖,但有很大一部分患者在中后期需给予外源性胰岛素。③其他特殊类型糖尿病,即指已知明确病因,包括胰腺内外原因和继发于其他疾病、药物所引起的继发性糖尿病。④ 妊娠期糖尿病。在妊娠期发生的血糖升高(糖耐量减低或糖尿病),90% 的患者在分娩后血糖可恢复正常,但少数患者在 5~10 年发展为糖尿病。不论哪种病因引起的糖尿病,均需要控制血糖水平,避免发生各种并发症。

糖尿病治疗药物有胰岛素及口服降糖药。胰岛素主要包括动物胰岛素、半合成人胰岛素、生物合成人胰岛素和人胰岛素类似物等多种制剂,主要应用于 1 型糖尿病,亦适用于其他类型糖尿病;口服降血糖药包括磺酰脲类及格列奈类促胰岛素分泌剂、双胍类及噻唑二烷酮类胰岛素增敏剂、α-葡萄糖苷酶抑制剂等,可用于治疗 2 型糖尿病;新型降糖药如 DDP4 抑制剂、GLP-1 激动剂及钠-葡萄糖共转运蛋白 2(SGLT2)抑制剂已表现出良好的临床疗效,为 2 型糖尿病的治疗提供了新手段。

一、胰岛素

胰岛素(insulin)是由胰腺的胰岛 β 细胞分泌的由两条肽链组成的多肽,A 链含 21 个氨基酸残基,B 链含 30 个氨基酸残基,通过两个二硫键相连。药用胰岛素的种类很多,按照来源的不同,可以分为人工合成和从动物提取的胰岛素。动物胰脏提取的胰岛素成本低,提取率高,但具有抗原性,且含有其他杂质如胰岛素原、胰多肽、生长抑素等,患者用后易产生抗体。现多用 DNA 重组技术制备的胰岛素,其纯化的产品与天然胰岛素无明显区别。

1. 体内过程

胰岛素溶解度高,易为消化酶破坏,口服无效。皮下注射吸收快,但前臂外侧和腹壁比股前外侧吸收速率更快(原因不明)。胰岛素代谢迅速,$t_{1/2}$ 为 9～10 min,但作用可维持数小时。胰岛素抗体可妨碍其向靶组织转运而延长其半衰期,静脉滴注时,早期滴入的胰岛素与抗体结合较多而作用较弱,后期滴入者因抗体接近饱和而结合较少,故作用较强。胰岛素主要在肝、肾灭活,通过谷胱甘肽胰岛素转氢酶还原二硫键,再经蛋白水解酶水解成短肽或氨基酸。

2. 药理作用

胰岛素对物质代谢有广泛影响:①糖代谢。加速葡萄糖无氧酵解和有氧氧化,促进葡萄糖的利用;促进糖原合成和储存,抑制糖原分解和糖异生。总之,能减少血糖来源,增加去路,从而降低血糖。②脂肪代谢。促进脂肪合成,抑制其分解,减少游离脂肪酸和酮体的生成。糖尿病患者因脂肪分解增多,血中脂质增加,产生过多的酮体而引起酮症酸中毒。③蛋白质代谢。促进氨基酸通过细胞膜进入细胞,增加蛋白质合成,抑制蛋白质分解。④其他作用。可引起交感神经兴奋和骨骼肌血管扩张、心率加快、心收缩力加强和肾血流减少,还能促进细胞生长。

胰岛素通过其受体而起作用,胰岛素受体是一种糖蛋白,数量不等地存在于几乎所有组织的细胞膜上。该受体由 2 个 α 亚单位(相对分子质量为 125000)和 2 个 β 亚单位(相对分子质量为 90000),通过二硫键连接而成。α 亚单位在细胞外,用于识别胰岛素;β 亚单位为跨膜蛋白,含有酪氨酸蛋白激酶活性。胰岛素分子与 α 亚单位结合后,诱导 β 亚单位酪氨酸残基的磷酸化,继而激活 β 亚单位上的酪氨酸蛋白激酶;然后,调控细胞内多种酶、底物及蛋白质的磷酸化或去磷酸化,如激活糖原合成酶、cAMP 磷酸二酯酶和丙酮酸脱氢酶等,进而产生各种效应。

3. 常用胰岛素制剂

(1) 短效胰岛素　适用于 1 型糖尿病及 2 型糖尿病并发各种合并症,急需控制高血糖时,注射后 0.5～1 h 起效,2～4 h 达高峰,持续 5～10 h。危重病患者,可采用静脉注射,10～30 min 后起效并达高峰,持续 0.5～1 h,在血液中 $t_{1/2}$ 为 5～10 min。短效胰岛素有正规胰岛素、中性胰岛素、单组分人胰岛素、单组分猪胰岛素等,多用正规胰岛素。

(2) 中效胰岛素　作用较强且持久,既可合用短效类使疗效加快,又可合用长效类而使其药效延长,尤其适用于血糖波动大,但容易控制的糖尿病。注射后 2～4 h 起效,8～10 h 达高峰,持续 18～24 h。主要有低精蛋白胰岛素、珠蛋白胰岛素,我国常用前者。

(3) 长效胰岛素　作用持久,使用方便,每天仅需注射一次,特别适宜重型糖尿病夜间高血糖者。注射后 4～6 h 起效,16～24 h 达高峰,持续 24～36 h。主要有精蛋白锌胰岛素注射液、半慢胰岛素锌混悬液、慢胰岛素锌混悬液、特慢胰岛素锌混悬液。我国常用精蛋白锌胰岛素注射液。

（4）强化胰岛素治疗　有些患者胰岛 β 细胞功能严重不足，单纯按三餐前注射胰岛素，常难以维持空腹、餐后及夜间血糖，每天注射一次长效或两次中效胰岛素也很难控制餐后血糖。因此，近年来又提出强化胰岛素治疗，通过多次皮下注射多成分胰岛素，模拟正常的胰岛素作用曲线，使血糖达到或接近生理水平。

为了简化注射程序，可改进注射器械，使患者易接受多次注射胰岛素。例如，丹麦NoroNadisk 公司生产的胰岛素笔，具有体积小、操作简便、注射剂量准确、携带方便的优点。与之配套的胰岛素注射剂有三种安瓿，即 ActrapidHM（短效）、ActraphaneHM（中效）和ProtaphaneHM（长效）。胰岛素笔主要适用于 1 型糖尿病患者，尤其是血糖波动大，每日需多次注射者，对于每日注射 1～2 次胰岛素的 2 型糖尿病患者也十分有利。根据临床症状及血糖、尿糖测定，随时调整用量，每次更换注射部位。

（5）吸入胰岛素制剂　吸入型胰岛素虽然应用方便，但剂量不够准确，其疗效及安全性有待进一步评价。

（6）口服胰岛素　口服胰岛素模拟胰岛素的生理分泌，其经肠道通过门静脉到达肝脏，可以使产生胰岛素的细胞得到休整，延缓糖尿病的进展。比较口服胰岛素和注射胰岛素疗效的荟萃分析显示，两者在 HbA1c、空腹血糖和 2 h 餐后血糖上无显著差异。口服胰岛素的障碍是被肠道消化酶破坏，要克服这个障碍需要使用酶抑制剂、黏膜聚合系统、特殊的传送系统等。

4. 适应证

胰岛素仅补充胰岛素分泌不足，但不能根治糖尿病。其适应证包括：①1 型糖尿病；②2 型糖尿病经饮食控制、运动治疗及口服降糖药物治疗，效果欠佳或继发失效；③糖尿病合并急性代谢紊乱，如酮症酸中毒、高渗性昏迷等；④糖尿病患者需行外科手术，即使能用口服降糖药控制者，也应短期使用胰岛素；⑤ 2 型糖尿病合并严重慢性并发症，如眼底出血、脑出血、心脏病、神经病变、肺结核、糖尿病肾病等；⑥2 型糖尿病伴有明显消瘦、生长发育迟缓者；⑦糖尿病妊娠及妊娠糖尿病；⑧继发性糖尿病在去除原发病因后，血糖仍较高者。

5. 不良反应

①低血糖反应；②过敏反应；③皮下脂肪萎缩；④胰岛素耐受性；⑤其他，如 Smogyi 现象，黎明现象，水、钠潴留性水肿，屈光失常等。

二、口服降血糖药物

随着糖尿病研究的不断深入，特别是对糖尿病发病原因及其机制认识的提高，治疗糖尿病的新药层出不穷。大多数患者属 2 型糖尿病，口服降血糖药是主要的治疗手段。临床常用的口服降糖药物有：①促胰岛素分泌剂：磺酰脲类和格列奈类；②胰岛素增敏剂：双胍类和噻唑烷二酮类；③延缓葡萄糖吸收的药物：α 葡萄糖苷酶抑制剂。口服抗糖尿病药主要从抑制肝葡萄糖合成、刺激胰岛分泌、提高胰岛素敏感性三方面发挥作用。

（一）双胍类(biguanides)

双胍类口服降糖药主要有二甲双胍(metformin,甲福明)和苯乙双胍(phenformin)。双胍类并不刺激胰岛素分泌，主要通过增强外周组织糖的无氧酵解，增加对糖的利用，抑制肝糖原异生及肝糖生成，抑制或延迟肠壁细胞摄取葡萄糖；还能改善组织对胰岛素的敏感性，如增强胰岛素与其外周组织受体的亲和力，降低胰岛素抵抗，促进葡萄糖的摄取和利用。乳酸中毒是使用双胍类药物的主要不良反应,苯乙双胍较严重,而二甲双胍仅为苯乙双胍的 1/50,因而二甲双胍作为一线治疗药广泛应用。

二甲双胍主要由小肠吸收,生物利用度为 50%～60%,在胃肠道壁内有较高水平集聚(为血浆浓度的 10～100 倍)。由于结构稳定,不与血浆蛋白结合,以原形随尿液排出,其中一部分可由肾小管分泌,血浆半衰期为 1.7～4.5 h,12 h 内 90% 被清除。在肾功能减退时,可在体内大量积聚,引起高乳酸血症或乳酸性酸中毒。

1. 临床应用

二甲双胍应用于临床已有 50 多年的历史,是目前全球应用最广泛的口服降糖药之一。近年来,虽然有多个新型降糖药物上市,但二甲双胍仍是全球使用量迅速增加的经典口服降糖药物。二甲双胍有良好的单药/联合治疗的疗效和安全性证据、良好的卫生经济学效益证据,以及心血管并发症预防等方面明确的临床证据。因此,该药已经成为全球控制糖尿病的核心药物。二甲双胍在我国已经有 20 多年的临床应用经验。单独使用二甲双胍一般不引起低血糖反应。与磺酰脲类相比,二甲双胍不引起体重增加,可降低血浆胰岛素水平,可作为肥胖患者的首选药物。国内外主要糖尿病指南均建议,无论对于超重还是体重正常的 2 型糖尿病患者,除非存在禁忌证或无法耐受,否则都应从一开始就使用二甲双胍治疗,且联合治疗的方案中都应包括二甲双胍。这体现了该药在糖尿病治疗中的重要地位。另外,越来越多的新型糖尿病药物被发现可能存在致癌风险,唯独二甲双胍被认为可能具有抗癌作用。

2. 不良反应及禁忌证

常见不良反应包括腹泻、恶心、呕吐、胃胀、乏力、消化不良、腹部不适及头痛。这些不良反应的发生往往见于药物治疗的早期,大多数患者可耐受。随着治疗时间的延长,上述不良反应可基本消失。小剂量开始,逐渐增加剂量是减少治疗初期不良反应发生的有效方法。长期服用二甲双胍可引起维生素 B_{12} 水平的下降。其可能机制是:①小肠蠕动的改变刺激肠道细菌过度生长,竞争性抑制维生素 B_{12} 的吸收;②维生素 B_{12} 内因子水平的变化及钴胺素内吞受体的相互作用;③二甲双胍可以抑制回肠末端维生素 B_{12} 内因子复合物钙依赖性吸收(这种抑制作用可以通过补充钙剂逆转)。

二甲双胍的禁忌证包括:中度(3b 级)和严重肾衰竭或肾功能不全[Cr < 45 ml/min 或 eGFR<45ml/(min · 1.73m²)];可造成组织缺氧的疾病(尤其是急性疾病或慢性疾病的恶化),如失代偿性心力衰竭、呼吸衰竭、近期发作的心肌梗死、休克;严重感染和外伤、外科大手术、临床有低血压等;已知对盐酸二甲双胍过敏者;急性或慢性代谢性酸中毒,包括有或无昏迷的 DKA(DKA 需要用胰岛素治疗);酗酒者;接受血管内注射碘化造影剂者,可以暂时停用本品;维生素 B_{12}、叶酸缺乏未纠正者;老年人合并有心、肾功能障碍者,还有发生乳酸中毒的危险,通常不推荐用于 65 岁以上的患者。

(二)噻唑烷二酮类(thiazolidinediones,TZD)

噻唑烷二酮类药物为高选择性过氧化物酶体增殖物激活受体(peroxisome proliferator activated receptor γ,PPARγ)激动剂,可增加效应细胞对胰岛素的敏感性。代表药有罗格列酮(rosiglitazone)、吡格列酮(pioglitazone)和达格列酮(darglitazone)。本类药物无论单药治疗还是联合治疗,多数患者都能耐受。

1. 药理作用

本类药物不仅通过激活 PPARγ 增加效应细胞对胰岛素的敏感性,还能降低胰岛素抵抗、

保护胰岛 β 细胞、抗炎以及减少各种心脑血管并发症。PPARγ 是一类核受体,分布在胰岛素作用的关键靶组织,如脂肪组织、骨骼肌和肝等。PPARγ 调节胰岛素反应基因转录,后者参与调节葡萄糖产生、转运和利用,以及调节脂肪酸代谢。

2. 适应证

胰岛素增敏剂能增强胰岛素的作用,纠正糖及脂质代谢异常,降低空腹及餐后血糖,并减轻高糖毒性,治疗时不引起体重增加及低血糖。主要用于经饮食控制和锻炼治疗后效果仍不满意的 2 型糖尿病患者,该类患者胰岛功能尚存,但靶组织对胰岛素的敏感性降低。降血糖的起效时间较缓慢,8~12 周才能达到最大疗效,但长期使用后降血糖作用较稳定。联合用药可进一步控制血糖,与非磺酰脲类促胰岛素分泌剂、双胍类、α-葡萄糖苷酶抑制剂以及胰岛素等合用,降血糖效果更好。

3. 代表药

罗格列酮是本类药物作用最强的代表药。本药生物利用度高,吸收快,血浆半衰期为 3~4 h,进食对吸收总量无明显影响,但达峰时间延迟 2.2 h,峰值降低 20%;血浆蛋白结合率为99.8%;主要以原形从尿排出;代谢可经 N-去甲基和羟化作用,与硫酸盐或葡萄糖醛酸结合,其代谢产物没有活性。本药可单独应用,也可与磺酰脲类或双胍类合用,用于单用磺酰脲类或双胍类不能控制血糖的 2 型糖尿病患者。

4. 不良反应

主要有肝毒性、体重增加、水肿,单独应用很少引起低血糖(< 2%),老年患者易发生轻中度浮肿(7.5%)及轻度贫血(2.5%)。对本类药物过敏者禁用。本类药物中,曲格列酮的分子中含有一个类似维生素 E 的结构,该结构的代谢产物可产生肝毒性,因而退出市场。罗格列酮分子中并不含类似结构,因此不会产生特别的肝毒性,与其他 P$_{450}$ 途径代谢的药物(包括口服避孕药和 HMG CoA 还原酶抑制剂)之间均无相互作用。单用罗格列酮可以轻微增加体重,是胰岛素敏感性增加的结果,也与体液潴留有关。水肿是本类药物的共同不良反应,与肾脏排钠减少、水钠潴留导致血浆容量增加有关,可采取限制钠盐摄入以及使用利尿药等措施减轻水肿。在肾损害患者,单服本品毋需调整剂量,但不可与二甲双胍合用。

(三)磺酰脲类(sulfonylureas, SU)

早在 1941 年就有关于硫磺合成的药物具有降糖效果的报道。1956 年后,甲苯磺丁脲、氯磺丙脲、乙酰苯磺酰环己脲等第一代磺酰脲类降糖药物相继诞生。1975 年意大利科学家在乙酰苯磺酰环己脲的基础上合成了第二代磺酰脲类降糖药格列苯脲和格列吡嗪。格列美脲1995 年才在瑞典开始应用,并于同年被美国 FDA 批准用于 2 型糖尿病的单药和联合治疗用药。众多的临床研究对于磺酰脲类药物的疗效和安全性积累了丰富的经验,使其成为目前临床上最常应用的口服降糖药物之一。

第一代磺酰脲类药物有甲苯磺丁脲(tolbutamide,D860)、氯磺丙脲(chlorpropamide);第二代药物有格列本脲(glibenclamide,优降糖)、格列吡嗪(glipizide,美吡哒)、格列齐特(gliclazide,达美康)、格列波脲(glibonuride,克糖利)、格列喹酮(gliquidone,糖肾平)。第二代药物与第一代药物相比,其作用强、用量小、不良反应相对较少。第三代的格列美脲(glimepiride),除有第一、二代的作用机制外,还能增加组织对胰岛素的敏感性。

1. 药理作用

本类药能降低正常人、功能尚存的糖尿病患者的血糖,而对 1 型或严重糖尿病患者无效。

其作用机制包括:① 刺激胰岛 β 细胞分泌胰岛素。β 细胞膜含有磺酰脲受体,以及与之相偶联的 ATP 敏感的钾通道与电压依赖性的钙通道。当磺酰脲类药物与其受体结合后,可阻滞钾外流,使细胞膜去极化,增强电压依赖性钙通道开放,胞外钙内流,触发胰岛素释放。此外,还抑制磷酸二酯酶活性,使细胞内 cAMP 水平升高,进而刺激胰岛素分泌。格列美脲可增加第一相和第二相的胰岛素分泌,而格列本脲仅增加第二相分泌。② 改善胰岛素敏感性。长期应用磺酰脲类,血中胰岛素水平并不持续升高,但仍有降血糖作用,说明组织对胰岛素敏感性增高,可能与增加胰岛素受体数量或提高胰岛素受体亲和力有关。第三代磺酰脲类格列美脲可激活细胞内特异的蛋白磷酸化酶而促进葡萄糖转运子(GLUT)4/1 的转位,激活糖原合成酶,降低糖原合成酶激酶 3 的活性,从而促进外周组织的葡萄糖利用。格列喹酮和格列吡嗪可与过氧化物酶体增殖物激活受体(PPARγ)紧密结合,部分激活 PPARγ,通过提高外周组织对胰岛素的敏感性来发挥降糖作用。

此外,氯磺丙脲能促进抗利尿激素的分泌,产生抗利尿作用,可用于尿崩症;格列本脲则有利尿作用。格列齐特还可降低血小板的黏附与聚集,刺激纤溶酶原的合成,恢复纤溶活性,并能降低微血管对血管活性胺类的敏感性,有利于预防或减轻微血管并发症。

2. 适应证

①糖尿病。对于无肥胖的 2 型患者,如饮食治疗、体育治疗仍不能满意控制者,可选用磺酰脲类降糖药。对已确诊的 1 型患者不宜应用。对胰岛素产生耐受的患者,用后可因刺激内源性胰岛素分泌而减少胰岛素用量。本类药物只能较好控制 60%～70% 糖尿病患者的血糖,而对持续高血糖水平和严重肥胖患者几乎不能达到预期效果。与同类药物相比,格列美脲具有低血糖发生率低,不增加体重,且起效快、作用强、持续时间长、用量小、安全等特点,可与噻唑烷二酮类或二甲双胍合用治疗 2 型患者,也可与胰岛素合用治疗 1 型患者。②尿崩症。只用氯磺丙脲,0.125～0.5 g/d 可使尿量明显减少。③胰岛细胞瘤的诊断。此类患者在静脉滴注甲苯磺丁脲钠 1 g(溶于 20 ml 生理盐水中)后,2 min 内血糖明显下降,维持 3 h 左右,反应具有特异性,但须防止严重低血糖。

3. 不良反应

常见胃肠不适、恶心、腹痛、腹泻。较严重的是持久性低血糖症,常因药物过量所致,尤以氯磺丙脲为甚,老人及肝、肾功能不良者较易发生,故老年糖尿病患者不宜用氯磺丙脲;新型磺酰脲类较少引起低血糖。大剂量氯磺丙脲还可引起中枢神经系统症状,如精神紊乱、嗜睡、眩晕、共济失调;也可引起粒细胞减少、胆汁郁积性黄疸及肝损害,一般在服药后 1～2 个月内发生。因此,需定期检查肝功能和血象。

磺酰脲类药物作为 2 型糖尿病的主要用药,可增加心血管疾病的风险,其中第一代磺酰脲类药物最高。此外,尚有磺酰脲类药物失效问题,包括原发性和继发性失效。

(四)格列奈类(glinides)

格列奈类药物为氯茴苯酸衍生物,有瑞格列奈(repaglinide)、那格列奈(nateglinide)、米格列奈(mitiglinide)等。其作用通过关闭 β 细胞 K^+ 通道而促进第一时相胰岛素分泌,降低餐时高血糖,还能降低餐后游离脂肪酸。同等降血糖效果时,对胰岛细胞的负荷小于磺酰脲类。可于进餐时口服,使胰岛素快速释放,降低餐后血糖。

第一个上市的瑞格列奈,在维持非肥胖 2 型糖尿病患者血糖水平方面,明显优于格列吡嗪,与格列本脲和格列齐特疗效相当,其血浆 $t_{1/2}<1$ h,经胆汁排泄。由于作用时间短,对患者

选择用餐时间具有更大的灵活性。瑞格列奈与磺酰脲类同为促胰岛素分泌剂,降血糖机制相似,不宜同时使用。

(五)α-葡萄糖苷酶抑制剂(α-glucosidase inhibitors, AGI)

本类药物能竞争性抑制小肠刷状缘壁细胞 α-葡萄糖苷酶,降低多糖及蔗糖分解生成葡萄糖,从而阻止不易吸收的多糖化合物转变成易吸收的单糖,减少并延缓其吸收。这种作用可延迟和降低餐后高血糖,降低血浆胰岛素浓度。主要包括阿卡波糖(acarbose)和米格列醇(miglitol)及伏格列波糖(voglibose)。

α-葡萄糖苷酶抑制剂用于控制餐后高血糖,适用于 1、2 型糖尿病患者,可提高单纯饮食治疗的疗效,又可与其他口服降血糖药或胰岛素合用,减少它们的用量。本类药物的主要副作用是胃肠道不适,如胀气、软便、腹泻、轻微腹痛,这是由于肠道未消化碳水化合物的渗透及细菌发酵的结果,大多与剂量有关的暂时性症状。

本类药物中,阿卡波糖还可影响肠道激素,如降低抑胃肽、增强肠道对高血糖素类似肽-1、胆囊收缩素的反应等。这些肠道激素参与调节食欲、胃肠道排空、血糖调节等。阿卡波糖不被肠道吸收,不会出现全身性不良反应。但因其胃肠道反应,剂量须缓慢增加,并随时调整剂量,以减少胃肠道症状和增加疗效。剂量一般 50～200 mg/次,每日 3 次,饭前服用。

三、新型降糖药

尽管有上述众多口服降糖药,但在我国患者人群中,90%以上是 2 型糖尿病,且多数患者控制不佳。因此,糖尿病的治疗仍面临巨大挑战。肠道内环境的改变,尤其是肠道激素水平及作用的改变在糖尿病发病过程中发挥作用。2 型糖尿病患者发病过程中肠促胰素(incretin)水平及功能发生了变化。因此,以肠促胰素为基础的治疗方案成为近年来糖尿病研究领域的热点方向之一。另外,对肾脏葡萄糖重吸收在血糖调节中的作用的新认识,研发出新型口服降糖药钠-葡萄糖共转运蛋白 2(SGLT2)抑制剂,越来越受到专家的关注。这些新型药物具有不同于传统降糖药的独特机制和获益,为糖尿病治疗开辟了新的途径。

(一)胰高血糖素样肽-1 受体激动剂(glucagon-like peptide-1 receptor agonist, GLP1-RA)

GLP-1 受体激动剂通过激活体内的 GLP-1 受体或提高 GLP-1 的水平,以葡萄糖依赖的方式促进胰岛 β 细胞分泌胰岛素,减少胰岛 α 细胞分泌胰高血糖素,在降低血糖(包括空腹血糖和餐后血糖)的同时,很少引起低血糖的发生。GLP-1 受体激动剂还可以通过多种途径减轻体重,如抑制消化道蠕动和胃液分泌,抑制食欲和摄食,延缓胃排空。此外,它还可以作用于中枢神经系统(特别是下丘脑),使人体产生饱腹感和食欲下降,使摄食减少。在这些机制共同作用下,GLP-1 受体激动剂治疗 6～12 个月可使患者的 HbA1c 水平下降 1%左右,体重减轻 2～3 kg。

1. 常用制剂

根据分子结构特点,GLP-1 受体激动剂可分为两大类:由人工合成的艾塞那肽和利司那肽,其氨基酸序列与人 GLP-1 同源性较低;第二类基于天然人 GLP-1 结构,通过对人 GLP-1 分子结构局部修饰而成,与人 GLP-1 氨基酸序列同源性较高,如利拉鲁肽。目前,国内上市的贝那鲁肽为重组人 GLP-1 分子,与人 GLP-1 氨基酸序列完全相同。

目前上市或即将上市的 GLP-1 受体激动剂有短效、长效等,需要皮下注射给药。

（1）短效制剂　艾塞那肽（exenatide）、利司那肽（lixisenatide）、利拉鲁肽（liraglutide）和贝那鲁肽（benaglutide）等。半衰期一般为 2～5 h，其刺激餐后胰岛素分泌的能力较强，相应地降低餐后血糖的作用也较强，短效 GLP-1 受体激动剂对胃动力的降低有一定的影响，胃肠道副作用的持续时间通常为数周到数月。利司那肽虽然半衰期短，但因其与 GLP-1 受体亲和度高，一天仅需注射一次。

（2）长效制剂　阿必鲁肽（albiglutide）、度拉鲁肽（dulaglutide）、索马鲁肽（semaglutide）、艾塞那肽微球周制剂等。半衰期为 12 h 至数天，只需每周注射 1 次，刺激空腹胰岛素分泌的作用较强，降低空腹血糖的作用相应也较强，其对胃动力的降低通常无影响，胃肠道副作用持续的时间较短，通常为 4～8 周。

2. 临床应用

GLP-1 受体激动剂可作为单药或多种口服降糖药物及基础胰岛素治疗控制血糖效果不佳时的联合治疗药物，不可替代胰岛素，不适用于 1 型糖尿病或 DKA 的治疗。目前不推荐该类药物用于妊娠期和哺乳期妇女，以及 18 岁以下人群。美国、欧洲等多个糖尿病指南均将 GLP-1 受体激动剂列为二线治疗药物，美国临床内分泌医师协会（AACE）联合美国内分泌学会（ACE）共识声明中将 GLP-1 受体激动剂列为一线治疗药物之一。《中国 2 型糖尿病防治指南（2017 年版）》也将其列入二联降糖治疗药物之一。常用 GLP-1 受体激动剂的临床用法、用量及主要推荐意见见表 17-1。

表 17-1　常用 GLP-1 受体激动剂的临床用法、用量及主要推荐意见

项目	艾塞那肽	利拉鲁肽	贝那鲁肽	利司那肽	艾塞那肽微球周制剂
用量	起始 5 μg，常规 10 μg	起始 0.6 mg，常规 1.2～1.8 mg	起始 0.1 mg，常规 0.2 mg	起始 10 μg，常规 20 μg	常规 2 mg
用法	2 次/天，早餐和晚餐前 60 min 内皮下注射	1 次/天，任意时间皮下注射	3 次/天，餐前 5 min 皮下注射	每日任何一餐前 60 min 内皮下注射	1 次/周，任意时间皮下注射
心血管高危人群	安全性尚未得到评价	在有心血管疾病患者中优先使用	安全性尚未得到评价	安全	安全
超重/肥胖	有明显改善体重作用	有明显改善体重作用	有明显改善体重作用	有明显改善体重作用	有明显改善体重作用
肾功能受损	肌酐清除率 <30 ml/min 禁用	终末期肾病禁用	未知	肌酐清除率 <30 ml/min 禁用	肌酐清除率 <30 ml/min 禁用；30～50 ml/min 慎用
肝功能受损	未知	重度肝功能受损者禁用	未知	肝功能受损者无需调整剂量	未知
胰腺炎病史	慎用	慎用	慎用	慎用	慎用
严重胃肠道疾病	慎用	慎用	慎用	慎用	慎用
甲状腺髓样癌病史和家族史	不推荐	不推荐	不推荐	不推荐	不推荐

系统性回顾和 Meta 分析研究认为,GLP-1 受体激动剂与基础胰岛素联合治疗糖尿病可达到更理想的效果,稳定控制血糖,同时不增加低血糖风险,也不引起体重增加。在中国已上市的 GLP-1 受体激动剂中,利拉鲁肽的有关心血管结局研究证实具有心血管获益。2018 年美国糖尿病学会(ADA)指南药物治疗路径推荐,对于生活方式联合二甲双胍单药治疗效果欠佳的患者,在二联治疗前应先进行动脉粥样硬化性心血管病评估,对于合并动脉粥样硬化性心血管病的 2 型糖尿病患者,优先推荐已证实可降低主要心血管不良事件风险的药物(目前 GLP-1 受体激动剂中仅为利拉鲁肽)。

3. 不良反应及禁忌证

GLP-1 受体激动剂的常见副作用是胃肠道反应,如恶心、呕吐,但这种不良反应通常是剂量依赖性的,并且比较轻微,持续时间也非常短暂,一般在剂量增加后的一个月内可降至比较低的水平。单独应用不增加低血糖发生,但与磺酰脲类药物同时使用时,低血糖危险将可能增高。动物实验还发现,GLP-1 受体激动剂可刺激甲状腺 C 细胞生长,可能引发甲状腺髓样癌,人体试验尚无此类报道。尽管如此,这类药物仍不宜用于有甲状腺髓样癌(MTC)或 2 型多发性内分泌腺瘤综合征(MEN2)家族史的患者。由于此前对这类药物增加胰腺炎风险的担忧,GLP-1 受体激动剂也不宜用于有胰腺疾病病史的患者。

(二)二肽基肽酶-4 抑制剂(dipeptidyl peptidase 4 inhibitor,DPP-4i)

GLP-1 和另一种肠促胰素 GIP 的活性受到 DPP-4 酶的限制,DPP-4 抑制剂通过抑制 DPP-4 而减少 GLP-1 在体内的失活,从而增加 GLP-1 在体内的水平。DPP-4 抑制剂和 GLP-1 受体激动剂都是基于肠促胰素的治疗药物,但两者作用机制的不同,使其在血糖管理中存在差异,尤其是 DPP-4 抑制剂在减少相关不良反应方面更显优势。DPP-4 抑制剂口服使用方便,具有良好降糖疗效的同时,耐受性好,基本没有胃肠道不良反应,其耐受性优于 GLP-1 受体激动剂,并且可带来心血管有益影响和 β 细胞保护益处。目前上市的 DPP-4 抑制剂有西格列汀(sitagliptin)、维达列汀(vildagliptin)、沙格列汀(saxagliptin)、阿格列汀(alogliptin)、利格列汀(linagliptin)、特力利汀(teneligliptin)、奥玛格列汀(omarigliptin)。

西格列汀

西格列汀是第一个上市的口服 DPP-4 抑制剂,由美国默沙东公司研制,2006 年 10 月获得美国 FDA 批准。西格列汀单独使用或与二甲双胍、噻唑烷二酮类药物联合使用,用于改善 2 型糖尿病患者的血糖控制;2007 年 10 月,FDA 批准西格列汀与二甲双胍联合用于糖尿病的初始治疗,且作为磺酰脲类或磺酰脲+二甲双胍无法控制血糖的附加疗法;2010 年 2 月,FDA 批准西格列汀可作为胰岛素的附加剂;2011 年 5 月,日本批准西格列汀联合 α-葡萄糖苷酶抑制剂使用;2011 年 9 月,日本批准西格列汀联合胰岛素使用;2011 年 10 月,FDA 批准西格列汀+辛伐他汀复方制剂用于同时患有糖尿病和高脂血症的患者;2014 年 3 月,日本批准西格列汀用于严重肾功能不全的 2 型糖尿病治疗;2014 年 5 月,日本批准西格列汀联合其他口服药物用于 2 型糖尿病的治疗。

1. 体内过程

西格列汀口服吸收迅速,服药 1～4 h 后血浆药物浓度达峰值(t_{max} 中值)。西格列汀的血药 AUC 与剂量成比例增加,生物利用度大约为 87%。与高脂肪餐同时服用对药代动力学无影响,通过肾排泄,约 79％的西格列汀以原形从尿中排泄。服用西格列汀 100mg 达到稳态时的血浆 AUC 与初次给药相比增加约 14％。个体自身和个体间西格列汀 AUC 的变异系数较小(5.8％和 15.1％)。西格列汀在健康受试者和 2 型糖尿病患者中的药代动力学指标大体相似。

2. 药理作用

西格列汀能够抑制 DPP-4 水解肠促胰岛激素,从而增加活性形式的 GLP-1 和 GIP 的血浆浓度,葡萄糖依赖的方式增加胰岛素释放并降低胰高血糖素水平,降低空腹血糖和餐后血糖水平。在治疗浓度下不会抑制与 DPP-4 密切相关的 DPP-8 或 DPP-9。

3. 临床应用

临床上可单用,配合饮食控制和运动,用于改善 2 型糖尿病患者的血糖控制。也可与二甲双胍、胰岛素、噻唑烷二酮类、α-葡萄糖苷酶抑制剂等其他药物联合用于治疗 2 型糖尿病,用于控制各项关键的血糖指标,改善血糖,从而降低糖化血红蛋白水平。与二甲双胍联合可用于糖尿病的初始治疗,且作为磺酰脲类或磺酰脲＋二甲双胍无法控制血糖的附加疗法;西格列汀＋辛伐他汀复方制剂可用于同时患有糖尿病和高脂血症的患者。本药单药治疗的推荐剂量为 100 mg,每日一次。本品可与或不与食物同服。中度肾功能不全的患者剂量调整为 50 mg 每日一次。严重肾功能不全的患者剂量调整为 25 mg 每日一次。本品不得用于 1 型糖尿病或糖尿病酮症酸中毒治疗。西格列汀对二甲双胍、罗格列酮、格列本脲、辛伐他汀、华法林及口服避孕药的药代动力学不存在具有临床意义的影响。同时对 CYP 同工酶 CYP3A4,2C8 或 2C9 也无抑制作用,因此是一个理想的联合应用药物。但与 CYP3A4/5 强抑制剂合用时需要控制剂量。

4. 不良反应

DPP-4 抑制剂的安全性好,单独使用不增加低血糖发生的风险,不增加体重。消化系统的不良反应主要表现为腹痛、腹泻及恶心、呕吐。相关的不良反应还有鼻咽炎、咽炎、咽痛、泌尿系感染、肌痛、关节痛、高血压和头晕等;可引起白细胞、碱性磷酸酶、尿酸升高等。偶见过敏反应、血管性水肿、皮疹、荨麻疹、皮肤血管炎及剥脱性皮肤损害,包括 Stevens-Johnson 综合征,对本药过敏患者禁用。

(三)钠-葡萄糖共转运蛋白 2(sodium-glucose co-transporter 2,SGLT2)抑制剂

钠-葡萄糖共转运蛋白 2 抑制剂(SGLT2i)是一种新型口服降糖药,该类药物不仅能有效降低 HbA1c,且低血糖风险低,还可减轻体重、降低血压。已上市的药物有 6 个:坎格列净(canagliflozin)、达格列净(dapagliflozin)、恩格列净(empagliflozin)、伊格列净/依格列净(ipragliflozin)、鲁格列净(luseogliflozin)以及托格列净(tofogliflozin)。因 SGLT2 抑制剂分子结构和受体选择性的不同,各种药物代谢动力学参数也不尽相同(表 17-2)。

1. 药理作用

在正常生理情况下,肾每天经过肾小球滤过近 160～180 g 的葡萄糖到肾小管中,但滤过的葡萄糖全部被重吸收。一般情况下,当血糖浓度达到 10 mmol/L(肾糖阈)时葡萄糖会漏出到尿液中。血糖浓度超过肾糖阈越多,从尿中排出的葡萄糖就越多。在肾小管内的葡萄糖主要通过钠-葡萄糖共转运蛋白(SGLT)重吸收回到血液循环中。人类 SGLT 家族包括 SGLT 1～6,在体内广泛分布。其中,SGLT2 是该家族中的重要一员,主要分布在近段肾小管的管腔侧细胞膜上,负责肾小管中 90％葡萄糖的重吸收。另外,10％的葡萄糖通过分布在远端肾小管

表 17-2　SGLT2 抑制剂药物代谢动力学参数

项目	达格列净	坎格列净	恩格列净
作用受体	SGLT2	SGLT1/2	SGLT2
生物利用度	78%	65%	60%
血药浓度达峰时间(h)	1~1.5	1~2	1~1.5
血清蛋白结合率	91%	99%	86.2%
药物清除半衰期(h)	12.9	10.6~13.1	12.4
稳态分布容积(L)	118	83.5	73.8
剂量	10 mg/d,qd	100~300 mg/d,qd	10~25 mg/d,qd
服用时间	餐前、餐后均可	第一次正餐前	餐前、餐后均可

的 SGLT1 通道重吸收。出于对肾脏过量葡萄糖排出的适应,2 型糖尿病患者肾糖阈较非糖尿病患者高、导致重吸收葡萄糖量增加。SGLT2 基因突变导致的 SGLT2 通道重吸收葡萄糖的能力下降(肾糖阈降低),可导致在正常血糖水平情况下的尿糖排出增多,即肾性尿糖。该类患者发生低血糖、肾功能受损、电解质紊乱等的风险未见显著增高。在认识到肾脏葡萄糖重吸收在血糖调节中的作用的基础上研发出 SGLTi,抑制葡萄糖重吸收,降低肾糖阈而促进尿葡萄糖排泄,从而达到降低血液循环中葡萄糖水平的作用。

2. 临床应用及不良反应

SGLT2 抑制剂可降低 HbA1c 0.5%~1.0%,减轻体重 1.5~3.5 kg,降低收缩压(SBP) 3~5 mmHg,也降低尿酸水平,并减少尿蛋白排泄,且降低 TG,升高 HDL-C 和 LDL-C,但不增加 LDL/HDL 比值。同时,单独使用该类药时不增加低血糖发生的风险。最长 4 年的研究数据证明,此类药物有良好的安全性和耐受性,能降低心血管事件和终末期肾脏疾病风险。多个国家已批准该药可应用于 2 型糖尿病患者。中国已完成该药在初治 2 型糖尿病患者中单药治疗的研究及联合二甲双胍和/或磺酰脲类药物治疗的研究。SGLT2 抑制剂联合胰岛素/磺酰脲类药物或与胰岛素联用时,可减少每日胰岛素用量大约 5.9~8.7 U。但 SGLT2 抑制剂联合胰岛素/磺酰脲类药物时,低血糖发生风险增加,建议调整胰岛素或磺酰脲类药物的剂量。SGLT2 抑制剂联合其他降糖药物(如二甲双胍、DPP-4 抑制剂、TZDs)时,发生低血糖的风险无明显增加。

2018 年,美国食品药物管理局(FDA)已经批准坎格列净用于伴心血管疾病的成年 2 型糖尿病患者。主要不良心血管事件发生风险的降低,使其成为首个用于降低心肌梗死(MI)、卒中或因心血管疾病死亡风险的口服降糖药。SGLT2 抑制剂的不良反应有泌尿生殖器官感染、血糖不高的 DKA、骨折及下肢截肢、膀胱功能异常及膀胱癌。与其他 SGLT2 抑制剂一样,坎格列净可能增加患者下肢截肢的风险。2016 年,FDA 发表药品安全公告,在药品上市后的临床试验中发现,坎格列净与下肢截肢风险增加相关。2017 年,FDA 要求坎格列净药物标签添加下肢截肢风险增加的黑框警告。

(四)胆汁酸螯合剂(bile acid sequestrant)

胆汁酸是由肝细胞合成和分泌、构成胆汁的重要成分。胆汁酸的合成是体内胆固醇分解代谢的主要途径,对脂类吸收和胆固醇代谢平衡起到重要作用。近年来的研究表明,胆汁酸在糖代谢平衡中也起到重要作用。考来维仑(colesevelam)于 2008 年被批准用于控制 2 型糖尿病患者的血糖水平,是唯一一种用药指征既包括高血糖也包括高 LDL-C 的药物,其作用机制为促进肝脏胆汁酸的产生,减少肝脏糖产生,升高肠促胰岛素水平。Ⅲ 期临床试验表明,考来维仑可以改善接受二甲双胍、磺酰脲类或胰岛素基础治疗后,血糖控制不理想的 2 型糖尿病患者的血糖和低密度脂蛋白胆固醇水平。其优点是无低血糖发生,同时降低 LDL-C 水平。缺点是中度降低 HbA1c 水平,导致便秘,升高甘油三酯,降低其他药物的吸收。

(五)多巴胺 2 型受体激动剂

溴隐亭(bromocriptine)是治疗高泌乳素血症和震颤麻痹的经典药物,研究发现它还具有改善糖脂代谢的作用,被认为是一种新型的作用于中枢神经系统的降糖药。溴隐亭治疗 2 型糖尿病的可能机制包括抑制肝糖输出、降低血脂、改善胰岛素抵抗和保护胰岛功能等。多个临床试验显示,溴隐亭的快速释放剂型(cycloset)能够将 HbA1c 降低 0.55%～0.90%,并减少心血管终点事件,有较好的安全性。Cycloset 被美国 FDA 批准单用,或联合二甲双胍或磺酰脲类药物治疗 2 型糖尿病。其优点是无低血糖发生,同时降低心血管事件的发生。缺点是中度降低 HbA1c 水平,可出现眩晕、晕厥、恶心、疲劳。

(六)胰淀素类似物

普兰林肽(pramlintide)是胰淀素的一种合成类似物,是迄今为止继胰岛素之后第二个获准用于治疗 1 型糖尿病的药物。胰淀素是胰岛淀粉样蛋白的主要组成部分,为胰岛细胞分泌的一种具有生理活性的激素,作用广泛,参与了机体的物质代谢过程,尤其对维持血糖的自稳态起重要作用。糖尿病患者正常胰淀素水平明显降低,胰淀素聚集成纤丝参与胰岛淀粉样蛋白沉积的形成,进而产生胰岛 β 细胞毒性作用,引发或加重糖尿病。胰淀素类似物普兰林肽与内源性胰淀素有相同的生物学功能,但摒除了其胰岛淀粉样蛋白沉积形成和胰岛细胞的毒性作用。给药方式为皮下注射,绝对生物利度为 30%～40%,达峰时间约为 20 min,$t_{1/2}$ 约为 50 min。主要用于 1 型和 2 型糖尿病患者的辅助治疗,但不能替代胰岛素。该药不会增加低血糖的发生概率和程度,主要副反应是以呕吐为主的胃肠反应。

四、糖尿病的药物治疗

(一)不同类型糖尿病的治疗

糖尿病的治疗是一系列的综合性措施,包括饮食控制、运动锻炼、药物治疗、糖尿病教育和血糖监测等。药物治疗的最终目标,不仅是使血糖长期稳定控制在正常或接近正常水平,而且从根本上纠正代谢紊乱,防止或延缓各种并发症的发生发展。糖尿病的病因复杂,糖尿病治疗药有不同的作用机制,因此,应根据患者的具体情况选用不同的药物治疗方案,使药物治疗个体化,达到最佳的疗效。

1. 1 型糖尿病的治疗

1 型糖尿病胰岛素分泌绝对不足,一经诊断必须用胰岛素替代治疗,胰岛素剂量因人而异,应根据血糖逐步调整。同时,采取低热量饮食和积极运动。胰岛素制剂的选择方面,短效胰岛素多用于急症患者,如糖尿病酮症酸中毒、非酮症性高渗性昏迷,以及糖尿病兼各种应激情况如感染、手术等。也用于 1 型及 2 型糖尿病中、重型患者的初治阶段,以消除餐后高血糖。中效及长效胰岛素则多用于急性病情稳定后,与短效类合用或单用,以减少胰岛素用量并维持血糖水平。胰岛素治疗受体内外多种因素的影响,故剂量必须个体化,并根据情况随时调整。

2. 2 型糖尿病的治疗

2 型糖尿病的治疗包括降糖、降压、调脂,治疗原则和代谢控制的目标为:① 纠正患者不良生活方式和代谢紊乱,以防止急性并发症,并降低发生慢性并发症的风险;② 提高患者的生活质量;③ 考虑到患者个体化的要求,以及家庭和心理因素。因此,非药物治疗应当首先考虑,并贯穿在药物治疗过程中,包括改变不良生活习惯、饮食控制、运动、血糖监测、糖尿病自我管理。

药物治疗针对降糖、降压、调脂三方面。除非有肾脏损害证据或风险,2 型糖尿病患者应在开始治疗时选择二甲双胍。在联合用药时,只要患者能够耐受,联合治疗方案应包括二甲双胍。其原因是:① 二甲双胍是唯一有证据表明可降低血管并发症的降糖药;② 二甲双胍在控制血糖的同时,可控制体重;③ 从药物经济学角度来说,更加节省医疗费用。超过 40 岁或被诊断为心血管疾病的患者,超过 20 岁并有微量白蛋白尿或被评估为显著高风险的患者,应给予标准剂量的他汀类药物。

在饮食和运动不能满意控制血糖的情况下,对肥胖或体重超重的 2 型糖尿病患者,应首先采用非胰岛素促分泌剂类降糖药物(双胍类、胰岛素增敏剂和 α-葡萄糖苷酶抑制剂)治疗;对非肥胖或超重的 2 型糖尿病患者,在饮食和运动不能满意控制血糖的情况下,可根据患者的具体情况,选用不同的口服降糖药作为首选药。如一种药物疗效不满意,则可合用两种作用机制不同的药物。具体方案如图 17-1 所示。

具体到每一位患者,在应用上述方案时,还要考虑患者体形胖瘦、肝肾功能、并发症以及血糖水平等因素,故应在医生的指导下选择药物及调整剂量。在糖尿病的晚期阶段,患者往往有程度不同的并发症,因此,除要严格控制血糖以外,还要针对各种糖尿病并发症进行相应的治疗。需要指出的是,不论是使用何种药物,都必须以饮食控制、运动治疗为前提。与传统治疗方法相比,分期阶梯疗法针对性强,更加注重改善胰岛素抵抗及胰岛功能的保护,提倡早期使用胰岛素增敏剂,不主张过度使用刺激胰岛素分泌的药物。临床实践证明,阶梯疗法是一种科学、规范、安全、有效的治疗方法。

(二)糖尿病并发症的药物治疗

1. 急性并发症

(1)糖尿病酮症酸中毒　是指糖尿病患者在各种诱因的作用下,胰岛素明显不足,引起糖、蛋白质、脂肪代谢紊乱,以高酮血症和代谢性酸中毒为主要表现的临床综合征。治疗主要包括补液,补充胰岛素,补钾,纠正酸中毒,消除各种诱因和积极治疗各种并发症。

治疗酮症酸中毒的关键是迅速补充胰岛素,纠正糖、脂肪代谢紊乱及继发的高酮血症和酸中毒。现常用小剂量胰岛素治疗法。第一阶段,每小时 4～6 U 胰岛素加入生理盐水中静脉滴注,此剂量既可对酮体生成产生最大抑制,又不引起低血糖及低血钾。如血糖过高或血压过低,首剂可用 10～20 U 静脉注射,紧接着用小剂量维持。治疗中每 2 h 测血糖一次,如用药后 2 h 不能满意下降,则胰岛素剂量加倍(8～12 U/h),若治疗 4 h 后血糖仍不下降,则胰岛素剂量再加一倍(12～16 U/h)。当血糖下降至 13.9 mmol/L 时,则转为第二阶段治疗,将生理盐水改为 5% 葡萄糖液,按 3～4 g 糖对 1 U 胰岛素的比例加入胰岛素,滴注至酮体消失。患者能进食后,胰岛素改为餐前皮下注射,为防止血糖回跳,停止静脉注射胰岛素前 1 h 皮下注射胰岛素 8 U。

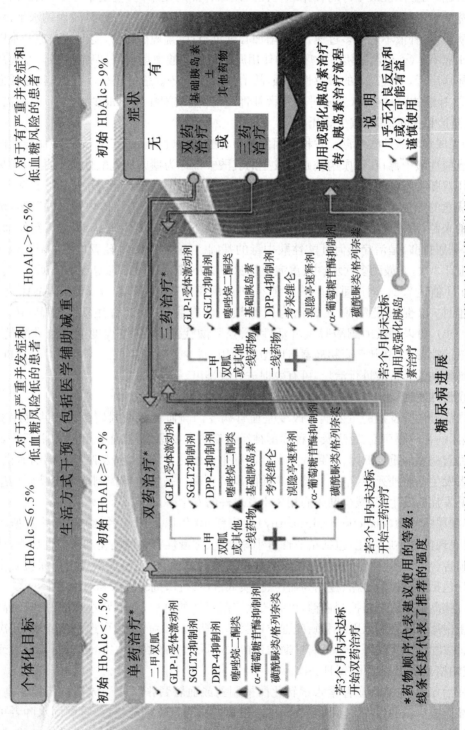

图17-1 血糖控制策略（2019年AACE/ACE 2型糖尿病综合管理共识）

（2）高渗性非酮症性糖尿病昏迷　是指血糖极高而引起血浆高渗、组织脱水和进行性意识障碍，但没有明显酮症酸中毒的临床综合征。该综合征病死率高，应及早诊断，积极治疗。治疗与酮症酸中毒相似，但应注意：① 积极补液，纠正低血容量，可降低血糖及血钠水平；对高龄及冠心病患者，补液不宜过多过速，以免增加心脏负担；应常规插胃管，定时注入凉开水以加快纠正脱水速率。② 小剂量胰岛素疗法的使用原则与酮症酸中毒相似，但本症多为非胰岛素依赖型糖尿病患者，对胰岛素的敏感性较强，故治疗所需胰岛素总量较小，应注意避免低血糖的发生。③ 补液的同时补钾，无尿时应暂缓补钾，补钾量较酮症酸中毒少。④ 一般不需补碱。⑤ 积极防治和去除诱因，减少病死率。

（3）糖尿病乳酸性酸中毒　各种原因使血中乳酸堆积（血乳酸>5 mmol/L）而导致的酸中毒称为乳酸性酸中毒；在糖尿病基础上发生的乳酸中毒称为糖尿病乳酸性酸中毒，较常见于糖尿病服用双胍类降糖药苯乙双胍的患者。本症虽不常见，但后果严重，病死率大于50%，且目前缺乏满意的疗法，故应以预防为主。治疗目的是纠正酸中毒，消除体内过量的乳酸，消除产生乳酸的来源，治疗包括：①补液，在中心静脉压监护下大量补充生理盐水，改善组织灌注，纠正休克，利尿排酸，是治疗任何乳酸性酸中毒的基础。②大量补碱，轻者口服 $NaHCO_3$ 0.5～1.0 g，每日 3 次，并鼓励多饮水；中、重症者静脉补液补碱，常用 1.5% 等渗 $NaHCO_3$，于 24 h 内使血 pH 值达 7.2。对严重高乳酸血症者，可试用亚甲蓝（美蓝）1～5 mg/kg，稀释成 1% 溶液静脉推注，以促进乳酸脱氢氧化为丙酮酸。也有主张静脉滴注双氯醋酸 100～300 mg/(kg·h)，可以刺激丙酮酸脱氢酶活性，增强乳酸代谢，并一定程度上抑制乳酸的生成。③胰岛素治疗，持续静脉点滴胰岛素帮助糖的利用，减少乳酸的生成。④吸氧。⑤透析疗法，用不含乳酸钠的透析液进行治疗，可有效促进乳酸排出。

2. 慢性并发症

糖尿病慢性并发症的主要病理改变是血管病变。高血糖与糖尿病微血管并发症密切相关，是糖尿病视网膜病变、肾病及各种周围神经病变的主要原因；高血糖和胰岛素抵抗则是糖尿病大血管病变的重要原因，所致的进展性动脉粥样硬化影响心、脑及四肢远端的血供，使糖尿病患者发生心肌梗死、脑卒中及肢端坏死的风险更高。强化血糖控制能减少糖尿病患者大小血管并发症的发生率，减少糖尿病相关不良事件的发生率。

（1）糖尿病肾病（diabetic nephropathy）　病程 10 年以上的患者，约 50% 并发糖尿病肾病，主要表现为肾小球硬化，包括结节性肾小球硬化、弥漫性肾小球硬化和渗出性病变，往往与肾血管损害合并发生。要特别重视糖尿病肾病的早期表现，一旦出现微量蛋白尿就要及时治疗。治疗包括严格控制血糖、控制高血压、优质低蛋白饮食、抗凝疗法和对症治疗。

通过胰岛素疗法严格控制血糖，可有效地控制肾病的进展，降低肾小球滤过率，增高和改善微量蛋白尿。不宜用双胍类和磺酰脲类口服降糖药，如必须口服，可选格列喹酮，其次是格列波脲。噻唑烷二酮类可控制肾病早期的蛋白尿，可用罗格列酮 4～8 mg/d，每日一次或分次服用；或帕格列酮 15 mg/d，每日一次。

对症治疗中，可选择血管紧张素转化酶抑制药或血管紧张素 Ⅱ 受体拮抗药控制高血压。水肿明显应减少钠的摄入，应用利尿药，可合用螺内酯与噻嗪类药物；严重顽固水肿者可用呋塞米；出现心力衰竭可应用强心苷治疗；严重低蛋白血症可静注白蛋白及必需氨基酸；严重贫血可少量输血；积极治疗泌尿系感染，避免使用对肾脏有害的药物及造影检查。一旦出现肾功能衰竭，透析治疗和肾移植是唯一有效的方法。糖尿病患者一旦出现尿毒症，其他慢性合并症增多,病情进展快,应较早进行透析治疗。

(2)糖尿病高血压(diabetic hypertension)　约50％糖尿病患者合并高血压。并发高血压可加速心脑血管疾病、肾脏病变和视网膜病变的进程。因此,应强调尽早、积极治疗糖尿病高血压,最好在并发症发生前就进行。血压控制目标为＜130/80 mmHg,如果非药物疗法达不到此目标,即应采取药物治疗。

由于不少抗高血压药对降糖治疗有一定的影响,所以患者要慎重选择降压药物。首选的抗高血压药物一般是血管紧张素转化酶抑制药,其理由是:①该药在降压的同时,可提高肌肉和脂肪对胰岛素的敏感性;②对糖、脂肪代谢没有不良影响,还可改善糖、脂肪代谢;③可抑制动脉平滑肌细胞的增殖,防止动脉粥样硬化形成,减轻或逆转左心室肥厚,改善心肌功能;④对早期糖尿病合并肾病患者,可明显降低微量蛋白尿。血管紧张素转化酶抑制药包括卡托普利、依那普利、赖诺普利、培哚普利、福辛普利等,少数患者服用后可能出现干咳等副作用,停服后可减轻和消失。如不能控制血压,可选择抗高血压药联合应用,如血管紧张素 II AT$_1$ 受体拮抗药(氯沙坦和缬沙坦等)、钙通道阻滞药(硝苯地平、尼群地平、维拉帕米等)以及利尿药(尤其是小剂量噻嗪类)。利尿药易引起低血钾,一旦发生应立即停药或补钾。同时,应加服小剂量阿司匹林,每日75～150 mg,可降低心肌梗死发生率,而不增加脑出血发生率。

糖尿病患者合并高血压时,不宜选用β受体阻断药(普萘洛尔等),因为这类药可抑制胰腺分泌,降低机体对胰岛素的敏感性,使葡萄糖耐量下降,还可抑制肝糖原分解,影响脂质代谢,加重降糖药引起的低血糖反应,甚至影响心脏功能。噻嗪类利尿药可抑制胰岛素分泌而增高血糖,应当慎用。

(3)糖尿病视网膜病变(diabetic retinopathy)　由微血管功能障碍所致,主要表现为视力减退,是致盲的常见原因,也是糖尿病最常见和最严重的并发症之一。治疗措施包括:①严格控制血糖。强化血糖控制可使视网膜病变的危险性减少21％。口服降糖药物治疗的患者,若视网膜病变进展迅速或已进入增殖期,应改用胰岛素治疗。②保护微血管。递法明是目前公认的新的治疗糖尿病眼病的药物,可稳定视网膜微血管基底膜的胶原纤维网,抑制胶原酶对胶原的降解作用,使微血管通透性恢复正常。③眼科治疗。如激光治疗、玻璃体切割术等。此外,用阿司匹林防止血栓形成,补充维生素 C、维生素 B$_1$ 以及微量元素锌等;合并高血压、肾脏病变等也应积极治疗。

(4)糖尿病周围神经病变(diabetic peripheral neuropathy)　发病率达90％以上。最早出现感觉神经受累,也可累及运动神经和自主神经,主要症状为肢体疼痛、麻木、自主神经功能障碍和运动障碍,严重影响患者的生活质量。治疗包括:①缓解症状。主要改善神经症状,预防神经病变的进展与恶化。甲基维生素 B$_1$(弥可保)等可治疗肢体疼痛、麻木等症状;前列地尔脂微球制剂可改善肢体溃疡愈合、四肢疼痛;自由基清除剂谷胱甘肽可预防周围神经病变的发生;钙拮抗药可增加神经组织血流量,改善缺血缺氧,增加毛细血管的密度。②纠正高血糖及其他代谢紊乱。已有严重神经病变的患者,应采用胰岛素治疗,因为胰岛素除了降低血糖纠正代谢紊乱,其本身还是免疫调节剂及神经营养因子。③对症治疗。镇痛选用三环类抗抑郁药(丙咪嗪等)、5-羟色胺和去甲肾上腺素再摄取抑制剂、加巴喷丁、普瑞巴林等;预防体位性低血压采用下肢用弹力绷带加压包扎或穿弹力袜;严重的体位性低血压者,可口服氟氢可的松,禁用扩张小动脉的降压药。治疗胃轻瘫采用少食多餐,减少食物中脂肪含量,口服多潘立酮等胃动力药;治疗膀胱自主神经病变,可选用甲基卡巴胆碱和 α$_1$ 受体阻断药等。

第二节　骨质疏松症的药物治疗

我国是全球骨质疏松症（osteoporosis，OP）患者最多的国家，其严重性仅次于循环系统疾病。全国性大规模流行病学调查研究显示，国内骨质疏松症总患病率为 12.4%，总人数已超过 1.6 亿。骨质疏松症是以骨量减少，骨质量受损及骨强度降低，导致骨脆性增加、易发生骨折为特征的全身性骨病，是中老年人群的常见病、多发病，它所导致的骨痛、骨折等严重影响人类的生存质量。骨质疏松症诊断一般以骨量减少、骨密度下降以及（或者）发生脆性骨折等为依据，发生脆性骨折即可诊断为骨质疏松。骨密度检查结果对于人群的早期诊断比较重要。随着人们对骨生物学认识的进一步提高，过去几年内骨质疏松症的治疗取得了重大进步。有效的抗骨质疏松症药物可以增加骨密度，改善骨质量，显著降低骨折的发生风险，改善生活质量。抗骨质疏松症药物按作用机制可分为骨吸收抑制剂、骨形成促进剂、其他机制类药物及传统中药。

一、骨吸收抑制剂

抗吸收药物通过减少破骨细胞的生成（如雌激素）或减少破骨细胞活性（如双膦酸盐、选择性雌激素受体调节剂）来抑制骨的吸收，防止骨质过多丢失。全球不同国家已上市抗骨质疏松药物共 60 多种，半数以上为治疗绝经后骨质疏松的药物。女性绝经后骨质疏松主要是因为卵巢功能减退，雌激素释放减少，抑制骨吸收的能力减弱，所以雌激素受体为常见靶标。主要的抗吸收药物包括双膦酸盐类、地舒单抗、选择性雌激素受体调节剂及组织蛋白酶 K 抑制剂。

（一）双膦酸盐

双膦酸盐（bisphosphonates）是焦磷酸盐的稳定类似物，其特征为含有 P-C-P 基团，是目前临床上应用最为广泛的抗骨质疏松症药物。根据抑制骨质吸收作用的强度及上市时间，本类药物可分为三代产品（表 17-3）。①第 1 代双膦酸盐药物：抑制骨吸收的作用较弱，对骨形成的同化作用尚未肯定，依替膦酸钠尚有抑制骨骼矿化的作用，同时不良反应明显，患者难以耐受。因此，该药未被美国 FDA 批准用于治疗骨质疏松。②第 2 代双膦酸盐类药物：抑制骨吸收的作用较依替膦酸钠强 10～100 倍，但是，食管及消化道不良反应较明显，这在阿仑膦酸钠上市后监测中逐渐暴露出来。③第 3 代双膦酸盐类药物：抑制骨吸收的作用较依替膦酸钠强 1000～20000 倍，阿仑膦酸钠是一种新型高效的骨吸收抑制剂，可抑制破骨细胞的活性，减少骨吸收，而不直接抑制成骨细胞活性，骨的形成过程不受抑制，可有效抑制内源性雌激素减少相关的骨质丢失，尚有一定的增加骨矿物质含量的作用，可治疗绝经后骨质疏松症。更重要的是，第 3 代药物明显减轻了胃肠道不良反应，而且每天一次口服的用药方式提高了患者的依从性。我国常用氯膦酸钠（clodronate）、帕米膦酸钠（pamidronate）及阿仑膦酸钠（alendronate）。

1. 药理作用

双膦酸盐能紧密地吸附在骨质主要成分羟磷灰石的表面，抑制破骨细胞对骨质的吸收，同时也通过干扰破骨细胞附着，诱导破骨细胞的凋亡等，达到预防和治疗骨质疏松的作用。双膦酸盐类药物抑制骨吸收有三种解释：①直接改变破骨细胞的形态而抑制其功能；②与骨基质发生理化结合，直接干扰骨吸收；③直接抑制成骨细胞介导产生的细胞因子（IL-6、TNF-α 等）。

表 17-3　双膦酸盐类药物产品世代和抗骨吸收强度

药品	商品名	抗骨吸收强度	研发公司	上市时间
第 1 代				
依替膦酸钠	邦得磷、根得、Didronel	1	美国 Procter Gamble 公司	1987
第 2 代				
氯屈膦酸钠	骨磷、二氯甲双膦酸钠、Bonefos	10	芬兰 Leiras 公司	1988
帕米膦酸钠	阿可达、雅利达、博宁、Aredia、Bonin	100	瑞士 Ciba Geigy 公司	1989
替鲁膦酸钠	Skelid	10	法国 Sanofi 公司	1996
第 3 代				
阿仑膦酸钠	天可、固邦、福善美、Fosamax	1000	意大利 Gentili 公司	1993
伊班膦酸钠	Bondronatc	8000~10000	德国 Boehringer Mannheim 公司	1996
利塞膦酸钠	Actonel	5000	德国 HMR 公司	1997
奥帕膦酸钠	—	10000	—	1998
斯孟膦酸钠	Cim	9000~10000	日本 Ramanochi（山之内制药株式会社	1998
唑来膦酸钠	—	20000	瑞士 Novatis 公司	2000

2. 临床应用

双膦酸盐类药物在骨质疏松症中的治疗地位得到肯定。对于绝经后骨质疏松症,雌激素替代疗法可作为首选方案,而双膦酸盐类药物则可作为雌激素的替代药物。

3. 不良反应

双膦酸盐类药物总体安全性较好,但上市后药物监测发现了几个双磷酸盐类的安全性问题,临床上如有发生,应当考虑停药,因为延长治疗可能会增加不良反应。其主要不良反应有:

(1) 胃肠道不良反应　口服双膦酸盐后少数患者可能发生轻度胃肠道反应,包括上腹疼痛、反酸等症状。故除严格按说明书提示的方法服用外,有活动性胃及十二指肠溃疡、反流性食管炎、功能性食管活动障碍者慎用。若存在肠吸收不良,可能影响双膦酸盐的吸收。

(2) 一过性流感样症状　首次口服或静脉输注含氮双膦酸盐可出现一过性发热、骨痛和肌痛等流感样不良反应,多在用药 3 d 内明显缓解,症状明显者可用非甾体抗炎药或其他解热镇痛药对症治疗。

(3) 肾毒性　进入血液的双膦酸盐类药物约 60% 以原形从肾排泄,对于肾功能异常的患者,应慎用此类药物或酌情减少药物剂量。特别是静脉输注的双膦酸盐类药物,每次给药前应检测肾功能,肌酐清除率＜35 mL/min 者禁用。尽可能使患者水化,静脉输注唑来膦酸的时间应不少于 15 min,伊班膦酸钠静脉输注时间不少于 2 h。

(4) 下颌骨坏死(osteonecrosis of the jaw, ONJ)　指颌面部骨外露和坏死,8 周内不能痊愈。双膦酸盐相关的 ONJ 罕见。绝大多数(超过 90%)发生于恶性肿瘤患者大剂量注射双膦酸盐后,以及存在严重口腔疾病的患者,如严重牙周病或多次牙科手术等。对存在 ONJ 高风险患者(伴有糖尿病、牙周病、使用糖皮质激素、免疫缺陷、吸烟等)需要复杂侵入性口腔手术时,建议暂停双膦酸盐治疗3~6个月再实施手术,术后3个月如无口腔特殊情况,可恢复使用双膦酸盐。

(5) 非典型股骨骨折(atypical femur fracture,AFF) 即在低暴力下发生在股骨小转子以下到股骨髁之间的骨折。AFF可能与长期应用双膦酸盐类药物有关。对于长期使用双膦酸盐患者(通常3年以上,中位治疗时间7年),AFF风险轻微增加,一旦发生AFF,应立即停止使用双膦酸盐等抗骨吸收药物。

(二)RANKL 抑制剂及 RANKL 单抗

RANKL 为肿瘤坏死因子超家族(TNF superfamily)的一员,属于第二型穿膜蛋白。RANKL 是造骨细胞(osteoblast)膜上的一种膜蛋白,可以活化蚀骨细胞(osteoclast)膜上的 RANK 蛋白,开始蚀骨作用,加速蚀骨细胞破坏骨质并被吸收,为骨质更新的重要一环。因此,过多的 RANKL 会造成各式各样的退化性骨骼疾病。

地舒单抗(denosumab,狄诺塞麦)

地舒单抗是首个用于治疗骨质疏松症的生物药物,是一个完全人源化的 RANKL 单克隆抗体。

1. 药理作用

该药能够与 RANKL 结合,防止 RANKL 与 RANK 结合,减少破骨细胞形成,降低破骨细胞功能和存活,从而降低骨吸收、增加骨量、改善皮质骨或松质骨的强度,能够降低椎体骨折、髋部骨折和非椎体骨折风险。

2. 临床应用

地舒单抗给药剂量 60 mg,皮下注射,每6个月一次,可确保骨转换被完全抑制。研究证明,地舒单抗可有效对抗绝经后妇女椎体骨折、髋骨骨折和非椎体骨折。此外,在骨折风险增加的男性、芳香酶抑制剂治疗的乳腺癌妇女和去势治疗的前列腺癌男性患者中,地舒单抗也显示出较好的疗效。地舒单抗联合特立帕肽或特立帕肽治疗严重骨质疏松症患者可观察到骨密度明显增加。

2010年,欧盟和美国 FDA 分别批准安进(Amgen)公司的地舒单抗注射剂(商品名为 Prolia)上市,用于治疗有增加骨折风险的绝经后妇女的骨质疏松(有骨质疏松史或多发性骨折危险因素)或不能耐受现有其他骨质疏松症治疗药的患者。欧盟还批准本品用于治疗有增加骨折风险的前列腺癌男性患者激素缺乏引起的骨质丢失。

3. 不良反应

临床研究显示地舒单抗没有明显的副反应,可能会导致低钙血症,因此,在治疗开始前应该校正低钙血症潜在的风险因素。地舒单抗也会导致 ONJ,但是发生率较低,可能与抑制骨转换有关。因此,地舒单抗也可能会导致非典型股骨骨折。地舒单抗与其他生物制剂合用可能会增加感染风险,但是临床试验未发现感染风险增高,也未见机会致病菌感染的报道。

(三)性激素类药物

1. 雌激素

雌激素可降低甲状旁腺激素对骨的吸收,抑制破骨细胞功能;促进肾 1α-羟化酶活性,增加 $1,25$-二羟维生素 D_3 的生成,促进骨形成;直接作用于骨细胞,促进骨胶原和转化生长因子的生成,增加骨的新生。雌激素是防治绝经后骨质疏松症的首选药物,单独使用可能增加乳腺癌和子宫内膜癌的风险,同时使用孕激素可降低癌症发生率。

常用雌激素制剂有雌二醇(每天 1～2 mg)、乙烯雌酚(每晚 0.25 mg)、结合雌激素(含雌酮和马烯雌酮,每天 0.625 mg)以及 7-甲异炔诺酮(利维爱,人工合成的 19 碳甾体化合物,每天 0.25 mg,连服 2 年)。7-甲异炔诺酮有 3 种代谢产物:Δ^4 异构体、3α-羟基衍生物和 3β-羟基衍生物,这 3 种代谢产物具有不同程度的与雌激素、雄激素和孕激素受体的亲和力,因此同时兼有雌激素、雄激素和孕激素的作用,有较多优点,其雌激素活性使骨量增加,孕激素活性防止增加子宫内膜癌的风险,雄激素活性可加速骨生成。

2. 选择性雌激素受体调节剂(selective estrogen receptor modulators,SERMs)

本类药物是人工合成的非甾体类化合物,能与不同组织的雌激素受体选择性结合,表现出不同的生理效应。与骨的成骨细胞、破骨细胞和心血管系统(血管内皮细胞)的雌激素受体结合,产生雌激素样作用,抑制破骨细胞介导的骨吸收,降低血清胆固醇、低密度脂蛋白;而与乳腺细胞和子宫内膜的雌激素受体结合,则表现出抗雌激素作用,抑制乳腺细胞和子宫内膜上皮细胞的增生。

根据其结构可分为 3 类:① 三苯乙烯衍生物,如他莫昔芬(tamoxifen);② 二氢萘衍生物,如萘氧啶(nafoxidine);③ 苯并噻吩衍生物,如雷诺昔芬(raloxifene)。他莫昔芬能与骨细胞上的雌激素受体选择性结合而抑制骨丢失,同时对乳腺细胞表现出抗雌激素的作用,因而用于乳腺癌的治疗;但对子宫内膜却有雌激素样作用,长期应用可能导致子宫内膜增生。因此,他莫昔芬的临床应用,特别是在绝经后妇女骨质疏松防治方面的应用受到限制。雷洛昔芬在乳腺和子宫具有拮抗雌激素作用,而在骨和心血管系统具有雌激素样作用,符合绝经后妇女在防治骨质疏松方面对雌激素的需要,同时可避免雌激素的可能不良反应。与雌激素相似,雷洛昔芬增加椎骨骨密度(bone mineral density,BMD),减少椎体骨折发生率,对髋部骨折无效。雷洛昔芬能够减少浸润型乳腺癌风险,不会增加子宫内膜癌风险。骨质疏松症患者应当考虑SERMs,特别是那些乳腺癌风险升高以及高危骨折风险患者。雷洛昔芬药物总体安全性良好。国外研究报道该药轻度增加静脉栓塞的危险性,国内尚未见类似报道。故有静脉栓塞病史及有血栓倾向者,如长期卧床和久坐者禁用。对心血管疾病高风险的绝经后女性的研究显示,雷洛昔芬并不增加冠状动脉疾病和卒中风险。雷洛昔芬不适用于男性骨质疏松症患者。

3. 天然雌激素大豆异黄酮

大豆异黄酮具有与雌激素类似的母核结构,因此可与雌激素受体结合,产生类雌激素活性和抗雌激素活性。大豆异黄酮对低雌激素水平者,表现弱的雌激素样作用,可与破骨细胞雌激素受体结合,降低破骨细胞活性,从而限制骨吸收,有利于绝经后骨质疏松症的预防和治疗;对于高雌激素水平者,表现为抗雌激素活性,可防治乳腺癌、子宫内膜炎,具有双向调节平衡功能。可用大豆异黄酮片(500 mg/片),每次 3 片,每天 2 次。

4. 孕激素

孕激素与雌激素类似,可改善骨的代谢,与雌激素合用可减少发生子宫内膜癌的风险。利维爱(替勃龙,tibolone)具有雌激素和孕激素的作用,也有弱的雄激素作用,可促进合成代谢,每日 2.5 mg 对更年期后的骨质疏松有益。

5. 雄激素

老年男性的骨质疏松和股骨颈骨折发生,与增龄引起的雄激素缺乏有关,而雄激素替代治疗对性腺功能低下患者,可明显增加骨量,改善骨质疏松。常用十一酸睾酮(安雄)口服,每天 $40\sim160$ mg,可用药长达 10 年;还可用丙酸睾酮和苯丙酸诺龙注射剂。雄激素有多种不良反应,但是,目前还无明确证据表明是否会引起前列腺癌。

(四)组织蛋白酶 K 抑制剂

组织蛋白酶 K(cathepsin K)是标志破骨细胞活性的关键酶,因此可作为潜在的治疗靶点。奥当卡替(odanacatib)是选择性组织蛋白酶 K 抑制剂,能够抑制骨吸收,可使骨吸收降低 50%,而对骨形成没有显著影响,从而显著增加 BMD,降低偶发骨折的发生。对于骨质量和骨强度指标,具有满意的骨安全性,无骨软化症和编织骨。LOFT 研究是在绝经后女性骨质疏松症群体中开展的迄今样本量最大的预后研究,共招募 16714 例 65 岁及以上确诊为骨质疏松症且绝经至少 5 年的患者。该项研究中,奥当卡替在增加骨密度的同时,分别降低 47%、72%、23% 的髋骨、脊柱、非脊柱骨折相对风险,同时降低了次要终点临床椎体骨折的风险。该项研究中也出现了一些令人不安的副作用迹象,最严重的是卒中,相对风险增加 28%,房颤也有增加,共 109 例发生房颤(占 1.4%),安慰剂组有 89 例发生房颤(占 1.1%)。另外,奥当卡替治疗组出现 5 例硬斑样皮损和非典型股骨骨折,安慰剂无一例发生。最终因卒中风险,默沙东已放弃此药上市。

二、骨形成促进剂

(一)甲状旁腺激素及特立帕肽

甲状旁腺激素(parathyroid hormone,PTH)为 84 个氨基酸的多肽,可促进骨形成,减少骨吸收,增加骨强度。临床常用 hPTH,每日 400 IU,皮下注射,长期使用不会影响甲状旁腺功能及血钙浓度的变化。

特立帕肽(teriparatide)是甲状旁腺激素的衍生物,可通过增加成骨细胞活性及数量促进骨生长。目前,其他常规骨质疏松药物一般只作用于破骨细胞而减缓或阻断骨质流失。特立帕肽于 2002 年获得美国 FDA 批准,用于骨质疏松症治疗。绝经后骨质疏松症患者使用特立帕肽 18 个月后,脊柱和臀部的骨密度显著增加,脊椎骨折风险减少。该药的另一个特点是不良反应很小,通常只有恶心、眩晕和腿痛性痉挛;主要缺点是必须每天注射一次。

(二)人源化骨硬化蛋白单克隆抗体

硬骨素(sclerostin)是由硬化性骨病(sclerosteosis,SOST)基因编码的蛋白质,可以通过与低密度脂蛋白受体相关蛋白 5/6(low density lipoprotein receptor-related protein 5/6,LRP5/6)结合达到拮抗 Wnt 蛋白并抑制成骨的作用,已作为新药物靶点用于抗骨质疏松药物研发。人源化硬骨素单克隆抗体(romosozumab,blosozumab)已经进行了许多基础研究和临床研究,结果提示该类药物可以提高骨量、促进骨形成、抑制骨吸收,可在较短时间内显著增加 BMD 和骨强度,对于骨质疏松有一定治疗效果。Romosozumab 能够增加脊柱、全髋关节和股骨颈 BMD,疗效优于特立帕肽和阿屈膦酸盐。Romosozumab 能够增加骨形成标志物,减少骨吸收标志物。在 12 个月 romosozumab 用药过程中,最常见的 3 种不良反应为鼻咽炎、背痛、关节痛,romosozumab 组的注射部位不良反应发生率为 4.4%,严重心血管不良反应裁定事件的发生率为 2.5%,对照组为 1.9%。

三、其他药物

1. 钙制剂

钙是骨骼中的重要矿物质,是骨生长的先决条件。日常膳食中钙的摄入量不足者(成人每日推荐钙摄入量为 400 mg),应给予钙剂药物补充,通常每日补充 1 g 左右(雌激素治疗者,可适当降低),老年人合成维生素 D 的功能比年轻人弱,需同时给予小剂量维生素 D。钙在体内的吸收,随钙摄入量的增加而增加,但达到某一阈值后,即使摄入量进一步增加,钙的吸收并不同步增加。常用口服钙剂有碳酸钙、枸橼酸钙、乳酸钙、葡萄糖酸钙以及活性钙等,制剂品种、规格很多,多数属于非处方药,是最常用的预防药物。由于其含钙量不同,服用时应加以折算,保证老年人每日钙摄入量有 1 g。

2. 维生素 D

人体维生素 D 由摄入维生素 D_2(麦角骨化醇)或 D_3(胆骨化醇),以及皮肤中 7-脱氢胆固醇经紫外线照射转化为维生素 D_3 而获得。维生素 D_3 或 D_2 在肝脏羟化后,生成 25-羟维生素 D_3(或 D_2);在肾内进一步羟化,产生 1,25-二羟维生素 D_3(或 D_2)。该活性产物可促进肠道吸收钙、磷,增加血钙、血磷浓度,有利于钙、磷在骨中沉着,促进骨钙化和骨细胞功能。

钙缺乏常因维生素 D 缺乏,因此在补充钙制剂的同时,应补充维生素 D 和磷元素。维生素 D 多用于预防骨质疏松,作为骨质疏松的基础治疗,与其他类药物联合应用。对雌激素不足引起的骨质疏松作用不佳。常用维生素 D_2(麦角骨化醇)、维生素 D_3、骨化二醇(25-羟维生素 D)、骨化三醇(1,25-二羟维生素 D_3、阿法骨化醇)等。由于维生素 D 在体内容易蓄积而发生中毒,表现为高钙血症、高尿钙,甚至脏器结石,因此服用此类药物应有严格指征,需要定期测量尿钙。

3. 降钙素

降钙素(calcitonin)含有 32 个氨基酸,是一种调节钙、磷等矿物质和骨代谢的多肽激素,通过影响甲状旁腺功能而调节骨钙的平衡,能抑制破骨细胞活性,降低骨吸收,增加骨矿物质含量。降钙素类药物的另一个突出特点是能明显缓解骨痛,对骨质疏松症及其骨折引起的骨痛有效。用于不宜用激素替代治疗、骨更新率高及年龄较大的骨质疏松症患者。目前应用于临床的降钙素类制剂有两种:鳗鱼降钙素类似物和鲑降钙素。鲑降钙素,剂量为 0.5 mg,可注射或鼻喷雾给药。人对鲑降钙素容易产生抗体,导致耐药而疗效降低。长期使用(6 个月或更长时间)鲑降钙素口服或鼻喷剂型与恶性肿瘤风险轻微增加相关,但无法肯定该药物与恶性肿瘤之间的确切关系;鉴于鼻喷剂型鲑降钙素具有增加肿瘤风险的可能,连续使用时间一般不超过3 个月。

4. 氟化物

氟化物可增加骨质量和骨密度,但剂量过大反可增高老人骨折发生率。氟化物可使骨松质形成明显增多,但质地可能更脆弱,可增加非椎骨骨折。氟化物的安全性和有效性有待进一步研究,不排除在联合治疗和序贯疗法中的应用。肾功能不全者不宜应用,以免氟蓄积中毒。

5. 锶盐

锶(strontium)是人体必需的微量元素之一,参与人体多种生理功能和生化效应。锶的化学结构与钙和镁相似,在正常人体软组织、血液、骨骼和牙齿中存在少量的锶。锶盐可以保持骨更新的速率,在保持骨形成的同时减少骨吸收,改善骨骼的机械强度,但不影响骨骼的矿化及不改变骨结构的晶体,所以锶盐是一种对骨代谢具有双向调节作用的药物。

雷奈酸锶(strontium ranelate)是合成锶盐,体外实验和临床研究均证实雷奈酸锶可同时作用于成骨细胞和破骨细胞,具有抑制骨吸收和促进骨形成的双重作用,可降低椎体和非椎体骨折的发生风险。雷奈酸锶药物总体安全性良好。常见的不良反应包括恶心、腹泻、头痛、皮炎和湿疹,一般在治疗初始发生,程度较轻,多为暂时性,可耐受。罕见的不良反应为药物疹伴嗜酸性粒细胞增多和系统症状(drug rash with eosinophilia and systemic symptoms,DRESS)。具有高静脉血栓风险的患者,包括既往有静脉血栓病史的患者,以及有药物过敏史者,应慎用雷奈酸锶。同时,需要关注该药物可能引起心脑血管严重不良反应。2014 年欧洲药品管理局发布了对雷奈酸锶的评估公告:在保持雷奈酸锶上市许可的情况下限制该药物的使用,雷奈酸锶仅用于无法使用其他获批药物以治疗严重骨质疏松症的患者。用药期间应对这些患者进行定期评估,如果患者出现了心脏或循环系统问题,例如发生了缺血性心脏病、外周血管病或脑血管疾病,或高血压未得到控制,应停用雷奈酸锶。存在某些心脏或循环系统问题,如有卒中和心脏病发作史的患者不得使用本药物。

此外,胰岛素样生长因子(insulin-like growth factor,IGF)可由成骨细胞产生,能促进成骨细胞增殖和分化,还有胰岛素样作用。骨质疏松症女性的血清 IGF-1 明显低于正常人。目前,IGF-1 已开始用于骨质疏松症的试验性治疗,其疗效、不良反应有待评价。最近发现,他汀类降脂药能刺激骨形成,诱发新骨生成,但还需深入研究。

四、合理用药

抗骨质疏松症药物治疗的适应证主要包括:经骨密度(BMD)检查确诊为骨质疏松症的患者;已经发生过椎体和髋部等部位脆性骨折者;骨量减少但具有高骨折风险的患者。抗骨质疏松药物治疗的成功标志是骨密度保持稳定或增加,而且没有新发骨折或骨折进展的证据。下面就疗程、药物选择、用药方案的选择进行介绍。

1. 关于疗程的建议

对于正在使用抑制骨吸收药物的患者,治疗目标是骨转换指标值维持在或低于绝经前妇女水平。患者在治疗期间如发生再次骨折或显著的骨量丢失,则需考虑换药或评估继发性骨质疏松的病因;如果治疗期间发生一次骨折,并不能表明药物治疗失败,但提示该患者骨折风险高。除双膦酸盐类药物外,其他抗骨质疏松药物一旦停止应用,疗效就会快速下降,双膦酸盐类药物停用后,其抗骨质疏松性骨折的作用可能会保持数年。另外,由于双膦酸盐类药物治疗超过 5 年的获益证据有限,而且使用超过 5 年,可能会增加罕见不良反应(如下颌骨坏死或非典型股骨骨折)的风险,建议双膦酸盐治疗 3～5 年后需考虑药物假期。目前建议口服双膦酸盐治疗 5 年,静脉双膦酸盐治疗 3 年后,应对骨折风险进行评估,如为低风险,可考虑实施药物假期停用双膦酸盐;如骨折风险仍高,可以继续使用双膦酸盐或换用其他抗骨质疏松药物(如特立帕肽或雷洛昔芬)。特立帕肽疗程不应超过两年。抗骨质疏松药物疗程应个体化,所有治疗应至少坚持 1 年,在最初 3～5 年治疗期后,应该全面评估患者发生骨质疏松性骨折的风险,包括骨折史、新出现的慢性疾病或用药情况、身高变化、骨密度变化、骨转换生化指标水平等。如患者治疗期间身高仍下降,则须进行胸腰椎 X 线摄片检查。

2. 关于骨折后应用抗骨质疏松药物

骨质疏松性骨折后应积极给予抗骨质疏松药物治疗,包括骨吸收抑制剂或骨形成促进剂等。迄今很多证据表明使用常规剂量的抗骨吸收药物，包括口服或静脉双膦酸盐类药物，对骨折愈合无明显不良影响。骨质疏松性骨折后，应建议开展骨折联络服务（fracture liaison service，FLS）管理项目，促进多学科联合诊治骨质疏松性骨折，及时合理使用治疗骨质疏松症的药物，以降低再发骨折的风险。

3. 抗骨质疏松药物联合和序贯治疗

骨质疏松症如同其他慢性疾病一样，不仅要长期、个体化治疗，也需药物联合或序贯治疗。甲状旁腺素类似物等骨形成促进剂获准使用后，药物的序贯或联合治疗更为普遍。目前已有的骨质疏松联合治疗方案，大多以骨密度变化为终点，其抗骨折疗效尚有待进一步研究。总体来说，联合使用骨质疏松症治疗药物，应评价潜在的不良反应和治疗获益。此外，还应充分考虑药物经济学的影响。联合治疗方案包括同时联合方案及序贯联合方案。根据药物作用机制和特点，对联合用药暂做以下建议：

（1）同时联合方案　钙剂及维生素 D 作为基础治疗药物，可以与骨吸收抑制剂或骨形成促进剂联合使用。不建议联合应用相同作用机制的药物。个别情况为防止快速骨丢失，可考虑两种骨吸收抑制剂短期联合使用，如绝经后妇女短期使用小剂量雌/孕激素替代与雷洛昔芬，降钙素与双膦酸盐短期联合使用。联合使用甲状旁腺素类似物等骨形成促进剂和骨吸收抑制剂，可增加骨密度，改善骨转换水平，但缺少对骨折疗效的证据，考虑到治疗的成本和获益，通常不推荐，仅用于骨吸收抑制剂治疗失败，或多次骨折需积极给予强有效治疗时。

（2）序贯联合方案　尚无明确证据指出禁忌各种抗骨质疏松药物序贯应用。特别是如下情况要考虑药物序贯治疗：① 某些骨吸收抑制剂治疗失效、疗程过长或存在不良反应时；② 骨形成促进剂（PTH 类似物）的推荐疗程仅为 18～24 个月，此类药物停药后应序贯治疗。推荐在使用甲状旁腺激素类似物等骨形成促进剂后序贯使用骨吸收抑制剂，以维持骨形成促进剂所取得的疗效。

4. 绝经后骨质疏松症的药物治疗

骨质疏松性骨折绝大多数发生于绝经后女性，发病率随年龄增长呈指数增加。目前的一线治疗方式是抗骨吸收药物单药治疗。绝经激素治疗（menopausal hormone therapy，MHT）类药物能抑制骨转换，减少骨丢失。临床研究已证明 MHT 包括雌激素补充疗法（estrogen therapy，ET）和雌、孕激素补充疗法（estrogen plus progestogen therapy，EPT）能减少骨丢失，降低骨质疏松性椎体、非椎体及髋部骨折的风险，是防治绝经后骨质疏松症的有效措施。绝经妇女正确使用绝经激素治疗，总体是安全的，以下几点为人们特别关注的问题：①子宫内膜癌；②乳腺癌；③心血管疾病；④血栓；⑤体重增加。自 20 世纪 70 年代以来，研究表明对有子宫妇女补充雌激素的同时适当补充孕激素，子宫内膜癌的风险不再增加。

5. 选择合理的给药途径和药物

通常首选具有较广抗骨折谱的药物（如阿仑膦酸钠、唑来膦酸钠、利塞膦酸钠和迪诺塞麦等）。对低、中度骨折风险者（如年轻的绝经后妇女，骨密度水平较低但无骨折史）首选口服药物治疗。对口服不能耐受、禁忌、依从性欠佳及高骨折风险者（如多发椎体骨折或髋部骨折的老年患者、骨密度极低的患者）可考虑使用注射制剂（如唑来膦酸钠、特立帕肽或狄诺塞麦等）。如仅椎体骨折高风险，而髋部和非椎体骨折风险不高的患者，可考虑选用雌激素或选择性雌激素受体调节剂。新发骨折伴疼痛的患者可考虑短期使用降钙素。中药具有改善临床症候等作用，但降低骨质疏松性骨折的证据尚不足。

第三节　肥胖症的药物治疗

肥胖(obesity)是指机体控制体脂、能量代谢平衡机制紊乱导致体内脂肪堆积过多和(或)分布异常的一种慢性代谢性疾病,是遗传因素和环境因素共同作用的结果。据世界卫生组织估计,肥胖是人类目前面临的最容易被忽视,但发病率却在急剧上升的一种疾病。各年龄段均可发病,临床上以 40～50 岁中壮年女性多见。中国肥胖人群已突破 7000 万,肥胖检出率已达 10％以上。肥胖不仅影响体态,更重要的是与糖尿病、高血压、心脑血管疾病、多囊卵巢综合证、不孕症等有关,甚至与某些肿瘤如乳腺癌以及生殖功能相关。重度肥胖者寿命明显缩短,轻、中度肥胖也伴随死亡率的明显上升,并与早年死亡率升高有关。

肥胖症的治疗首先考虑非药物治疗,即饮食控制、增加活动和行为治疗。应注意的是"减肥"并非简单的减轻体重,而是去除体内过多的脂肪,并防止其再积聚。低热量饮食(每天摄入的能量比需要量少 500～600 kcal)是减重的基本措施;然而,一旦出现脂肪堆积,体内平衡系统就趋向于维持原有体重、避免其下降的状态,如果限制摄食,反而引起食欲亢进和能量消耗减少,最终使节食措施难以奏效。很多情况下,饮食控制、增加活动并不能收到满意的效果。因此,常需药物辅助治疗肥胖症;而药物使用的适应证,仍有争议。

我国卫生部疾病控制司发布的 2003 年版中国成人超重和肥胖症预防控制指南中,建议体重指数(BMI)＞ 24 kg/m^2 并有下述合并症者可考虑药物治疗:①食欲旺盛,餐前饥饿难忍,每餐进食量较多;②合并高血糖、高血压、血脂异常和脂肪肝;③合并关节负重疼痛;④肥胖引起呼吸困难或有阻塞性睡眠呼吸暂停综合征;⑤BMI ＞ 28 kg/m^2,不论是否有合并症,经过 3～6 个月单纯控制饮食和增加活动量处理,仍不能减重 5％,甚至体重仍有上升趋势者。肥胖的长期治疗药物主要通过调节食物的摄取、增加机体能量的消耗、减少脂肪的形成、减少肥胖相关危险因素等达到长期治疗目的。

目前,美国 FDA 批准的药物有以下 5 种:奥利司他、芬特明/托吡酯缓释剂、氯卡色林、纳曲酮缓释剂/安非他酮缓释剂、利拉鲁肽。目前我国药品监督管理局批准上市的可用于减肥的药物只有一种:奥利司他。目前也有不少降糖药应用于肥胖症,如二甲双胍、α-葡萄糖苷酶抑制剂阿卡波糖。从作用机制上,可以把这些药物分为食欲抑制剂、脂肪酶抑制剂、脂肪降解生热药。

一、食欲抑制剂

大多数食欲抑制剂通过对神经递质儿茶酚胺和 5-羟色胺的作用,调节摄食与饱食中枢降低食欲,从而使体重下降。拟肾上腺素药(苯丙胺、去甲麻黄碱、芬特明、安非他酮、马吲哚等)直接作用于中枢神经系统而抑制食欲,能降低体重,但有较强的中枢兴奋作用,造成焦虑、失眠、易激惹,且可加快心率、升高血压,限制了其应用。单胺再摄取抑制剂通过增强 5-羟色胺能神经功能,抑制食欲。5-羟色胺(5-HT)与摄食行为之间有着密切的关系,5-HT$_{2C}$、5-HT$_{1A}$、5-HT$_{1B}$受体都被认为与控制食欲有关,其中 5-HT$_{2C}$受体位于下丘脑,该脑区在调节食物摄取和代谢方面有重要作用。

1. 芬特明-托吡酯(phentermine-topiramate)

芬特明主要通过加强去甲肾上腺素和多巴胺的神经传递产生抑制食欲的作用;托吡酯有抗癫痫和预防及治疗偏头痛的作用,减肥的机制目前还不清楚,可减少食欲,增强饱腹感。美国 FDA 于 2012 年 7 月批准其作为节食和锻炼疗法的辅助治疗药。此组合药物副作用较多，主要不良反应为失眠、口干、便秘、感觉异常、眩晕和味觉异常。因可导致高血压、心动过速和心悸，故不可用于有心血管疾病或显著高血压的肥胖人群，同时使用期间须监测血压。另外可导致胎儿发育畸形，常为腭裂，因此育龄妇女禁用。另外可能滋生自杀意念，根据美国国立卫生研究院统计，发生率约 1/500。

2. 氯卡色林（lorcaserin）

氯卡色林是选择性 5-羟色胺 2C（5-HT$_{2C}$）受体激动剂，属中枢靶点减肥药，刺激阿片促黑皮质素原（POMC）神经元上的 5-HT$_{2C}$ 受体，增加 POMC 的分泌，作用于黑皮素-4 受体减少食物摄入，增加饱腹感，并增加能量消耗。主要不良反应为头痛、恶心、口干、眩晕、疲劳、便秘。2012 年 FDA 批准其上市。氯卡色林用于 BMI ≥ 30 kg/m² 或 BMI ≥ 27 kg/m² 且伴有体重相关合并症的成年患者的体重控制，获准剂量为每日 2 次，每次 10 mg。氯卡色林影响 5-羟色胺受体，因此不能与同类药物同时使用，如治疗抑郁症的药物：选择性 5-羟色胺再摄取抑制剂（SSRIs）。此外，它可能增加癌症风险。妊娠及哺乳期妇女禁用。

3. 纳曲酮/安非他酮（naltrexone-bupropion）

纳曲酮是阿片受体拮抗药，安非他酮是多巴胺和去甲肾上腺素再摄取抑制剂，联合使用影响下丘脑食欲中枢或边缘系统，抑制食欲，从而达到减重目的。2014 年 FDA 仅批准其用于 BMI ≥ 30 kg/m²（肥胖）的患者，以及 BMI ≥ 27 kg/m²（超重）且至少伴有一种体重相关的并发症（如高血压、2 型糖尿病、高胆固醇）的患者群体。根据 FDA 报道的临床试验结果，42% 的 2 型糖尿病患者服用该药物并与节食和锻炼结合后，可减掉 5% 的体重，而那些采用单一节食和锻炼来减肥的人只有 17% 减掉 5% 以上的体重。但 FDA 在该药物标签中标注了一个"黑框"警告，称安非他酮可能提高自杀念头及其他精神疾病的风险。该组合药物的主要副作用是恶心、便秘、腹泻、头痛等。

4. 利拉鲁肽（liraglutide）

利拉鲁肽是 GLP-1 受体激动剂，能够调节胰岛素分泌、抑制食欲、延缓胃排空、增加饱胀感。2014 年 12 月，美国 FDA 批准用于减肥（每天 3 mg 的剂型）。与治疗糖尿病相比，用于治疗肥胖时，该药物的剂量要更大些。不同于 FDA 批准的其他减肥药物，利拉鲁肽为每日注射药物。主要不良反应见糖尿病章节。

二、脂肪酶抑制剂

高脂肪饮食是造成肥胖症的重要因素之一，体内过多储藏的脂肪主要来源于食物脂肪，所以，选择性减少脂肪从胃肠道吸收，是控制体重的措施之一。饮食中甘油三酯的消化和吸收，有赖于胰酶的作用。后者将脂肪酸从甘油骨架上分解下来，组成微脂体经过小肠刷状缘吸收入血液循环。因此，通过药物抑制肠道胰酶，能降低食物甘油三酯的吸收。

奥利司他（orlistat）是真菌 *Streptomyces toxytricini* 产物 lipstatin 的一种化学合成衍生物，在胃肠道抑制脂肪酶活性，减少脂肪的吸收，从而达到减重目的。奥利司他的 β-内酯与脂肪酶的活性部位丝氨酸侧链羟基形成酯键结构，在胆盐的作用下更为稳定，使脂酶形成唇形结构，暴露其催化位点，使酶的活性部位丝氨酸羟基被乙酰化而灭活。未水解的甘油三酯从肠道排出。奥利司他不影响胃肠道其他酶，如淀粉酶、胰蛋白酶、糜蛋白酶和磷酸酶，因而不影响胰腺的消化功能以及碳水化合物和蛋白质的吸收。

临床效果上,奥利司他联合膳食疗法对内分泌失调肥胖患者的治疗具有显著疗效。奥利司他能降低体重,并降低肥胖相关的心血管疾病的危险因素,如血脂、血压、腰围、空腹胰岛素和血糖水平。奥利司他很少吸收入血,不良反应主要是胃肠道症状,常见油性斑点、带便性胃肠排气、大便紧急感、油性便和大便次数增加等,往往出现在治疗的第1周,可逐渐减轻,约在3个月时改善。奥利司他治疗中,脂溶性维生素(如维生素 D,维生素 E 和 β 胡萝卜素水平)吸收减少,但尚在正常范围内,建议在服用本药前后补充多种维生素。吸收不良和胆汁淤积患者禁用。

三、脂肪降解生热药

产热作用是机体的一种适应性反应,受一系列中枢和外周神经系统的调控。降脂生热药物能将储藏在脂肪中的能量转化为热能而释放,从而减轻体重。本类药物包括:①β₃肾上腺素受体激动药,能增加脂解作用,释放脂肪酸,提高产热作用,减少脂垫的储积,减轻体重。②PPARγ激活药,可使脂质代谢与脂肪细胞分化相联系,直接调节多种基因表达;然而,临床试验证实 PPARγ 激活药(如曲格列酮)虽可促进脂肪细胞分化增生,但不改变整体脂肪含量,而是促进脂肪转移,使皮下脂肪增多,内脏脂肪减少,改善胰岛素抵抗及脂质代谢。该两类药物的临床价值有待进一步评价。

四、合理用药

药物治疗需建立在饮食、运动基础上,与仅靠生活方式治疗相比,其减重更多、维持时间更长。对于不同合并症的肥胖者,推荐的选择如下,但仍需要专业医师的指导:
(1)对肥胖并伴糖尿病患者可首选奥利司他、利拉鲁肽;
(2)冠心病和心律失常患者可首选奥利司他和氯卡色林;
(3)伴抑郁症患者可首选奥利司他、利拉鲁肽、芬特明/托吡酯缓释剂;
(4)伴高血压的患者可首选奥利司他、利拉鲁肽、氯卡色林。

案例解析:

糖尿病前期包括糖耐量异常(IGT:静脉空腹血糖<7.0 mmol/L,7.8 mmol/L≤糖负荷后 2h 血糖<11.1 mmol/L)和空腹血糖受损(IFG:6.1≤空腹血糖<7.0 mmol/L,糖负荷后 2 h 血糖≥7.8 mmol/L)。患者入院时神志清,精神好。甲状腺不大,手抖症阴性;甲状腺功能正常,因此排除甲亢。体温 36.5℃、心率 70 次/min、呼吸频率 19 次/min、血压120/70 mmHg,心肺听诊未闻及异常,心电图无异常,双下肢无水肿,排除心律失常和高血压。腹部皮肤无紫纹,排除肾上腺皮质激素分泌异常。糖化血红蛋白(HbA1c)6.1%、空腹血糖 5.48 mmol/L,未见异常;OGTT 2 h 血糖 9.22 mmol/L(介于 7.8～11.1 mmol/L 之间),提示葡萄糖调节能力下降,诊断为糖耐量异常(IGT)。肝功、肾功、血尿酸、血脂均正常。但患者年龄>40 岁、肥胖(BMI>25 kg/m²,腹型肥胖),有糖尿病家族史,属于糖尿病高危人群,但还没有出现典型的"三多一少"症状。胰岛素和 C 肽分泌高峰延迟至餐后 2 h 才出现,峰值分别是空腹时的 10 倍以上,提示存在高胰岛素血症。在临床上,高胰岛素血症常常没有任何征兆或症状,引起低血糖时会出现心慌、乏力、虚汗、手足无力等症状。这可能是本例中就诊者全身乏力伴心慌的原因。初步诊断:糖耐量异常、高胰岛素血症、肥胖症。很多临床研究显示,IGT患者葡萄糖负荷后2 h的血糖越高,向糖尿病转化的概率越大。新版《中国2型糖尿病防治指南2017》中推荐:糖尿病前期患者应给予生活方式干预,以降低糖尿病的发生风险(推荐等级A)。

糖尿病前期是否需要进行药物干预呢? 对于药物干预的重要性,近年来指南的推荐意见有了质的提升,由13年的不推荐升级为有条件地推荐使用。虽然目前尚未推荐对所有的糖尿病前期患者进行药物干预,但是对于"强化生活方式干预半年效果不佳且合并有其他危险因素的患者",可以考虑药物干预。对于糖尿病前期人群,二甲双胍和阿卡波糖的长期应用安全性已经有了比较充分的证据支持。在临床应用中,需要根据具体情况制订个性化的管理方案。在中国唯一有适应证的是阿卡波糖。针对本例患者的情况,治疗的目的是阻止IGT进展为糖尿病,改善胰岛素抵抗,纠正肥胖。治疗方案为:糖尿病教育、糖尿病饮食、适当运动,给予阿卡波糖100 mg po tid,同时要求患者定期进行血糖检测。由于本例IGT同时存在肥胖、糖尿病家族史、高胰岛素血症,故考虑在饮食和运动干预的基础上给予阿卡波糖50 mg起始,加量到100 mg po tid。

（汤慧芳）

第十八章 免疫及炎症性疾病用药的临床药理

案例：

女性，23岁，2016年8月26日至我院就诊，诊断为骨髓增生异常综合征，行地西他滨单药化疗4次，效果不佳，于2017年3月24日拟行骨髓移植术入院，行造血干细胞全相合移植术，术后予吗替麦考酚酯、环孢素抗移植术后排异。术前监测血糖正常，术后患者血糖正常。2017年10月10日改他克莫司、环孢素胶囊、泼尼松三联抗排异，2017年12月3日停环孢素，改用吗替麦考酚酯、泼尼松片、他克莫司三联抗排异，2018年1月15日门诊常规复查发现空腹血糖偏高（约7.9 mmol/L），考虑患者应用他克莫司、吗替麦考酚酯、泼尼松三联抗排异，建议患者继续观察。患者每半个月复查1次，空腹血糖波动在5～11 mmol/L。3个月后患者出现口干、多尿、多饮、多食等症状未予重视。2018年5月18日患者于髓移植中心门诊复查空腹血糖20.92 mmol/L，建议至内分泌科就诊，患者决定回家继续观察。一周后患者当地医院查空腹血糖17.93 mmol/L，餐后2 h血糖25.45 mmol/L，糖化血红蛋白（HbA1c）10.5%，尿糖4＋，尿酮体1＋，仍有口干、多饮、多食、多尿，无恶心呕吐、胸闷气促等不适。患者为求进一步诊治，门诊拟"糖尿病"收住入院。请分析该患者骨髓移植后血糖升高的原因。

第一节 概 述

免疫（immunity）是指机体抵御传染病的能力。执行免疫功能的器官、组织、细胞和分子构成了免疫系统（immune system）。免疫系统具有免疫防御（immunological defense）、免疫监视（immunological surveillance）和免疫自稳（immunological homeostasis）三大功能。正常的免疫应答反应在抗感染、抗肿瘤及抗器官移植排斥方面具有重要意义，但当机体免疫功能异常时，可出现免疫病理反应，主要包括变态反应、自身免疫反应、移植排斥反应等，因此调节机体免疫功能是临床上常用的治疗策略。

炎症（inflammation）是人类疾病的一种常见病理过程，指具有血管系统的活体组织对损伤因子所发生的防御反应。引起炎症的主要因素包括物理（高温、低温、放射性物质等）、化学（强酸、强碱等）、机械（切割、撞击等）、生物（细菌、病毒等）和免疫因素（变态反应、自身免疫性疾病）等。炎症过程中有多种细胞参与，包括巨噬细胞、粒细胞、淋巴细胞等免疫细胞，也包括血小板及血管内皮细胞。这些细胞在受到刺激后活化产生一系列的炎症介质（如组胺、花生四烯酸代谢产物、细胞因子、补体等），从而引起炎症级联反应。炎症作为机体的防御性反应，通常能清除病原体、修复损伤组织，但过度的炎症反应会损伤机体，导致炎症性疾病，如类风湿关节炎、骨关节炎、系统性红斑狼疮、强直性脊柱炎等，因此通常有必要通过药物治疗等措施减少炎症反应对机体产生的不利影响。

免疫与炎症是机体对异物的两种不同保护性反应，但又密切相关，它们涉及了许多共同的细胞类型、细胞因子、化学介质等,如巨噬细胞、粒细胞、白细胞介素等。免疫反应对抗致病因子的同时也能通过炎症介质和炎症反应引起组织的损伤;而炎症反应在对机体造成损伤的同时,可诱导免疫反应来对抗致病因子,修复损伤的组织。许多抗炎免疫药物具有抗炎和免疫调节两方面的作用。

本章将以移植排斥反应和类风湿关节炎为例,介绍治疗免疫及炎症性疾病的临床用药。

第二节 用于移植排斥反应的免疫抑制剂

排斥反应(graft rejection)是移植器官携带的异体抗原所引起的受体内发生的免疫反应,包括体液免疫反应和细胞免疫反应。临床最常见的急性排斥反应主要由细胞免疫介导,而超急性排斥反应、急性加速性排斥反应和慢性排斥反应主要由体液免疫介导。预防和治疗排斥反应是器官移植成功的关键,合理应用免疫抑制剂可有效防止排斥反应的发生,同时保持患者适度的免疫力。

免疫抑制剂(immunosuppressive agents)是一类能通过抑制细胞及体液免疫反应使组织损伤得以减轻的化学或生物物质,主要用于防治器官移植中的排斥反应和治疗自身免疫性疾病,可缓解症状,延缓病变的进展。该类药物一方面主要通过耗竭淋巴细胞、阻断淋巴细胞应答或转移淋巴细胞去向,达到抑制免疫的作用;另一方面,由于其缺乏特异性和选择性,也会引起免疫缺陷(感染和肿瘤)和非免疫毒性等不良反应。目前,临床器官移植免疫抑制剂应用的主要原则包括:采用多药小剂量联合应用,最大限度发挥免疫抑制作用的同时尽可能减少药物的不良反应;个体化用药;同种移植早期或发生排斥反应时需维持更强的免疫抑制状态;注意监测肝肾功能、血象、血压、血糖等生理指标;密切关注药物的不良反应,副作用超过治疗作用时,应及时调整用药剂量和方案。

用于器官移植排斥的免疫抑制剂可分为基础免疫抑制剂和辅助免疫抑制剂,前者以钙调磷酸酶(calcineurin)抑制剂(如环孢素、他克莫司等)为代表,免疫抑制效果强,可单独使用且必需使用。后者一般与基础免疫抑制剂共同使用,包括糖皮质激素类(glucocorticosteroids)(如泼尼松、甲泼尼龙等)、抗增殖抗代谢类(如西罗莫司、硫唑嘌呤、环磷酰胺、甲氨蝶呤等)、抗体类(如抗淋巴细胞球蛋白等)、新型免疫抑制剂(如 FTY720)等。

一、常用药物

(一)糖皮质激素类药物

糖皮质激素类药物是临床上最早和最广泛应用的免疫抑制剂之一。目前,该类药物作为综合治疗的药物之一,用于器官移植排斥反应、自身免疫病和过敏性疾病,但只能缓解症状,且停药后容易复发。(详见下一节)

(二)钙调磷酸酶抑制剂

1. 环孢素(cyclosporin,环孢菌素 A,cyclosporin A, CsA)

环孢素是从土壤真菌代谢产物中分离获得的含 11 个氨基酸的环形多肽,1978 年开始试用于临床。

(1)药理作用 环孢素主要选择性抑制 T 淋巴细胞活化,作用机制在于其能与 T 淋巴细胞胞内环孢素受体结合形成复合物,抑制钙调磷酸酶对活化 T 淋巴细胞核因子(NFAT)去磷酸化的催化作用,并抑制 NFAT 进入细胞核,从而阻止其诱导白细胞介素-2(IL-2)、抗凋亡蛋白等细胞因子的转录表达。此外,环孢素还可增加 T 淋巴细胞内转化生长因子 β(TGF-β)的表达,从而抑制 T 淋巴细胞的增殖,也能抑制抗原特异性细胞毒 T 淋巴细胞的产生。环孢素不影响造血功能,也不影响中性粒细胞的吞噬功能,故与其他免疫抑制剂相比,接受环孢素治疗者较少发生感染。

(2)药动学　环孢素胶囊剂口服后达峰时间为 3~4 h,吸收不规则、不完全,且个体差异较大。生物利用度约为 20%~50%,但吸收量可随治疗时间延长和剂量增多而增加。在肝移植后、肝病或胃肠功能障碍者吸收可减少。在血液中,其活性成分在血浆占 33%~47%,淋巴细胞占 4%~9%,红细胞占 41%~58%;约 90% 与蛋白(主要是脂蛋白)结合。环孢素主要在肝内经细胞色素 P_{450}(CYP3A)依赖型单胺氧化酶系统代谢,在不同分子部位发生一羟基化、二羟基化和 N-去甲基反应,产物多于 15 种,都含有完整的肽结构,一些产物有弱的免疫抑制作用。主要经胆道排泄至粪便中排出,肝功能不全者排泄减慢,$t_{1/2}$ 为 10~30 h。

(3)临床应用　首选用于器官移植排斥反应,主要单独应用于肾、肝、心、肺和骨髓等组织器官的移植手术,防止排斥反应发生。用于器官移植时,应于移植手术前 12 h 开始,10~15 mg/(kg·d),分 2 次给药。此用量应维持至术后 1~2 周,再根据血药浓度逐渐减量至 2~6 mg/(kg·d),分 2 次口服。用于骨髓移植时,前一天最好为环孢素静脉注射 3~5 mg/(kg·d)。在术后的最初阶段应每日注射该剂量,最多不超过 2 周;然后改为口服维持治疗,剂量约为 12.5 mg/(kg·d)。胃肠道失调吸收受损的患者,可以继续静脉输注。环孢素也用于难治性自身免疫病,如活动性红斑狼疮、狼疮性肾炎、难治性弥漫性结缔组织病、白塞综合征眼炎、难治性肾病综合征、难治性类风湿关节炎、炎症性肠病、难治性银屑病等。

(4)不良反应　不良反应的发生率较高,通常与药物剂量有关,剂量减少后可恢复。常见肾功能损伤、高血压、感染、多毛、震颤、肝功能障碍、牙龈增生等。偶有疲劳、头痛、过敏反应(皮疹、气喘、呼吸短促等)、轻度贫血、高钾血症、高尿酸血症、低镁血症、体重增加、水肿、感觉异常以及可逆性的月经失调或闭经。个别报道有肌肉痉挛、肌无力,以及肌病、痉挛等。偶有脑病、视觉和运动障碍、意识部分丧失等,特别在肝移植受者中。恶性肿瘤和淋巴异常增生也有发生,与其他免疫抑制剂相似。由于静脉注射液存在过敏的风险,只有在不能口服或胃肠吸收受损时,才静脉输注本品,一旦情况许可应尽快改为口服。为保证安全用药,可应用单克隆抗体酶联免疫法监测血中环孢素水平,依据测定结果调整剂量。

(5)注意事项　用药期间定期监测血药浓度并调整剂量;定期监测肾功能、肝功能、血压、血象、电解质等,必要时减少或停药。禁用于哺乳妇女和一岁以下儿童。环孢素可透过胎盘屏障,孕妇慎用。

2. 他克莫司(tacrolimus, FK506)

他克莫司是 1984 年从筑波山土壤链霉菌属分离而得,其化学结构属于 23 元大环内酯类。

(1)药理作用　他克莫司与细胞内 FK506 结合蛋白 12(FKBP-12)结合,形成一种抑制钙调磷酸酶的复合物,进而抑制 T 淋巴细胞活化,其效能比环孢素更强。他克莫司作用于细胞 G_0 期,能抑制不同刺激所诱导的淋巴细胞增殖,还可抑制钙离子依赖性 T 和 B 淋巴细胞的活化。

(2)药动学　口服后吸收迅速,但不完全,且个体差异大。生物利用度低,约为 20%。进食中等程度的脂肪餐，或与食物同时服用，会减少吸收。体内分布广泛，血浆蛋白结合率> 98.8%。本品经肝代谢，包括单去甲基、双去甲基、羟化反应；对 CYP1A 和 3A 系统有高亲和力的抑制作用。主要经胆道清除，清除率低，血浆半衰期长且差异大，3.5～40.5 h，肝移植患者平均为 6.7 h(2.7～13.3 h)，多数患者在 3 d 内达到稳态血药浓度。

(3)临床应用　肝或肾移植患者的首选免疫抑制剂，也可治疗肝、肾移植术后其他免疫抑制剂无法控制的排斥反应。肝移植患者术后 24 h 内静脉持续输注，情况允许应尽快转为口服用药。肾移植患者口服给药，如临床情况不允许口服，则采取静脉给药，待情况好转即转为口服给药。静脉注射给药不能直接静脉推注浓缩液，需经 5% 葡萄糖或生理盐水稀释后缓慢滴注，使用不应连续超过 7 d。

(4)不良反应　多数患者在术后最初几周的不良反应较多，可能与大剂量静脉用药有关。静脉用药常见神经毒性，轻者可出现头痛、震颤、失眠等，重者可出现运动不能、癫痫发作等。可影响肾小球滤过率，诱发急性或慢性肾毒性。FK506 对胰岛细胞有毒性作用，可致血糖升高。其他常见有高血压、高血钾、肝毒性、血液及淋巴毒性、胃肠道反应等。该药能透过胎盘，有致畸作用。

(5)注意事项　用药期间应监测血压、心电图、血糖、肝肾功能等指标。不宜与环孢素合用，避免与有肾毒性的药物和保钾药物合用。空腹服用，或者至少在餐前 1 h 或餐后 2～3 h 服用。

(三)抗增殖抗代谢类

1. 西罗莫司(sirolimus)

西罗莫司(又称雷帕霉素，rapamycin)是从一种放射菌类链球菌属分离出来的抗真菌抗生素，其化学结构属于 31 元大环内酯类，结构与他克莫司相似，但作用机制却与环孢素和他克莫司不同。

(1)药理作用　西罗莫司能与 FK506 结合蛋白(FKBP-12)结合形成复合物，抑制蛋白激酶 mTOR/P70 S6 通路的活性，阻滞细胞周期从 G_1 期向 S 期过渡，从而抑制 T 淋巴细胞和 B 淋巴细胞的活化。此外，还能抑制 IL-2、IFN-γ 等细胞因子的产生。西罗莫司不仅抑制 Ca^{2+} 依赖性和 Ca^{2+} 非依赖性 T、B 淋巴细胞活化和免疫球蛋白的产生，也抑制其他非免疫细胞的增殖，如血管内皮细胞、成纤维细胞；还可能有抗肿瘤和动脉保护作用。

(2)药动学　口服吸收迅速，服药后约 1～2 h 全血浓度达到高峰，生物利用度约 14%。在组织中分布广泛，在血中首先分布于红细胞内，浓度远高于血浆。多在肝内代谢，主要依赖于 CYP3A4 和 P-糖蛋白的参与。消除半衰期约 62 h，故可每天给药一次。

(3)临床应用　用于预防和逆转急、慢性移植器官排斥反应，常与环孢素和糖皮质激素联合使用(三联免疫治疗)。第一天负荷剂量单剂量 6 mg，2 周内 2 mg/d(出现不良反应可减量)，2 周后 1～2 mg/d。

(4)不良反应　主要有高脂血症、肝功能异常、高血压、皮疹、贫血、关节痛、腹泻、低钾血症、血小板减少等。甘油三酯和胆固醇的升高以及血小板和血红蛋白的下降，与服药剂量相关。西罗莫司与环孢素合用，可能增加肾毒性、溶血性尿毒性综合征和高血压；与他克莫司合用可出现肾功能不全和高血压。因此，在临床联合应用西罗莫司与环孢素、他克莫司时，发现不良反应加重，可撤除其中一种，以减少毒性反应，但偶有增加排异反应的风险。

(5)注意事项　在肾移植患者中的应用西罗莫司有可能引起需要治疗的血清胆固醇和甘

油三酯升高。因此,必须对患者监测预防高脂血症的发生。已有高脂血症的患者不建议使用本药。

2. 霉酚酸酯(mycophenolate mofetil,MMF)

霉酚酸酯是霉酚酸(mycophenolic acid,MPA)的 2-乙酯类衍生物,又名吗替麦考酚酯或麦考酚吗乙酯。自 1995 年美国 FDA 批准应用于肾移植以来,现已广泛应用于心、肝和小肠等器官移植。

(1)药理作用 MMF 作为前药,可在体内迅速水解为代谢产物 MPA,发挥免疫抑制作用。MPA 是高效、选择性、非竞争性、可逆性次黄嘌呤单核苷酸脱氢酶(IMPDH)抑制剂,可抑制鸟嘌呤核苷酸的经典合成途径,进而阻断 DNA 和 RNA 的合成;对淋巴细胞具有高度选择性作用。嘌呤合成抑制剂能作为免疫抑制剂,是因为发现先天性嘌呤途径缺陷者仅表现为免疫缺陷。

(2)药动学 口服后迅速被肠道吸收,生物利用度约 94%,经肠壁、肝及其他组织脱酯化,迅速转化为有活性的 MPA,血浆蛋白结合率约为 98%。从原药转化而来的 MPA 降解速率快,但清除较慢。静注或口服 10～12 h 后,MPA 浓度有轻度回升,此现象与肠肝循环有关。MPA 在肝转变成无活性的麦考酚酸葡糖苷酸(MPAG),代谢产物主要由肾排泄。静注霉酚酸酯 16.7 mg/kg 后,转变为霉酚酸后的最终 $t_{1/2}$ 为 4.7 ± 0.3 h。

(3)临床应用 用于预防肾移植后的排斥反应及治疗移植后发生的急性排斥和难治性排斥反应,可与环孢素和糖皮质激素联合应用。肾移植患者于移植 72 h 内开始服用,推荐剂量为 0.75～1 g/次,每天 2 次。治疗肾移植后的急性排斥或难治性排斥,推荐初始剂量为 1.5 g/次,每天 2 次,后视病情逐渐调整至维持剂量 1 g/次,每天 2 次。如发生中性粒细胞减少,应停药或减量;严重肾功能损害的患者,每天剂量不应超过 2 g。也用于自身免疫性疾病的治疗,对银屑病和类风湿关节炎具有较好的疗效,对系统性红斑狼疮血管炎、重症 IgA 肾病综合征也具有一定的疗效。

(4)不良反应 常见胃肠道症状(主要是腹痛、腹泻)、血液系统损伤(贫血、白细胞减少)、机会感染和有可能诱发肿瘤。

(5)注意事项 用药期间定期检查血象和肝功能。不推荐本品和硫唑嘌呤联合使用,因为两者都可能引起骨髓抑制。孕妇和哺乳期妇女禁用。

3. 硫唑嘌呤(azathioprine,Aza)

硫唑嘌呤是巯嘌呤(6-巯基嘌呤)衍生物,在体内代谢为巯嘌呤起作用,有嘌呤拮抗作用。在免疫活性细胞增殖期,给予嘌呤拮抗药即能干扰 DNA 合成,抑制淋巴细胞增殖,阻止致敏淋巴细胞(尤其是 T 淋巴细胞)转化,从而产生免疫抑制作用;较小剂量可抑制细胞免疫,抑制 B 淋巴细胞的作用较弱。主要用于移植时抑制免疫排斥,用药后 2～4 d 方有明显疗效。多与皮质激素合用,或加用抗淋巴细胞球蛋白(ALG)。也用于类风湿关节炎、全身性红斑狼疮、自身免疫性溶血性贫血、特发性血小板减少性紫癜、活动性慢性肝炎、溃疡性结肠炎、重症肌无力、硬皮病等自身免疫性疾病。由于不良反应较多而严重,在单用皮质激素不能控制时才使用,不作为首选药物。在环孢素临床应用后,硫唑嘌呤逐渐成为二线用药。

(四)抗体类抑制药

1. 抗 T 淋巴细胞多克隆抗体

包括抗淋巴细胞球蛋白(anti-lymphocyte globulin,ALG)或抗胸腺细胞球蛋白(antithymocyte globulin，ATG)，由人的淋巴细胞或胸腺细胞免疫马、兔等产生抗淋巴细胞抗血清或抗胸腺细胞抗血清,经过提纯、分离而得。

(1)药理作用　ATG 或 ALG 含有细胞毒性抗体,能与人 T 淋巴细胞表面 CD2、CD3、CD4、CD8 等分子结合,迅速显著减少淋巴细胞数量,降低淋巴细胞的增殖功能,通常使用3～10 d 可产生超过一年的淋巴细胞减少症。典型的急性细胞性排斥用 ALG 或 ATG 治疗最为有效;而血管性排斥主要表现为内皮和肾小球的损害,主要以体液免疫为主,而非细胞免疫,因此对该型的治疗效果不满意。

(2)临床应用　预防和治疗急、慢性移植器官排斥反应。由于环孢素、他克莫司、霉酚酸酯的广泛应用,ALG 或 ATG 原则上只在整个连续免疫抑制治疗方案中,作为"诱导"治疗,在5～7 d 的 ALG/ATG 和硫唑嘌呤/霉酚酸酯治疗后,续以环孢素,延迟应用环孢素主要是为了在进一步的肾中毒发生前,允许移植肾的功能恢复。在 ATG 或 ALG 治疗期间,可减少硫唑嘌呤、环孢素、激素的剂量。

(3)不良反应　常见发热、畏寒、过敏反应、白细胞减少、血小板减少(发生率约 10%)等,一般不必停药,经对症治疗或适当减少剂量可解决;使用 ALG 等后,受者病死率和感染、肿瘤的发生率与其他免疫抑制剂相似,常见的感染是巨细胞病毒感染。

2. 莫罗单抗-CD3

莫罗单抗-CD3(muromonab-CD3,CD3 单抗,OKT3 单抗)是一种针对人 T 淋巴细胞亚群表面抗原决定簇的小鼠抗 CD3 的单克隆抗体。

(1)药理作用　CD3 单抗通过与 T 淋巴细胞表面的 CD3 分子结合,阻断抗原与抗原识别复合物的结合,使 T 淋巴细胞失去识别抗原的功能,抑制 T 淋巴细胞参与的免疫反应。

(2)临床应用　CD3 单抗的作用主要是逆转细胞介导的免疫反应,但对以体液免疫为主的血管性排斥反应无效;对合并有体液免疫为主的慢性排斥反应,效果也不好。主要用于:难治性耐激素的急性排斥,表现为用甲泼尼龙 1.0 g/d 连续 3 d 冲击治疗后无效;ATG/ALG 治疗无效的急性排斥。人体能产生抗 CD3 单抗的中和抗体,终止其作用及限制其再利用。儿童患者使用 CD3 单抗的有效性及安全性尚未确定,故不推荐使用。小分子免疫抑制剂(如他克莫司、西罗莫司)成功应用后,CD3 单抗的临床应用逐渐下降。

(3)不良反应　主要不良反应为细胞因子释放综合征,又称为首次综合征,表现为发热、畏寒、寒战、胸闷、呼吸困难、哮喘、肺水肿,以及恶心、呕吐、腹泻等。为减少这种情况发生,输注莫罗单抗-CD3 前要用甲泼尼松龙或地塞米松,一旦出现症状,轻者对症处理,重者可静脉给予地塞米松 5 mg 或氢化可的松 100 mg,肌注非那根 25 mg。CD3 单抗的长期疗程会增加移植后淋巴细胞增生症的风险。

3. IL-2 受体单克隆抗体

人源性抗 IL-2 受体单克隆抗体包括达珠单抗(daclizumab,赛尼哌,zenapax)和巴利昔单抗(basiliximab),为重组 DNA 产品,其靶点为 IL-2 受体的 α 亚单位(IL-2Rα,也称 CD25)。

(1)药理作用　IL-2Rα 仅表达于激活的淋巴细胞上,因此,抗 IL-2 受体单克隆抗体仅破坏激活的淋巴细胞,特异性高于 CD3 单抗,不良反应明显减少。利用重组 DNA 技术制备了含部分人基因片段的嵌合式单克隆抗体巴利昔单抗,或人源化单克隆抗体达珠单抗,降低了宿主抗体反应,减少过敏反应的发生。

(2)临床应用　用于预防肾移植受者的急性排斥,是安全有效的免疫抑制辅助治疗药物,主要用于移植早期,也可在移植后期应用。在接受环孢素+泼尼松二联免疫抑制剂时,达珠单抗或巴利昔单抗可作为治疗方案的一部分,能提高 1 年移植肾存活率,12 个月时移植肾急性排斥反应无反弹。与三联免疫抑制剂(环孢素+泼尼松+硫唑嘌呤,或环孢素+泼尼松+霉酚酸酯)一起应用时,可减少移植后 6 个月时急性排斥的发生率,但 1 年移植肾存活率的提高不明显。与常规基础免疫抑制剂联合应用时,不会增加不良反应发生率,常规免疫抑制剂不必因此而减量。达珠单抗的半衰期是 21 d,一次给药 1 mg/kg,稀释在生理盐水 50 ml 中,15 min 内静脉注射完毕,2 周一次,共 5 次(首次给药应在肾移植手术前 24 h 之内),就能提供 3 个月的免疫抑制作用,而肾移植术后 3 个月也是发生急性排斥最危险的时期。巴利昔单抗的应用更为简便,常用总量 40 mg,经静脉分 2 次输注,首次 20 mg 在肾移植手术前 2 h 内应用。第二个 20 mg 在术后第 4 天应用,就能提供 30～40 d 的免疫抑制作用。

(3)不良反应 应用后较少发生过敏性反应,也没有发现细胞因子释放综合征;由于其作用的高度特异性,与其他抗体相比,有更高的安全性。更为重要的是,在传统的二联或三联免疫治疗方案中,加入达珠单抗或巴利昔单抗,不会增加不良反应和并发症的发生率,如感染、恶性肿瘤、高脂血症等。

(五)新型免疫抑制剂

新型免疫抑制剂 FTY720 是从冬虫夏草培养液中提取并分离出的一种鞘氨醇样抗生素——多球壳菌素(myriocin),经过结构修饰后得到的化合物 2-氨基-2-[2-(4-辛基苯基)乙基]-1,3-丙二醇盐酸盐,商品名芬戈莫德(fingolimod)。其作用机制与目前所用的免疫抑制剂如他克莫司、西罗莫司等不同,它并不影响淋巴细胞的活化和增殖,主要通过结合淋巴细胞表面的鞘氨醇-1-磷酸(sphingosine-1-phosphate, S1P)受体发挥作用。FTY720 与 S1P 结合后可以促进淋巴细胞归巢、诱导淋巴细胞凋亡等,从而发挥免疫抑制作用。目前在各种动物移植模型中,FTY720 均具有显著的免疫抑制、延长移植物存活时间的作用。与传统的用于器官移植排斥的免疫抑制剂(如 CsA、FK506 等)相比,免疫抑制作用更强,且与 CsA、FK506 联合使用具有很好的协同作用,可以减少传统抑制剂的毒副作用,可用于预防急性排斥反应的发生,也能逆转已经发生的排斥反应。FTY720 的口服生物利用度高,在 I 期临床试验中,表现出很好的耐受性,无肝、肾、骨髓及胰腺毒性,在临床器官移植中有很好的应用前景。

二、药物治疗方案

器官移植排斥的联合用药方案通常以基础免疫抑制剂为基础,联合辅助免疫抑制剂。临床上,具体用药治疗方案根据药物的作用机制、副作用,并结合患者的具体情况来确定。以肾移植为例,常用的治疗方案为:

(一)诱导治疗方案

除受者和供者是同卵双生姐妹或兄弟之外,所有的肾移植受者都需要接受诱导治疗以预防排斥反应。目前的诱导治疗方案是在移植术前、术中或术后立即给予生物制剂 IL-2 受体单克隆抗体或淋巴细胞清除性抗体。

(二)维持治疗方案

免疫抑制维持治疗是一个长期的治疗方案,在移植术前或术中即开始启动。初始治疗用药可与诱导治疗用药合并或不合并使用。起始方案普遍使用联合药物治疗以达到充分的免疫抑制疗效,同时降低单个药物的毒性。目前普遍采用钙调磷酸酶抑制剂联合一种抗增殖类药物加糖皮质激素的三联免疫抑制方案作为维持治疗的初始方案,常用钙调磷酸酶抑制剂＋MMF＋泼尼松,它们分别作用于 T 淋巴细胞活化的不同位点,MMF 可替换为 Aza 或西罗莫司。目前,国内公认的是"老三联":泼尼松＋CsA＋Aza;"新三联":甲泼尼龙＋MMF＋CsA。

(三)急性排斥反应的治疗

钙调磷酸酶抑制剂、抗代谢药、低剂量糖皮质激素等无法抑制已经活化的 T 淋巴细胞,因此对已发生的排斥反应效果不佳。因此,在发生急性排斥反应后,需要应用直接对抗活化 T 淋巴细胞的药物,治疗方案包括大剂量糖皮质激素冲击疗法。对于激素冲击治疗效果不佳或复发的急性细胞性排斥反应,建议使用淋巴细胞清除性抗体或者抗 T 淋巴细胞抗体 OKT3。

第三节　类风湿关节炎的药物治疗

类风湿关节炎(rheumatoid arthritis,RA)是一种以侵蚀性关节炎为主要临床表现的自身免疫性疾病,多见于中年女性,全球发病率为 $0.5\%\sim1\%$,我国发病率约为 0.42%。该病的基本病理表现为对称性、慢性、进行性多关节炎,关节滑膜的慢性炎症、增生、血管翳形成,并侵犯关节软骨、软骨下骨、韧带和肌腱等,造成关节软骨、骨和关节囊破坏,最终导致关节畸形和功能丧失,可并发肺部疾病、心血管疾病、恶性肿瘤等。

该病的发病机制尚不清楚,可能与感染(如 EB 病毒感染)引起自身免疫系统的紊乱以及遗传异常有关。患者关节局部的特异性免疫-炎症反应的机制尚未清楚,可能源自激发物的亲关节性和交叉反应性,或是主要存在于关节组织结构中的物质被激活,也有可能是激活了导致相关细胞向关节腔浸润的其他机制。细胞因子(TNF-α、IL-2、IL-1 和 IL-6 等)、趋化因子、血管生成因子、组织降解酶(如基质金属蛋白)、细胞表面分子(如共刺激分子以及整合素、选择素等黏附分子),通过复杂的相互作用,共同诱导炎症的发生和发展;各种信号转导通路(如促分裂原活化蛋白激酶、核因子-κB、酪氨酸蛋白激酶及转录激活因子 JAK/STAT 等)参与调节炎症反应。内源性抗炎物质,如可溶性细胞因子受体、细胞因子受体拮抗药、抗炎细胞因子或调节性 T 淋巴细胞,不足以抵消慢性炎症中的前炎症级联反应,因而导致关节炎发生。

治疗类风湿关节炎的药物通过拮抗炎症相关因子的作用,或增强、模拟内源性抗炎物质的作用,达到减轻病变,延缓病情进展的作用,包括非甾体抗炎药(non-steroidal anti-inflammatory drugs,NSAIDs)、糖皮质激素类(也称甾体抗炎药,steroidal anti-inflammatory drugs,SAIDs)以及改善病情抗风湿药(disease-modifying antirheumatic drugs,DMARDs)。

一、常用药物

(一)非甾体抗炎药(NSAIDs)

NSAIDs 主要用于减轻患者关节疼痛、肿胀及改善关节功能,但并不改变疾病的进展,也不能防止关节的破坏。本类药物通过抑制环氧酶(cyclooxygenase,COX),阻止花生四烯酸转变为前列腺素,从而产生解热、镇痛和抗炎作用。COX 有 2 种同工酶,即 COX-1 和 COX-2。一般认为 COX-1 是生理性酶,广泛分布于肾、胃、血管内皮及血小板细胞等各种组织,能产生一系列前列腺素,参与调节肾血流和肾小球滤过率,调节胃黏膜血流和胃酸分泌,调节血管张力等；COX-2 是诱导酶，在生理状态下几乎不能测出，在病理刺激下，由炎症组织的细胞因子和炎症介质诱导产生，可促进前列腺素等炎症因子的表达，加剧炎症。非甾体抗炎药所引起的胃肠反应与抑制 COX-1 有关，而其抗炎镇痛作用与抑制 COX-2 有关；非选择性非甾体抗炎药对两种 COX 的抑制无选择性，因此，临床上疗效和胃肠不良反应并存；选择性 COX-2 抑制剂的胃肠不良反应明显减轻。

根据化学结构可将 NSAIDs 分为水杨酸类、苯胺类、吡唑酮类和其他有机酸类。根据其对 COX、脂氧酶（lipoxygenase，LOX）的作用强度不同可分为 COX 抑制剂、COX/LOX 抑制剂；根据药物对 COX 的选择性不同，分为选择性 COX-1 抑制剂（如小剂量阿司匹林）、非特异性 COX 抑制剂（如布洛芬、萘普生、吡罗昔康、双氯芬酸）、倾向性 COX-2 抑制剂（如美洛昔康、尼美舒利、依托度酸）、特异性 COX-2 抑制剂（如塞来昔布、罗非昔布）。

1. 阿司匹林（aspirin）

（1）药理作用　阿司匹林及其代谢产物水杨酸对 COX 具有显著的抑制作用，因此具有解热、镇痛、抗炎作用。小剂量阿司匹林选择性抑制 COX-1 活性，减少血小板中血栓素 A_2 的生成，起到抗血小板聚集和抑制血栓形成的作用。

（2）药动学　口服后迅速由胃和小肠上部吸收，吸收后迅速被酯酶水解为水杨酸，以水杨酸的形成分布至全身组织。水杨酸与血浆蛋白结合率约 $80\% \sim 90\%$，血浆 $t_{1/2}$ 约 $2 \sim 3$ h，剂量较大时，血浆 $t_{1/2}$ 可延长至 $15 \sim 30$ h。在肝代谢，经肾排泄。阿司匹林及其代谢物为弱酸性，若与碳酸氢钠同服，可使尿液碱化，药物解离增多，排泄增加，血药浓度降低，作用时间缩短。

（3）临床应用　解热镇痛，可缓解轻度或中度疼痛，如头痛、牙痛、神经痛、肌肉痛及月经痛，也用于感冒和流感等退热；抗炎、抗风湿：急性风湿热患者可在用药 $24 \sim 48$ h 内临床症状缓解，血沉下降，可作诊断用药。能明显减轻风湿性关节炎和类风湿关节炎的炎症和疼痛；抗血栓：对血小板聚集有抑制作用，可防止血栓形成，临床用于预防一过性脑缺血发作、心肌梗死等；其他：儿科用于皮肤黏膜淋巴结综合征（川崎病）的治疗，治疗胆道蛔虫病。

（4）不良反应　一般用于解热镇痛的剂量很少引起不良反应。长期大量用药（如治疗风湿热）时较易出现不良反应。较常见的有胃肠道反应，包括恶心、呕吐、上腹部不适或疼痛等，停药后多可消失。长期或大剂量服用可有胃肠道出血或溃疡。过敏反应，表现为哮喘、荨麻疹、血管神经性水肿或休克。凝血障碍，一般剂量即可延长出血时间，大剂量或长期服用会抑制凝血酶原的生成，造成出血倾向。水杨酸反应，出现头痛、眩晕、可逆性耳鸣、听力下降等。肝、肾功能损害，与剂量大小有关。损害均是可逆性的，停药后可恢复。

2. 布洛芬（ibuprofen）

布洛芬与阿司匹林作用相当，胃肠不良反应较阿司匹林少，用于解热、镇痛、抗炎抗风湿。口服吸收迅速，服药后 $1 \sim 2$ h 血液浓度达峰值，血浆蛋白结合率约 99%，$t_{1/2}$ 约 2h。主要经肝代谢，经肾排出。抗风湿时，口服起始剂量每次 $0.4 \sim 0.8$ g，一日 $3 \sim 4$ 次，最大日剂量为 2.4 g。

3. 美洛昔康（meloxicam）

美洛昔康对 COX-2 选择性较高，具有较强的镇痛、解热和抗炎作用。由于在滑液中浓度较高，对各种骨关节炎和类风湿关节炎疗效较好，也可用于治疗手术和急性创伤后的疼痛和炎症。口服吸收良好，能穿透进入滑膜液，$t_{1/2}$ 约 20 h，主要经肝代谢，代谢产物从尿或粪便中排出。不良反应发生率较低，偶见消化不良、恶心、呕吐和肝功能异常等。

4. 塞来昔布(celecoxib)

塞来昔布为特异性 COX-2 抑制剂,治疗剂量对 COX-1 无影响,因此一般不影响胃肠道、凝血和肾功能。口服吸收良好,$t_{1/2}$ 约 11 h,血浆蛋白结合率高,主要由肝代谢,经尿和粪便排泄。临床用于类风湿关节炎和骨关节炎的治疗,也可用于术后镇痛、牙痛、痛经。用于骨关节炎,推荐剂量是每天 200 mg,分 1～2 次,用于类风湿关节炎,根据症状和体征,可为每天200～400 mg,分 2 次。

(二)糖皮质激素类药物

糖皮质激素类药物包括天然的糖皮质激素和合成的同类药物,又称为甾体抗炎药,具有抗炎和免疫抑制作用,主要用于自身免疫病、严重感染和炎症、过敏性疾病和器官移植等。糖皮质激素自 1948 年开始应用于类风湿关节炎治疗后,一般不作为首选药或单独使用,仅在其他药无效时才采用。常用糖皮质激素包括氢化可的松、泼尼松、泼尼松龙、曲安西龙、倍他米松、地塞米松等。

(1)药理作用　糖皮质激素弥散进入细胞后,与胞浆的糖皮质激素受体结合,并移位至细胞核,影响多种基因产物的表达。糖皮质激素的抗炎作用主要表现为下调炎症细胞因子(TNF 和 IL-1 等),抑制白细胞聚集,降低毛细血管通透性以及抑制成纤维细胞的增生和肉芽细胞的形成等。免疫抑制作用表现为抑制巨噬细胞对抗原的吞噬和处理;使激素敏感动物淋巴细胞溶解,导致 T、B 淋巴细胞及其产生的淋巴因子减少;抑制敏感动物的抗体反应;阻碍一种或多种补体成分附着于细胞表面;干扰和阻断淋巴细胞的识别;抑制一些炎症因子的生成,如抑制巨噬细胞和淋巴细胞生成 IL-1、IL-2 和 IFN-γ 等。

(2)药动学　糖皮质激素口服、注射均可吸收,口服吸收速率与各药脂溶性和肠内浓度成正比。氢化可的松口服吸收迅速而完全,1～2 h 血药浓度达峰值,作用维持 8～12 h,泼尼松、泼尼松龙可持续 12～36 h,地塞米松可持续 36～54 h;氢化可的松血浆蛋白结合率＞90%,其中 80% 与皮质激素转运蛋白结合(泼尼松和地塞米松约 70%),另有 10% 与白蛋白结合。低蛋白血症时,糖皮质激素在血浆中的储存减少,类风湿关节炎可伴低蛋白血症,因此应用大剂量可明显增加游离型药物,应予注意。糖皮质激素主要在肝中代谢失效,大部分与葡萄糖醛酸或硫酸结合后由肾排出。可的松和泼尼松须在肝分别转化成氢化可的松和泼尼松龙后生效,故严重肝功能不全患者不宜应用该类前体药物。

(3)临床应用　糖皮质激素能迅速减轻关节疼痛、肿胀等症状,但多数停药后易复发,长期用药不良反应多,一般不作为首选药或单独应用,仅在其他药无效时才采用。在关节炎急性发作,或伴有心、肺、眼和神经系统等器官受累的重症患者,可给予短效糖皮质激素,其剂量依病情严重程度而调整。小剂量糖皮质激素(每日泼尼松 ≤ 10 mg 或等效的其他激素)可缓解多数患者的症状,作为改善病情的抗风湿药起效前的"桥梁",或非甾体抗炎药疗效不满意时的短期措施,且应同时服用改善病情的抗风湿药。关节腔注射糖皮质激素有利于减轻关节炎症状,改善关节功能,但 1 年内不宜超过 3 次,过多的关节腔穿刺除了并发感染外,还可发生类固醇晶体性关节炎。

(4)不良反应　长期大量应用引起的不良反应包括:①类肾上腺皮质功能亢进症,又称库欣综合征。这是过量激素引起物质代谢和水盐代谢紊乱所致,表现为满月脸、水牛背、向心性肥胖、皮肤变薄、痤疮、多毛、浮肿、低血钾、高血压、尿糖等,停药后症状可自行消失,必要时可用降压药、降糖药治疗,并采用低盐、低糖、高蛋白饮食及加用氯化钾等措施。高血压、动脉硬化、水肿、心肾功能不全及糖尿病患者禁用。②诱发或加重感染。由于糖皮质激素的抗炎、免疫抑制作用,抑制了机体的防御功能,故长期应用可诱发感染或使体内潜在病灶扩散,特别是在抵抗力原已减弱的白血病、再生障碍性贫血、肾病综合征和肝病等患者更易发生。还可使原来静止的结核病灶扩散恶化,故结核病患者需慎用,必要时并用抗结核药。③消化系统症状。刺激胃酸、胃蛋白酶的分泌并抑制胃黏液的分泌,降低胃肠黏膜的抵抗力,故可诱发或加剧胃、十二指肠溃疡病,甚至造成消化道出血或穿孔,胃酸增加过多时可加服抗酸药。少数患者可诱发胰腺炎或脂肪肝。④心血管系统症状。长期应用由于水钠潴留和血脂升高,可引起高血压和动脉粥样硬化。⑤肌肉、骨骼症状。表现为骨质疏松、肌肉萎缩、伤口愈合延迟等。这与激素促进蛋白质分解,抑制其合成及增加钙磷排泄有关。骨质疏松多见于儿童、老人和绝经期妇女,严重者可自发性骨折。由于抑制生长激素分泌和造成负氮平衡,还可影响儿童生长发育。对孕妇偶可引起畸胎。⑥神经系统症状。大剂量可引起行为改变、自杀倾向和精神失常,有癫痫史者易诱发癫痫。

肾上腺皮质激素停药过程如果不当,易发生停药反应,具体包括:①医源性肾上腺皮质功能不全。长期大量使用糖皮质激素的患者,由于糖皮质激素反馈性抑制垂体前叶促皮质激素分泌,可引起肾上腺皮质萎缩和功能不全,往往需要 $0.5 \sim 2$ 年才能恢复。减量过快或突然停药时,对应激(感染、手术、外伤等)的反应减弱,容易加重病情。因此,停药需经缓慢的减量过程,不可骤然停药。在停药 1 年内如遇应激情况,应及时给予足量的激素。②反跳现象。因患者对激素产生了依赖,或病情尚未完全控制,突然停药或减量过快,可致原有病情复发或恶化。常需加大剂量再行治疗,待症状缓解后再逐渐减量和停药。

(三)改善病情抗风湿药(DMARDs)

20 世纪 90 年代后逐渐认识到,类风湿关节炎患者多在起病 2 年内出现关节骨质破坏,如不及时治疗,往往造成关节破坏和畸形,所以,提出早期诊断早期应用 DMARDs 的治疗方案。该类药物能阻止患者的炎症进程和骨质破坏,减轻疼痛和水肿,并延缓关节破坏的进程,虽然大多起效缓慢,但一旦起效,患者往往不再需要其他抗炎药物。DMARDs 除了直接缓解症状外,后来又发现许多作用机制,支持该类药物的治疗价值。应该明确,经治疗后的症状缓解不等于疾病的根治,近期有效不等于远期有效。非甾体抗炎药、糖皮质激素能减轻患者的关节疼痛、肿胀及改善关节功能,DMARDs 可以延缓病情进展,但均不能治愈类风湿关节炎。基于这一点,为防止病情恶化,原则上不能停药;但也可依据病情,逐渐减量维持治疗,直至最终停用。

目前,临床常用的 DMARDs 可分为小分子合成药以及大分子生物制剂。小分子药物包括抗细胞增殖类药物(甲氨蝶呤、硫唑嘌呤、来氟米特等)、金制剂、抗疟药羟基氯喹、柳氮磺胺吡啶、雷公藤、靶向分子托法替布等。大分子生物制剂多为免疫治疗药物,针对发病机制中的炎症细胞因子或功能相关的细胞表面抗原为靶点而设计,包括单克隆抗体、可溶性受体、融合蛋白和受体拮抗药等,可分为 T 淋巴细胞和 B 淋巴细胞抑制剂(如利妥昔单抗、阿巴西普)、肿瘤坏死因子(TNF-α)抑制剂(如英夫利昔单抗、依那西普和阿达木单抗)、IL-6 抑制剂(如托珠单抗)等。DMARDs 的应用剂量、疗程、疗效和不良反应,按上市时间先后列于表 18-1 中。

1. 甲氨蝶呤(methotrexate,MTX)

甲氨蝶呤抑制二氢叶酸还原酶,使胸腺嘧啶核苷酸和嘌呤核苷酸的合成原料耗竭,抑制 DNA 和 RNA 的合成,进而抑制细胞增殖。MTX 在阻断叶酸代谢和减少嘌呤合成的过程中会大量产生腺苷,具有抗炎、抗风湿作用。此外,MTX 还可抑制白细胞趋化和炎症因子的释放,具有直接的抗炎作用。MTX 口服吸收良好,生物利用度为 70%,达峰时间 1～5 h,血浆蛋白结合率 34%。部分经肝细胞代谢转化为谷氨酸盐,另有部分通过胃肠道细菌代谢。主要经肾(约 40～90%)排泄,大多以原形药排出体外;少量原形药及代谢产物可以结合型形式贮存于肾和肝等组织中长达数月,有胸腔或腹腔积液时,清除速率明显减缓。甲氨蝶呤是最常用的DMARDs,仍是目前治疗类风湿关节炎的首选药物之一,特别是活动期患者,且用作评价新的改善病情抗风湿药的参照标准。甲氨蝶呤疗效好,价格低,毒性反应易观察。目前为止,其临床试验中的疗效很少被其他药物超过。常见的不良反应有恶心、口炎、腹泻、脱发、皮疹,服用叶酸或合并使用四氢叶酸可减轻不良反应;常见的还有肝酶升高,少数患者出现骨髓抑制、听力损害和肺间质变等。

表 18-1　改善病情的抗风湿药(DMARDs)

药物	首次应用	起效时间(月)	剂量、用法	主要不良反应	临床评价
金诺芬(auranofin)口服制剂	1920 年代	4～6	3 mg/次,每日 2次,口服	常见腹泻,偶见口腔炎、皮疹、骨髓抑制、血小板减少、蛋白尿	起效相当缓慢,现已很少应用
肌注制剂		3～6	25～50 mg/次,每周 1 次,2～4周,肌注		
柳氮磺吡啶(sulfasalazine)	1940 年代	1～3	1.0 g/次,每日2～3 次,口服	胃肠道不耐受,皮疹,偶有骨髓抑制。对磺胺类药物过敏者禁用	目前仍然是最常用的药物
羟基氯喹(hydroxychloroquine,HCQ)	1950 年代	2～4	200 mg/次,每日 2 次,口服	偶有皮疹、腹泻,罕有视网膜毒性,禁用于窦房结功能不全、传导阻滞者	与其他药物比较疗效差,但不良反应少
甲氨蝶呤(methotrexate,MTX)	1950 年代	1～2	7.5～20 mg/周,口服或肌内注射	胃肠道症状、口腔炎、皮疹、脱发,偶有骨髓抑制、肝毒性,肺间质病变(罕见但严重,可能危及生命)	参照标准,一线药物
D-青霉胺(D-penicillamine)	1960 年代	3～6	250～750 mg,口服,每日 1 次	胃肠道反应、皮疹、口腔炎、味觉障碍、蛋白尿、骨髓抑制,偶有严重自身免疫病	毒性大,很少应用
来氟米特(leflunomide)	1998 年	1～3	10～20 mg/d,口服,每日 1 次	腹泻、瘙痒、可逆性转氨酶升高、脱发、皮疹、致畸	广泛应用,疗效与柳氮磺胺吡啶、MTX 相似
利妥昔单抗(rituximab)	1997 年	几天～12 周	500 mg 或 1000mg,静脉滴注,2周 1 次,共 2 次	首次注射发生不良反应事件多	第一个被批准上市选择性减少 CD20+ B 淋巴细胞的药物,与MTX 联合用药可提高疗效

续表

药物	首次应用	起效时间（月）	剂量、用法	主要不良反应	临床评价
依那西普 （etanercept）	1998 年	几天～ 12 周	25 mg，皮下注射，每周 2 次	头痛、感染、注射部位反应，可能会引起淋巴瘤	第一个被批准上市的生物制剂，是 TNF 受体的结合蛋白。疗效与英利昔单抗相同，可单独用药和联合用药
英夫利昔单抗 （infliximab）	1998 年	几天～ 4 个月	3～10 mg/kg，每 4～8 周静脉输注 1 次	头痛、腹泻、皮炎、咽炎和咳嗽，可能会引起淋巴瘤	第一个进入临床试验的生物制剂，结果显示 TNF 阻断药有很好的短期和长期疗效
阿达木单抗 （adalimumab）	2003 年	几天～ 12 周	40 mg，皮下注射，每 2 周 1 次	不良反应明显少于英夫利昔单抗，可能会引起淋巴瘤	人抗 TNF 单抗，疗效与英夫利昔单抗相同，可单独用药和联合用药
阿那白滞素 （anakinra）	2001 年	几天～ 12 周	100 mg，皮下注射，每天 1 次	注射部位反应，增加严重感染率	第一个被批准上市 IL-1 受体阻断药，可单独应用和与甲氨蝶呤联合用药
阿巴西普 （abatacept）	2005 年	几天～ 4 周	每次 10 mg/kg，静脉注射 30 min。疗程：第 1 天、第 15 天、第 29 天各 1 次，之后每 28 d 1 次，直到第 141 天最后 1 次	头痛、上呼吸道感染、鼻咽炎和恶心	第一个被批准的选择性共刺激信号调节剂，减轻中度至重度成年活动性患者的症状和体征；用于 TNF-α 抑制剂无效的患者
托法替布 （tofacitinib）	2012 年	2 周～ 3 个月	口服给药，推荐剂量为 5 mg，每天 2 次	临床试验中，最严重的不良反应主要有感染（尤其是呼吸道和泌尿道感染），其他头痛、腹泻、中性粒细胞减少、肝酶升高、血脂升高等也时有发生	适用于 MTX 疗效不足或对其无法耐受的中度至重度活动性成年患者，可与 MTX 或其他非生物 DMARDs 联合使用

2. 来氟米特(lefunomide)

来氟米特是具有抗增殖作用的噁唑类免疫抑制剂。口服吸收迅速,吸收后在胃肠黏膜和肝中转变为活性代谢产物 A771726 而发挥药理作用,后者可逆性抑制嘧啶核苷酸合成途径起始的限速酶(二氢乳清酸脱氢酶和酪氨酸激酶)的活性,从而阻断嘧啶核苷酸合成途径和细胞信号转导过程。口服来氟米特后 6~12 h,其活性代谢产物 A771726 的血药浓度达峰值,口服生物利用度约 80%,吸收不受高脂肪饮食影响。A771726 主要分布于肝、肾和皮肤组织,血浆浓度较低,血浆蛋白结合率＞99%。经肾与胆汁排泄,半衰期约为 10 d。本品的疗效与中等剂量甲氨蝶呤接近,对不能接受甲氨蝶呤全剂量治疗的患者,合用来氟米特也能取得很好的疗效,但不良反应较多、较重,中断治疗的比率较高。

3. 柳氮磺胺吡啶(sulfasalazine)

柳氮磺胺吡啶临床应用多年,疗效确切,价格低廉,至今依然常用。柳氮磺胺吡啶起效较快,一般服用 4~8 周后起效,可改善许多临床症状和实验室检查指标,如对疼痛敏感的关节肿胀、Ritchie 关节指数和血沉等。本药与其他药物(如甲氨蝶呤)合用于早期患者,从小剂量逐渐加量有助于减少不良反应。

4. 托法替布(tofacitinib)

托法替布是新的一类小分子靶向药物,它是一种 JAK(Janus kinase)激酶抑制剂,于 2012 年首次被批准在美国使用,2017 年被批准在中国使用。该药物可在胞内抑制 JAK 信号通路,进而直接或间接抑制包括 IL-2、IL-7、IL-6 等炎症细胞因子的产生和效应,从而缓解炎症反应,以达到治疗 RA 的目的。适用于甲氨蝶呤疗效不足或对其无法耐受的中度至重度活动性 RA 成年患者,可与甲氨蝶呤或其他非生物 DMARDs 联合使用,但不建议将托法替布与生物 DMARD 类药物或强效免疫抑制剂(如硫唑嘌呤和环孢霉素)联用。口服给药后,0.5~1 h 内达到血浆药物浓度峰值,清除半衰期约为 3 h,生物利用度约为 74%,在治疗剂量范围内观察到全身暴露量与剂量成比例增加。蛋白结合率约为 40%,并且主要与白蛋白结合,约 70% 通过肝代谢清除,30% 通过肾清除。临床试验中,最常见的严重不良反应是感染,并且结核病、机会性感染、恶性肿瘤的患者例数有所增加,其他头痛、腹泻、中性粒细胞减少、肝酶升高、血脂升高等也时有发生。

5. 利妥昔单抗(rituximab)

利妥昔单抗是一种特异性人鼠嵌入型单克隆抗体,可与 B 淋巴细胞上的 CD20 结合,通过补体介导的细胞毒作用、抗体依赖的细胞介导的细胞毒作用、诱导细胞凋亡等方式可减少 B 淋巴细胞,从而达到治疗类风湿关节炎的目的。不良反应包括腹痛、背痛、胸痛等全身反应,感染,高血压、心动过缓等心血管反应,腹泻、消化不良等胃肠道反应。利妥昔单抗合用甲氨蝶呤的有效率明显高于单用甲氨蝶呤。

6. TNF-α 抑制剂

鉴于 TNF-α 在发病机制中的关键作用,三种抑制 TNF-α 活性的药物已获美国 FDA 批准:特异性鼠-人嵌合抗 TNF-α 单抗英夫利昔单抗、人抗 TNF 单抗阿达木单抗、TNF 受体 2 结合蛋白依那西普。抗 TNF-α 治疗的特点是起效快,一般在首次用药后 2 周就显效,能使 RA 患者获得一定程度的临床改善,尤其是对早期患者或其他药物治疗失败者有效。英夫利昔单抗或依那西普与甲氨蝶呤合用,对进行性活动性患者的疗效明显强于单用甲氨蝶呤,影像学显示关节损伤进程明显延迟,很大一部分患者甚至停止进展。但是,TNF-α 拮抗药并非对所有患者都有效,而且停药后病情会反复。

这些药物都有一定的不良反应,近期和远期安全性仍应继续观察。英夫利昔单抗及依那西普引起严重感染(如败血症、结核病、非典型分支杆菌感染、真菌感染、其他机会性感染),易感染者或有结核病史者应慎用,避免在慢性感染者应用,对所有急性感染者都应该立即停用。其他还有脱髓鞘疾患和再生障碍性贫血,注射局部有红肿、痒、结块、皮肤破损甚至溃烂等。

7. IL-6 抑制剂

托珠单抗(tocilizumab)是一种重组人源化 IL-6 受体单克隆抗体,可阻断 IL-6 与其受体的结合,从而阻断 IL-6 信号通路,降低炎症反应。临床主要用于对抗细胞增殖药物治疗应答不足的成年患者中到重度活动性类风湿关节炎。不良反应常见上呼吸道感染、头痛、高血压和肝功能受损等。

8. IL-1 受体阻断药

IL-1 是另一个关键性前炎症细胞因子。重组人 IL-1Rα 受体拮抗药阿那白滞素(anakinra)能快速明显地改善炎症和疼痛,影像学检查表明延缓关节损伤进展。最常见的不良反应是注射局部反应,并增加严重感染率,但较抗 TNF-α 药物轻。

9. CTLA4Ig 融合蛋白

阿巴西普(abatacept)是选择性调节活化 T 淋巴细胞所需的共刺激信号的融合蛋白,是第一个被批准上市的选择性共刺激信号调节剂。本品能延缓关节破坏,疗效维持时间长,对不适应其他改善病情抗风湿药(如甲氨蝶呤、TNF-α 阻断药)的患者有效。常见不良反应(发生率 ≥ 10%)有头痛、上呼吸道感染、鼻咽炎和恶心;感染是最严重的不良反应之一,其发生率为3%;用药者淋巴瘤和其他恶性肿瘤发生率也比普通人群高。

二、药物治疗方案

RA 的治疗原则为早期、规范治疗,定期监测与随访。RA 的治疗目标是达到疾病缓解或低级别活动度,最终目的为控制病情,减少致残率,改善患者的生活质量。RA 治疗方案的选择应综合考虑关节疼痛、肿胀数量,疾病相关实验室治疗,同时考虑关节外受累情况,注意监测RA 常见合并症,如心血管疾病、骨质疏松等。RA 患者一经确诊,应尽早开始传统合成DMARDs 治疗,推荐首选甲氨蝶呤单用。甲氨蝶呤是 RA 治疗的锚定药。一般情况下,2/3的患者单用甲氨蝶呤,或与其他传统合成 DMARDs 联用,即可达到治疗目标。存在甲氨蝶呤禁忌时,考虑用来氟米特或柳氮磺胺吡啶。

单一传统合成 DMARDs 治疗未达标时,建议联合另一种或两种传统合成 DMARDs 进行治疗,或一种传统合成 DMARDs 联合一种生物制剂 DMARDs,或一种传统合成 DMARDs 联合一种靶向合成 DMARDs。常用的传统合成 DMARDs 联合方案有:①甲氨蝶呤+柳氮磺胺吡啶;②甲氨蝶呤+羟氯喹(或氯喹);③甲氨蝶呤+青霉胺;④甲氨蝶呤+金诺芬;⑤甲氨蝶呤+硫唑嘌呤;⑥柳氮磺胺吡啶+羟氯喹。对甲氨蝶呤反应不足的患者,联合 3 种传统合成DMARDs(氨蝶呤+柳氮磺胺吡啶+羟氯喹)能较好地控制疾病活动度。

中/高疾病活动度的 RA 患者建议传统合成 DMARDs 联合小剂量糖皮质激素(泼尼松 ≤10 mg/d或等效的药物)治疗以快速控制症状。治疗过程中需要密切监测不良反应。不推荐单用或长期大剂量使用糖皮质激素。

　　RA 患者在使用生物制剂 DMARDs 或靶向合成 DMARDs 治疗达标后,基于长期使用生物制剂的安全性以及患者的经济承受力,可考虑对其逐渐减量,但减量过程中需严密监测,防止复发。如果患者处于持续临床缓解状态 1 年以上,可根据病情、用药情况、经济状况等考虑是否停用生物制剂 DMARDs 或靶向合成 DMARDs。

　　必须再次强调,无论选用哪一种治疗方案,在治疗前必须行双手(包括腕关节)X 线摄片,或受累关节的对称性 X 线摄片,并于治疗后逐年 X 线复查,以比较疗效。为避免药物不良反应,用药过程中应严密观察血尿常规、肝肾功能,并随时调整剂量。评价治疗反应时,除比较治疗前后的关节压痛、肿胀程度、受累关节数及受累关节放射学改变外,还应包括功能状态的评价、医生和患者对疾病活动性的总体评估。

案例解析:

　　患者术前血糖正常,术后给予环孢素、吗替麦考酚酯胶囊二联抗排异,术后监测血糖在正常值范围,后门诊改为应用吗替麦考酚酯胶囊、泼尼松、他克莫司三联抗排异,复查发现空腹血糖偏高(约 7.9 mmol/L),患者每半个月复查 1 次,空腹血糖波动在 5~11 mmol/L。3 个月后患者出现口干、多尿、多饮、多食等症状未予重视。后在骨髓移植中心门诊复查空腹血糖 20.92 mmol/L,因此考虑引起患者高血糖的可能药物为他克莫司。

　　免疫抑制常被认为是导致器官移植术后新发糖尿病(NODAT)的主要因素,包括糖皮质激素、钙调磷酸酶抑制剂、西罗莫司等。其中,钙调磷酸酶抑制剂对血糖的影响最大。一些研究显示,使用该类药物的患者,NODAT 的发生率为 15%~30%。大多数文献报道他克莫司致糖尿病多于环孢素。最近的一项开放、随机、多中心的有关肾移植后的研究结果表明,他克莫司组比环孢素组出现了更多的 NODAT 或空腹血糖调节受损。然而,他克莫司致糖尿病的不良反应机制目前还不明确,现有的研究认为其可能的机制有影响 β 细胞存活和复制、影响胰岛素分泌、影响外周组织的胰岛素利用等。

（来利华、汤慧芳）

第十九章 抗菌药物的临床药理

案例：

男性，70岁。身高173 cm，体重68 kg，既往有高血脂和高血压病史，长期服用阿托伐他汀20 mg qn、氨氯地平5 mg qd、缬沙坦80 mg qd，血脂和血压控制良好。今以"胸闷气急、咳嗽、咳黄色黏痰、伴发热一周"为主诉入院，肺部CT示：1.左肺上叶炎症，2.左侧胸腔少量积液。初步诊断：1.社区获得性肺炎；2.高血脂；3.高血压。给予治疗药物：头孢哌酮/舒巴坦2.0 g bid、阿奇霉素0.5 g qd、氨溴索30 mg bid、阿托伐他汀20 mg qn、氨氯地平5 mg qd、缬沙坦80 mg qd。

1. 患者入院第2日中午，请假回家用餐，下午回院后出现颜面潮红、头晕、恶心、呕吐2次、胸闷、心悸、一过性意识障碍，心电图示窦性心动过速。经询问家属得知，患者中午正常饮食，并饮白酒50 ml。请分析患者病情变化的原因。

2. 患者用药3 d后出现左大腿肌肉酸痛，并逐渐加重，7 d后已发展至双下肢肿胀，渐不能行走。发现尿色加深，为葡萄酒色，尿量较前减少约一半。辅助检查：肌酸激酶（CK）4795 U/L，CK-MB 152 U/L。请分析患者病情变化的原因。

1939年，Florey和Chain制备了青霉素，确定其无毒，并于1941年在伦敦成功地治疗了一例葡萄球菌和链球菌混合感染患者，由此开创了抗生素治疗的新纪元。如今，抗菌药物广泛应用于临床，有效地控制了各种感染性疾病，改善了许多严重传染病的预后，明显地降低了死亡率；但同时也带来了因抗菌药物使用不当而引起的各种毒性反应、二重感染、细菌耐药性等诸多问题，尤其是细菌耐药性的产生与蔓延，给治疗带来了严重困难。因此，正确认识目前抗菌药物使用中存在的问题和抗菌药物耐药性发生机制，并掌握抗菌药物应用原则，对科学、规范、合理应用抗菌药物，具有重要的指导意义。本章将主要讨论抗菌药物的一般特点，药动-药效学特征、临床应用的基本原则和细菌耐药性等相关临床药理学问题。因为抗真菌药在很多方面与抗菌药有相通之处，本章内容还包括了抗真菌药。

第一节 抗菌药物常用名词和术语

1. 化疗指数

化疗指数（chemotherapeutic index）是衡量化疗药物临床应用价值的指标。一般可用动物试验的 LD_{50}/ED_{50} 或 LD_5/ED_{95} 表示（ED_{50}、ED_{95} 为治疗感染动物的50%和95%有效量），比值越大，毒性越小，临床价值可能越高。化疗药物必须对病原微生物有高度选择性，即杀灭病原体作用要强，对宿主无毒性或毒性小。

2. 抗菌药

抗菌药（antibacterial drugs）是指对细菌具有抑制和杀灭作用的药物，包括抗生素和人工合成药物。抗生素(antibiotics)是由各种微生物(包括细菌、真菌、放线菌属)产生的、能抑制或杀灭其他微生物的物质。抗生素又分天然和人工半合成,前者由微生物合成,后者是对天然抗生素进行结构改造后获得的半合成产品。

3. 抗菌谱

抗菌谱(antibacterial spectrum)是指抗菌药物的抗菌范围。广谱抗菌药对多种病原微生物有效,如四环素、氯霉素、氟喹诺酮类、广谱青霉素和广谱头孢菌素等。窄谱抗菌药的抗菌范围较小,如异烟肼只对结核分枝杆菌有效。

4. 抑菌药

抑菌药(bacteriostatic drugs)是指能抑制细菌生长繁殖,但无杀灭细菌作用的药物。

5. 杀菌药

杀菌药(bactericidal drugs)不仅能抑制细菌生长繁殖,还能杀灭细菌。如青霉素类、头孢菌素类、氨基苷类都属于杀菌药。

6. 最低抑菌浓度

最低抑菌浓度(minimum inhibitory concentration,MIC)是指在特定环境下孵育 24 h,可明显抑制某种微生物增长的最低药物浓度,用于定量测定体外抗菌活性。

7. 最低杀菌浓度

最低杀菌浓度(minimum bactericidal concentration,MBC)是指能杀死 99.9%(降低 3 个数量级)某种微生物所需的最低药物浓度。有些药物的 MBC 与其 MIC 非常接近,如氨基苷类;有些药物的 MBC 比 MIC 大,如 β-内酰胺类。如受试药物对供试微生物的 MBC ≥ 32 倍的 MIC,可判定该微生物对受试药物产生了耐药性。

8. 抗生素后效应

抗生素后效应(postantibiotic effect,PAE)是指细菌与抗生素短暂接触,当抗生素浓度下降至低于 MIC 或消失后,细菌生长仍受到持续抑制的效应,通常以时间(h)表示。PAE 是抗生素药效学的一个重要特性,在设计抗生素给药方案和指导临床合理用药方面具有重要意义。

9. 二重感染

正常人的口腔、鼻腔、肠道等处寄生有多种多样的微生物,由于相互竞争而维持相对平衡的共生状态。长期使用广谱抗生素后,敏感菌株的生长受到抑制,不敏感菌株大量在体内繁殖,从而引起新的感染,称为二重感染(superinfections)或菌群交替症。

10. 亚抑菌浓度和 SIC 下的抗生素后效应

亚抑菌浓度(subinhibitory concentration,SIC)及 SIC 下的抗生素后效应(postantibiotic sub-MIC effect,PA-SME)对于分析药物的抗菌特点及药效动力学也有重要作用。例如,传统认为大环内酯类抗生素不具有抗铜绿假单胞菌作用,因其对铜绿假单胞菌的平均 MIC 值高达 $50\sim550$ $\mu g/ml$,但最新研究发现,亚 MIC 值的克拉霉素可通过影响细菌生物膜的结构和排列,抑制铜绿假单胞菌的蹭行运动;而亚 MIC 值的阿奇霉素可抑制自体诱导分子的产生,阻断铜绿假单胞菌群体感应系统的激活,从而抑制铜绿假单胞菌生物膜的形成。这些均可发挥非核糖体途径的抗菌作用。

第二节　抗菌药物作用机制与分类

需要强调的是,药物并不是唯一起作用的因素,而是结合机体天然的防御功能,共同发挥抗菌作用。细菌维持其生长繁殖，有赖于结构完整和代谢功能正常。抗菌药物主要通过对病原微生物某些特殊靶位的作用，破坏其结构完整性或干扰其正常代谢而发挥作用。

一、根据作用机制分类

根据作用机制不同，抗菌药物可分为：①干扰细菌细胞壁的合成，使细菌不能生长繁殖。②损伤细胞膜，破坏其屏障作用，增加其通透性，影响内环境稳定性。③抑制细菌蛋白质合成，使细菌丧失生长繁殖的物质基础。④影响核酸代谢，阻碍遗传信息的传递。

1. 干扰细菌细胞壁的合成

细胞壁对于细菌的正常生长是必需的，不仅是维持细菌的特征形态所必需，而且能对抗环境中较低的渗透压起保护作用。青霉素类、头孢菌素类、碳青霉烯类、磷霉素、糖肽类、达托霉素等均通过抑制细菌细胞壁合成而发挥杀菌作用。青霉素类与头孢菌素类化学结构相似，均属 β-内酰胺类抗生素，其作用原理之一是能够与青霉素结合蛋白（penicillin binding proteins, PBPs）结合，抑制转肽作用，阻碍黏肽的交叉联结，致使细菌细胞壁缺损，丧失渗透屏障作用。由于菌体高渗透压作用，水分不断内渗，使细菌肿胀、变形、破损而死亡。磷霉素、糖肽类、达托霉素等作用于细胞壁合成的早期阶段。棘白菌素类抗真菌药能抑制许多丝状真菌和酵母菌细胞壁的一种基本成分——β-1,3-D-葡萄糖的合成，从而发挥抗真菌作用。

2. 增加细胞膜的通透性

抗菌药物通过多种方式使菌体细胞膜受损。氨基苷类通过离子吸附作用；多烯类抗真菌药（两性霉素 B、制霉菌素）选择性地与真菌细胞膜中的麦角固醇结合，形成孔道；唑类抗真菌药（氟康唑、伏立康唑等）抑制真菌细胞色素 P_{450} 依赖性的 14α-去甲基酶，使 14α-甲基固醇堆积，细胞膜麦角固醇不能合成；多黏菌素类能选择性地与细菌细胞膜中的磷脂结合。细胞膜受损后通透性增加，菌体内的物质外漏，导致细胞死亡。这类药物均为杀菌药。

3. 抑制细菌蛋白质合成

细菌的核糖体为 70S，由 30S 和 50S 亚基组成。大环内酯类、氯霉素、林可霉素、利奈唑胺等抗生素作用于细菌核糖体的 50S 亚基，对细菌蛋白质合成产生可逆性抑制作用。四环素类、氨基苷类和甘氨酰环素类的作用靶点在 30S 亚基，可阻止氨基酰 tRNA 与 30S 亚基的 A 位结合。庆大霉素、链霉素、卡那霉素和新霉素等氨基苷类与核糖体 30S 亚基的 P_{10} 蛋白形成不可逆结合，导致核糖体上 A 区歪曲，引起 tRNA 在翻译 mRNA 密码时出现错译，合成不正常也无功能的肽链；氨基苷类药物还能抑制 70S 起始复合体的形成，阻碍终止因子与核糖体结合，阻止已合成肽链释放，使核糖体循环受阻。哺乳动物的核糖体为 80S，由 40S 和 60S 亚基组成，故上述药物对敏感菌产生抑菌或杀菌作用时，对宿主无明显毒性。

4. 影响核酸代谢

磺胺类药物和甲氧苄啶分别抑制二氢叶酸合成酶和二氢叶酸还原酶，导致细菌四氢叶酸缺乏，最终影响核蛋白的合成，抑制细菌的生长繁殖。喹诺酮类通过抑制 DNA 回旋酶（gyrase），抑制敏感菌 DNA 复制和 mRNA 的转录，导致细菌死亡。利福平特异性抑制细菌 DNA 依赖的 RNA 多聚酶，阻碍 mRNA 的合成。

二、根据药物来源分类

1. 抗生素

(1)β-内酰胺类抗生素 本类药物是最常用的抗生素。

1) 青霉素类:天然青霉素,有青霉素 G;耐青霉素酶青霉素,有苯唑西林、氯唑西林等;氨基青霉素类,有氨苄西林(ampicillin)、阿莫西林(amoxicillin)、巴氨西林(bacampicillin)、匹安息林(pivampicillin)、依匹西林(epicillin)等;抗假单胞菌青霉素类,有羧苄西林(carbenicillin)、替卡西林(ticarcillin)、磺苄西林(sulbenicillin)、呋苄西林(furbenicillin)、阿洛西林(azlocillin)、美洛西林(mezlocillin)、哌拉西林(piperacillin)等;抗阴性杆菌青霉素类,有美西林(mecillinam)和替莫西林(temocillin)。

青霉素 G 对敏感的致病菌包括革兰阳性球菌和杆菌、革兰阴性球菌、螺旋体有强大的杀菌作用,对宿主无明显毒性;但可引起严重的过敏反应,甚至过敏性休克。半合成青霉素类增加了对 β-内酰胺酶的抵抗;或扩大了抗菌范围,对革兰阴性杆菌及假单胞菌有效。

2) 头孢菌素类:第一代头孢菌素,有头孢噻吩(cefalotin)、头孢噻啶(cefaloridine)、头孢唑啉(cefazolin)、头孢替唑(ceftezole)、头孢乙腈(cefacetrile)、头孢匹林(cefapirin)、头孢拉定(cefradine),口服用品种包括头孢拉定(cefradine)、头孢氨苄(cefalexin)、头孢羟氨苄(cefadroxil)等;

第二代头孢菌素,有头孢孟多(cefamandole)、头孢呋新(cefuroxime)、头孢替安(cefotiam)、头孢替坦(cefotan)、头孢尼西(cefonicid)等;

第三代头孢菌素,有头孢噻肟(cefotaxime)、头孢曲松(ceftriaxone)、头孢他啶(ceftazidime)、头孢哌酮(cefoperazone)、头孢唑肟(ceftizoxime)、头孢甲肟(cefmenoxime)、头孢匹胺(cefpiramide)、头孢咪唑(cefpimizole)等,其口服品种包括头孢克肟(cefixime)、头孢布烯(ceftibuten)、头孢泊肟(cefpodoxime)、头孢地尼(cefdinir)等;

第三代头孢菌素类的作用特点为:①对革兰阴性杆菌抗菌作用强,明显超过第一代和第二代。②对革兰阴性杆菌产生的广谱 β-内酰胺酶高度稳定。③抗菌谱增宽,对铜绿假单胞菌和厌氧菌有不同程度的抗菌作用。抗铜绿假单胞菌作用强度依次为:头孢他啶 > 头孢哌酮和头孢匹胺 > 其他第三代头孢菌素以及拉氧头孢。④组织穿透性强,体内分布广,可在各组织、体腔、体液中达到有效浓度。⑤对革兰阳性球菌抗菌作用不如第一代和部分第二代头孢菌素。⑥对肾脏基本无毒性。

第四代头孢菌素,有头孢匹罗(cefpirome)、头孢吡肟(cefepime)、头孢唑兰(cefozopran)和头孢噻利(cefoselis)等。

第四代头孢菌素的特点是:①对青霉素结合蛋白有高度亲和力。②可通过革兰阴性菌外膜孔道迅速扩散到细胞周质并维持高浓度。③具有较低的 β-内酰胺酶亲和性和诱导性,对染色体介导和部分质粒介导的 β-内酰胺酶稳定。因而,对革兰阴性菌特别是产 Ⅰ 型 β-内酰胺酶的革兰阴性杆菌如肠杆菌属杆菌、沙雷菌属、摩根杆菌、铜绿假单胞菌均有较强的抗菌作用,另外对革兰阳性菌、厌氧菌也具有抗菌活性。对肠杆菌的作用超过头孢他定等第三代头孢菌素,对铜绿假单胞菌的作用与头孢他定相似或稍差。

头孢菌素类药物因含有 N-甲基四氮唑侧链,可导致凝血酶原缺乏、血小板减少和功能障碍而引起出血,并可出现双硫仑反应(戒酒硫样反应)。因此,头孢菌素类药物服药期间严禁饮酒,严禁食用含酒精的药物或食物。此外,拉氧头孢、头孢西丁、甲硝唑、呋喃唑酮等药物也可引起双硫仑反应。

3)碳青霉烯类:其结构与青霉素类的青霉环相似,不同之处在于噻唑环上的硫原子为碳所替代,且 C2 与 C3 之间存在不饱和双键;6 位羟乙基侧链为反式构象。这个构型特殊的基团,使该类化合物与通常青霉烯的顺式构象显著不同,具有超广谱的、极强的抗菌活性,以及对 β-内酰胺酶高度的稳定性。碳青霉烯类对质粒介导的超广谱 β-内酰胺酶(extended-spectrum β-lactamases,ESBLs)、染色体及质粒介导的头孢菌素酶(AmpC 酶)均具有高度稳定性。但可被金属 β-内酰胺酶水解灭活,造成碳青霉烯类抗生素耐药。

由于此类药物抗菌谱最广,抗菌活性最强,对需氧、厌氧菌,特别是对多重耐药革兰阴性杆菌,如 ESBLs 均有很强的抗菌活性。该类药物临床适应证广,使用量和耐药量同步上升。因此,目前临床严格掌握碳青霉烯类的临床适应证为如下 3 个:①多重耐药但对本类药物敏感的需氧革兰阴性杆菌所致严重感染;②脆弱拟杆菌等厌氧菌与需氧菌混合感染的重症患者;③病原菌尚未查明的严重免疫缺陷患者感染的经验治疗。除厄他培南可用于直结肠择期手术预防用药,其他均无预防用药。

目前我国上市的碳青霉烯类有 5 个:亚胺培南(imipenem)、美罗培南(meropenem)、帕尼培南(panipenem)、比阿培南(biapenem)、厄他培南(ertapenem)。亚胺培南对革兰阳性菌的抗菌活性相对较强,而美罗培南对革兰阳性菌效力较差;美罗培南抗阴性菌活性最强,其抗阴性菌的活性是亚胺培南的 2~16 倍;对铜绿假单胞菌活性也以美罗培南为最强,是亚胺培南的 4 倍。厄他培南抗菌谱相对较窄,对铜绿假单胞菌、不动杆菌等非发酵糖细菌抗菌作用差,但其半衰期长,可一天一次给药。亚胺培南、帕尼培南分别与西司他丁及倍他米隆组成合剂,后两者分别为肾脱氢肽酶抑制剂及近端肾小管有机阴离子输送系统抑制剂,并不起抗菌作用。

碳青霉烯类超剂量使用时可出现神经系统毒性,如头痛、耳鸣、听觉暂时丧失、肌肉痉挛、神经错乱、癫痫等,尤其是肾功能不全伴癫痫者;所以一旦出现震颤、肌肉痉挛或癫痫,应立即减量或停药,其中亚胺培南的中枢不良反应最为常见。同时,碳青霉烯类抗生素可导致皮疹、瘙痒、发热、休克等过敏反应,因此对过敏体质者慎用。

4)青霉烯类:此类抗生素抗菌谱广,抗菌活性强,对需氧菌与厌氧菌有良好的抗菌作用,在 β-内酰胺中是唯一的一类对静止状态细菌亦有作用的抗生素,对 β-内酰胺酶不仅稳定,而且还有抑制作用。对 β-内酰胺酶产酶株也同样具有较高的抗菌活性,对部分产超广谱 β-内酰胺酶细菌亦有良好的抗菌作用,但对绿脓杆菌的活性相对较弱。目前已上市的有法罗培南(faropenem)。法罗培南的青霉烯母核 1 位上的硫取代碳,可以降低与其他 β-内酰胺类抗菌药的免疫原性和免疫交叉反应性,同时导致母核上 5 元环构象改变,更加稳定。C6 上反式羟乙基是碳青霉烯和青霉烯的特征性结构。与青霉素和头孢菌素等不同,它们 C5 和 C6 上的氢原子是顺式构型。构型不同导致了青霉烯和碳青霉烯对 β-内酰胺酶具有显著的普遍稳定性。而二位的四氢呋喃,不仅增强抗菌活性,且增强法罗培南的物理稳定性以及化学稳定性。同时其不带电荷,所以又减少了对中枢神经等的影响。大量临床试验证实,法罗培南对多种系统感染均有效,可以广泛用于临床感染的控制。

5)其他 β-内酰胺类抗生素:头霉素类,如头孢西丁(cefoxitin)等;单环类,如氨曲南(aztreonam)和卡芦莫南(carumonam);氧头孢烯类,如拉氧头孢(latamoxef)和氟氧头孢(flomoxef)。这些药物的抗菌谱与第三代头孢菌素类相似,抗菌活性更强。

6)β-内酰胺酶抑制剂：如克拉维酸（clavulanic acid）、舒巴坦（sulbactam）、他唑巴坦（tazobactam）。本类药物本身没有或只有很弱的抗菌活性，但能抑制多种质粒或染色体介导的β-内酰胺酶，与β-内酰胺类合用，可使其免受酶的破坏，保持其抗菌活性。因此，与β-内酰胺类抗生素组成复方制剂，如阿莫西林＋克拉维酸（奥门汀）、替卡西林＋克拉维酸（泰门汀）、氨苄西林钠＋舒巴坦纳（优立深）、头孢哌酮＋舒巴坦（舒普深）、哌拉西林＋他唑巴坦、舒巴坦＋氨苄西林（舒他西林）等。

（2）大环内酯类及林可霉素类抗生素：以红霉素（erythromycin）、螺旋霉素（spiramycin）、麦迪霉素（midecamycin）、交沙霉素（josamycin）、吉他霉素（kitasamycin）等为代表的大环内酯类抗生素，对金葡菌、链球菌、衣原体、支原体及军团菌等都有抗菌活性，但细菌对红霉素的耐药性日渐增加。不良反应相对较轻，有胃肠道反应、肝损害（以胆汁郁积为主）、耳毒性（大剂量偶尔发生）、心脏毒性（静脉滴注给药速率过快时）等。

新的大环内酯类抗生素，如罗红霉素（roxithromycin）、克拉霉素（clarithromycin）、地红霉素（dirithromycin）、阿奇霉素（azithromycin）及罗他霉素（rokitamycin）等，其抗菌谱与红霉素相似，但增强了对流感嗜血杆菌、厌氧菌、军团菌、支原体、衣原体等的作用；穿透细菌细胞能力强，在菌体内浓度高，从菌体内流出缓慢；不良反应均低于红霉素。

林可霉素（lincomycin，洁霉素）和克林霉素（clindamycin，氯洁霉素）的抗菌谱类似于红霉素（与红霉素有部分交叉耐药性）和苄青霉素（但对耐青霉素葡萄球菌具有抗菌活性），对各类厌氧菌也具有较强的抗菌作用，对红霉素敏感的肠球菌属对林可霉素类耐药。克林霉素的抗菌活性比林可霉素强4～8倍。临床主要用于由敏感的革兰阳性需氧菌和厌氧菌、革兰阴性厌氧菌引起的感染。可引起胃肠道反应，偶可引起假膜性肠炎（用万古霉素治疗）。

（3）氨基苷类抗生素　常用的氨基苷类药物有庆大霉素（gentamicin）、妥布霉素（tobramycin）、阿米卡星（amikacin，丁胺卡那霉素）和奈替米星（netilmicin）。对多种需氧革兰阴性菌，如铜绿假单胞菌、大肠埃希菌等有很强的抗菌作用；对革兰阴性球菌如淋球菌、脑膜炎球菌的作用较差；对多数革兰阳性菌作用较差，但产青霉素酶和不产酶的金葡菌及耐甲氧西林（methicillin）的金葡菌对其均敏感。主要用于治疗由革兰阴性杆菌引起的严重感染，如败血症、尿路感染、胆道感染、呼吸道感染、皮肤黏膜感染及脑膜炎等；治疗肠球菌心内膜炎时应与青霉素合用；治疗革兰阴性杆菌心内膜炎或铜绿假单胞菌感染应与羧苄西林合用。共同的不良反应有肾毒性、耳毒性、神经-肌肉阻滞，部分药物有过敏反应。

（4）多肽类抗生素

1）糖肽类抗生素　包括万古霉素（vancomycin）、去甲万古霉素（norvancomycin）和替考拉宁（teicoplanin）。仅对革兰阳性菌，特别是革兰阳性球菌有强大的杀菌作用，包括敏感葡萄球菌和耐甲氧西林金葡菌、表葡菌及肠球菌；但放线菌的敏感性较差，所有革兰阴性杆菌和分枝杆菌则通常耐药。临床只用于严重的革兰阳性菌感染，特别是耐甲氧西林金葡菌、表葡菌及肠球菌引起的感染。可产生肾损害、耳毒性、过敏反应及静脉炎等；一般不与氨基苷类抗生素合用，对肾功能不全者、老年人、新生儿不宜应用。

2）多黏菌素 B（polymyxin B）和多黏菌素 E（colistin）　仅限于革兰阴性菌，对大肠埃希菌、肠杆菌属、克雷伯菌属及铜绿假单胞菌等具有强大抗菌作用；而所有革兰阳性菌、革兰阴性球菌、变形杆菌、脆弱杆菌及沙雷菌属均对多黏菌素类不敏感。由于作用强、细菌不易产生耐药性，故在各种革兰阴性杆菌对其他抗生素耐药或疗效不佳时仍可选用。肾毒性是最突出的毒性反应;还可导致神经毒性(头晕、面部麻木、周围神经炎、意识混乱、昏迷、共济失调等);大剂量快速静滴可引起神经-肌肉阻滞,导致肌无力和呼吸暂停。

3) 环脂肽类:达托霉素(daptomycin)的抗菌谱活性与万古霉素比较相似,主要是对革兰阳性球菌有很强的抑菌作用,且在体外呈现出对甲氧西林、万古霉素和利奈唑烷等耐药性质的分离菌株具有强力活性,其具有独特的作用模式:干扰细胞膜对氨基酸的转运,从而阻碍细菌细胞壁肽聚糖的生物合成,改变细胞膜的性质,从多方面破坏细菌细胞膜功能,并迅速杀死革兰阳性菌。临床主要用于治疗金黄色葡萄球菌(包括甲氧西林敏感和甲氧西林耐药)导致的伴发右侧感染性心内膜炎的血流感染(菌血症)。达托霉素的组织穿透性弱,可能对深层感染疗效不佳(如心内膜炎、骨感染),即使高剂量也如此(如 6 mg/kg)。此外,肺泡的表面活性剂可灭活达托霉素,故达托霉素的有效肺组织浓度为零,不适用于治疗肺部感染。

(5)四环素类　属广谱抗生素,对常见的几乎所有革兰阳性和阴性需氧菌和厌氧致病菌有抗菌活性,对立克次体、螺旋体、支原体、衣原体及某些原虫等也有效。天然四环素类对大多数常见致病菌感染的疗效已很差,正在逐渐被米诺环素(minocycline)、多西环素(doxycycline)、美他环素(metacycline)等半合成四环素类取代。其中,米诺环素的抗菌活性最强,多西环素其次。不良反应有胃肠道反应、肝肾毒性、对牙齿和骨骼发育的影响、二重感染以及眩晕、耳鸣、共济失调伴恶心、呕吐等前庭功能紊乱等。

(6)甘氨酰环素类　替加环素(glycylcycline)是米诺环素 9 位取代的侧链中含有甘氨酰基的衍生物。体外和体内试验证实替加环素具有广谱抗菌活性,对大多数葡萄球菌和链球菌(包括 MRSA 和 VRE)、厌氧菌和大多数革兰阴性菌(除变形杆菌和铜绿假单胞菌外)具有抗菌活性。目前尚未发现替加环素与其他抗生素存在交叉耐药,且其可以克服限制很多抗生素使用的两种主要耐药机制:外排泵和核糖体保护。其可能作为以下疾病的单一药物治疗手段:革兰阴性和阳性致病菌、厌氧菌、耐甲氧西林金黄色葡萄球菌(MRSA)和甲氧西林敏感金黄色葡萄球菌(MSSA)导致的复杂性腹腔内感染、皮肤和皮肤组织感染。轻中度肝功能不良患者不需调整剂量,重度肝功能不良者慎用。对于肾功能不全进行透析疗法者,本品也不需调整剂量。妊娠妇女和 8 岁以下儿童禁用。替加环素与华法林联用应监测 PT 或 INR 以控制华法林用量。

(7)氯霉素　由于常见病原菌对氯霉素的耐药性增加及其骨髓抑制等严重不良反应,氯霉素在国内外的应用普遍减少。但氯霉素具良好组织体液穿透性,易透过血-脑、血-眼屏障,并对伤寒沙门菌、立克次体等细胞内病原菌有效,仍有一定临床应用价值。氯霉素可用于氨苄西林耐药流感嗜血杆菌、脑膜炎奈瑟菌及肺炎链球菌所致的脑膜炎。青霉素与氯霉素合用可用于需氧菌与厌氧菌混合感染引起的耳源性脑脓肿。成人伤寒沙门菌感染的治疗以氟喹诺酮类为首选,氯霉素仍可用于敏感伤寒沙门菌所致伤寒的治疗。氯霉素对脆弱拟杆菌具较强抗菌活性,可与其他抗菌药物联用于需氧菌与厌氧菌所致的腹腔和盆腔感染,对 Q 热等立克次体感染的疗效与四环素相仿。

(8) 抗结核病及抗真菌抗生素　利福平(rifampicin)及其半合成产品利福定(rifandin)、利福喷丁(rifapentine)对结核杆菌及其他分枝杆菌(麻风杆菌等)有效,在宿主细胞内外均有杀菌作用;对脑膜炎球菌、流感嗜血杆菌、金葡菌、表皮链球菌、肺炎军团菌等也有一定抗菌作用。主要用于治疗肺结核及其他结核病,还可用于耐甲氧西林金葡菌所致的感染。两性霉素 B(amphotericin B)对隐球菌、皮炎芽生菌、孢子丝菌属、念珠菌属及组织胞浆菌属等大多数真菌有抗菌作用,采用缓慢静滴给药治疗敏感真菌引起的深部真菌感染。本品不良反应多且严重,静滴给药时可出现寒战、高热、头痛、恶心及呕吐,还可引起肾毒性、肝毒性、心律失常和静脉炎等。制霉菌素(nystatin)的抗菌特点与两性霉素 B 类似,但抗菌作用弱,毒性更大,仅局部用药治疗口腔、皮肤和阴道念珠菌感染,也可采用口服给药防治消化道念珠菌感染。

2. 合成抗菌药

(1)磺胺类药物　是最早用于抗感染治疗的药物,随着抗生素和喹诺酮类药物的发展,以及耐药菌株的增加,逐渐退居次要地位。但对某些感染性疾病(如流脑、鼠疫、泌尿道感染等)有显著疗效,且使用方便、性质稳定、易于生产,故仍是可供选用的抗感染药。根据临床用途和吸收特点分为:① 口服易吸收,如磺胺甲噁唑(sulfamethoxazole,SMZ)、磺胺嘧啶(sulfadiazine,SD)、磺胺-3-甲氧吡嗪(sulfamethoxypyrazine,SMPZ),用于治疗全身感染;② 口服不易吸收,如柳氮磺胺吡啶(sulfasalazine,SASP),用于治疗肠道感染;③ 局部用磺胺药,如磺胺嘧啶银(silver sulfadiazine)、醋酸磺胺米隆(mafenide acetate)、磺胺醋酰钠(sodium sulfabenzamide,SA-Na),用于治疗眼科及皮肤等局部感染。

甲氧苄啶(trimethoprim,TMP)是一种作用强大的细菌二氢叶酸还原酶抑制剂,抗菌谱与磺胺类相似,通常与 SMZ 和 SD 组成复方制剂,以复方 SMZ-TMP 最为常用。

(2)喹诺酮类药物　此类药物是现在发展最快、应用最广的合成抗菌药,其重要性与抗生素相当。现常用的第三代药物包括诺氟沙星(norfloxacin,氟哌酸)、培氟沙星(pefloxacin)、依诺沙星(enoxacin)、氧氟沙星(ofloxacin)、环丙沙星(ciprofloxacin)、洛美沙星(lomefloxacin)、氟罗沙星(fleroxacin,多氟哌酸)、司帕沙星(sparfloxacin)、左氧氟沙星(levofloxacin)、那氟沙星(nadifloxacin)、妥舒沙星(tosufloxacin)、芦氟沙星(rufloxacin)、氨氟沙星(amifloxacin)等;第四代药物包括帕珠沙星(pazufloxacin)、吉米沙星(gemifloxacin)、加替沙星(gatifloxacin)、巴洛沙星(balofloxacin)、曲伐沙星(trovafloxacin)、莫西沙星(moxifloxacin)、克林沙星(clinafloxacin)、普卢利沙星(prulifloxacin)、西他沙星(sitafloxacin)等。

喹诺酮类具有下列共同特点:①抗菌谱广,尤其对革兰阴性杆菌(包括铜绿假单胞菌)有强大杀菌作用,对金葡菌及产酶金葡菌也有良好的抗菌作用。某些品种对结核杆菌、支原体、衣原体及厌氧菌也有作用。②细菌产生突变耐药的发生率低,无质粒介导的耐药性发生。③口服吸收好,体内分布广,组织体液药物浓度高,可达有效抑菌或杀菌浓度,血浆蛋白结合率低,半衰期相对较长,因而可减少服药次数,使用方便。④不良反应少,耐受良好,可有恶心、呕吐、食欲减退、皮疹、头痛、眩晕,偶有抽搐等精神症状,停药可减轻。由于幼龄动物中出现关节软骨损害,故不应用于青春期前儿童及妊娠妇女。⑤用于治疗敏感病原菌所致泌尿道感染、前列腺炎、淋病和呼吸道、骨、关节、软组织感染。

(3)噁唑烷酮类　利奈唑胺(linezolid)为细菌蛋白质合成抑制剂,作用于细菌 50S 核糖体亚单位,并且最接近作用部位。与其他药物不同,利奈唑胺不影响肽基转移酶活性,只是作用于翻译系统的起始阶段,抑制 mRNA 与核糖体连接,阻止 70S 起始复合物的形成,从而抑制了细菌蛋白质的合成。利奈唑胺的作用部位和方式独特,因此在具有本质性或获得性耐药特征的阳性细菌中,都不易与其他抑制蛋白质合成的抗菌药发生交叉耐药,在体外也不易诱导细菌耐药性的产生。其对甲氧西林敏感或耐药葡萄球菌、万古霉素敏感或耐药肠球菌、青霉素敏感或耐药肺炎链球菌敏感均显示了良好的抗菌作用,对厌氧菌亦具抗菌活性。2000 年,利奈唑胺获得美国 FDA 批准,用于治疗革兰阳性球菌引起的感染,包括由 MRSA 引起的疑似或确诊院内获得性肺炎(HAP)、社区获得性肺炎(CAP)、复杂性皮肤或皮肤软组织感染(SSTI)以及耐万古霉素肠球菌(VRE)感染。其最常见的不良事件为腹泻、头痛和恶心。上市后见于报道的不良反应有骨髓抑制(包括贫血、白细胞减少和血小板减少)、周围神经病和视神经病(有的进展至失明)、乳酸性酸中毒,其中以血小板降低较为常见。

(4)硝基咪唑类药物　甲硝唑(metronidazole,灭滴灵)对革兰阴性和阳性厌氧菌均有抗菌作用,尤其对革兰阴性厌氧菌,包括脆弱类杆菌及其他类杆菌属、梭杆菌属、梭状芽孢杆菌属,对产气荚膜杆菌及艰难杆菌亦敏感。抗厌氧菌作用机制是其硝基被厌氧菌还原后,产生细胞毒性物质,抑制 DNA 合成,导致敏感菌死亡。放线菌属、乳酸杆菌属、丙酸杆菌对本品多耐药;除阴道加德纳菌(嗜血菌)及幽门螺杆菌对本品敏感外,对其余多数需氧菌均无效。本品对溶组织阿米巴、兰氏贾第鞭毛虫及阴道毛滴虫非常有效,这是由于抑制其氧化还原反应,使原虫氮链发生断裂。同类药物还有甲硝磺酰咪唑(tinidazole,替硝唑)。

(5)异烟肼等合成抗结核病药物　异烟肼(isoniazid)属第一线抗结核病药,对结核杆菌有高度选择性抗菌作用。对静止期结核杆菌有抑菌作用,对繁殖期结核杆菌有杀菌作用,单用易产生耐药性。其作用可能与抑制结核杆菌细胞壁特有的分枝菌酸合成有关,因此,该药对其他细菌无作用。用于抗结核病的药物还有乙胺丁醇(ethambutol)、吡嗪酰胺(pyrazinamide)、对氨水杨酸钠(sodium para-aminosalicylate)等。

(6)硝基呋喃类药物　本类药物抗菌谱广,细菌对其不易产生耐药性;口服吸收后被迅速破坏,部分以原形经尿排出,血药浓度低,不适合用于全身感染治疗,主要用于泌尿道(呋喃妥因)和肠道感染(呋喃唑酮)的治疗。

3. 抗真菌药

(1)唑类抗真菌药　咪类衍生物是目前抗真菌感染的主要药物,对深部真菌和浅表真菌均有作用,其中氟康唑(fluconazole)、伏立康唑(voriconazole)、伊曲康唑(itraconazole)、泊沙康唑(posaconazole)、咪康唑(miconazole)、酮康唑(ketoconazole)均可用于治疗深部真菌感染,咪康唑及克霉唑(clotrimazole)外用制剂则用于治疗皮肤黏膜真菌感染。唑类抗真菌药可抑制真菌细胞 P_{450} 介导的 14α-甾醇去甲基作用,阻断麦角甾醇的生物合成,但其对人细胞色素 P_{450} 同工酶 CYP3A4 也有一定抑制作用,其中伏立康唑对 3A4、2C9、2C19 均有抑制作用,因此存在较多的药物相互作用。

(2)棘白菌素类　包括卡泊芬净(caspofungin)、米卡芬净(micafungin)和阿尼芬净(anidulafungin),是一类全新的抗真菌药,通过非竞争性抑制 β-1,3-葡聚糖合成酶,干扰真菌细胞壁 β-1,3-葡萄糖的合成,导致真菌细胞壁渗透性改变,细胞溶解而死亡。由于人类细胞不含有细胞壁,而真菌细胞有细胞壁,棘白菌素类抗真菌药物可直接作用于真菌细胞壁成分,所以该类药对人体的毒性较低,是迄今为止安全性最高的一类抗真菌药物。棘白菌素类药物的分子量比较大,口服生物利用度低,故此类药物均不能口服给药,多采用静脉注射给药。另外,棘白菌素类与其他药物相互作用少,其主要在肝代谢,可引起肝功能的异常,几乎不影响肾功能。

(3)多烯类　两性霉素 B 用于治疗真菌系统性感染,由于本身毒性较大,所以在临床中只能限制剂量(最高用量每日不超过 1 mg/kg)。将两性霉素制成脂质体剂型,由于脂质体包封了药物,减轻了对人体细胞的毒性,因此药物用量可以加大(如 5 mg/kg),加强疗效。

(4)氟胞嘧啶　氟胞嘧啶(fluorocytosine)对隐球菌、念珠菌、着色真菌有效,单药使用易产生耐药性,与两性霉素 B 联用可发挥协同作用。

(5)烯丙胺类　如特比萘芬(terbinafine)是一种新型的、口服或局部用的广谱抗真菌剂,抑制真菌细胞麦角甾醇合成过程中的鲨烯环氧化酶,并使鲨烯在细胞中蓄积而起杀菌作用。人体细胞对本品的敏感性为真菌的万分之一。对皮肤真菌有杀菌作用,对白色念珠菌则起抑菌作用。适用于浅表真菌引起的皮肤、指甲感染,如毛癣菌、狗小孢子菌、絮状表皮癣菌等引起的体癣、股癣、足癣、甲癣以及皮肤白色念珠菌感染。

第三节　影响抗菌药物作用的因素

抗菌药物可抑制或杀灭病原体而发挥治疗作用,又可影响机体而出现不良反应;药物在机体内吸收、分布、代谢和排泄都会影响其作用;人体防御机制对病原体有一定的抵抗力,病原体可引起疾病,亦可对药物产生耐药性,存在着错综复杂的关系。抗菌药的目的在于抑制或杀灭病原体,直接或间接预防和治疗感染性疾病。在病原体致病及抗菌药治疗过程中,人体的反应性、免疫状态和防御功能也起非常重要甚至主导的作用。在药物作用之后,最后消灭病原体并使机体康复,还是需要靠人体的调整作用。例如,在粒细胞缺乏情况下,抗菌药物往往难以奏效。一种药物在体外对致病菌具有很好的抗菌活性,并不一定在体内就有好的疗效。抗菌药物治疗时必须考虑机体、病原体和药物三者之间的相互关系。

一、药物的体内过程

1. 药物吸收

口服和肌注给药均存在吸收过程,口服给药一般在 $1 \sim 2$ h 后,肌注给药一般在 $0.5 \sim 1$ h 后,药物吸收入血达到最大浓度(C_{max})。不同抗菌药的吸收程度和速率各不相同。许多药物口服给药时吸收不完全,不能达到有效血药浓度;也有不少药物如阿莫西林、头孢氨苄、头孢拉定、利福平、复方新诺明,以及氟喹诺酮类的大多数品种如氧氟沙星、左氧氟沙星等,口服吸收迅速而完全,生物利用度较高。在治疗病情轻重程度不同的各类感染时,需考虑口服或静脉给药可能达到血药浓度的高低,以及不同口服药物在吸收方面的差异。治疗轻、中度感染时,可选用病原菌敏感、口服易吸收的抗菌药,毋需肌注或静脉给药;而治疗危重感染时,则宜采用静脉滴注或静脉注射给药,避免口服或肌注给药,以免因不能达到有效血药浓度而影响疗效。

2. 药物分布

药物吸收进入血液循环后,迅速分布至全身各组织和体液中,并达到感染部位。一般而言,血供丰富的组织如肝、肾、肺组织中药物浓度较高,而在血供差的部位如脑、骨、前列腺等组织中则浓度较低。

药物吸收后向感染组织的分布,受血药浓度、分子大小、血浆蛋白结合、脂溶性、组织结合、炎症、主动转运机制及排泄途径等多种因素的影响。这些因素中最重要的是蛋白质(血浆与组织)结合对抗菌药生物活性的影响。只有游离的药物才有抗菌活性,因此蛋白质结合程度可影响抗菌活性。抗菌药与蛋白质结合还影响药物的组织分布、穿透入感染组织和经过肾小球过滤而排泄等。炎症能增加感染部位血流和毛细血管通透性,可在一定程度上抵消药物与蛋白质结合的影响。临床上广泛使用的多种抗菌药,在治疗剂量时能克服上述蛋白质结合的消极影响,使组织、浆膜腔及体液超过有效抑菌浓度(表 19-1)。但是,若干特殊情况要求抗菌药物具有良好的组织穿透力。

表 19-1　抗菌药物口服或注射给药在不同部位的浓度

部位	高浓度	中等浓度	低浓度
脑脊液*	氯霉素、磺胺类、利福平、异烟肼、5-氟胞嘧啶	青霉素、四环素、乙胺丁醇、对氨基水杨酸、甲氧苄啶、氟康唑、伏立康唑	头孢菌素类、氨基苷类抗生素、两性霉性 B、多黏菌素、万古霉素、棘白菌素类、达托霉素
胆汁**	青霉素、头孢菌素类、红霉素、四环素、林可霉素、利福平、替加环素		氨基苷类抗生素、氯霉素、多黏菌素、万古霉素、达托霉素
尿**	青霉素类、头孢菌素类、氨基苷类抗生素、多黏菌素、万古霉素、四环素类、磺胺类、呋喃妥因、诺氟沙星等氟喹诺酮类、甲氧苄啶、乙胺丁醇、对氨基水杨酸、氟康唑	异烟肼、利福平、米诺环素、多西环素、氯霉素、林可霉素	两性霉性 B、达托霉素

　*高浓度为脑膜炎症时脑脊液中浓度≥血药浓度的 50%；中等浓度约为血药浓度的 10%～20%；低浓度则低于血药浓度的 10%。**尿、胆汁高浓度常明显高于血药浓度，中等浓度相当于血药浓度，低浓度为低于血药浓度。

　　多数药物不易达到骨、前列腺、脑脊液等组织，但某些药物仍可达到有效药物浓度，其分布特点如下：

　　(1)骨组织　克林霉素、林可霉素、磷霉素、氟喹诺酮类的大多数品种，骨组织中药物浓度可达血药浓度的 0.3～2 倍，达到杀菌浓度；而大多数抗菌药的骨浓度均很低。因此，在治疗骨感染时，宜选用病原菌敏感、骨浓度高的上述抗菌药。

　　(2)前列腺　氟喹诺酮类、红霉素、SMZ、TMP、四环素等在前列腺液和组织中大多可达有效浓度，治疗前列腺炎可根据感染病原菌的种类选用上述药物。

　　(3)脑脊液　大多数抗菌药穿透血-脑屏障的能力差，脑脊液中药物浓度低。但有些药物对血-脑屏障穿透性好，在脑膜炎症时脑脊液中药物浓度可达血药浓度的 50%～100%，如氯霉素、磺胺嘧啶、异烟肼、氟胞嘧啶、甲硝唑等在脑膜有炎症或无炎症时脑脊液中均可达到有效杀菌或抑菌浓度。苯唑西林、红霉素、林可霉素、庆大霉素、妥布霉素、酮康唑、两性霉素 B 等对血-脑屏障的穿透性较差，无论有无脑膜炎症，脑脊液中药物浓度均不能达到抑菌浓度。青霉素类、头孢菌素类等药物在脑膜有炎症时，其血-脑屏障通透性增加，脑脊液中药物浓度可达抑菌或杀菌水平。在治疗化脓性脑膜炎时，应根据病原菌种类选用在脑脊液中可达有效浓度的药物；某些药物的血-脑屏障穿透性差，如病情需要除全身给药外，亦可同时鞘内给药，如两性霉素 B、妥布霉素等，若脑脊液中可达有效浓度则不需鞘内给药。

　　(4)浆膜腔和关节腔　大多数抗菌药全身应用后，可分布至各体腔及关节腔中，局部浓度可达血药浓度的 50%～100%，因此，除包裹性积液或厚壁脓腔外，一般不需腔内注入药物。

　　(5)胎儿循环　抗菌药可穿透血胎屏障，自母体进入胎儿体内。透过胎盘较多的药物有氯霉素、四环素、磺胺类、TMP、呋喃妥因、氧氟沙星等，此类药物胎儿与母体血药浓度之比可达 50%～100%；庆大霉素、卡那霉素、链霉素、红霉素等比值在 30%～50% 之间；头孢菌素类、多黏菌素类、苯唑西林、克林霉素等约为 10%～15% 或更低。妊娠期间应用氨基苷类时，药物可经母体进入胎儿体内，损害第 8 对脑神经，导致先天性耳聋。四环素类可致乳齿及骨骼发育受损。因此，妊娠期间应避免应用有损于胎儿的抗菌药，尤其是对血胎屏障通透性高的药物。氟喹诺酮类在体内分布广泛，有一定量会自母体进入胎儿体内，曾发现这类药物引起幼年动物软骨损害，且作用机制为抑制蛋白合成过程中的 DNA 回旋酶，所以，氟喹诺酮类不宜在妊娠期使用。

3. 药物代谢

许多非脂溶性抗菌药物（如氨基苷类）在体内不被代谢，以活性原形药经尿排出。而脂溶性高的有机药物需在肝经代谢转化为水溶性代谢产物，易于排出。药物在肝的代谢包括氧化、还原、水解与结合，肝功能不全时易致药物中毒。例如，新生儿与早产儿肝内某些酶系统（如葡萄糖醛酸转移酶）发育不全，葡萄糖醛酸结合力较差，使用氯霉素有引起"灰婴综合征"的可能。给予多西环素或利福平的同时，服用药酶诱导剂（如苯巴比妥）可降低抗菌药浓度。由于遗传因素，人体对异烟肼的代谢有快、慢代谢型之分，当给予相等剂量的异烟肼时，快代谢型患者血中原形药物的浓度仅为慢代谢型的 $1/5 \sim 1/2$，而尿中乙酰异烟酸则较多；慢代谢型者尿中游离的异烟肼则较多，且易出现神经炎等不良反应。因此，临床用药应根据患者情况给予不同剂量，并参考疗效与毒性反应调整剂量。唑类抗真菌药（如伏立康唑、伊曲康唑、氟康唑、泊沙康唑等）和大环内酯类抗生素（如红霉素、阿奇霉素、克拉霉素等）均为肝药酶 CYP3A4 的抑制剂，与其他 3A4 的底物（如环孢素、胺碘酮、他汀类、华法林、钙离子拮抗药、他克莫司、逆转录酶抑制剂）联用时，可能引起后者血药浓度上升而增加不良反应发生的风险。伏立康唑还能抑制 CYP2C9 和 2C19，药物相互作用较多。

4. 药物排泄

经肾和胆汁排泄是抗菌药重要的排泄途径。许多抗菌药是以原形从尿中排泄，尿药浓度决定于肾小球过滤率、肾小管排泄和重吸收。青霉素类和头孢菌素类的大多数品种、氨基苷类药物等主要经肾排泄，尿药浓度高，可达血药浓度的数十至数百倍，甚至更高；大环内酯类、林可霉素和利福平等虽不是主要经肾排泄，但在尿液中也可达到有效浓度。磺胺类、呋喃妥因和氟喹诺酮类等化学合成药物，也可在尿液中达到较高浓度。脂溶性药物能通过肾小管细胞重吸收，尿液 pH 会影响重吸收过程，弱酸性药物如大多数磺胺类药物在碱性尿中溶解度大，容易排泄，因此，应用磺胺类药物时应早期服用碳酸氢钠以碱化尿液，减少药物产生结晶的副作用并加速排泄。对于未累及肾实质的下尿路感染，多种抗菌药均可应用，应首先选用毒性小、使用方便、价格低廉的磺胺类、呋喃类和氟喹诺酮类；不良反应大的氨基苷类或价格昂贵的头孢菌素类，均非首选药物。

一些抗生素如红霉素等大环内酯类、林可霉素、头孢哌酮、头孢三嗪与利福平等，主要或部分通过胆道系统排泄，并有部分药物经肠道后重新吸收入血，形成肝肠循环，这些药物胆汁浓度均高，可达血药浓度的数倍至数十倍。其他药物如氨基苷类、氨苄青霉素、哌拉西林和四环素等，也可在胆汁中达到一定浓度。上述药物可用于治疗胆道感染。

二、机体因素

1. 机体防御功能

细菌导致宿主致病的能力，受细菌致病力与宿主因素相互作用的影响。干扰细菌寄生、繁殖、侵入或损伤的宿主因素，包括机体非特异防御机制，如正常菌丛、组织趋性、表皮和黏膜的屏障、天然的抗体、细胞因子和其他急性期反应物、淋巴细胞的吞噬作用、替代的补体系统等，以及特异防御机制,如抗体、经典途径的补体系统、T淋巴细胞等。非特异反应代表原始的保护机制,不专门针对某种特殊微生物,不涉及免疫记忆;而特异的宿主防御机制涉及特异性杀死微生物或诱导抗体产生的淋巴细胞。特异的抗体与相应的细菌抗原结合,协调经典途径补体系统的作用,最终杀死病原微生物。这些特异的宿主防御机制涉及免疫记忆,对后来宿主暴露于或感染细菌的免疫反应非常重要。宿主防御机制的任何缺陷,都会使宿主易于发生感染。免疫缺陷易患严重感染,应采用杀菌药,必要的联合用药及其他综合措施进行治疗。例如,对铜绿假单胞菌(绿脓杆菌)败血症患者,采用多黏菌素B、头孢他啶或庆大霉素等杀菌药治疗,可获得满意疗效;但对存在粒细胞减少或患白血病的铜绿假单胞菌败血症患者,采用相同剂量的此类药物则不能控制败血症,需要辅以输血(尤其是输入白细胞)及联合用药。针对患者免疫缺陷的类型,可酌情予丙种球蛋白、干扰素、转移因子等。

2. 生理功能

老年人因生理功能减退和组织器官萎缩等原因,易罹患严重细菌性感染,抗菌药不良反应发生率也常高于青年人。因此,应根据老年人的药动学及感染特点拟订给药方案。新生儿的生理、代谢过程与成年人及大龄儿童不同,随着日龄增长而迅速变化,如细胞外液量、蛋白结合率和肾脏发育情况等每日均在变化,这些变化最终会影响抗菌药在体内的药动学和药效学特点。因此,用抗菌药治疗新生儿感染时,需按日龄变化调整剂量和给药间隔时间,如果简单地按成人治疗量机械地推算应用,将导致治疗失败或发生毒性。妊娠期妇女的生理学特点可改变药物体内过程,尤其是分布与消除过程。孕妇血浆容量增多,血浆蛋白量相对减少,在使用常用量时,血药浓度较正常人低。在此期间血流增快,肾血流量、肾小球滤过率和肌酐清除率均增加,使主要经肾清除的抗生素(如庆大霉素等氨基苷类、大多数 β-内酰胺类)的消除加快,血药浓度降低,因而妊娠期间的用药剂量应略高于常量。妊娠期间由于肝负荷增加,对经肝代谢、具有毒性的药物(如静滴四环素、红霉素酯化物)应避免使用。

3. 局部因素

深部隐蔽的脓肿、阻塞性感染病灶(如肺、胆道、尿道等)的血流减少,药物不易透入,即使不断给予抗菌药仍不能有效杀菌。局部脓肿中的吞噬细胞、细胞碎屑、纤维蛋白及蛋白质,易与氨基苷类抗生素、多黏菌素及万古霉素等结合,降低抗菌效果。上述情况须先行切开引流。在脓腔、脑脊液及尿液 pH 很低时,氨基苷类、大环内酯类抗生素的抗菌活性减弱;另一些抗菌药如金霉素、呋喃妥因则相反,在酸性环境中抗菌活性增强。

感染部位存在异物也会减弱抗菌药的疗效。随着临床使用人工修复瓣膜、关节及血管等的日益增加,这类异物在体内往往于其表面形成一层"护膜",使宿主的防御功能不能达到该部位,这样,即使细菌生长繁殖受到大剂量抗菌药的抑制,也不能杀灭病原菌,可导致感染复发甚至治疗失败。许多抗菌药不易透入细胞内,因而对细胞内的细菌如沙门菌、布鲁菌、结核杆菌,甚至金葡菌的感染无效;通常只有高脂溶性的利福平等药物易于透过细胞膜杀死细胞内的细菌。

第四节　细菌的耐药性问题

细菌耐药性反映细菌的适应性选择,是抗菌药治疗不可避免的结果。早在 1941 年使用磺胺类药物时,就已有细菌耐药性的报道,但直到 1989 年首次报道肠球菌对万古霉素出现耐药后,该问题才引起重视。细菌耐药性导致治疗失败,不得不使用昂贵和有毒性的抗菌药,延长了住院时间,大大地增加发病率、死亡率和医疗费用。

一、细菌耐药性的来源

1. 天然耐药

在抗菌药应用治疗过程中,天然敏感的菌株被清除,而天然耐药的菌株则大量繁殖,并"占领"了药物产生的生物学空间。天然耐药由染色体介导,可代代相传,例如,肠道阴性杆菌对青霉素,铜绿假单胞菌对氨苄西林,以及链球菌属对庆大霉素。

2. 自发性突变

这种突变是细菌对链霉素(核蛋白突变)、喹诺酮类(回旋酶基因突变)、利福平(RNA 聚合酶基因突变)耐药的分子基础。突变可能发生在基因编码蛋白质过程,使其结构改变,不再与药物结合。突变也可能发生在负责转运药物的蛋白质、某个调节子或启动子,从而改变靶位、转运蛋白或灭活酶的表达。对抗生素敏感的很多细菌都含有某些相对耐药的突变,这些突变不是与某种药物接触的结果,而是自发的,但反复接触药物提供了选择优势。某些情况下,一次突变可致高度的耐药,如大肠杆菌和金葡菌接触利福平后,只是由于 RNA 聚合酶上一个点突变,使其不能和药物结合。在另一些情况下,耐药突变需经历数个步骤,每一步仅轻度改变敏感性。

3. 耐药基因的转移

耐药基因从一种细菌向另一种细菌的转移,是最常见和最重要的耐药机制。遗传物质可被转移,如质粒介导的耐药。质粒是一种染色体外的 DNA,含有能控制多种不同代谢过程的酶基因,包括形成 β-内酰胺酶(破坏某些青霉素类和头孢菌素类药物)以及能使氨基苷类抗生素失活的酶基因。耐药质粒广泛存在于革兰阳性和阴性细菌中,几乎所有致病菌均可有耐药质粒。耐药质粒在微生物间通过下列方式转移:

(1)转导(transduction) 耐药菌通过噬菌体将耐药基因转移给敏感菌,这种转导方式对于金葡菌间的耐药转移尤其重要,金葡菌产生青霉素酶的特性可通过噬菌体由耐药菌转移给敏感菌,使之对青霉素耐药。金葡菌对红霉素等大环内酯类、四环素、链霉素和氯霉素的耐药性,都通过转导方式传递。除金葡菌外,耐药性的转导现象在其他细菌中发生率很低。由于噬菌体有特异性,所以耐药性的转导现象仅能发生在同种细菌内。

(2)转化(transformation) 耐药菌溶解后释出的 DNA 进入敏感菌,其耐药基因与敏感菌中的同种基因重新组合,使敏感菌变得耐药。这种传递方式基本限于革兰阳性菌,在革兰阴性菌中仅嗜血杆菌属有此种方式的耐药传递。转化过程需有一定的供菌体和受菌体,其发生率在一定范围与耐药菌释出 DNA 的量成正比;由于进入敏感菌的 DNA 量很少,所以很少有两种以上耐药基因同时被传递。

(3)结合(conjugation) 通过菌体间的直接接触,由耐药菌将耐药因子转移给敏感菌。可转移的遗传物质中含有质粒的两个不同基因编码部位,一个编码耐药部分,称耐药决定质粒(resistance-determinant plasmid),如对氨基苷类和氯霉素的耐药决定质粒负责合成药物灭活酶;另一个质粒称为耐药转移因子(resistance transfer factor),含有细菌接合所必需的基因。两个质粒可单独存在,也可接合成一个完整的 R 因子。结合转移的方式主要出现在革兰阴性细菌,特别是肠道细菌中。肠球菌也含大量可转移质粒,参与革兰阳性菌间耐药基因的转移和扩散。通过结合方式转移一次可完成对多种抗生素的耐药性转移;不仅可在同种细菌间,也可在属间不同种细菌中进行,其转移频率介于 $10^{-8}\sim10^{-2}$ 供体菌之间。

(4)易位(translocation)或转座(transposition)　耐药基因可自一个质粒转座到另一个质粒,从质粒到染色体或从染色体到噬菌体等。多重耐药基因及其两侧相连的插入顺序组成转座子,带有上述转座子的耐药质粒可通过插入顺序中碱基顺序的重新组合,使耐药基因扩大,提高细菌对抗生素的耐药水平。由转座传递的耐药性见于对氨苄西林、四环素、甲氧苄啶、链霉素等耐药的细菌。这种转座子及转座方式可使耐药因子增多,是造成多重耐药性的重要原因,并易于传递散播,造成医院内或医院外感染流行。

二、细菌耐药性机制

1. 产生灭活酶

通过产生灭活酶将药物灭活,是细菌产生耐药的重要机制。灭活酶分为水解酶与合成酶两种。β-内酰胺酶能够使青霉素或头孢菌素的 β-内酰胺环水解裂开而灭活。革兰阳性菌产生的青霉素酶能水解青霉素的 6-APA 内酰胺键,但对头孢菌素(7-ACA)的水解作用差。革兰阴性菌如大肠杆菌、变形杆菌以及铜绿假单胞菌的青霉素酶功能同上,但对不同药物敏感性不同,有些半合成青霉素只能对抗阳性菌的酶,而另一些只能对抗阴性菌的酶。还有一种是破坏头孢菌素的 β-内酰胺酶,但较少见。质粒介导的 β-内酰胺酶可分为三类:①广谱酶,水解青霉素和头孢噻啶等,如 TEM-1、TEM-2、SHV-1 和 HMS-1;②苯唑西林酶(oxacillinase),能迅速水解苯唑西林,如 OXA-1、OXA-2 和 OXA-3;③羧苄西林酶(carbenicillinase),能迅速水解羧苄西林,如 PSE-1、PSE-2、PSE-3 和 PSE-4。

随着超广谱抗生素(如第三代头孢菌素)的应用,对它们耐药的阴性杆菌中分离到不少新型 β-内酰胺酶,称为超广谱 β-内酰胺酶(ESBLs)。产 ESBLs 细菌以肠杆菌科细菌最为多见,假单胞菌相对较少,尚未发现革兰阳性菌产 ESBLs。产 ESBLs 的细菌以肠杆菌科中肺炎克雷伯杆菌、大肠埃希菌最常见,其次是阴沟肠杆菌、黏质沙雷菌、弗劳地枸橼酸菌,而沙门菌、志贺菌、变形菌、摩根菌相对少见。已从多种不同肠杆菌科细菌、铜绿假单胞菌以及黄褐二氧化碳嗜纤维菌中分离出 150 余种 ESBLs,在分子水平上可将它们分成 TEM、SHV 型以及其他非 TEM、SHV 型三大类。产 ESBLs 的细菌不仅对广谱 β-内酰胺类耐药,而且某些菌株对氨基苷类、氟喹诺酮类、SMZ/TMP、四环素类、氯霉素等也多重耐药,使得临床选择药物变得极其困难。

β-内酰胺酶的类型、底物广度及耐药程度,均以惊人的速率迅速增长,所以 β-内酰胺酶介导的耐药显得特别重要。除此之外,某些金葡菌、表葡菌、D 组链球菌和革兰阴性杆菌可产生氯霉素乙酰基转移酶,形成对氯霉素的耐药。对氨基苷类耐药的革兰阴性菌,能产生氨基苷类钝化酶,包括乙酰化酶、磷酰化酶和核苷酰化酶。

2. 改变靶位结构

主要包括以下途径:① 改变靶蛋白,使其与抗生素的亲和力降低;② 增加靶蛋白的数量,在药物存在的同时仍有足够量的靶蛋白可以维持微生物的正常形态和功能;③ 新合成敏感菌所没有的、功能正常的、与抗生素亲和力低的靶蛋白。

3. 改变细菌外膜通透性

青霉素对革兰阴性杆菌无抗菌作用,因它不能透过细菌外膜所致。近年证实,抗生素透入细菌外膜有亲水性的非特异性通道蛋白，大肠杆菌 K-12 有两个通道蛋白，即 Omp F 和 Omp C。Omp F 是 β-内酰胺类、四环素类、喹诺酮类和氯霉素等药物通过外膜，到达靶部位的大门，Omp F 的含量减少或丢失，会导致上述药物透入减少，产生对这些药物的多重耐药。

4. 外排作用

大肠杆菌、金葡菌、表葡菌、铜绿假单胞菌和空肠弯曲杆菌等均有主动外排系统（active efflux system），可将药物自胞内排至胞外，使药物达到作用靶位的量明显减少，不足以发挥抗菌作用。主动外排系统引起耐药的抗菌药有四环素类、氟喹诺酮类、大环内酯类、氯霉素和 β-内酰胺类等。主动外排系统可分为不同的家族：MF(major facillitator)家族、RND(resistance-modulation-division) 家族、SMR (staphylococcal multidrug resistance) 家族、ABC (ATP-binding cassette)家族等。

外排系统由 3 种蛋白组成，即运输子、外膜蛋白和附加蛋白，三者缺一不可，故也称为三联外排系统(tripartite efflux system)。运输子位于细胞膜，在系统中起泵的作用。细菌外排系统中的运输子主要来自 MF 和 RND 家族。属于 MF 家族的运输子有 Qac A、Emr B、Acr Ⅱ 和 Nor A 等；属于 RND 家族的运输子有 Mex B、Mex D、Mex F 和 Mex Y 等。外膜蛋白类似于孔蛋白，位于外膜（阴性菌）或细胞壁（阳性菌），是药物被泵出细胞的外膜通道，如在铜绿假单胞菌已鉴别出 Opr K、Opr M、Opr J、Opr N 等。附加蛋白位于运输子和外膜蛋白之间，起桥梁作用，已知的有 Emr A、Acr A、Env C、Mex A、Mex C、Mex X、Hly D、Lkt D 及 Cva A 等。

三、细菌耐药性与抗菌药滥用

细菌耐药性的广泛流行，很大程度上由于人类长期以来大量使用，尤其是不合理使用和滥用抗菌药。抗菌药滥用表现在两个方面，即人类疾病预防和治疗以及农牧业中的滥用。临床滥用抗菌药，表现为：①在无明确适应证时使用抗菌药（如治疗病毒感染性疾病和无明显指征的预防性用药）；②在用药剂量和疗程方面，未遵循"最小有效剂量、最短必需疗程"的原则；③无菌手术后长期大剂量使用抗菌药，不仅造成浪费，而且极易诱导耐药致病菌株形成；④不按有效、价廉的原则选用基本抗菌药物，而首选价格高昂的新药、进口药；⑤不首选对致病菌有效的窄谱抗生素而选用各种广谱抗菌药，甚至多药联用等。出现以上情况的主要原因包括，医生在有关感染性疾病和使用抗菌药治疗方面，培训不够或缺少教育，凭经验选择适宜抗菌药存在困难，治疗时对细菌学信息掌握不够，惧怕诉讼而宁可使用广谱药物；另外，也存在患者主动要求使用抗菌药的情况。抗菌药在农牧业中的滥用亦十分普遍。据统计，美国所生产的抗菌药用于人类疾病治疗和用于农牧业各占 50%。在农牧业领域中 20% 用于兽医治疗用药，80% 则为预防用药和促动物生长用药，估计其滥用比例高达 40%～80%。

四、细菌耐药性的预防和控制

1. 慎用抗菌药，减小选择药物的压力

滥用和不合理使用抗菌药会杀死敏感细菌而促使耐药细菌的繁殖，导致出现耐药，为临床选择抗菌药带来巨大的压力。美国大约 55% 的抗菌药处方（总价值为 7.26 亿美元）可被判定为不合理使用，因为感染可能并不起源于细菌。为了减小耐药性的形成，强调仅在必需时使用抗菌药，而且应首选对致病菌作用强的药物。抗菌药在农牧业的不合理使用也导致细菌耐药，耐药细菌可通过食物供应传播到人类，会导致严重的临床后果。提倡在动物中慎用抗菌药，以减少耐药菌株在动物中的流行,以及耐药菌株通过食物链向人类的传播。

2. 遵循临床用药指南使用抗菌药

西方国家很早就已制订出抗菌药使用的临床指南,如《澳大利亚抗生素治疗指南》已发行到第 10 版。我国卫生部于 2004 年首次颁布了《抗菌药物临床应用指导原则》,对提高我国感染性疾病的抗菌治疗水平,减缓细菌耐药性的发展,降低医药费用起到了重要作用。

3. 加强医院处方管理

限制某种或某类抗菌药的使用,可减少耐药的发生,保护这些药物的有效作用。例如,万古霉素静脉滴注给药治疗耐甲氧西林金葡菌(MRSA)感染,会导致药物在胃肠道的低浓度暴露,促使耐万古霉素肠球菌(VRE)的出现;头孢菌素类治疗肠球菌感染通常无效,还会导致VRE 的繁殖;对厌氧菌有活性的抗菌药,也会增加肠道 VRE 的繁殖。限制使用头孢菌素,可减少对头孢菌素耐药的肺炎克雷伯杆菌和其他产超广谱 β-内酰胺酶细菌的繁殖及其严重感染。但增加使用替代的抗菌药,也可能会产生意想不到的后果。例如,耐亚胺培南铜绿假单胞菌感染率的增加,源于使用亚胺培南替代头孢菌素控制院内克雷伯杆菌对头孢菌素耐药的流行。

4. 根据药动-药效学特征制订给药方案

抗菌药可以分为时间依赖型和浓度依赖型两类。所有抗菌药的疗效都有赖于药物在感染部位产生足够的浓度,如果药物向某些部位(如中枢神经)的穿透存在问题,则必然影响药物对该部位细菌的杀灭作用。在多数情况下,抗菌药浓度至少达到对作用细菌的 MIC 水平,才能杀死或抑制感染细菌生长。①对于时间依赖型抗菌药如 β-内酰胺类,其疗效与高于感染细菌MIC 的血浆游离药物浓度维持的时间相关,血浆浓度高于 MIC 的时间必须维持于 40%～50% 的给药间隔。有效药物浓度维持时间太短,可能导致耐药和治疗失败。因此,这类药物最好是高效、长效的药物,短效药物需要每日多次给药,或通过持续静脉滴注,在整个给药间隔时间的 40%～50% 都能维持药物浓度高于 MIC,可保证治疗成功;但药物浓度高于 MIC 4 倍以上时,即使再增加药物剂量,也不会继续增加药物疗效,反而会增加不良反应和出现耐药。②浓度依赖型抗菌药,如氟喹诺酮类和氨基苷类药物等,其疗效与峰浓度(C_{max})/MIC 比值以及 24 h 药-时曲线下面积(AUC)/MIC 比值(即 AUIC)有关。在革兰阴性菌感染的患者,要求C_{max}/MIC 达到 8～12,AUIC 值> 100～125(有建议必要时可到 250),方可保证临床和细菌学治愈。在 AUIC 值低于 100 时,革兰阴性菌对抗菌药保持敏感的可能性,随治疗持续时间的延长而逐渐降低。预防氟喹诺酮类耐药,要求给药方案能够达到足够的 AUIC 值,可根据细菌的体外 MIC 资料、药品说明书或药动学研究中获得的 24 h AUC 值来估算。

5. 加强细菌耐药性监测

需要对抗菌药敏感性进行常规监测,及时了解耐药性的发生和流行情况。抗菌药敏感性的改变可反映抗菌药滥用,提示需要加强感染控制。经常进行监测,可在耐药菌株变得失去控制前,保证这些问题能得到重视。可在一个地区、一个国家或全球范围内开展监测工作。监测抗菌药耐药的比率,可帮助临床医生选择适宜的药物进行治疗;但需要注意,抗菌药敏感性改变与临床结果(如发病率和死亡率),并不总是直接相关。例如,肺炎链球菌的临床菌株对青霉素和某些广谱头孢菌素的 MIC 测定结果,在过去几年中一直在增加;可是,由肺炎链球菌引起的非脑膜感染患者临床治疗失败、发病率和死亡率,并未发现有增加。这些结果提示,美国国家临床实验室标准委员会(NCCLS)有关头孢三嗪和头孢噻肟用于肺炎链球菌非脑膜菌株敏感、中等敏感和耐药菌株的 MIC 参考值需要改变,分别从 0.5、1 和 2 $\mu g/ml$ 增加到 1、2 和 4 $\mu g/ml$。药动学和药效学原则以及来自文献的临床资料都支持 NCCLS 标准的改变。根据这些改变的结果,非脑膜肺炎链球菌感染患者可用较大剂量广谱头孢菌素进行有效治疗。这样就可防止其他类别抗菌药,包括氟喹诺酮类和万古霉素的滥用,有助于减少细菌对这些药物的耐药性。

6. 采取感染控制措施

以下情况都可能导致耐药细菌的传播:将感染患者从医院的一个病区转移到另一病区;临时中断为患者替换敷料而去做其他事情;医务人员在为患者做直接治疗时,接触患者之前和之后没有洗手。采取一些必要的控制措施,可减少耐药细菌的传播,如强化医务人员洗手、隔离感染的患者等措施,已证明能减少耐药细菌感染率。必须强调,严格洗手措施以防止由直接治疗患者的医务人员和处理无菌物品的其他人员(如配制静脉混合物和其他无菌产品的药房人员)引起的感染传播。采取感染控制措施和相关程序,有助于预防和控制由耐药细菌所致感染的暴发。

7. 接种疫苗

美国疾病预防控制中心(CDC)建议接种流感和肺炎球菌疫苗,避免高危患者发生相关感染。美国儿科学会建议婴幼儿接种疫苗,以预防肺炎链球菌引起的感染,如中耳炎。为这两类患者适当接种疫苗,可大大减少疾病(肺炎球菌肺炎)发病,减少对抗菌药的需求和可能出现的耐药情况。尽管抗菌药并不用于治疗流感,但感染流感后通常会出现细菌性肺炎。因此,接种流感疫苗可以间接减少抗菌药使用。

8. 实施抗菌药使用轮换制度

限制在一家医疗单位使用某种或某类抗菌药,在细菌对这种药物出现耐药以前换用另外一种或一类药物,可减少耐药细菌的出现。但这种措施可能使医疗单位的耐药问题,从一种细菌转移到另一种细菌,轮换使用抗菌药或不同类别的抗菌药的措施,目前仍然存在争议。需要对照临床试验来确定药物使用的顺序和时间。

第五节　抗菌药物临床应用的基本原则

正确合理应用抗菌药是提高疗效、降低不良反应发生率以及减少或减缓细菌耐药性发生的关键。抗菌药临床应用是否正确、合理,可基于以下两方面考虑:一是有无指征应用抗菌药;二是选用的品种及给药方案是否正确、合理。

一、治疗性应用抗菌药的基本原则

1. 诊断为细菌性感染者,方有指征应用抗菌药

根据患者的症状、体征、实验室检查或放射、超声等影像学结果,诊断为细菌、真菌感染者方有指征应用抗菌药物;由结核分枝杆菌、非结核分枝杆菌、支原体、衣原体、螺旋体、立克次体及部分原虫等病原微生物所致的感染亦有指征应用抗菌药物。缺乏细菌及上述病原微生物感染的临床或实验室证据,诊断不能成立者,以及病毒性感染者,均无应用抗菌药物指征。

2. 尽早查明感染病原,根据病原种类及药物敏感试验结果选用抗菌药

抗菌药物品种的选用,原则上应根据病原菌种类及病原菌对抗菌药物的敏感性,即细菌药物敏感试验(以下简称药敏试验)的结果而定。因此有条件的医疗机构,对临床诊断为细菌性感染的患者应在开始抗菌治疗前,及时留取相应合格标本(尤其是血液等无菌部位标本)送病原学检测,以尽早明确病原菌和药敏试验结果,并据此调整抗菌药物治疗方案。

3. 抗菌药物的经验治疗

对于临床诊断为细菌性感染的患者,在未获知细菌培养及药敏试验结果前,或无法获取培养标本时,可根据患者的感染部位、基础疾病、发病情况、发病场所、既往抗菌药物用药史及其治疗反应等推测可能的病原体,并结合当地细菌耐药性监测数据,先给予抗菌药物经验治疗。待获知病原学检测及药敏试验结果后,结合先前的治疗反应调整用药方案;对培养结果阴性的患者,应根据经验治疗的效果和患者情况采取进一步诊疗措施。

4. 按照药物抗菌作用特点及其体内过程特点选择用药

各种抗菌药的药效学(抗菌谱和抗菌活性)和人体药代动力学(吸收、分布、代谢和排出过程)特点不同,因此各有不同的临床适应证。应根据各种抗菌药的上述特点,按临床适应证正确选用抗菌药。

5. 综合患者病情、病原菌种类及抗菌药物特点制订抗菌治疗方案

根据病原菌、感染部位、感染严重程度和患者的生理、病理情况及抗菌药物药效学和药动学证据制订抗菌治疗方案,包括抗菌药物的选用品种、剂量、给药次数、给药途径、疗程及联合用药等。在制订治疗方案时应遵循下列原则:

(1)给药剂量 一般按各种抗菌药物的治疗剂量范围给药。治疗重症感染(如血流感染、感染性心内膜炎等)和抗菌药物不易达到的部位的感染(如中枢神经系统感染等),抗菌药物剂量宜较大(治疗剂量范围高限);而治疗单纯性下尿路感染时,由于多数药物尿药浓度远高于血药浓度,则可应用较小剂量(治疗剂量范围低限)。

(2)给药途径 对于轻、中度感染的大多数患者,应予口服治疗,选取口服吸收良好的抗菌药物品种,不必采用静脉或肌内注射给药。仅在下列情况下可先予以注射给药:①不能口服或不能耐受口服给药的患者(如吞咽困难者);②患者存在明显可能影响口服药物吸收的情况(如呕吐、严重腹泻、胃肠道病变或肠道吸收功能障碍等);③所选药物有合适抗菌谱,但无口服剂型;④需在感染组织或体液中迅速达到高药物浓度以达杀菌作用者(如感染性心内膜炎、化脓性脑膜炎等);⑤感染严重、病情进展迅速,需给予紧急治疗的情况(如血流感染、重症肺炎患者等);⑥患者对口服治疗的依从性差。肌内注射给药时难以使用较大剂量,其吸收也受药动学等众多因素影响,因此只适用于不能口服给药的轻、中度感染者,不宜用于重症感染者。接受注射用药的感染患者经初始注射治疗病情好转并能口服时,应及早转为口服给药。

抗菌药物的局部应用宜尽量避免:皮肤黏膜局部应用抗菌药物后,很少被吸收,在感染部位不能达到有效浓度,反而易导致耐药菌产生,因此治疗全身性感染或脏器感染时应避免局部应用抗菌药物。抗菌药物的局部应用只限于以下少数情况:①全身给药后在感染部位难以达到有效治疗浓度时加用局部给药作为辅助治疗(如治疗中枢神经系统感染时某些药物可同时鞘内给药、包裹性厚壁脓肿脓腔内注入抗菌药物等);②眼部及耳部感染的局部用药等;③某些皮肤表层及口腔、阴道等黏膜表面的感染可采用抗菌药物局部应用或外用,但应避免将主要供全身应用的品种作局部用药。局部用药宜采用刺激性小、不易吸收、不易导致耐药性和过敏反应的抗菌药物。青霉素类、头孢菌素类等较易产生过敏反应的药物不可局部应用。氨基苷类等耳毒性药不可局部滴耳。

（3）给药次数　为保证药物在体内能发挥最大药效，杀灭感染灶病原菌，应根据药动学和药效学相结合的原则给药。青霉素类、头孢菌素类和其他 β-内酰胺类、红霉素、克林霉素等时间依赖型抗菌药，应一日多次给药。氟喹诺酮类和氨基苷类等浓度依赖型抗菌药可一日给药一次。

（4）疗程　抗菌药物疗程因感染不同而异，一般宜用至体温正常、症状消退后 72～96 h，有局部病灶者需用药至感染灶控制或完全消散。但血流感染、感染性心内膜炎、化脓性脑膜炎、伤寒、布鲁菌病、骨髓炎、B 组链球菌咽炎和扁桃体炎、侵袭性真菌病、结核病等需较长的疗程方能彻底治愈，并减少或防止复发。

（5）抗菌药物的联合应用　单一药物可有效治疗的感染不需联合用药，仅在下列情况时有指征联合用药：①病原菌尚未查明的严重感染，包括免疫缺陷者的严重感染。②单一抗菌药物不能控制的严重感染，需氧菌及厌氧菌混合感染，2 种及 2 种以上复数菌感染，以及多重耐药菌或泛耐药菌感染。③需长疗程治疗，但病原菌易对某些抗菌药物产生耐药性的感染，如某些侵袭性真菌病；或病原菌含有不同生长特点的菌群，需要应用不同抗菌机制的药物联合使用，如结核和非结核分枝杆菌。④毒性较大的抗菌药物，联合用药时剂量可适当减少，但需有临床资料证明其同样有效，如两性霉素 B 与氟胞嘧啶联合治疗隐球菌脑膜炎时，前者的剂量可适当减少，以减少其毒性反应。

联合用药时宜选用具有协同或相加作用的药物联合，如青霉素类、头孢菌素类或其他 β-内酰胺类与氨基苷类联合。联合用药通常采用 2 种药物联合，3 种及 3 种以上药物联合仅适用于个别情况，如结核病的治疗。此外，必须注意联合用药后药物不良反应亦可能增多。

二、抗菌药预防性应用的基本原则

1. 非手术患者预防性应用

预防性用药的目的在于预防特定病原菌所致的或特定人群可能发生的感染。基本原则：①用于尚无细菌感染征象但暴露于致病菌感染的高危人群。②预防性用药适应证和抗菌药物选择应基于循证医学证据。③应针对一种或两种最可能细菌的感染进行预防性用药，不宜盲目地选用广谱抗菌药或多药联合预防多种细菌多部位感染。④应限于针对某一段特定时间内可能发生的感染，而非任何时间可能发生的感染。⑤应积极纠正导致感染风险增加的原发疾病或基础状况。可以治愈或纠正者，预防性用药价值较大；原发疾病不能治愈或纠正者，药物预防效果有限，应权衡利弊决定是否预防性用药。⑥以下情况原则上不应预防性使用抗菌药物：普通感冒、麻疹、水痘等病毒性疾病；昏迷、休克、中毒、心力衰竭、肿瘤、应用肾上腺皮质激素等患者；留置导尿管、留置深静脉导管以及建立人工气道（包括气管插管或气管切口）患者。

2. 围手术期预防性应用

用药目的在于预防手术后切口感染、清洁-污染或污染手术后手术部位感染、术后可能发生的全身性感染。围手术期抗菌药物预防性用药，应根据手术切口类别、手术创伤程度、可能的污染细菌种类、手术持续时间、感染发生机会和后果严重程度、抗菌药物预防效果的循证医学证据、对细菌耐药性的影响和经济学评估等因素，综合考虑决定是否预防性用抗菌药物。但抗菌药物的预防性应用并不能代替严格的消毒、灭菌技术和精细的无菌操作，也不能代替术中保温和血糖控制等其他预防措施。

针对不同切口类别，确定是否预防性用药。清洁手术（Ⅰ类切口）：手术脏器为人体无菌部位,局部无炎症、无损伤,也不涉及呼吸道、消化道、泌尿生殖道等人体与外界相通的器官。手术部位无污染,通常不需预防性使用抗菌药物。但在下列情况时可考虑预防性用药:①手术范围大、手术时间长、污染机会增加。②手术涉及重要脏器,一旦发生感染将造成严重后果者,如头颅手术、心脏手术等。③异物植入手术,如人工心瓣膜植入、永久性心脏起搏器放置、人工关节置换等。④有感染高危因素,如高龄、糖尿病、免疫功能低下(尤其是接受器官移植者)、营养不良等。

清洁-污染手术(Ⅱ类切口):手术部位存在大量人体寄殖菌群,手术时可能污染手术部位引致感染,故此类手术通常需预防性使用抗菌药物。

污染手术(Ⅲ类切口):已造成手术部位严重污染的手术。此类手术需预防性使用抗菌药物。

污秽-感染手术(Ⅳ类切口):术前已存在细菌性感染的手术,如腹腔脏器穿孔腹膜炎、脓肿切除术、气性坏疽截肢术等,在手术前即已开始治疗性应用抗菌药物,术中、术后继续,属抗菌药治疗性应用,不属预防性应用范畴。

(1)抗菌药物品种选择　根据手术切口类别、可能的污染菌种类及其对抗菌药物的敏感性、药物能否在手术部位达到有效浓度等综合考虑。选用对可能的污染菌针对性强、有充分的预防有效的循证医学证据、安全、使用方便及价格适当的品种。应尽量选择单一抗菌药物预防性用药,避免不必要的联合使用。预防性用药应针对手术路径中可能存在的污染菌。如心血管、头颈、胸腹壁、四肢软组织手术和骨科手术等经皮肤的手术,通常选择针对金黄色葡萄球菌的抗菌药物。结肠、直肠和盆腔手术,应选用针对肠道革兰阴性菌和脆弱拟杆菌等厌氧菌的抗菌药物。头孢菌素过敏者,针对革兰阳性菌可用万古霉素、去甲万古霉素、克林霉素,针对革兰阴性杆菌可用氨曲南、磷霉素或氨基苷类。对某些手术部位感染会引起严重后果者,如心脏人工瓣膜置换术、人工关节置换术等,若术前发现有耐甲氧西林金黄色葡萄球菌(MRSA)定植的可能或者该结构 MRSA 发生率高,可选用万古霉素、去甲万古霉素预防感染,但应严格控制用药持续时间。不应随意选用广谱抗菌药物作为围手术期预防性用药。鉴于国内大肠埃希菌对氟喹诺酮类药物耐药率高,应严格控制氟喹诺酮类药物作为外科围手术期预防性用药。

(2)给药方案　给药途径大部分为静脉输注,仅有少数为口服给药。静脉输注应在皮肤、黏膜切开前 0.5~1 h 内或麻醉开始时给药,在输注完毕后开始手术,保证手术部位暴露时局部组织中抗菌药物已达到足以杀灭手术过程中沾染细菌的药物浓度。万古霉素或氟喹诺酮类等由于需输注较长时间,应在手术前 1~2 h 开始给药。抗菌药物的有效覆盖时间应包括整个手术过程。手术时间较短(< 2 h)的清洁手术术前给药一次即可。如手术时间超过 3 h 或超过所用药物半衰期的 2 倍以上,或成人出血量超过 1500 ml,术中应追加一次。清洁手术的预防性用药时间不超过 24 h,心脏手术可视情况延长至 48 h。清洁-污染手术和污染手术的预防性用药时间亦为 24 h,污染手术必要时延长至 48 h。过度延长用药时间并不能进一步提高预防效果,且预防性用药时间超过 48 h,耐药菌感染机会增加。

三、抗菌药在特殊病理、生理状况患者中应用的基本原则

1. 肾功能减退患者抗菌药的应用

(1)基本原则　许多抗菌药在人体内主要经肾排出,而某些抗菌药具有肾毒性。肾功能减退的感染患者应用抗菌药时,应注意以下原则:①尽量避免使用肾毒性抗菌药,确有应用指征

时,严密监测肾功能情况;②根据感染的严重程度、病原菌种类及药敏试验结果等,选用无肾毒性或肾毒性低的抗菌药;③使用主要经肾排泄的药物,须根据患者肾功能减退程度以及抗菌药在人体内排出途径,调整给药剂量及方法(表 19-2)。

表 19-2　肾功能减退感染患者抗菌药的应用

1. 按原治疗剂量应用

　　阿奇霉素;多西环素、米诺环素;克林霉素;氯霉素;萘夫西林、头孢哌酮、头孢曲松;莫西沙星;利奈唑胺、替加环素;利福喷丁、利福布汀、利福昔明;卡泊芬净、米卡芬净、伏立康唑口服制剂、伊曲康唑口服液、酮康唑;替硝唑;乙胺嘧啶

2. 轻、中度肾功能减退时按原治疗剂量,重度肾功能减退时减量应用

　　红霉素、克拉霉素;苯唑西林、氨苄西林、阿莫西林、美洛西林、哌拉西林;氨苄西林/舒巴坦[1]、阿莫西林/克拉维酸[1]、哌拉西林/他唑巴坦[1]、头孢哌酮/舒巴坦[1]、达托霉素[1];环丙沙星;甲硝唑;氟康唑[1];利福平、乙胺丁醇、吡嗪酰胺、氟胞嘧啶[1]

3. 轻、中、重度肾功能减退时均需减量应用

　　青霉素、羧苄西林、替卡西林、阿洛西林;头孢唑啉、头孢噻吩、头孢氨苄、头孢拉定、头孢呋辛、头孢孟多、头孢西丁、头孢他啶、头孢唑肟、头孢噻肟、头孢吡肟、拉氧头孢、替卡西林/克拉维酸、氨曲南、亚胺培南、美罗培南、厄他培南;氧氟沙星、左氧氟沙星、加替沙星;磺胺甲噁唑、甲氧苄啶

4. 避免使用,确有应用指征时需在治疗药物浓度监测下或按内生肌酐清除率调整给药剂量

　　庆大霉素、妥布霉素、奈替米星、阿米卡星、卡那霉素、链霉素、其他氨基苷类;万古霉素、去甲万古霉素、替考拉宁、多黏菌素 B、多黏菌素 E;两性霉素 B 去氧胆酸盐[2]、伊曲康唑静脉注射剂[2,3]、伏立康唑静脉注射液[4]

5. 不宜选用

　　四环素;呋喃妥因;萘啶酸

注:[1]轻度肾功能减退时按原治疗量,只有严重肾功能减退者需减量。[2]该药有明显肾毒性,虽肾功能减退者不需调整剂量,但可加重肾损害。[3]非肾毒性药,因静脉制剂中赋形剂(环糊精)蓄积,当内生肌酐清除率(Ccr)< 30 ml/min 时避免应用或改口服。[4]非肾毒性药,因静脉制剂中赋形剂(环糊精)蓄积,当内生肌酐清除率(Ccr)< 50 ml/min 时避免应用或改口服。

　　(2)抗菌药的选用及给药方案调整　　①主要由肝胆系统排泄或由肝代谢,或经肾和肝胆系统同时排出的抗菌药,用于肾功能减退者时,维持原治疗量或剂量略减。②主要经肾排泄,药物本身并无肾毒性,或仅有轻度肾毒性的抗菌药,肾功能减退者可应用,但需按照肾功能减退程度(以内生肌酐清除率为准)调整给药方案。③肾毒性抗菌药避免用于肾功能减退者,如确有指征需使用该类药物时,宜进行血药浓度监测,据以调整给药方案,达到个体化给药,疗程中需严密监测患者肾功能。④接受肾脏替代治疗患者应根据腹膜透析、血液透析和血液滤过对药物的清除情况调整给药方案。

2. 肝功能减退患者抗菌药的应用

　　抗菌药的选用及剂量调整,需要考虑肝功能减退对该类药物体内过程的影响程度,以及肝功能减退时该类药物及其代谢物发生毒性的可能性。由于药物在肝代谢过程复杂,不少药物的体内代谢过程尚未完全被阐明。根据现有资料,肝功能减退时抗菌药的应用,应考虑以下几种情况:

　　(1)主要由肝清除的药物　　肝功能减退时清除明显减少,而并无明显毒性反应发生,仍可正常应用,但需谨慎,必要时减量给药,治疗过程中需严密监测肝功能。红霉素等大环内酯类(不包括酯化物)、林可霉素、克林霉素属此类。

　　(2)主要或有相当量经肝清除或代谢的药物　　肝功能减退时清除减少,并可导致发生毒性

反应,肝功能减退者应避免使用此类药物。氯霉素、利福平、红霉素酯化物等属此类。

(3)经肝、肾两途径清除的药物　肝功能减退者药物清除减少,血药浓度升高,同时伴有肾功能减退的患者血药浓度升高尤为明显,但药物本身的毒性不大。严重肝病患者,尤其肝、肾功能同时减退的患者,需减量应用此类药物。经肾、肝两途径排出的青霉素类、头孢菌素类,均属此种情况。

(4)主要由肾排泄的药物　肝功能减退者不需调整剂量,氨基苷类、糖肽类属此类(表19-3)。

表 19-3　肝功能减退感染患者抗菌药的应用

1. 按原治疗量应用

青霉素 G、头孢唑啉、头孢他啶;庆大霉素、妥布霉素、阿米卡星、其他氨基苷类;万古霉素、去甲万古霉素、多黏菌素类、达托霉素[1];氧氟沙星、左氧氟沙星、诺氟沙星;利奈唑胺[1];米卡芬净

2. 严重肝病时减量慎用

哌拉西林、阿洛西林、美洛西林、羧苄西林;头孢噻吩、头孢噻肟、头孢曲松、头孢哌酮;替加环素、甲硝唑;环丙沙星、氟罗沙星、伊曲康唑、伏立康唑[1]、卡泊芬净[1]

3. 肝病时减量慎用

红霉素、克林霉素、林可霉素;培氟沙星;异烟肼[2]

4. 肝病时避免应用

红霉素酯化物;四环素类;氯霉素;利福平;两性霉素 B;酮康唑、咪康唑;磺胺药

注:[1]在严重肝功能不全者中的应用目前尚无资料。[2]活动性肝病时避免应用。

3. 老年患者抗菌药的应用

由于老年人组织器官呈生理性退行性变,免疫功能下降,一旦罹患感染,在应用抗菌药物时需注意以下事项:

(1)老年人肾功能呈生理性减退,按一般常用量接受主要经肾排出的抗菌药物时,由于药物自肾排出减少,可导致药物在体内积蓄,血药浓度增高,易发生药物不良反应。因此老年患者,尤其是高龄患者接受主要自肾排出的抗菌药物时,可按轻度肾功能减退减量给药。青霉素类、头孢菌素类和其他 β-内酰胺类的大多数品种即属此类情况。

(2)老年患者宜选用毒性低并具杀菌作用的抗菌药物,无用药禁忌者可首选青霉素类、头孢菌素类等 β-内酰胺类抗菌药物。氨基苷类具有肾、耳毒性,应尽可能避免应用。万古霉素、去甲万古霉素、替考拉宁等药物应在有明确应用指征时慎用,必要时进行血药浓度监测,并据此调整剂量,使给药方案个体化,以达到用药安全、有效的目的。

4. 新生儿患者抗菌药的应用

新生儿一些重要器官尚未完全发育成熟,而且随日龄增加而生长发育迅速变化,因此,新生儿感染使用抗菌药时需注意以下问题:

(1)避免应用毒性大的抗菌药　由于肝、肾均未发育成熟,肝酶分泌不足或缺乏,肾清除功能较差,避免应用毒性大的抗菌药,包括主要经肾排泄的氨基苷类、万古霉素、去甲万古霉素等,以及主要经肝代谢的氯霉素。确有应用指征时,需监测血药浓度,据此调整给药方案,个体化给药,确保治疗安全有效。不能监测血药浓度者,不可选用上述药物。应禁用可影响新生儿生长发育的四环素类、喹诺酮类,避免应用可导致脑性核黄疸及溶血性贫血的磺胺类和呋喃类药(表 19-4)。

表 19-4 新生儿应用抗菌药后可能发生的不良反应

抗菌药	不良反应	发生机制
氯霉素	灰婴综合征	肝酶不足,氯霉素与其结合减少,肾排泄功能差,使血游离氯霉素浓度升高
磺胺药	脑性核黄疸	磺胺药替代胆红素与蛋白结合的位置
喹诺酮类	软骨损害(动物)	不明
四环素类	齿及骨骼发育不良,牙齿黄染	药物与钙络合沉积在牙齿和骨骼中
氨基苷类	肾、耳毒性	肾清除能力差,有遗传因素、药物浓度个体差异大
万古霉素	肾、耳毒性	同氨基苷类
磺胺药及呋喃类	溶血性贫血	新生儿红细胞中缺乏葡萄糖-6-磷酸脱氢酶

(2)慎用经肾排出的药物 由于肾功能尚不完善,主要经肾排出的青霉素类、头孢菌素类等 β-内酰胺类药物需减量应用,以防体内药物蓄积导致严重中枢神经系统毒性。

(3)按日龄调整给药方案 新生儿的体重和组织器官日益成熟,抗菌药的药动学亦随日龄增长而变化,因此,使用抗菌药时应按日龄调整给药方案。

5. 儿童患者抗菌药的应用

儿童患者在应用抗菌药物时应注意以下几点:

(1)氨基苷类 该类药物有明显耳、肾毒性,儿童患者应避免应用。临床有明确应用指征且又无其他毒性低的抗菌药物可供选用时,方可选用该类药物,并在治疗过程中严密观察不良反应。有条件者应进行血药浓度监测,根据结果个体化给药。

(2)糖肽类 该类药有一定肾、耳毒性,儿童患者仅在有明确指征时方可选用。在治疗过程中应严密观察不良反应,有条件者应进行血药浓度监测,个体化给药。

(3)四环素类 可导致牙齿黄染及牙釉质发育不良,不可用于 8 岁以下儿童。

(4)喹诺酮类 由于对骨骼发育可能产生不良影响,该类药物避免用于 18 岁以下未成年人。

6. 妊娠期和哺乳期患者抗菌药的应用

(1)妊娠期患者抗菌药的应用 需考虑药物对母体和胎儿两方面的影响。对胎儿有致畸或明显毒性者(如利巴韦林等),对母体和胎儿均有毒性者(如氨基苷类、四环素类等),妊娠期避免应用,确有应用指征时,须在血药浓度监测下使用,以保证用药安全有效。毒性低,对胎儿及母体均无明显影响,也无致畸作用者,妊娠期可选用,如青霉素类、头孢菌素类等 β-内酰胺类和磷霉素等。美国食品药品管理局(FDA)根据妊娠期应用时的危险性,将药物分为 A、B、C、D 及 X 类,可供药物选用时参考(表 19-5)。

(2)哺乳期患者抗菌药的应用 应用抗菌药后,某些药物可自乳汁分泌,通常母乳中药物含量不高,不超过哺乳期患者每日用药量的 1%,如青霉素类、头孢菌素类等 β-内酰胺类和氨基苷类等;少数药物乳汁中分泌量较高,如氟喹诺酮类、四环素类、大环内酯类、氯霉素、磺胺甲噁唑、甲氧苄啶、甲硝唑等。然而,无论乳汁中药物浓度如何,均存在对乳儿潜在的影响,并可能出现不良反应,如氨基苷类抗生素可导致乳儿听力减退,氯霉素可致乳儿骨髓抑制,磺胺甲噁唑等可致脑性核黄疸、溶血性贫血,四环素类可致乳齿黄染,青霉素类可致过敏反应等。因此,哺乳期患者应避免选用氨基苷类、喹诺酮类、四环素类、氯霉素、磺胺药等。哺乳期患者应用任何抗菌药时,均宜暂停哺乳。

表 19-5　抗菌药在妊娠期应用时的危险性分类

FDA 分类	抗微生物药
A. 在孕妇中研究证实无危险性	
B. 动物中研究无危险性,但人类研究资料不充分;或对动物有毒性,但人类研究无危险性	青霉素类、头孢菌素类、青霉素类＋β-内酰胺酶抑制剂、氨曲南、美罗培南、厄他培南、红霉素、阿奇霉素、克林霉素、磷霉素、达托霉素、两性霉素 B、特比萘芬、利福布丁、甲硝唑、呋喃妥因
C. 动物研究显示毒性,人体研究资料不充分,但用药时可能患者的受益大于危险性	亚胺培南/西司他丁、氯霉素、克拉霉素、万古霉素、特拉万星、多黏菌素 E、氟康唑、伊曲康唑、酮康唑、泊沙康唑、氟胞嘧啶、卡泊芬净、阿尼芬净、米卡芬净、磺胺药/甲氧苄啶、替硝唑、氟喹诺酮类、利奈唑胺、利福平、利福昔明、异烟肼、吡嗪酰胺、卷曲霉素、氨苯砜
D. 已证实对人类有危险性,但仍可能受益多	氨基苷类、四环素类、替加环素、伏立康唑
X. 对人类致畸,危险性大于受益	奎宁、利巴韦林、沙利度胺

注:(1)妊娠期感染时用药,可参考表中分类以及用药后患者的受益程度及可能的风险,充分权衡后决定。A 类:妊娠期患者可安全使用;B 类:有明确指征时慎用;C 类:在确有应用指征时,充分权衡利弊决定是否选用;D 类:避免应用,但在确有应用指征、且患者受益大于可能的风险时严密观察下慎用;X 类:禁用。(2)妊娠期患者应用氨基苷类、万古霉素、去甲万古霉素、氯霉素、磺胺药、氟胞嘧啶时,必须监测血药浓度,据此调整给药方案。

案例解析:

患者确诊社区获得性肺炎,予头孢哌酮/舒巴坦联合阿奇霉素控制感染,但用药期间,饮用白酒 50 ml,随后出现的颜面潮红、头晕、恶心症状为双硫仑反应。因头孢哌酮具有 N-甲基四氮唑侧链,可抑制乙醛脱氢酶,阻挠乙醇的正常代谢,致使饮用少量乙醇也可引起乙醛中毒反应。对于一般较轻的反应,不需治疗可自行恢复。若出现剧烈反应,如呼吸抑制、虚脱、惊厥、心功能失常时应采取相应措施救治。

患者肌肉疼痛,肌酸激酶升高,考虑出现横纹肌溶解,此为他汀类药物的严重不良反应。患者长期服用阿托伐他汀 20 mg qn,未出现肌肉毒性。与阿奇霉素联用后,因阿奇霉素为肝药酶 CYP3A4 的抑制剂,可抑制阿托伐他汀的代谢,导致阿托伐他汀的血药浓度明显升高,进而诱发了横纹肌溶解。

(吴佳莹、戴海斌)

第二十章　抗恶性肿瘤药的临床药理

案例：

　　男性,45 岁。因无诱因上腹部疼痛、消瘦、乏力等症状入院,在排除其他疾病后,确诊为胰腺癌,并已发生肝转移。医院采用 FOLFIRINOX(亚叶酸钙＋氟尿嘧啶＋伊立替康＋奥沙利铂)化疗药物组合进行治疗。13 次化疗后,胰腺肿瘤和肝转移瘤均明显缩小。疗程中,患者经历了脱发、外周神经感觉异常等不良反应。肿瘤专家取该患者的肿瘤活检样本作全外显子测序,发现其 *BRCA2* 基因存在有害突变,因此决定用奥拉帕尼替换原化疗方案。坚持用奥拉帕尼治疗 6 个月后,CT 影像和磁共振影像检查均未见肿瘤复发,血液中胰腺癌的肿瘤标志物也在正常范围。患者自述未察觉不良反应。因此,医生建议患者长期服用奥拉帕尼控制肿瘤,至今已有 3 年,患者的肿瘤没有复发。请对医生用药方案进行分析。

　　恶性肿瘤常称癌症(cancer),严重威胁人类健康和生命。目前治疗恶性肿瘤的三大主要方法包括抗肿瘤药物治疗(chemotherapy,也称化学治疗,简称化疗)、外科手术和放射治疗。其中,化疗在肿瘤的综合治疗(synthetic therapy)中占有极为重要的地位,不仅可用于原发性实体肿瘤、非实体肿瘤和转移肿瘤的治疗,还可作为外科手术和放射治疗后的辅助治疗;而部分恶性肿瘤如绒毛膜上皮癌、恶性淋巴瘤等有可能通过化疗得到治愈。然而,在对实体肿瘤(占恶性肿瘤的 90％以上)的治疗中,化疗的治疗效果还有非常巨大的提升空间。

　　传统的以细胞毒药物为代表的常用抗恶性肿瘤药杀灭肿瘤细胞的效果明显、抗瘤谱较广,在肿瘤化疗中占据主导地位。但这类药物缺乏选择性杀伤肿瘤细胞的特点,会造成对正常组织细胞的损伤,最终表现为明显的毒副反应;此外,在化疗期间,肿瘤细胞往往对这类细胞毒药物产生耐药性,最终导致化疗失败。因此,药物毒性反应和耐药性是传统细胞毒药物治疗肿瘤所面临的两大主要难题。当今抗恶性肿瘤药的研究正从传统的细胞毒类药物(cytotoxic agents)向基于靶点的新型药物发展。

　　近年来,在肿瘤分子生物学和转化医学发展的推动下,抗肿瘤药物研究已经取得令人瞩目的进展,主要表现为全新的治疗方法——分子靶向治疗的发展和成功。分子靶向治疗是指在肿瘤分子生物学基础上,将与恶性肿瘤相关的特异性分子作为靶点,使用单克隆抗体或小分子药物等手段,特异性干预和调控肿瘤细胞生物学行为的信号通路,从而抑制肿瘤的发展,同时克服了化疗药物毒副反应大和容易产生耐药的缺点,具有高选择性和高治疗指数等特点。目前,研发和应用均较为成熟的酪氨酸激酶抑制剂是这类治疗药物的代表,免疫检查点抑制剂的成功应用也为该领域带来全新的视角和思路。

第一节　抗肿瘤药物的作用机制和常见问题

　　目前临床使用的抗肿瘤药物绝大部分可以分为两类:①直接杀伤肿瘤细胞的细胞毒类药

物;②基于分子靶点的分子靶向药物。此外,还有调节体内激素平衡的药物等。根据细胞毒类药物的化学结构和来源,可以分为烷化剂、抗代谢、抗肿瘤抗生素、抗肿瘤植物药、激素和杂类等六大类。根据细胞毒类药物的生化机制进行分类,则可以分为影响核酸生物合成的药物、直接影响 DNA 结构与功能的药物、干扰转录过程和阻止 RNA 合成的药物、干扰蛋白质合成与功能的药物等。此外,基于对肿瘤细胞的分子生物学和群体动力学研究,也常根据药物作用的周期或时相特异性,把细胞毒类抗肿瘤药物分为细胞周期非特异性药物(cell cycle nonspecific agents)和细胞周期(时相)特异性药物(cell cycle specific agents),前者主要包括烷化剂、抗肿瘤抗生素及铂类配合物等;后者主要有抗代谢药物、长春碱类药物等。而分子靶点药物的主要分类依据则是其作用靶点和通路,详见后述。

一、细胞毒类抗肿瘤药物对肿瘤细胞增殖动力学的影响

肿瘤细胞群包括增殖细胞群、静止细胞群(G_0 期)和无增殖能力细胞群。肿瘤增殖细胞群可不断按照指数分裂增殖,这部分细胞与全部肿瘤细胞群之比称为生长比率(growth fraction,GF)。增长迅速的肿瘤(如急性白血病等)GF 较大,接近 1,对药物最为敏感,药物的治疗效果最好;增长缓慢的肿瘤(多数实体瘤),GF 较小,$0.01\sim0.5$ 不等,对药物敏感性低,细胞毒类药物治疗的疗效普遍较差。

肿瘤细胞从一次分裂结束到下一次分裂结束的时间称为细胞周期,此间历经 4 个时相:DNA 合成前期(G_1 期)、DNA 合成期(S 期)、DNA 合成后期(G_2 期)和有丝分裂期(M 期)。抗肿瘤药通过影响细胞周期的生化事件或细胞周期调控,对不同周期或时相的肿瘤细胞产生细胞毒作用,并延缓细胞周期的时相过渡。依据各周期或时相肿瘤细胞对药物敏感性的不同,可将药物分为以下两大类:

1. 细胞周期非特异性药物

细胞周期非特异性药物是指能杀灭处于增殖周期各时相的细胞(甚至包括 G_0 期细胞)的药物,如直接破坏 DNA 结构以及影响其复制或转录功能的药物(包括烷化剂、抗肿瘤抗生素及铂类配合物等)。此类药物对恶性肿瘤细胞的作用往往较强,能迅速杀死肿瘤细胞。其杀伤作用呈剂量依赖性,在机体能耐受的药物毒性限度内,作用随剂量的增加而成倍增强。

2. 细胞周期(时相)特异性药物

细胞周期(时相)特异性药物是指仅对增殖周期的某些时相敏感,而对 G_0 期细胞不敏感的药物,如作用于 S 期的抗代谢药物和作用于 M 期细胞的长春碱类药物。此类药物对肿瘤细胞的作用往往较弱,其杀伤作用呈时间依赖性,需要一定时间才能发挥作用,达到一定剂量后,即使剂量再增加其作用也不再增强。

二、肿瘤耐药性的发生机制

肿瘤细胞对抗肿瘤药物产生耐药性是化疗失败的重要原因。有些肿瘤细胞对某些抗肿瘤药物具有天然耐药性(natural resistance),即一开始就对药物不敏感,如处于非增殖的 G_0 期肿瘤细胞一般对多数抗肿瘤药不敏感。另外,有的肿瘤细胞对于原来敏感的药物,治疗一段时间后才产生不敏感现象,称之为获得性耐药性(acquired resistance)。获得性耐药产生的机制可有多个方面:肿瘤细胞内活性药物减少(摄取减少、活化降低、灭活增加和外排增加),药物作用的受体或靶酶的改变,利用更多的替代代谢途径和肿瘤细胞的 DNA 修复增加等。

其中表现最突出、最常见的耐药性是多药耐药性(multidrug resistance,MDR)或称多向耐药性(pleiotropic drug resistance)。多药耐药性是指肿瘤细胞在接触一种抗肿瘤药后产生了对多种结构不同、作用机制各异的其他抗肿瘤药的耐药性。根据药物特性和肿瘤类型设计联合化疗方案,不但可以提高疗效、降低毒性,而且可以延缓耐药性的产生。某些肿瘤耐药性逆转剂如维拉帕米、环孢菌素对减缓耐药性可能起到一定作用。多药耐药性多出现于天然来源的抗肿瘤药,如长春碱类、鬼臼毒素类、紫杉醇类、蒽环类抗生素、丝裂霉素及放线菌素 D 等。其共同特点是:一般为亲脂性药物,分子量为 300000~900000;药物进入细胞是通过被动扩散;药物在耐药细胞中的积聚比敏感细胞少,结果造成细胞内的药物浓度不足以产生细胞毒作用;耐药细胞膜上多出现一种称为 P-糖蛋白(P-glucoprotein,P-gp)的跨膜蛋白,P-糖蛋白依赖ATP 介导药物(其底物小分子)发生转运,显著降低细胞内的药物浓度,又称为药物外排泵(drug efflux pump)。研究表明,多药耐药性的形成除与多药耐药性基因 MDR-1 过度表达 P-糖蛋白有关外,多药抗性相关蛋白(multidrug resistance associated protein,MRP)、谷胱甘肽及谷胱甘肽 S-转移酶、蛋白激酶 C(protein kinase C,PKC)等也是耐药发生的关键原因。

第二节 细胞毒类抗肿瘤药物

根据细胞毒性抗肿瘤药物的作用机制,将其分为影响核酸生物合成的药物、影响 DNA 结构和功能的药物、干扰转录过程和阻止 RNA 合成的药物、抑制蛋白质合成与功能的药物等。

一、影响核酸生物合成的药物

影响核酸生物合成的药物又称抗代谢药,它们的化学结构和核酸代谢的必需物质如叶酸、嘌呤、嘧啶等相似,可以通过特异性干扰核酸的代谢,阻止细胞的分裂和繁殖。此类药物主要作用于 S 期细胞,属细胞周期特异性药物。根据药物主要干扰的生化步骤或所抑制的靶酶的不同,可进一步分为:①二氢叶酸还原酶抑制剂,如甲氨蝶呤等;②胸苷酸合成酶抑制剂,如氟尿嘧啶等;③嘌呤核苷酸互变抑制剂,如巯嘌呤等;④核苷酸还原酶抑制剂,如羟基脲等;⑤DNA 多聚酶抑制剂,如阿糖胞苷等。

1. 二氢叶酸还原酶抑制剂

甲氨蝶呤(methotrexate,MTX)的化学结构与叶酸相似,对二氢叶酸还原酶具有强大而持久的抑制作用,它与该酶的结合力比叶酸大 10^6 倍,呈竞争性抑制作用。药物与酶结合后,使二氢叶酸(FH_2)不能变成四氢叶酸(FH_4),从而使 5,10-甲酰四氢叶酸产生不足,使脱氧胸苷酸(dTMP)合成受阻,DNA 合成障碍。MTX 也可阻止嘌呤核苷酸的合成,故能干扰蛋白质的合成。

用于治疗儿童急性白血病和绒毛膜上皮癌;鞘内注射可用于中枢神经系统白血病的预防和症状缓解。不良反应包括消化道反应,如口腔炎、胃炎、腹泻、便血;骨髓抑制最为突出,可致白细胞、血小板减少,严重者可有全血下降;长期大量用药可致肝、肾损害;妊娠早期应用可致畸胎、死胎。为了减轻 MTX 的骨髓毒性,可在应用大剂量 MTX 一定时间后肌注甲酰四氢叶酸钙作为救援剂,以保护骨髓正常细胞。

2. 胸苷酸合成酶抑制剂

氟尿嘧啶(fluorouracil,5-FU)是尿嘧啶 5 位上的氢被氟取代的衍生物。5-FU 在细胞内转变为 5-氟尿嘧啶脱氧核苷酸(5F-dUMP)而抑制脱氧胸苷酸合成酶,阻止脱氧尿苷酸(dUMP)甲基化转变为脱氧胸苷酸(dTMP),从而影响 DNA 的合成。此外,5-FU 在体内可转化为 5-氟尿嘧啶核苷,以伪代谢产物形式掺入 RNA 中干扰蛋白质的合成,故对其他各期细胞也有作用。

5-FU 口服吸收不规则,需采用静脉给药。吸收后分布于全身体液,肝和肿瘤组织中浓度较高,主要在肝代谢灭活,变为 CO_2 和尿素,分别由呼气和尿排出,$t_{1/2}$ 为 $10\sim20$ min。对消化系统癌(食管癌、胃癌、肠癌、胰腺癌、肝癌)和乳腺癌疗效较好,对宫颈癌、卵巢癌、绒毛膜上皮癌、膀胱癌和头颈部肿瘤等也有效。对骨髓和消化道毒性较大,出现血性腹泻应立即停药,可引起脱发、皮肤色素沉着,偶见肝、肾损害。

3. 嘌呤核苷酸互变抑制剂

巯嘌呤(mercaptopurine,6-MP)是腺嘌呤 6 位上的—NH_2 被—SH 取代的衍生物。在体内先经过酶的催化变成硫代肌苷酸(TIMP)后,阻止肌苷酸转变为腺核苷酸及鸟核苷酸,干扰嘌呤代谢,阻碍核酸合成,对 S 期细胞作用最为显著,对 G_1 期有延缓作用。肿瘤细胞对 6-MP 可产生耐药性,因耐药细胞中 6-MP 不易转变成硫代肌苷酸或产生后迅速降解。6-MP 起效慢,主要用于急性淋巴细胞白血病的维持治疗,大剂量对绒毛膜上皮癌亦有较好疗效。常见骨髓抑制和消化道黏膜损害,少数患者可出现黄疸和肝功能损害。

4. 核苷酸还原酶抑制剂

羟基脲(hydroxycarbamide,HU)能抑制核苷酸还原酶,阻止胞苷酸转变为脱氧胞苷酸,从而抑制 DNA 的合成。对 S 期细胞有选择性杀伤作用。对治疗慢性粒细胞白血病有显著疗效,对黑色素瘤有暂时缓解作用。可使肿瘤细胞集中于 G_1 期,故可用作同步化药物,增加化疗或放疗的敏感性。主要毒性为骨髓抑制,并有轻度消化道反应。肾功能不良者慎用。可致畸胎,故孕妇忌用。

5. DNA 多聚酶抑制剂

阿糖胞苷(cytarabine,Ara-C)在体内经脱氧胞苷激酶催化成二磷酸胞苷(Ara-CDP)或三磷酸胞苷(Ara-CTP),进而抑制 DNA 多聚酶的活性而影响 DNA 合成,也可掺入 DNA 中干扰其复制,使细胞死亡。与常用抗肿瘤药无交叉耐药性。临床上用于治疗成人急性粒细胞性白血病或单核细胞白血病。有严重的骨髓抑制和胃肠道反应,静脉注射可致静脉炎;对肝功能有一定影响。

二、影响 DNA 结构与功能的药物

药物通过破坏 DNA 结构或抑制拓扑异构酶活性,影响 DNA 结构和功能。包括①DNA 交联剂,如氮芥、环磷酰胺和塞替派等烷化剂;②破坏 DNA 的铂类配合物,如顺铂;③破坏 DNA 的抗生素,如丝裂霉素和博莱霉素;④拓扑异构酶(topoisomerase)抑制剂,如喜树碱类和鬼臼毒素衍生物。

1. 烷化剂

烷化剂(alkylating agents)是一类高度活泼的化合物。它们具有一个或两个烷基,分别称为单功能或双功能烷化剂,所含烷基能与细胞的 DNA、RNA 或蛋白质中亲核基团起烷化作用,常可形成交叉联结或引起脱嘌呤,使 DNA 链断裂,在下一次复制时,又可使碱基配对错误,造成 DNA 结构和功能的损害,严重时可致细胞死亡。烷化剂属于细胞周期非特异性药

物。目前常用的烷化剂有以下几种：①氮芥类，如氮芥、环磷酰胺等；②乙烯亚胺类，如塞替派；③亚硝脲类，如卡莫司汀；④甲烷磺酸酯类，如白消安。

（1）氮芥（chlormethine，nitrogen mustard，HN_2）　是最早用于恶性肿瘤治疗的药物，为双氯乙胺烷化剂的代表，属双功能基团烷化剂。目前主要用于霍奇金病、非霍奇金淋巴瘤等。由于 HN_2 具有高效、速效的特点，尤其适用于纵隔压迫症状明显的恶性淋巴瘤患者。常见的不良反应为恶心、呕吐、骨髓抑制、脱发、耳鸣、听力丧失、眩晕、黄疸、月经失调及男性不育等。

（2）环磷酰胺（cyclophosphamide，CTX）　为氮芥与磷酸胺基结合而成的化合物。CTX体外无活性，进入体内后经肝微粒体细胞色素 P_{450} 氧化，裂环生成中间产物醛磷酰胺，在肿瘤细胞内分解出磷酰胺氮芥而发挥作用。CTX抗瘤谱广，为目前广泛应用的烷化剂。对恶性淋巴瘤疗效显著，对多发性骨髓瘤、急性淋巴细胞白血病、肺癌、乳腺癌、卵巢癌、神经母细胞瘤和睾丸肿瘤等均有一定疗效。常见的不良反应有骨髓抑制、恶心、呕吐、脱发等。大剂量环磷酰胺可引起出血性膀胱炎，可能与大量代谢物丙烯醛经泌尿道排泄有关，同时应用巯乙磺酸钠可预防其发生。

（3）塞替派（thiotepa，riethylene，thiophosphoramide，TSPA）　是乙酰亚胺类烷化剂的代表，抗恶性肿瘤机制类似氮芥，抗瘤谱较广，主要用于治疗乳腺癌、卵巢癌、肝癌、恶性黑色素瘤和膀胱癌等。主要不良反应为骨髓抑制，可引起白细胞和血小板减少。局部刺激性小，可作静脉注射、肌内注射及动脉内注射和腔内给药。

（4）白消安（busulfan，马利兰）　属甲烷磺酸酯类，在体内解离后起烷化作用。小剂量即可明显抑制粒细胞生成，可能与粒细胞膜对该药的通透性较强有关。对慢性粒细胞性白血病疗效显著，对慢性粒细胞白血病急性病变无效。口服吸收良好，组织分布迅速，$t_{1/2}$ 约为 $2\sim3$ h，绝大部分代谢成甲烷磺酸由尿排出。主要不良反应为消化道反应、骨髓抑制。久用可致闭经或睾丸萎缩。

（5）卡莫司汀（carmustine，氯乙亚硝脲，卡氮芥，BCNU）　为亚硝脲类烷化剂。除了烷化DNA外，对蛋白质和RNA也有烷化作用。BCNU具有高度脂溶性，并能透过血-脑屏障。主要用于原发或颅内转移脑瘤，对恶性淋巴瘤、骨髓瘤等有一定疗效。主要不良反应有骨髓抑制、胃肠道反应及肺部毒性等。

2. 破坏 DNA 的铂类配合物

（1）顺铂（cisplatin，顺氯胺铂，DDP）　为二价铂同 1 个氯原子和 2 个氨基结合成的金属配合物。进入体内后，先将所含氯解离，然后与 DNA 链上的碱基形成交叉联结，从而破坏 DNA的结构和功能。属细胞周期非特异性药物。具有抗瘤谱广、对乏氧肿瘤细胞有效的特点。对非精原细胞性睾丸瘤最有效，对头颈部鳞状细胞癌、卵巢癌、膀胱癌、前列腺癌、淋巴肉瘤及肺癌有较好疗效。主要不良反应有消化道反应、骨髓抑制、周围神经炎、耳毒性，大剂量或连续用药可致严重而持久的肾毒性。

（2）卡铂（carboplatin，碳铂，CBP）　为第二代铂类配合物，作用机制类似顺铂，但抗恶性肿瘤活性较强，毒性较低。主要用于治疗小细胞肺癌、头颈部鳞癌、卵巢癌及睾丸肿瘤等。主要不良反应为骨髓抑制。

3. 破坏 DNA 的抗生素类

（1）丝裂霉素（mitomycin C，自力霉素，MMC）　其化学结构中有乙撑亚胺及氨甲酰酯基团，具有烷化作用。能与DNA的双链交叉联结，可抑制DNA复制，也能使部分DNA链断裂。

属细胞周期非特异性药物。抗瘤谱广,用于胃癌、肺癌、乳腺癌、慢性粒细胞性白血病、恶性淋巴瘤等。不良反应主要为明显而持久的骨髓抑制,其次为消化道反应,偶有心、肝、肾毒性及间质性肺炎发生。注射局部刺激性大。

(2)博莱霉素(bleomycin,BLM)　为含多种糖肽的复合抗生素,主要成分为 A_2;而平阳霉素(pingyangmycin,争光霉素,PYM)则为单一组分 A_5。BLM 能与铜或铁离子络合,使氧分子转成氧自由基,从而使 DNA 单链断裂,阻止 DNA 的复制,干扰细胞分裂繁殖。属细胞周期非特异性药物,但对 G_2 期细胞作用较强。主要用于鳞状上皮癌(头、颈、口腔、食管、阴茎、外阴、宫颈等),也可用于淋巴瘤的联合治疗。不良反应有发热、脱发等。肺毒性最为严重,可引起间质性肺炎或肺纤维化,可能与肺内皮细胞缺少使博莱霉素灭活的酶有关。

4. 拓扑异构酶抑制剂

(1)喜树碱(camptothecin,CPT)　是从我国特有的植物喜树中提取的一种生物碱。羟喜树碱(hydroxycamptothecin,HCPT)为喜树碱羟基衍生物。拓扑替康(topotecan,TPT)和伊立替康(irinotecan,CPT-11)为喜树碱的人工合成衍生物,目前已经用于临床实体肿瘤的治疗。前者主要用于转移性卵巢癌以及对化疗敏感的小细胞肺癌治疗;而后者主要用于晚期大肠癌患者的治疗。

喜树碱类抗肿瘤药物的主要作用靶点为 DNA 拓扑异构酶Ⅰ(DNA-topoisomerase Ⅰ,TOPO-Ⅰ)。真核细胞 DNA 的拓扑结构由两类关键酶 DNA 拓扑异构酶Ⅰ和 DNA 拓扑异构酶Ⅱ(TOPO-Ⅱ)调节,这两类酶在 DNA 复制、转录及修复中,以及在形成正确的染色体结构、染色体分离浓缩中发挥重要作用。喜树碱类能特异性抑制 TOPO-1 活性,从而干扰 DNA 结构和功能。属细胞周期非特异性药物,对 S 期作用强于 G_1 和 G_2 期。喜树碱不良反应较大,主要有泌尿道刺激症状、消化道反应、骨髓抑制及脱发等;羟喜树碱毒性反应则相对较小。

(2)鬼臼毒素衍生物　依托泊苷(etoposid,vepesid,鬼臼乙叉甙,足草乙甙,VP16)和替尼泊苷(teniposide,鬼臼噻吩甙,特尼泊甙,VM-26)为植物西藏鬼臼(*Podophyllus emodii* Wall)的有效成分鬼臼毒素(podophyllotoxin)的半合成衍生物。鬼臼毒素能与微管蛋白相结合,抑制微管聚合,从而破坏纺锤丝的形成。但 VP16 和 VM-26 则不同,主要抑制 DNA 拓扑异构酶Ⅱ活性,从而干扰 DNA 结构和功能。属细胞周期非特异性药物,主要作用于 S 期和 G_2 期细胞。临床用于治疗肺癌及睾丸肿瘤,有良好效果;也用于恶性淋巴瘤治疗。VM-26 对脑瘤亦有效。不良反应有骨髓抑制及消化道反应等。

三、干扰转录过程和阻止 RNA 合成的药物

药物可嵌入 DNA 碱基对之间,干扰转录过程,阻止 mRNA 的合成,属于 DNA 嵌入剂。如多柔比星等蒽环类抗生素和放线菌素 D。

(1)多柔比星(doxorubicin,adriamycin,阿霉素,ADM)　为蒽环类抗生素,能嵌入 DNA 碱基对之间,并紧密结合到 DNA 上,阻止 RNA 转录过程,抑制 RNA 合成,也能阻止 DNA 复制。属细胞周期非特异性药物,S 期细胞对它更为敏感。ADM 抗瘤谱广,疗效高,主要用于对常用抗肿瘤药耐药的急性淋巴细胞白血病或粒细胞白血病、恶性淋巴肉瘤、乳腺癌、卵巢癌、小细胞肺癌、胃癌、肝癌及膀胱癌等。最严重的毒性反应为可引起心肌退行性病变和心肌间质水肿,心脏毒性的发生可能与多柔比星生成自由基有关,右雷佐生(dexrazoxane)作为化学保护剂可预防心脏毒性的发生。此外,还有骨髓抑制、消化道反应、皮肤色素沉着及脱发等不良反应。

（2）柔红霉素（daunorubicin，daunomycin，rubidomycin，柔毛霉素，红比霉素，正定霉素，DRN）　为蒽环类抗生素，抗恶性肿瘤作用和机制与多柔比星相同，主要用于对常用抗肿瘤药耐药的急性淋巴细胞白血病或粒细胞白血病，但缓解期短。主要毒性反应为骨髓抑制、消化道反应和心脏毒性等。

四、抑制蛋白质合成与功能的药物

药物可干扰微管蛋白聚合功能、干扰核蛋白体的功能或影响氨基酸供应，从而抑制蛋白质合成与功能。抑制蛋白质合成与功能的药物包括：①微管蛋白活性抑制剂，如长春碱类和紫杉醇类等；②影响氨基酸供应的药物，如 L-门冬酰胺酶。

1. 微管蛋白活性抑制剂

（1）长春碱类　长春碱（vinblastin，长春花碱，VLB）及长春新碱（vincristin，VCR）为夹竹桃科长春花植物所含的生物碱。长春地辛（vindesine，VDS）和长春瑞宾（vinorelbine，NVB）均为长春碱的半合成衍生物。

长春碱类作用机制为与微管蛋白结合，抑制微管聚合，从而使纺锤丝不能形成，细胞有丝分裂停止于中期。对有丝分裂的抑制作用，VLB 的作用较 VCR 强。属细胞周期特异性药物，主要作用于 M 期细胞。此外，此类药还可干扰蛋白质合成和 RNA 多聚酶，对 G_1 期细胞也有作用。VLB 主要用于治疗急性白血病、恶性淋巴瘤及绒毛膜上皮癌。VCR 对儿童急性淋巴细胞白血病疗效好、起效快，常与泼尼松合用作诱导缓解药。VDS 主要用于治疗肺癌、恶性淋巴瘤、乳腺癌、食管癌、黑色素瘤和白血病等。NVB 主要用于治疗肺癌、乳腺癌、卵巢癌和淋巴瘤等。长春碱类毒性反应主要包括骨髓抑制、神经毒性、消化道反应、脱发以及注射局部刺激等。VCR 对外周神经系统毒性较大。

（2）紫杉醇类　紫杉醇（paclitaxel，taxol）是由短叶紫杉或我国红豆杉的树皮中提取的有效成分。紫杉特尔（taxotere，docetaxel）是由植物 Taxus baccata 针叶中提取巴卡丁（baccatin）并经半合成改造而成，其基本结构与紫杉醇相似，但来源较易，水溶性较高。

紫杉醇类独特的作用机制和对耐药细胞也有效的特点，使其成为受到广泛重视的抗恶性肿瘤新药。紫杉醇类能促进微管聚合，同时抑制微管的解聚，从而使纺锤体失去正常功能，细胞有丝分裂停止。对卵巢癌和乳腺癌有独特的疗效，对肺癌、食管癌、大肠癌、黑色素瘤、头颈部癌、淋巴瘤、脑瘤也都有一定疗效。紫杉醇的不良反应主要包括骨髓抑制、神经毒性、心脏毒性和过敏反应。紫杉醇的过敏反应可能与赋形剂聚氧乙基蓖麻油有关。紫杉特尔不良反应相对较少。

2. 影响氨基酸供应的药物

L-门冬酰胺是重要的氨基酸，某些肿瘤细胞不能自己合成，需从细胞外摄取。L-门冬酰胺酶（L-asparaginase）可将血清门冬酰胺水解而使肿瘤细胞缺乏门冬酰胺供应，生长受到抑制。而正常细胞能合成门冬酰胺，受影响较少。主要用于急性淋巴细胞白血病。常见的不良反应有消化道反应等，偶见过敏反应，应作皮试。

第三节　调节体内激素平衡的药物

某些肿瘤如乳腺癌、前列腺癌、甲状腺癌、宫颈癌、卵巢癌和睾丸肿瘤与相应的激素失调有关。因此,应用某些激素或其拮抗药来改变激素平衡失调状态,可以抑制这些激素依赖性肿瘤的生长。严格来讲,该类药物不属于细胞毒类化疗药物,应为内分泌治疗药物,虽然没有细胞毒类抗肿瘤药的骨髓抑制等毒性反应,但因激素作用广泛,使用不当也会造成其他不良反应。

一、抗雌激素类

(1)他莫昔芬(tamoxifen,TAM,三苯氧胺) 为合成的抗雌激素药物,是雌激素受体的部分激动剂,具有雌激素样作用,但强度仅为雌二醇的1/2,也有一定抗雌激素的作用,从而抑制雌激素依赖性肿瘤细胞生长。主要用于乳腺癌,雌激素受体阳性患者疗效较好。

(2)托瑞米芬(toremifene) 是选择性雌激素受体调节剂(SERM),竞争性结合雌激素受体,抑制雌激素受体阳性乳腺癌生长。托瑞米芬与雌激素竞争结合乳腺癌细胞浆内雌激素受体,阻止雌激素诱导肿瘤细胞DNA合成及细胞增殖。主要用于治疗绝经妇女雌激素受体阳性转移性乳腺癌。

二、孕激素类

甲羟孕酮酯(medroxyprogesterone acetate,MPA,甲孕酮、安宫黄体酮)为合成的黄体酮衍生物,作用类似天然黄体酮,主要用于肾癌、乳腺癌、子宫内膜癌,并可增强患者的食欲,改善一般状况。

三、促黄体素释放素

(1)戈舍瑞林(goserelin) 是促黄体生成素释放激素的一种类似物,长期使用可抑制脑垂体促黄体生成素的合成,从而引起男性血清睾丸酮和女性血清雌二醇的下降。主要用于:①前列腺癌,适用于可用激素治疗的前列腺癌。②乳腺癌,适用于可用激素治疗的绝经前期及绝经期妇女的乳腺癌。③子宫内膜异位症,缓解症状包括减轻疼痛,并减少子宫内膜损伤的大小和数目。

(2)亮丙瑞林(leuprorelin) 重复给予大剂量在首次给药后能立即产生一过性垂体-性腺系统兴奋作用(急性作用),然后抑制垂体生成和释放促性腺激素;还进一步抑制卵巢和睾丸对促性腺激素的反应,从而降低雌二醇和睾丸酮的生成(慢性作用)。主要用于闭经前雌激素受体阳性的乳腺癌和前列腺癌。

四、芳香酶抑制剂

(1)来曲唑(letrozole) 为选择性非甾体类芳香化酶抑制剂。通过竞争性与细胞色素P_{450}酶亚单位的血红素结合,抑制芳香化酶,减少雌激素的生物合成。主要用于绝经后雌激素或孕激素受体阳性,或受体状况不明的晚期乳腺癌。

(2)阿那曲唑(anastrozole) 为高效、高选择性非甾体类芳香化酶抑制剂。主要用于绝经后受体阳性的晚期乳腺癌。雌激素受体阴性,但他莫昔芬治疗有效的患者也可考虑使用。此外,还可用于绝经后乳腺癌的辅助治疗。

五、抗雄激素类

(1)氟他胺(flutamide,氟硝丁酰胺) 是一种口服的非甾体类雄性激素拮抗药。氟他胺及其代谢产物 2-羟基氟他胺可与雄激素竞争雄激素受体,并与雄激素受体结合成复合物,进入细胞核,与核蛋白结合,抑制雄激素依赖性前列腺癌细胞生长;还能抑制睾丸微粒体 17α-羟化酶和 17,20 裂合酶活性,因而能抑制雄激素生物合成。主要用于前列腺癌。

(2)比卡鲁胺(bicalutamide)　为非甾体类抗雄激素药物,与雄激素受体结合而使其无有效的基因表达,从而抑制了雄激素的刺激,导致前列腺肿瘤的萎缩。比卡鲁胺是消旋物,其抗雄激素作用仅仅出现在 *R*-结构对应体上。与促黄体素释放素类似物或者睾丸切除术联合用于晚期前列腺癌的治疗。常见不良反应包括面色潮红、瘙痒、乳房触痛和男性乳房女性化、腹泻、恶心、呕吐、乏力、暂时性肝功能改变等。

六、糖皮质激素类

糖皮质激素类(glucocorticoids)常用于恶性肿瘤治疗的有泼尼松(prednison)和泼尼松龙(prednisolone)等。糖皮质激素能作用于淋巴组织,能诱导淋巴细胞溶解。对急性淋巴细胞白血病及恶性淋巴瘤的疗效较好,作用快,但不持久,易产生耐药性;对慢性淋巴细胞白血病,除降低淋巴细胞数目外,还可降低血液系统并发症(自身免疫性溶血性贫血和血小板减少症)的发生率或使其缓解。常与其他抗肿瘤药合用,治疗霍奇金及非霍奇金淋巴瘤。对其他恶性肿瘤无效,而且可能因抑制机体免疫功能而助长恶性肿瘤的扩展。仅在恶性肿瘤引起发热不退、毒血症状明显时,可少量短期应用以改善症状等。

第四节　分子靶向抗肿瘤药物

一、基于酪氨酸激酶抑制作用的抗肿瘤药物

1. Bcl-Abl 抑制剂

伊马替尼(imatinib)作用于 Bcr-Abl 酪氨酸激酶,抑制 Bcr-Abl 阳性细胞、Ph 染色体阳性的慢性粒细胞白血病和急性淋巴细胞白血病患者的白血病细胞的增殖并诱导其发生凋亡。2001 年通过 FDA 批准,是第一个用于临床肿瘤治疗的分子靶点小分子抑制剂。主要用于慢性粒细胞白血病(CML)急变期、加速期或 α-干扰素耐药的慢性期患者、不能切除或发生转移的恶性胃肠道间质瘤患者。不良反应轻到中度,主要有恶心、呕吐、腹泻、肌肉痉挛、水肿、头痛、头晕等。

2. 表皮生长因子受体(EGFR)抑制剂

(1)吉非替尼(gefitinib)　吉非替尼是一种选择性表皮生长因子受体(EGFR)酪氨酸激酶抑制剂,竞争性结合 EGFR,阻断 EGF 与 EGFR 的结合,阻断由 EGFR 介导的下游信号转导通路,从而抑制肿瘤细胞增殖、促进细胞凋亡、抑制肿瘤血管生成、增强放化疗疗效。适用于既往接受过化疗或不适于化疗的局部晚期或转移性非小细胞肺癌,主要用于铂类和多烯紫杉醇疗效不佳的非小细胞肺癌。最常见的药物不良反应为胃肠道和皮肤反应,如腹泻、呕吐、皮疹瘙痒,罕见过敏反应,如荨麻疹,一般见于服药后的第一个月内,通常是可逆性的。大约 8% 的患者出现严重的药物不良反应。

(2)厄洛替尼(erlotinib)　厄洛替尼是喹唑啉类小分子 EGFR 酪氨酸激酶抑制剂。抑制 ATP 与细胞内蛋白酪氨酸激酶的结合,抑制 EGFR 自身磷酸化,从而阻断信号转导,干预细胞

的增殖、分化等过程。厄洛替尼适用于既往接受过至少一个化疗方案失败后的局部晚期或转移的非小细胞肺癌(NSCLC),联合吉西他滨可用于局部晚期、不可切除或转移性胰腺癌患者的一线治疗。50%左右患者会出现消化道反应和皮肤反应,丘疹、斑疹、脓疱样皮炎,多在服药第一周出现,4周后可逐渐减轻,少数严重者需减量或停药。皮肤反应与临床疗效呈明显的正相关性。少数患者会出现角膜炎、肺毒性、肝肾功能以及血液系统异常的不良反应。

(3)埃克替尼(icotinib) 埃克替尼是一种选择性 EGFR 酪氨酸激酶抑制剂,只对 EGFR 野生型及其突变型有明显的抑制作用,对其他激酶均没有抑制作用。口服吸收迅速,达峰时间为 0.5~4 h,主要通过肝细胞色素 P_{450} 酶系统的 CYP2C19 和 CYP3A4 代谢。适用于治疗既往接受过至少一个化疗方案失败后的局部晚期或转移性非小细胞肺癌,既往化疗主要是指以铂类为基础的联合化疗。常见不良反应有皮疹(39.5%)、腹泻(18.5%)和氨基转移酶升高(8.0%)。

(4)奥希替尼(osimertinib,AZD9291) 奥希替尼是高效选择性 EGFR 突变体抑制剂,对 EGFR L858R/T790M 等多个 EGFR 耐药性突变有很好的效果,主要用于治疗服用吉非替尼、厄洛替尼和埃克替尼等产生耐药的晚期肺癌患者,治疗效果明显。

(5)尼妥珠单抗(nimotuzumab) 尼妥珠单抗是首个 EGFR 单抗药物,能够特异性竞争结合 EGFR,临床主要适用于与放疗联合治疗 EGFR 表达阳性的Ⅲ/Ⅳ期鼻咽癌。不良反应有发热、头晕头痛、恶心、皮疹、恶心呕吐、吞咽困难、口干、潮红、心前区痛、嗜睡、肌痛、血尿、转氨酶升高等。

(6)西妥昔单抗(cetuximab) 西妥昔单抗同样是抗体药物,可与 EGFR 特异结合(亲和力高出内源配体 5~10 倍),抑制受体的功能,从而抑制肿瘤生长和转移。适用于 EGFR 表达型结肠直肠癌、EGFR 表达型晚期非小细胞肺癌和转移性或复发性头颈部鳞状细胞癌。主要不良反应是头痛、结膜炎、胃肠道反应、皮肤反应、输液反应以及过敏反应等。

(7)曲妥珠单抗(trastuzumab) 曲妥珠单抗是 DNA 重组人源化单克隆抗体,1998 年经美国 FDA 批准应用于临床,2002 年在我国上市。曲妥珠单抗主要与 HER-2 受体(属于 EGFR 受体家族)结合,干扰其自身磷酸化,从而拮抗生长信号的传递,下调血管内皮生长因子和其他血管生长因子的活性,遏制肿瘤转移,同时通过抗体依赖性细胞的细胞毒性作用增强免疫细胞攻击和杀伤肿瘤靶细胞的能力。临床主要用于治疗 HER-2 过度表达的转移性乳腺癌、已接受过 1 个或多个化疗方案的转移性乳腺癌,与紫杉醇类药物联合用于治疗未接受过化疗的转移性乳腺癌。

3. 血管内皮生长因子(VEGF)抑制剂

贝伐珠单抗(bevacizumab)为重组人源化单克隆抗体,是美国第一个获得批准上市的抑制肿瘤血管生成的药物。临床主要用于与含 5-氟尿嘧啶方案联用治疗转移性结直肠癌,与卡铂和紫杉醇联用治疗转移性非鳞状非小细胞肺癌、与干扰素-α 联合治疗转移性肾癌、进展期恶性胶质瘤。与人血管内皮生长因子(VEGF)结合,抑制 VEGF 与其位于内皮细胞上的受体 Flt-1 和 KDR 相结合,减少肿瘤的血管形成,抑制肿瘤生长与转移。贝伐珠单抗对结肠癌、乳腺癌、胰腺癌和前列腺癌在内的多种人类肿瘤产生广泛的抗肿瘤活性。常见不良反应主要有高血压、疲劳或乏力、腹泻和腹痛,严重药物不良反应有胃肠道穿孔、出血、动脉血栓栓塞,与苹果酸舒尼替尼联合使用会增加患者微血管溶血性贫血的风险。

4. 多靶点酪氨酸激酶抑制剂

（1）舒尼替尼（sunitinib）　舒尼替尼是多靶点抑制剂，可抑制血小板衍生生长因子受体-α/β（PDGFR-α/β）、血管内皮生长因子受体-1/2/3（VEGFR-1/2/3）、干细胞因子受体（KIT）、Fms 样酪氨酸激酶-3（FLT-3）、1 型集落刺激因子受体（CSF-1R）和胶质细胞源性神经营养因子受体（RET）。临床适用于甲磺酸伊马替尼治疗失败或不能耐受的胃肠间质瘤（GIST）、无法手术的晚期肾细胞癌（RCC）、转移性肾细胞癌（MRCC）等。

（2）索拉菲尼（sorafenib）　索拉菲尼一方面靶向作用于 Raf/MEK/ERK 通路中的 Raf 激酶，阻断肿瘤细胞增殖、抑制生长；另一方面靶向作用于 VEGFR-2，VEGFR-3 和血小板衍生生长因子受体-β（PDGFR-β）酪氨酸激酶而抑制血管形成。主要适用于晚期肾细胞癌、远端转移肝细胞癌。常见不良反应有皮疹、脱发和手足皮肤反应、高血压、腹泻、疲劳。

（3）达沙替尼（dasatinib）　达沙替尼的作用靶点包括 Bcr-Abl、SRC 家族激酶、c-KIT、EPHA2 和 PDGFR-β。达沙替尼能够克服 Bcr-Abl 激酶突变引起的伊马替尼耐药，临床主要适用于伊马替尼的治疗方案耐药或不能耐受的费城染色体阳性（Ph$^+$）的慢性粒细胞白血病（CML）慢性期、加速期，淋巴细胞急变期和髓细胞急变期的成人患者。口服给药后，0.5～6 h 之间观察到血浆峰浓度，半衰期为 3～5 h。CYP3A4 是达沙替尼在体内形成活性代谢产物的主要酶。达沙替尼与 CYP3A4 抑制剂、诱导剂、抗酸药以及 H$_2$ 拮抗药/质子泵抑制剂存在药物相互作用。

二、基于其他蛋白激酶抑制作用的抗肿瘤药物

依维莫司（everolimus）为哺乳动物雷帕霉素靶蛋白（mTOR）小分子抑制剂，具有抗肿瘤和抑制血管的双重作用，能有效抑制肿瘤细胞增殖、代谢以及血管生成。用于治疗晚期胰腺神经内分泌肿瘤（PNET）、伴结节性硬化（TSC）的肾血管平滑肌脂肪瘤、伴结节性硬化（TSC）的室管膜下巨细胞型星形细胞瘤（SEGA）、晚期激素受体阳性 HER2 阴性的乳腺癌（晚期 HR＋BC）以及舒尼替尼或索拉非尼治疗失败的晚期肾细胞癌（RCC）。常见不良反应有口腔炎、肺炎和呼吸困难，严重不良反应有急性呼吸衰竭、感染、急性肾衰竭。

三、白细胞分化抗原 CD20 抑制剂

利妥昔单抗（rituximab）为人鼠嵌合性单克隆抗体，能特异性地与跨膜抗原 CD20 结合。该抗原在 95％以上的 B 淋巴细胞型非何杰氏淋巴瘤中表达。临床主要用于复发或耐药的滤泡性中央型淋巴瘤（国际工作分类 B，C 和 D 亚型的 B 淋巴细胞非霍奇金淋巴瘤）的治疗。利妥昔单抗在与抗原结合后，CD20 不被内在化或从细胞膜上脱落，也不以游离抗原形式在血浆中循环。利妥昔单抗与 B 淋巴细胞上的 CD20 结合，从而引起 B 淋巴细胞溶解。细胞溶解的可能机制包括补体依赖性细胞毒性（CDC）和抗体依赖性细胞毒性（ADCC）。此外，体外研究证明，利妥昔单抗可使药物抵抗的人体淋巴细胞对一些化疗药的细胞毒性敏感。常见不良反应有细菌病毒感染、贫血、血小板减少、过敏反应以及呼吸系统疾病。

四、PARP［Poly（ADP-ribose）polymerases］DNA 修复酶抑制剂

奥拉帕尼（olaparib）是首个被批准上市的 PARP 抑制剂，也是研究最广泛的 PARP 抑制剂。PARP 是非常重要的 DNA 修复蛋白，其修复 DNA 的作用是通过与 DNA 损伤位点相结

合,催化多聚 ADP 核糖链在蛋白底物上的合成,进而募集其他 DNA 修复蛋白到损伤位点,从而对 DNA 损伤进行修复。PARP 抑制剂通过与 PARP 催化位点的结合,使 PARP 蛋白无法从 DNA 损伤位点上脱落,从而导致 DNA 复制无法进行。此时,如果肿瘤细胞内的同源重组修复(homologous recombination repair,HR)关键蛋白基因(主要是 BRCA1、BRCA2 等)发生突变或缺失的话,细胞会发生大规模的基因组重组,从而导致细胞死亡。这一效应被称为"合成致死"。因此 PARP 抑制剂可用于 BRCA 基因突变的肿瘤,如 BRCA 基因突变的肿瘤患者(如卵巢癌、乳腺癌等)。

五、免疫检查点抑制剂

肿瘤发展和恶性进展过程中,可通过免疫检查点途径(PD-L1/L2-PD-1,CTLA-4 等)逃逸人体免疫系统的识别和杀伤。其中 PD-L1 和 PD-L2 是肿瘤细胞及肿瘤微环境分泌较多的蛋白,通过结合于其受体 PD-1 封闭 T 淋巴细胞等免疫细胞对肿瘤细胞的识别和清除。PD-1 表达在 T 淋巴细胞和前体 B 淋巴细胞表面,属于免疫球蛋白超家族受体,一旦与 PD-L1 或 PD-L2 发生结合,T 淋巴细胞受体信号将被抑制,从而下调免疫性刺激性细胞因子的分泌和生存蛋白的表达,以及上调免疫抑制细胞因子白细胞介素-10(IL-10)的分泌,从而导致免疫逃逸的发生。目前,靶向 PD-1、PD-L1 等免疫检查点单克隆抗体药物的研究是肿瘤治疗领域的研究热点和前沿领域。目前 PD-1 单克隆抗体 nivolumab(Opdivo)已经用于临床治疗晚期不可切除的或转移性黑色素瘤患者以及经铂类化疗后发生疾病进展的转移性鳞状细胞非小细胞肺癌患者。

第五节　肿瘤化疗的临床应用

一、肿瘤化疗的治疗目的

根据治疗目的不同,肿瘤化疗可分成以下几种形式:

(1)根治性化疗(curative chemotherapy)　对化疗可能治愈的部分敏感性肿瘤,如急性淋巴细胞性白血病、恶性淋巴瘤、睾丸癌和绒癌等,进行积极的全身化疗。此类肿瘤患者,除化疗外,通常缺乏其他有效的治疗方法,应一开始就采用化疗。根治性化疗以最大限度杀灭肿瘤细胞为目标。但多数常用化疗药物杀伤肿瘤细胞遵循一级动力学规律,只能杀伤一定比例的肿瘤细胞,因此需要多个疗程才能杀灭尽可能多的肿瘤细胞。近期的目标是取得完全缓解(complete response),最重要的观察指标是无复发生存率(relapse-free survival),表示患者取得治愈的潜在可能性。

(2)辅助化疗(adjuvant chemotherapy)　在采取有效的局部治疗(手术或放疗)后使用化疗。辅助化疗的主要目的是针对可能存在的微转移病灶(micrometastatic foci),防止肿瘤的复发转移。辅助化疗对骨肉瘤、乳腺癌和结直肠癌等多种肿瘤已经显示出效果。

(3)新辅助化疗(neoadjuvant chemotherapy)　指对临床表现为局限性肿瘤、可用局部治疗手段(手术或放疗)者,在手术或放疗前先使用化疗,希望通过化疗使局部肿瘤减小,减少手术或放疗造成的损伤,或使部分局部晚期的患者也可以手术切除。另外,化疗可清除或抑制可能存在的微转移灶,从而改善预后。新辅助化疗对软组织肉瘤、膀胱癌、局部晚期乳腺癌、骨肉瘤等患者有价值。

(4)姑息性化疗(palliative chemotherapy)　对已经失去手术和放疗时机的晚期肿瘤,或者肿瘤不能切除,或对放疗不敏感,为缓解症状和延长生存期所进行的化疗。目前,临床最常见的恶性肿瘤,如非小细胞肺癌、肝癌、胃癌、大肠癌、胰腺癌、食管癌、头颈癌的化疗疗效仍不满意。对此类肿瘤的晚期病例,已失去手术治疗的价值,化疗也仅为姑息性。姑息性化疗的主要目的是减轻患者的痛苦,提高其生活质量,延长患者的寿命。应避免因化疗过分而使患者的生活质量下降。

(5)研究性化疗(investigational chemotherapy)　肿瘤化学治疗是一门发展中的学科,包括新药的临床研究和新的治疗方案探索等。例如,为提高肿瘤部位的药物浓度或肿瘤细胞对药物的敏感性,达到有效杀灭肿瘤细胞、而对全身的毒副作用较小,开展动脉插管化疗及腔内直接注射化疗药物再配合栓塞、热疗、加压等手段的临床研究。研究性化疗应该符合药物临床试验的 GCP(Good Clinical Practice)原则。标准化化疗方案的形成主要通过Ⅰ期临床试验确定最大耐受剂量和主要毒性,Ⅱ期临床试验证明安全有效,Ⅲ期随机对照试验证明其优越性,并需重复验证或 Meta 分析确认疗效,达成共识并形成临床指南。

二、肿瘤化疗的剂量和效应关系

多数常用的化疗药物剂量与肿瘤细胞的存活呈线性关系。化疗药物杀灭肿瘤细胞遵循一级动力学规律,即一定量的化疗药物杀灭一定比例的肿瘤细胞,而非固定数量的肿瘤细胞。这意味着每次化疗只能杀伤一定比例而不是相同数量的肿瘤细胞,需用多疗程才能尽可能杀灭肿瘤。如果在开始化疗时的肿瘤细胞数为 10^{10},每一疗程的化疗可杀灭 99.9% 的肿瘤细胞,在化疗间隙肿瘤细胞可生长一个数量级,假设所有肿瘤细胞均对药物敏感,无耐药产生的理想情况下,需要 5 个疗程的化疗才能除去最后一个肿瘤细胞。这说明肿瘤化疗需多疗程的反复治疗。而临床完全缓解,仅表示肿瘤细胞降低到 10^9 个细胞以下,并不等于治愈。如即刻停止治疗,残留的肿瘤细胞又开始增殖倍增,经若干时间后,将会临床复发。

另一方面,化疗药物剂量的高低与肿瘤细胞残存的数目也密切相关,故在治疗患者时给予足够剂量是一个重要的目标。Hryniuk 等在分析了大量肿瘤的治疗效果后,提出剂量强度(dose intensity)的概念,用于比较不同药物剂量的治疗效果。剂量强度是指不论给药途径、用药方案及疗程中单位时间内所给药物的剂量如何,均以每周 mg/m² 表示。相对剂量强度(relative dose intensity)则指实际给药剂量强度与一种人为的标准剂量强度之比。如系联合化疗,则可计算出几种药物的剂量强度及平均相对剂量强度。对某些中度敏感的肿瘤如卵巢癌、非霍奇金淋巴瘤、乳腺癌等,增加剂量强度可在一定程度上提高疗效。而造血因子如 G-CSF、GM-CSF 的应用和造血细胞的输注(如骨髓移植、造血干细胞输注等),为增加化疗药物的剂量强度提供了保证。

三、联合用药方案

抗肿瘤药物的临床应用往往以药物联合应用为主。联合用药可以增强疗效,减轻毒性,减少肿瘤耐药的发生。其基本原则包括:

(1)药物的毒性靶器官不同　如最为常用的 CAP 方案,多柔比星的主要靶器官是心脏,顺铂的主要靶器官为肾脏,环磷酰胺的主要靶器官则为膀胱。

（2）杀灭肿瘤的机制不同　　联合应用作用于不同生化环节的抗恶性肿瘤药物,可使疗效提高。用两种药物同时作用于一个线性代谢过程前后两种不同靶点的序贯抑制,如联合应用甲氨蝶呤和巯嘌呤等。

（3）细胞增殖抑制动力学不同　　设计细胞周期非特异性药物和细胞周期特异性药物的序贯应用方法,驱动更多 G_0 期细胞进入增殖周期,以增加可杀灭的肿瘤细胞数量。其策略是:①对增长缓慢(GF 不高)的实体瘤,可先用细胞周期非特异性药物杀灭增殖期及部分 G_0 期细胞,使瘤体缩小而驱动 G_0 期细胞进入增殖周期;继而用细胞周期特异性药物杀灭之。②对增长快(GF 较高)的肿瘤如急性白血病等,宜先用细胞周期特异性药物(作用于 S 期或 M 期药物),使大量处于增殖周期的恶性肿瘤细胞被杀灭,以后再用细胞周期非特异性药物杀伤其他各时相的细胞,待 G_0 期细胞进入细胞周期时,再重复上述疗法。或者先用细胞周期特异性药物(如羟基脲),将肿瘤细胞阻滞于某时相(如 G_1 期),待药物作用消失后,肿瘤细胞即同步进入下一时相,再用作用于后一时相的药物。

四、肿瘤化疗药物敏感试验

肿瘤化疗药物敏感试验主要利用每个患者自身的肿瘤组织筛选药物,临床上根据这个药物谱(如同细菌的药敏试验),选择有效的、针对性较强的个体化治疗的一线和二线化疗方案,以期大大提高肿瘤患者的疗效和生存率,避免毒性。肿瘤化疗效果不同的原因众多,主要与肿瘤生物学特性(病理分型、肿瘤异质性、细胞周期动力学)、患者个体差异(患者对化疗药物敏感程度以及对药物的耐受程度)、药物本身的毒性反应有关。因此,肿瘤的化疗需要考虑药物、肿瘤和个体三者相互制约的关系。若单纯通过增加用药剂量来提高疗效,是不切实际的,药物毒性反应的加重,将迫使医生延缓或终止化疗,若凭临床经验选择药物进行肿瘤化疗,其有效率往往很低。提高肿瘤患者化疗成功率的问题,已成为当前肿瘤研究的主攻课题之一。

化疗药敏检测方法已发展为体外(*in vitro*)与体内(*in vivo*)两类。体外药敏试验尽管在指导肿瘤临床化疗有着一定的意义,但存在如下弱点:①脱离了原发肿瘤的生长环境;②培养成功率低;③不能显示药物对正常组织的作用及毒性;④没有宿主的药物代谢功能。与体外药敏检测相比,体内药敏检测有着更多的优势:①肿瘤组织可以直接植入动物体内(PDX 模型),能比较完整地保持原肿瘤的特性,它基本保持在人体内原有形态(高、中、低分化)、恶性浸润及转移能力、免疫学特性和分泌功能,也包括对化疗药物的原有敏感性;②可以检测药物对正常组织的细胞毒性以及宿主对药物的激活与解毒机制,接近人体情况。

第六节　　抗恶性肿瘤药的毒性反应及其防治

抗恶性肿瘤药不但对恶性肿瘤细胞表现出比较明显的选择性或非选择性的毒性作用,很多药物在杀伤恶性肿瘤细胞的同时,对某些正常组织也有一定程度的损害。毒性反应成为限制化疗药物剂量的关键因素,同时亦影响了患者的生活质量。因此,保持患者良好的精神状态和营养状况,熟悉患者的治疗方案,了解各种药物的作用,预防和减轻各种毒性反应,保证化疗的顺利进行是肿瘤化疗护理的重要任务。

常见的抗恶性肿瘤药毒性作用体现在造血抑制、消化道反应、脱发、神经毒性、局部毒性、代谢异常、肝毒性、泌尿系统毒性、心毒性、肺毒性、生殖毒性等方面,按发生时间可分为急性毒性和慢性毒性。

(1)造血抑制　骨髓抑制是肿瘤化疗的最大障碍之一,除激素类、博莱霉素和 L-门冬酰胺酶外,大多数抗肿瘤药物均有不同程度的骨髓抑制,体现为急性和慢性的骨髓损伤。化疗易引起造血前体细胞增殖活性减弱,从而导致部分血细胞匮乏。经化疗后外周血细胞数减少的机会一定程度上取决于细胞的寿命,寿命越短的外周血细胞越容易减少,通常先出现白细胞减少,然后出现血小板降低,也可出现贫血。除了常用各种集落刺激因子,如 GM-CSF、G-CSF、M-CSF、EPO 等,以及输注缺少的血液成分来处理血细胞下降外,还必须采取措施防治各种感染和出血等。

(2)消化道反应　恶心和呕吐是抗肿瘤药物的最常见毒性反应。化疗引起的恶心、呕吐根据发生时间分为急性和迟发性两种类型,前者常发生在化疗后 24 h 内,后者发生在化疗 24 h 后。根据发生程度可分为三种类型:①高度致吐药,如顺铂、氮芥、环磷酰胺($\geqslant$ 1000 mg/m^2)等。②中度致吐药,如卡铂、环磷酰胺($<$ 1000 mg/m^2)、异环磷酰胺、多柔比星、紫杉醇等。③低度致吐药,如甲氨蝶呤、5-FU、长春碱类、VM-26 等。治疗中应适当安排给药时间,宜饭后给药,高度或中度致吐者可应用地塞米松和 5-HT$_3$ 受体拮抗药(如昂丹司琼),轻度致吐者可应用甲氧氯普胺或氯丙嗪。化疗也可损害增殖活跃的消化道黏膜组织,容易引起口腔炎、口腔溃疡、舌炎、食管炎等,应注意口腔清洁卫生,防治感染。另外,部分抗肿瘤药物,如甲氨蝶呤、阿糖胞苷等也可引起腹泻,其原因比较复杂,可能与免疫力下降、精神因素等有关,宜给予对因治疗、支持治疗。

(3)脱发　脱发是表皮层面最常见的药物毒性反应。正常人头皮约有 10 万根头发,除其中 10%～15% 的生发细胞处于静止期外,其他大部分处于活跃生长,因此,多柔比星、柔红霉素等多种抗肿瘤药物能引起不同程度的脱发。在化疗时给患者带上冰帽,使头皮冷却,局部血管痉挛,或止血带结扎于发际,减少药物到达毛囊而减轻脱发,停止化疗后头发仍可再生。

(4)肝毒性　肝毒性是抗肿瘤治疗中的常见毒性反应,环磷酰胺、甲氨蝶呤、多柔比星等多种药物均可引发。其发生有时与免疫抑制和伴随的肝病有关。

(5)心毒性　以多柔比星最常见,可引起心肌退行性病变和心肌间质水肿。心毒性的发生可能与多柔比星生成自由基有关。防护多柔比星心脏毒性的药物主要是一些自由基清除剂,如辅酶 Q$_{10}$、维生素 C、维生素 E 等。离子螯合剂右丙亚胺也有一定的防护多柔比星产生心脏毒性的作用。

(6)呼吸系统毒性　博来霉素等化疗药物可直接或间接引起肺内皮和肺上皮细胞损伤,表现为急性非感染性肺炎、过敏性肺炎、肺纤维化、非心源性肺水肿等。可能与肺内皮细胞缺少使博莱霉素灭活的酶有关。

(7)肾脏和尿路毒性　顺铂由肾小管分泌,可损害近曲小管和远曲小管,从而引起肾毒性。大剂量环磷酰胺可引起出血性膀胱炎,可能与大量代谢物丙烯醛经泌尿道排泄有关,同时应用巯乙磺酸钠可预防其发生。保持充足的尿量有助于减轻肾和膀胱毒性。

(8)神经毒性　多种化疗药物均有可能引起神经毒性,表现为急性骨髓病、自主神经疾病、脑病、小脑综合征、颅神经毒性、外周神经病变等。其中,长春新碱最容易引起外周神经病变。阿糖胞苷、卡莫司汀、顺铂、甲氨蝶呤和氟尿嘧啶等也可引起一些神经毒性,应用时应注意。

(9)过敏反应　几乎所有化疗药物均有可能引起过敏反应,甚至过敏性休克。最易引起过敏反应的是多肽类化合物或蛋白质类的抗肿瘤药物,如 L-门冬酰胺酶、博莱霉素,静脉注射后容易引起过敏反应。

(10)组织坏死和血栓性静脉炎　常见于结合 DNA、刺激性强的药物(如多柔比星)可引起注射部位的血栓性静脉炎。漏于血管外可致局部组织坏死,应避免注射不当。

(11)第二原发恶性肿瘤　很多抗肿瘤药物特别是烷化剂具有致突变和致癌性,以及免疫抑制作用,在化疗后生存的患者中,可能会发生化疗引起的第二原发恶性肿瘤。其诱发过程可能长期(如烷化剂)也可能短期(如拓扑酶抑制剂)。

(12)生殖毒性　许多抗肿瘤药物特别是烷化剂可影响生殖细胞的产生和内分泌功能,产生不育和致畸作用。男性患者睾丸生殖细胞的数量明显减少,导致男性不育,女性患者可产生永久性卵巢功能障碍和闭经,孕妇则可引起流产或畸胎。

(13)新型抗肿瘤药物的毒性反应　新型的分子靶向抗肿瘤药物因其药物作用靶标的特异性,可表现出特殊的毒性反应。例如,靶向 CD20 抗原的利妥昔单抗因其干扰免疫系统,可引发系统炎症反应,被称为细胞因子释放综合征,严重时或可危及生命。其他分子靶向药物,如酪氨酸激酶抑制剂家族,因其各成员靶向不同组织器官、不同靶蛋白,毒性反应也各有不同,分别体现为心毒性、肝毒性、肺毒性、手足综合征等。

(14)其他　抗肿瘤药物还有可能引起色素沉着、眼毒性、耳毒性等。在熟悉抗肿瘤药物作用机制的前提下早做预防有助于控制和缓解上述毒性反应。

案例解析:

　　胰腺癌是一种高度恶性的肿瘤,诊断和治疗都很困难,5 年生存率小于 1%。该患者在确诊胰腺癌时,原发病灶已发生了转移,预计只剩下几个月的生存时间,预后很不乐观。面对这种情况,院方果断采用 FOLFIRINOX 这种最强的化疗药物组合进行治疗。这一组合包括影响核酸生成的胸苷酸合成酶抑制剂氟尿嘧啶、拓扑异构酶抑制剂伊立替康、铂类抗肿瘤药奥沙利铂,以及氟尿嘧啶的解毒剂亚叶酸钙。FOLFIRINOX 组合 13 次化疗显示出明显疗效。同时,患者所经历的脱发、外周神经感觉异常等不良反应也正是铂类等化疗药物常见的毒性反应。鉴于胰腺癌对化疗如此敏感比较少见,为研究其基因特性,肿瘤专家对该患者的肿瘤活检样本进行了全外显子测序,检出 BRCA2 基因的有害突变。过去的研究表明,BRCA 基因突变的肿瘤可能对铂类化疗药物(如 FOLFIRINOX 方案中的奥沙利铂)比较敏感,这就解释了前面采用的化疗方案之所以成功的原因。已有研究报道,PARP[Poly(ADP-ribose)polymerases]DNA 修复酶抑制剂可以有效杀伤带有 BRCA 基因突变的肿瘤。因此,肿瘤专家决定尝试 PARP 抑制剂奥拉帕尼,而不再继续原先的高强度化疗。事实证明,这是一项明智的决定,因为奥拉帕尼不但很好地控制了这位患者的胰腺癌复发,还大大减轻了高强度化疗引起的毒性反应。由此可见,基因层面的诊断有助于真正实现恶性肿瘤个体化治疗、精准治疗,从而改善患者预后,降低毒性反应,提高生存率、治愈率和生活质量。

(朱虹、蒋晞)

参考文献

［1］Hardman J G and Limbird L E，2001．Goodman & Gilman's the Pharmacological Basis of Therapeutics．10th ed．New York：McGraw-Hill Co．

［2］Katzung B G，2017．Basic & Clinical Pharmacology．14th ed．New York：McGraw-Hill Co．

［3］Golan D E，2016．Principles of Pharmacology：The Pathophysiology Basic of Drug Therapy．New York：Lippincott Williams & Wilkins．

［4］王辰，2015．内科学．3版．北京：人民卫生出版社．

［5］国家药典委员会，2015．中华人民共和国药典．北京：人民卫生出版社．

［6］杨宝峰，2018．药理学．9版．北京：人民卫生出版社．

［7］李俊，2018．临床药理学．6版．北京：人民卫生出版社．

［8］斯威曼，2014．马丁代尔药物大典：第37版．李大魁，译．北京：化学工业出版社．

附　　录

1. 赫尔辛基宣言

2. 药物临床试验质量管理规范

3. 中华人民共和国药品管理法

4. 药品注册管理办法（2020版）

图书在版编目(CIP)数据

临床药理学教程 / 陈忠,汤慧芳主编. —3 版. —
杭州:浙江大学出版社,2020.12
ISBN 978-7-308-20813-0

Ⅰ.①临… Ⅱ.①陈… ②汤… Ⅲ.①临床医学—药
理学—医学院校—教材 Ⅳ.①R969

中国版本图书馆 CIP 数据核字(2020)第 266386 号

临床药理学教程(第三版)

陈　忠　汤慧芳　主编

策划编辑	阮海潮(1020497465@qq.com)
责任编辑	阮海潮
责任校对	王元新
封面设计	龚祢位
出版发行	浙江大学出版社
	(杭州市天目山路 148 号　邮政编码 310007)
	(网址:http://www.zjupress.com)
排　　版	浙江时代出版服务有限公司
印　　刷	杭州杭新印务有限公司
开　　本	787mm×1092mm　1/16
印　　张	21.5
字　　数	537 千
版 印 次	2020 年 12 月第 1 版　2020 年 12 月第 1 次印刷
书　　号	ISBN 978-7-308-20813-0
定　　价	75.00 元
